明·撰繪者佚名

食物本草

宮廷寫本

華夏出版社

圖書在版編目(CIP)數據

食物本草宮廷寫本／(明)佚名撰繪.－北京：華夏出版社，2000.8
ISBN 7-5080-1768-4
Ⅰ.食… Ⅱ.佚… Ⅲ.食物本草 Ⅳ.R281.5

中國版本圖書館CIP數據核字(2000)第43328號

食物本草 宮廷寫本

編輯整理 中國文化研究會
版權代理 北京版權代理公司
出版發行 華夏出版社
(北京東直門外香河園北里四號 郵編：一〇〇〇二八)
印製 中國科學院印刷廠

二〇〇〇年八月北京第一版第一次印刷
定價 六百八十元人民幣

889×1194 1/12 44.333印张
ISBN7-5080-1768-4/R·265

影印《食物本草》彩繪本序

在我們編纂的《中國本草全書》專著類（全書共十類）中，收録了古近代本草八百餘部，没有一部像眼前的這部彩繪本讓人感到如此之困惑。它有着宫廷豪華的風采：《永樂大典》的開本規格，竹木纖維的特製紙張、朱砂絳紅的雙綫版框，色調濃艷的礦物顔料，四百多藥名金漆寫就，四百多寫生繪圖更是工筆重彩，一承兩宋院體之風格……。誰都會相信編修者絶不是無名書生，它的繪製者也絶不是坊間商賈，它肯定有一個轟轟烈烈、彪炳顯赫的歷史。但很遺憾，於正史野史之中，均難覓其踪迹，好像它從來没存在過一樣。到公元一九八三年鄭金生教授首次在報端披露其存在時，它仍色彩斑駁、蠹迹累累、無序無跋、無頭無尾，寂寞地塵封在北京圖書館。它究竟出自哪個朝代？出自何人之手？它有過什麽命運？這一切如此之神秘，令人迷茫。

這是四百卷的《中國本草全書》中的一卷，我們抽出它來做一個單行本，你會看到它還保留着《全書》的版式。在本卷解題裏，我們没有去觸動它的秘密。《全書》的宗旨是在搶救和保存中國本草文獻，因此我認爲寫入任何個人、學派和組織的見解，都是不嚴肅的。我在《全書》凡例中曾講明這個原則：『……不論指歸，不辯謬誤。緣無劉向慧眼，深恐貽誤後學。故述而不作，叙而不評，拙持舊説，以待來者。』現在要出版單行本，就可以講些個人的見解。

我不能解讀它所有的秘密，所以在單行本的書名頁和版權頁上，原著者和編繪者還衹能寫佚名。但是基於我們多年的本草文獻的普查、彙集和整理工作，已有條件將不同時期的所有本草專著放在一起進行比較研究，由此我們在没有直接史料的情况下，可以發現一些確定的事實，形成一些推斷性的結論，爲以後人們的研究提供一些思考的綫索。

一．編繪者及其年代

中國本草文獻的一大特點就是插圖多。圖又分爲墨繪和彩繪。已知最早的彩繪本是唐代《新修本草圖》，以後唐宋時期有多種彩繪本，但都佚失不存，衹有日本還保存少量摹繪品。現存的本草彩繪本有五種：《履巉巗本草》、《本草品彙精要》（下簡稱《品彙》）、《食物本草》（下簡稱《食物》）、《金石昆蟲草木狀》和《本草圖譜》。如果把它們放在一起看，你會發現《食物》與《品彙》有許多相同之處：

1．開本相同。兩書的開本都是少見的大開本：337mm × 212mm。僅比《永樂大典》稍許小些。

2．版式相同。兩書均爲朱絲欄框，高249mm，寬176mm。框爲四周雙邊（俗稱文武雙邊），每葉八欄，每欄十六字。版心爲大紅口，雙正魚尾。

3．顔料相同。繪畫顔料均爲上乘之礦物顔料，雖歷數百年而色澤亮麗。

4．字體相同。字體均爲趙體，爲明代宫廷抄手的制式。更有一些段落看起來如出一手。

5．畫風相同。畫風承襲兩宋畫院之院體風格，工筆重彩，寫生逼真。兩書人物服裝的各種款式和顔色一致。建築和器物的畫法一致。《食物》與《品彙》藥名相同的計有二百三十五種，占《食物》中的一半以上。其中畫法完全一樣的四十四幅，相似的八十幅。

6．標題相同。兩書均以藥物品名爲細類，每品均有插圖，插圖且有品名標題。兩書標題位置均在第二至第三字高度處。標題有框，框爲四周雙邊框，框内有底色，均爲深藍色。《品彙》的不同抄本的框綫有金綫和朱綫，標題字有金字和墨字，大抵金字本是進呈御覽的，餘爲複本。《食物》的標題框綫和文字均爲金漆描寫。

7．縮行相同。兩書在謄寫格式上，都是按每品藥物或食物起首第一行爲頂格。其餘内容的分類標題縮行一個字，標題下文字再縮行一個字。

8．版本相同。在版本種類上，兩書均爲寫本（抄本）。從其規模、開本、用材、版式來説，都不可能是私人寫本，像《履巉巗本草》。如果是私人寫本也一定會載明編修繪製者。因此可以斷定其爲内府寫本，即由内府官員專門爲皇帝御覽而抄繪的書籍，明清兩代較多，《永樂》、《四庫》皆是。

9．藥圖錯誤相同。兩書的藥物或食物，都有若干幅插圖出現明顯錯誤，而其錯誤的發生，明顯是由於畫師未能親見原物所致，如落花生。按歷代官修本草慣例，皇帝會下詔要求各道、州、府、縣採集實物，並快驛遞送到京。由藥學

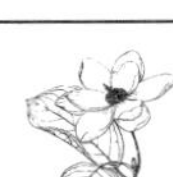

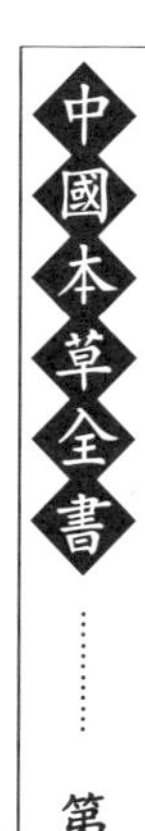

家辨識審定，再交畫師臨摹繪製成圖。有的植物，花、葉、莖、根和籽實皆可入藥，因此必須在不同的季節分幾次向京城遞送，不可有一絲馬虎。藥典的插圖，不是鑒賞或研究的藝術品，而是醫生、藥師和患者按圖索驥用於臨床的根據。而此兩書雖爲官修本草，但顯然簡化了許多必要的嚴謹的程序，才會在插圖方面出現如此明顯的錯誤。

從上述九點相同之處的分析，我們已知彩本《食物》與《品彙》之間存在着極密切的相關性。如果兩書之間在形式上的衆多相同點，是由于某種必然的相關性造成的，那麽將會導出這樣的推斷：這兩部書是在同一時期由同樣的人編寫繪製的。反過來説，因爲兩部書是由同樣的人編寫繪製的，所以它們才會有衆多的相同之處。

在《食物》不能給我們提供任何直接信息的情況下，我們來看看《品彙》。《品彙》的編修也是中國書史和本草史上的迷案，到二十世紀九十年代曹輝博士經過多年研究才揭開這個迷案。根據曹輝博士挖掘的史料，它是明朝弘治皇帝下旨編修的。

弘治繼位後，勵精圖治，開創了史稱『弘治中興』的富强局面。但從金元時期至弘治時代已歷三百多年，未曾對醫藥發展做大規模整理總結。因此弘治帝按照歷代盛世修本草的慣例，於十六年（公元一五〇三年）八月初八下詔重修本草。但此時的政治環境已形成嚴重的宦官干政局面。由此爆發了一場内閣和翰林院與宦黨和太醫院之間争奪主編大權的争鬥。據《明孝宗實録》載：本來弘治要求由翰林院遣官二員，會同太醫院官主持纂修工作。然宦黨和太醫院竟抗旨上奏：『擬本院官生劉文泰等纂修謄録，送内閣校正、撰序、上表進呈。』不但排斥内閣推薦的兩個編修主持本草編寫，而且要求内閣大臣爲太醫院官生校正文字，劉健嚴斥其荒謬，並憤怒地要求讓禮部對太醫院人選進行資格考試！太醫院諸人懼怕考試，故以退爲進。以不勝任爲辭請求退出本草纂輯工程。弘治帝恩準了太醫院的陳請，命令『翰林院纂修，太醫院官、生並不必預，而免其考選。』但這爲難了内閣諸臣，如果因此而開罪宦黨，受其刁難，編修工作無法順利進行。故大學士劉健表示翰林院放棄統籌大權，並撤回奏章和兩位編修，仍由太醫院組織編寫班子。明·沈德符《萬曆野獲編》也記載了這次争鬥：『至弘治十六年。上因本草訛誤。命官改修。以劉文泰等充其役。而文泰等於本草實懵然。乃請用翰林官任校正。閣臣劉健争之云。豈有詞臣爲醫士校書之理。上乃命翰林專修其書。而太醫官不預。……劉健又力争，上又改命該院自修。取回詞臣。以太監張瑜主其事。』争奪的結果是由施欽開列了以司禮監太監張瑜爲首，包括太醫院院事、院使、院判、御醫等共四十九人的名單上報，弘治準議，遂開始本草的編修。

那麽當年的本草工程是怎樣規劃的呢？第一是要全面整理歷代的本草文獻，所謂『删繁補缺』（弘治十八年八月詔）『去諸家之訛以從正』（弘治御製序）。第二是整理工作分兩類進行，一是藥物本草，一是食物本草。最後成果也彙集爲兩部書。這第二點當然是我的推論，因爲畢竟看不到當年的企劃案。但是明朝人的確是慣於將本草分爲藥物和食物兩類，明代有很多學者亦按兩類整理本草，書商也喜歡將兩類本草合刻出版。太醫院一班御醫編繪圖，十四位宫廷抄手謄寫文字。自公元一五〇三年末至一五〇五年初，藥物本草部分完成，題名爲《品彙》，於十八年（公元一五〇五年）三月初三進呈弘治帝御覽。進呈可能是兩次，第一次應是樣書，尚未配有弘治御製序。弘治閲後當題序，再由臣工合成完整，裝函入匣，再次進呈。此時《食物》也基本完成，很可能我們眼前這本書是準備第一次進呈的樣書。

但就在這時，編修工作中斷了……編修班子的主要成員均被牽入一樁滔天大案。四月二十八日弘治帝『偶感風寒』，張瑜、施欽、劉文泰等亂用藥劑，致弘治帝一病不起，五月初七駕崩。五月二十五日張、施、劉之獄成，審結爲：『（張）瑜嘗奉命修理藥料，與劉文泰及右議丘鈺假市藥，侵盜官錢，及纂修本草又薦（劉）文泰及高廷和同事並緣爲奸。先帝不豫，（張）瑜欲授引（劉）文泰等繳幸成功，輙用其藥。施欽及院判方叔和、醫士徐昊等相繼胗視，俱藥不對。證瑜、文泰、廷和宜比諸司官與内官交結作弊，而挾同奏啓者律各斬。（施）欽等罪各有差。』（《武宗實録》卷一）這裏宣判張、施、劉等三項罪狀：借採購藥物侵盜官錢、借纂修本草並緣爲奸、亂用藥劑致先帝不起。這第二項罪名也就宣判了明朝的『本草工程』終止了，此後當不會再有任何成果出來。所以可以推斷彩本《食物》是弘治十八年（公元一五〇五年）五月二十五日之前的産物，其編繪時間的下限至遲不會超過這個時間。

第二項罪名語焉不詳，没有具體罪狀和事實。這其實是反映了群臣對張、劉等人亂政的嫌惡。從宦黨和太醫院諸人

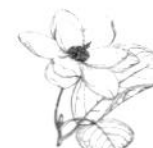

品德才具來講，實在是無法擔此大任。盜官錢、吃回扣且不説，劉文泰等御醫還整日忙着討好諸宮后妃，還要忙着參與朝政及人事紛爭。《治世餘聞》曾記『御醫劉文泰訐奏三原公令人作傳事』（下篇卷一。亦見《明史．王恕傳》）。如此忙碌之人，那裏靜得下心修本草呢？講到才具，歷代官修本草均由皇帝欽點王公重臣，畢集鴻儒碩士，惟恐一字之誤遺害衆生。由太醫院主持編修工作，大學士和翰林們都認爲是笑話，因此才提出要考試醫官的具有羞辱性的議案。更何況劉文泰是治死過兩朝皇帝的庸醫。沈德符説『文泰一庸醫，致促兩朝聖壽，寸磔不足嘗。』（《萬曆野獲編》補遺卷三）這樣的人那裏能編修本草呢？

所以我們看到這個本草工程的成果是修出了兩部在規制和用材上極盡豪華，而在內容和程序上却簡單從事的彩繪本，這在當時的技術條件是無法大量印刷的。這就有違歷代官修本草的一貫宗旨，即頒行天下、惠澤百姓、普濟民生。而太監祇考慮進呈皇上御覽，討得皇上歡心。太監行爲模式的心理機制祇有一個——邀寵。所以這兩部書同屬一個計劃，同出一班人手，又同涉一個大案，因此最終命運也是相同的：淪爲禁書、封存內宮。此後不但不可能再進行下去，甚至人們都不願意再提及它。如果你知道當時宦黨的所作所爲，就會理解這種心情。張瑜、劉文泰等被治罪後，宦官劉瑾爲漏網之魚再度把持朝政，動興大案，濫施酷刑，令百官士大夫重足而立、噤若寒蟬，至公元一五一〇年治其罪時，『凌遲三日，仇家争食其肉，須臾而盡。』（《繼世紀聞》卷三）此種情形，誰願意再提及這幫閹豎編修的本草書呢？李時珍即是一例。他編《本草綱目》時不過距此後四十年，他父子兩人都曾供職太醫院，對本朝皇帝修本草會一無所知？他引徵古今圖書近千種，惟獨不提這兩部彩本本草，可見避諱之深。

兩部彩色本草是明代閹寺政治的産物。從精神上説，它是華而不實之舉，嚴重違背了中國本草惠世救民的宗旨。而從圖書形式上説，它又是中國本草典籍和中國古籍的極品。宦黨媚上邀寵的動機，却爲中國文化史留下了兩部珍貴的文物。這大概又是黑格爾的『惡的歷史作用』吧？

二．《食物》的文字作者是誰

這兩部彩色本草同出張瑜、劉文泰一班人之手，《品彙》的文字，是他們據《證類本草》精簡而成，已無疑問。那《食物》的文字是怎麽形成的？這裏又大有疑問。

明代有食物本草多部，現存能搜集到的計有九部，已全部收入《中國本草全書》的本草專著類。瀏覽這九部書，你會發現其中有幾部與彩本《食物》內容完全一樣！可是它們却有各自不同的著者！

1．《食物本草》四卷本，原題『盧和撰』。此書四卷，分八部。共收物品三百八十五種。

2．《本草約言》（簡稱薛本），原題『薛己撰』。此書卷一、二爲《藥性本草》，卷三、四爲《食物本草》，分八部。共收物品三百八十五種。

3．《食物本草》二卷本，原題『胡文煥校』（簡稱胡本）。此書二卷，分八部。共收食物三百八十六種。

4．《食品集》七卷本，原題『明．吴禄著』。出版在公元一五五六年，分類與前同，唯『味』部分散在其他各部。

5．《食物本草》七卷本，原題『元．李杲編輯。明．錢允治補訂』（簡稱錢本）。此書七卷，分八類。收食藥三百八十四種。

從書的內容來看，彩本《食物》四卷與盧本、薛本、胡本和錢本的卷數不盡相同，但分類相同，均爲八類。收録食物品種相同，所差者不過因計算方式不同而已。文字也相同，祇是個別修辭略有不同，如『鯉魚』條各本均爲『……又安胎，治懷妊身腫。』獨彩本爲『……女子安胎，治懷妊身腫。』可以肯定地説此五部《食物本草》均出自一個原著者。另外李時珍在其《本草綱目．序例》中還提到一部汪穎撰的兩卷本的《食物本草》（汪本）：『正德時九江知府汪穎撰，東陽盧和，字廉夫，嘗取本草之係於食品者編次此書。穎得其稿，厘爲二卷，分爲水、穀、菜、菓、禽、獸、魚、味八類云。』這已經是六部，此外還有其他版本傳流。但無論如何，這些本子都肯定祇能出於一個著者之手，祇是托名的著者或校訂者不同。那麽這個著者是誰呢？

現代學者則有兩種意見，有學者贊同李時珍的説法，認爲是盧和所著。盧和的著述時間應在公元一四八三——一五〇〇年左右。另有學者認爲是薛己所著，著述時間應在公元一五二〇年。如果這些説法成立，則彩本《食物》應是簡

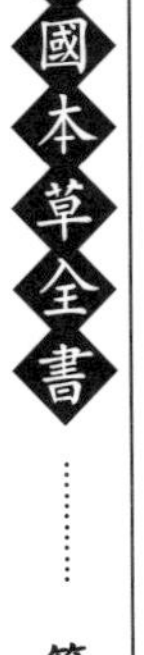

單抄録別人的文字成書。我原也以爲如此，但寫進來却發現有許多疑點，就此提出，就教於方家。

如果是盧和爲原著者，則有以下疑點：

1．盧本在公元一五七〇年、一五七一年、一五七四年均有書商刊印，傳流較廣，此時李時珍還未寫成《本草綱目》的序例，難道李時珍不知道有盧本？如知道，還要在序例中説『汪穎撰』？

2．李時珍前述文字很奇怪，明明説是盧和『編次此書，穎得其稿，厘爲二卷……』，爲什麼還要説『正德時九江知府汪穎撰』？結尾一個『云』字，可能李時珍引述汪本序例中的文字，如此説李時珍也不能確定是汪是盧，衹是原文摘引？可李時珍的這段文字是『盧和著《食物本草》説』的惟一根據。

3．汪、盧是同時代人，汪作爲知府，爲何要拿過別人的手稿署上自己名字刊刻成書？明代確實有上官讓屬下寫書而署自己名的風氣，但又爲何要在書中再説明是別人的著稿？豈不自取盜名之辱？

4．盧和原著四卷，爲何汪穎改爲兩卷？

5．盧和名不見經傳，並非醫藥大家，奉諭旨修書的太醫院爲什麼照抄他的書？

6．太醫院修本草時盧和尚在，太醫院不怕盧和舉訟？盧和是否知道太醫院抄他的書稿？

説薛己爲原著者，則有以下疑點：

1．薛己（公元一四八六——一五五八年）爲明代醫藥大家，著作等身，其所有著作在明、清和民國期間多次彙總整理，有關的記述也很多，但是從來没有人提到他寫過《食物》一書。現在衹有《本草約言》一書的著者署名爲薛己，其中合刻了《藥性本草》和《食物本草》。

2．薛己的父親薛鎧也是醫官，和薛己一樣供職於太醫院，弘治年間任太醫院醫士，是低階職務。弘治十六年奉詔修本草時，他是否爲劉文泰等四十九人之一，無確切資料。但參與其事，應是肯定的。薛己此時二十餘歲，尚未入職太醫院。劉文泰等拿他的著作稿編繪爲御製《食物》，斷無此理。

3．薛己從父親處知道彩本《食物》是合乎情理的，但他日後又將此書的文字署上自己的名字交書商出版，並親爲其序，則又不合情理。弘治十八年（公元一五〇六年）劉文泰等太醫院醫官案發時，薛鎧應未被牽入其中（否則數年後薛己不可能入職太醫院）。但是薛家父子應對此案心存餘悸，薛己如何敢在公元一五二〇年將案中文稿署名交書商出版？此時，太醫院還有參與公元一五〇五年奉修本草的資深同仁，薛己如何面對他們的反映？

4．薛己後來任太醫院院使（相當於院長），公元一五五二年李時珍任職太醫院時，薛的名望正如日中天，李時珍不可能對他全無瞭解。在撰寫《本草綱目》的三十年時間裏，薛己的醫藥著作被反複刻印，有没有寫過《食物本草》，李時珍應知道，可李時珍認爲不是薛己撰著。

如果原著者不是盧和也不是薛己，是誰呢？其他僞稱李杲、李時珍、汪穎、胡文焕、吴禄等托名刻本，更不足信。至此，《食物》的原著者又變成了一樁無頭案。可是這種胡亂托名的情況，却爲我們提供了一個思考的綫索：這本學術價值並不高，書品也不太好（有文無圖）的書，爲什麼在短短不到一百年的時間裏，會有九、十個書商，托名九、十個著者，刻印九、十個版本？這不是個問題嗎？綜觀中國出版史，托名出書並不少見，但托名三、四個人已屬罕見，像這樣托出九、十個著者的情況，恐怕是僅見的了。爲什麼呢？我想衹有一種可能，那就是所有書商都想出這本書，因爲可以牟利，而又都知道著者的情況，不能據實刊刻出版，情急之下，衹能胡亂托名，而後來的書商又不便按以前書商舊版再刻，於是又亂托他名，同時也將卷數從四卷改爲兩卷、再改七卷，以障人耳目，蒙混出版。那麼，這樣的書是什麼書呢？禁書。這樣的著者是什麼人呢？身係重罪之人。於是我想提出第三種意見：是否可能是劉文泰等四十九人中的一人或多人撰著此書，而餘本均爲僞托？如這個推理可以成立，那麼你面前的這部宫廷寫本的《食物》，就是原版文字了。

可究竟是四十九人中何人所撰？亦或另有他人？另外兩書中竟有落花生和玉米！這與哥倫布一四九八帶回歐洲再傳到中國的公認説法是何關係？恐怕我不能再寫下去了，出版社已催稿付梓，趕八月三十一日的北京國際圖書博覽會。考證粗疏，見識有限，如有不確，望讀者諸君諒之。

二〇〇〇年八月十八日　墨公

食物本草·總目

食物本草·解題

明·撰繪者佚名。

此書文字内容與明代題爲盧和撰《食物本草》基本相同。

全書四卷。載食物三百八十六味。各品簡述性味功效及主治用法。共有工筆彩色食物圖四百九十二幅，每品有圖一幅或多幅（包括植物品種圖）。

今據明代彩繪本影印。

（鄭金生）

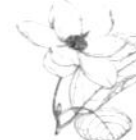

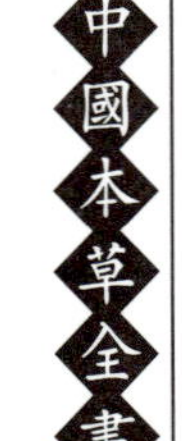
中國本草全書

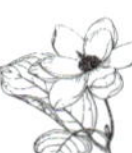

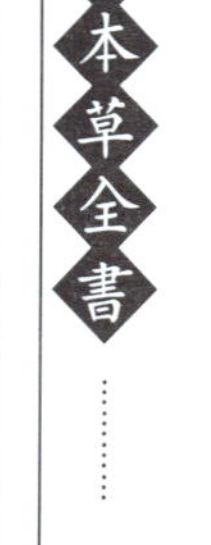

食物本草卷一

水類 穀類 菜類

水類

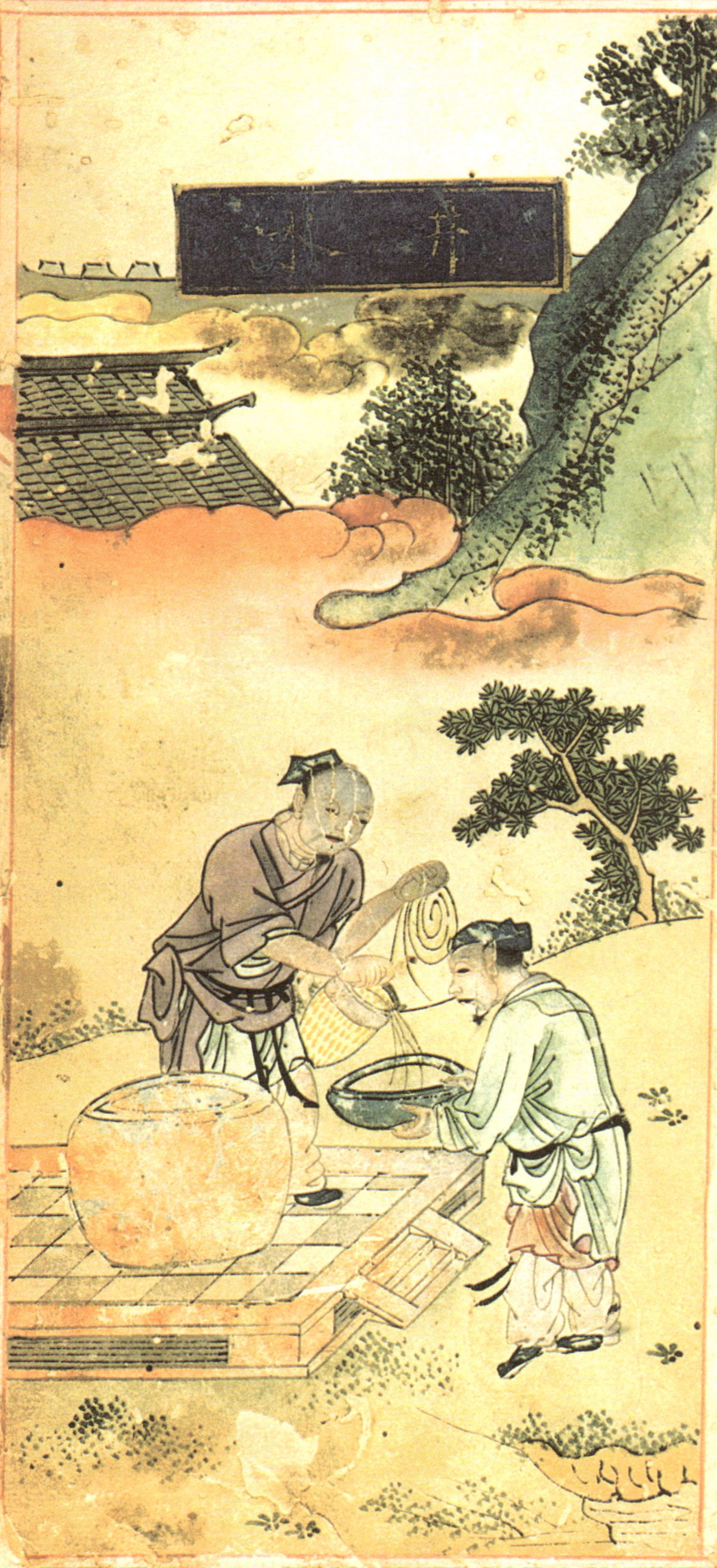

井水新汲即用利人療病平旦第一汲者為井華水又與諸水不同凡井水有遠從地脉來者為上有從近處江河中滲来者欠佳又城市人家稠密溝渠污水雜入井中成鹼用須煎滚停頓一時候鹼下墜取上面清水用之否則氣味俱惡而煎茶釀酒作豆腐三事尤不堪也又雨後其水渾濁須擂桃杏仁連汁投

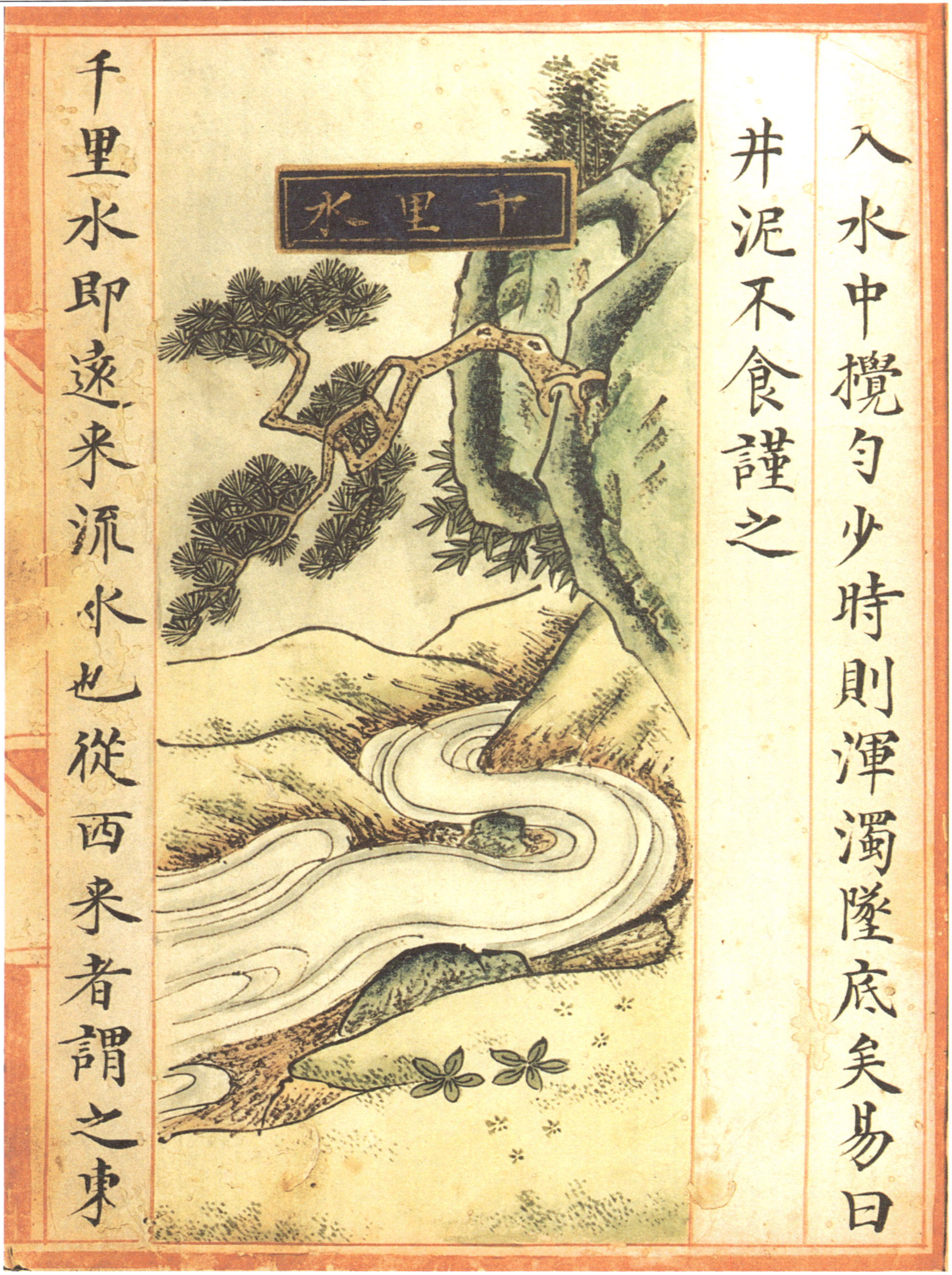

入水中攪勻少時則渾濁墜底矣易曰
井泥不食謹之

千里水

千里水即遠來流水也從西来者謂之東

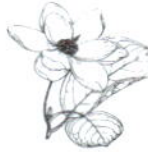

流水二水味辛平無毒主病後虛弱及盪滌邪穢陽之過萬名曰爛水以木盆盛水杓揚之泡起作珠子數千顆擊取煮藥治霍亂及入膀胱奔豚氣用之殊勝誠與諸水不同煉雲母粉用之即其驗也古云流水不腐但江河水善惡有不可知者昔年予在潯州忽一日城中馬死數百詢之云數日前有雨洗出山

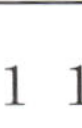

谷中蛇蟲之毒馬飲其水而致然也不
可不知

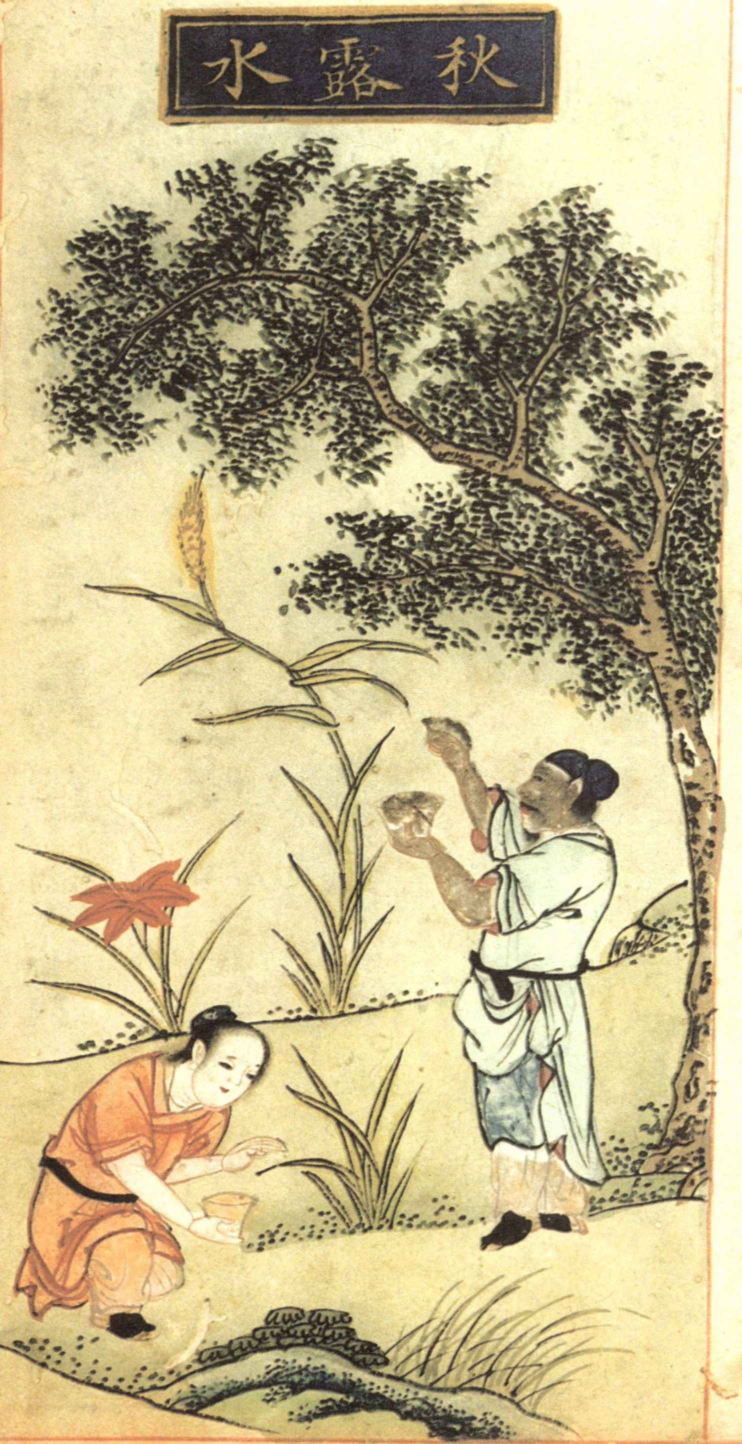

秋露水

秋露水味甘平無毒在百草頭上者愈百

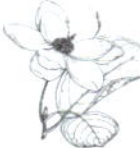

臘雪水

臘雪水甘大寒解天行時疫及一切毒淹

病止消渴令人身輕不飢肌肉悅澤栢

葉上者明目百花上者益顏色

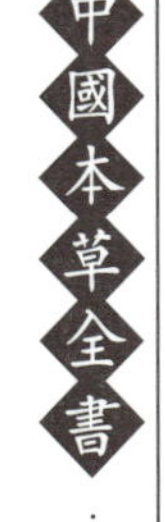

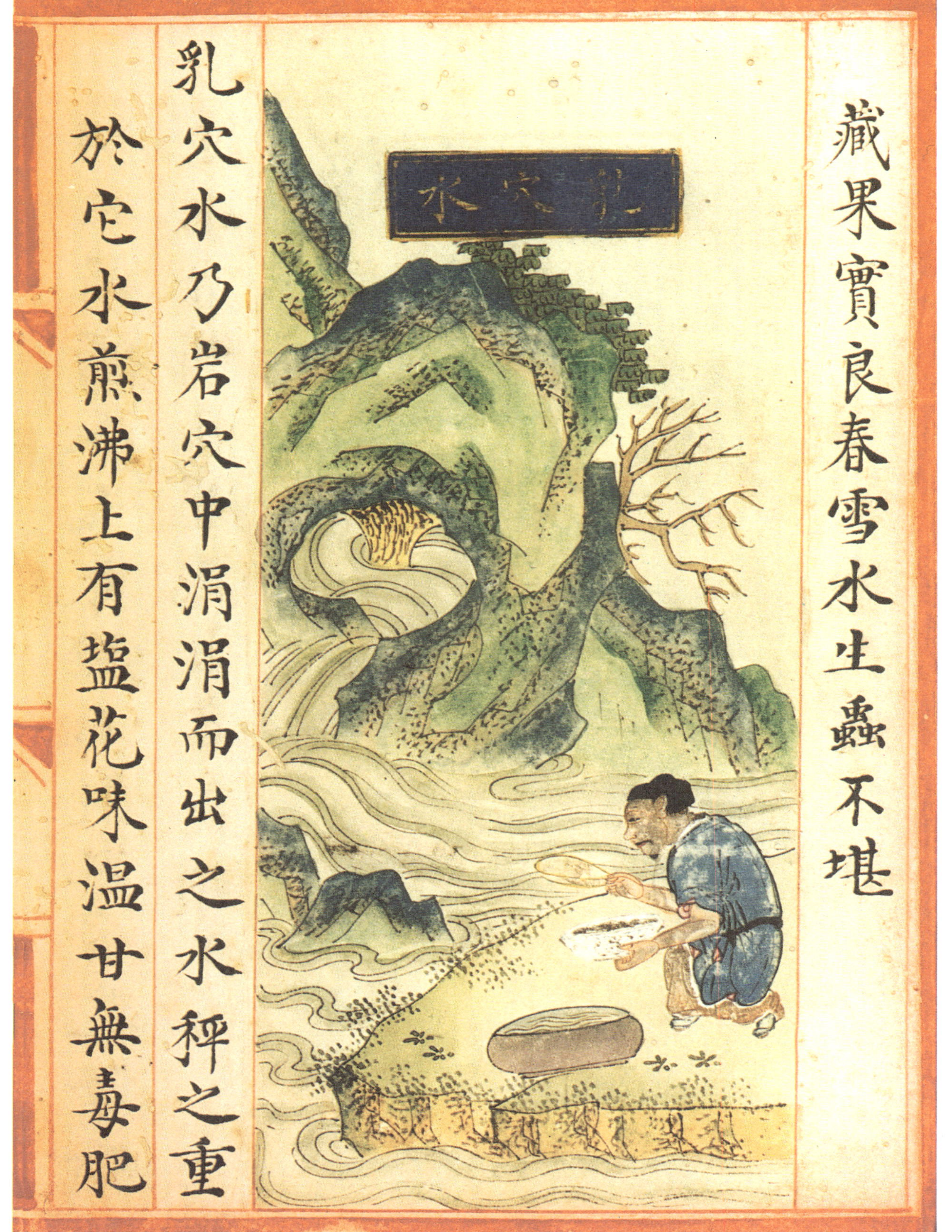
藏果實良春雪水生蟲不堪

乳穴水

乳穴水乃岩穴中涓涓而出之水秤之重
於它水煎沸上有盐花味温甘無毒肥

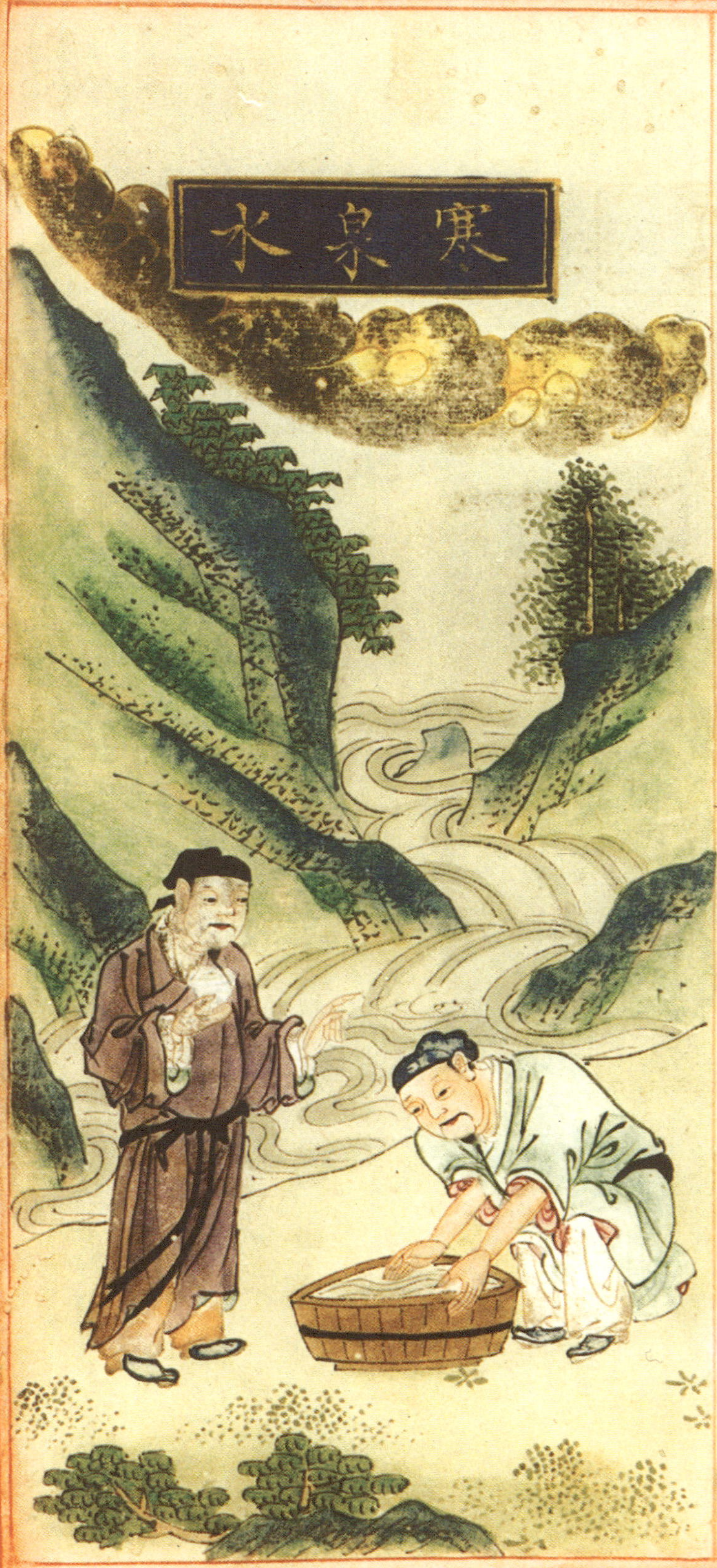

寒泉水

健人令能食體潤不老與乳同功取以作飯及釀酒大有益也穴有小魚補人見魚類

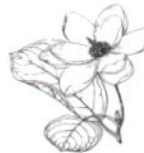

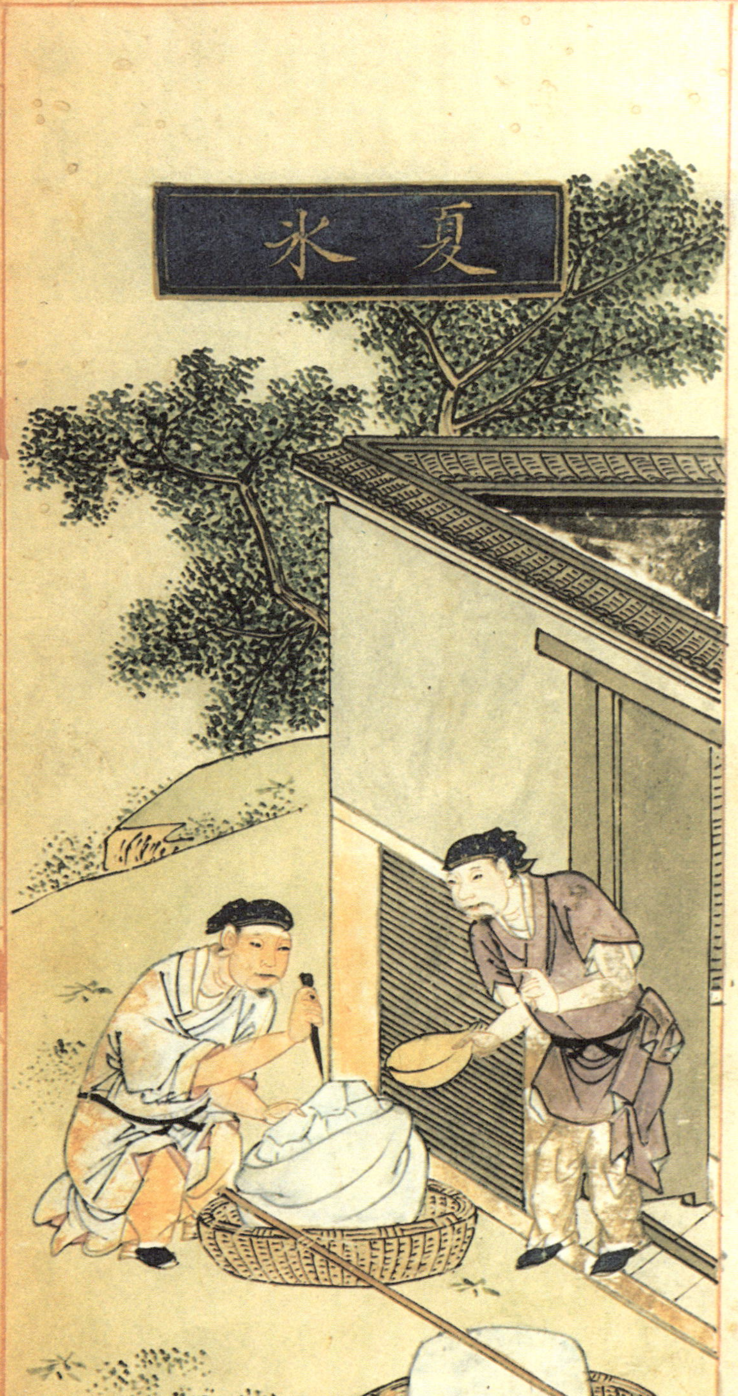

夏氷

寒泉水味甘平無毒主消渴反胃去熱淋及暑痢兼洗漆瘡射癰腫令散下熱氣利小便並宜飲之

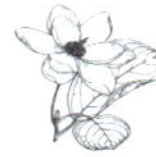

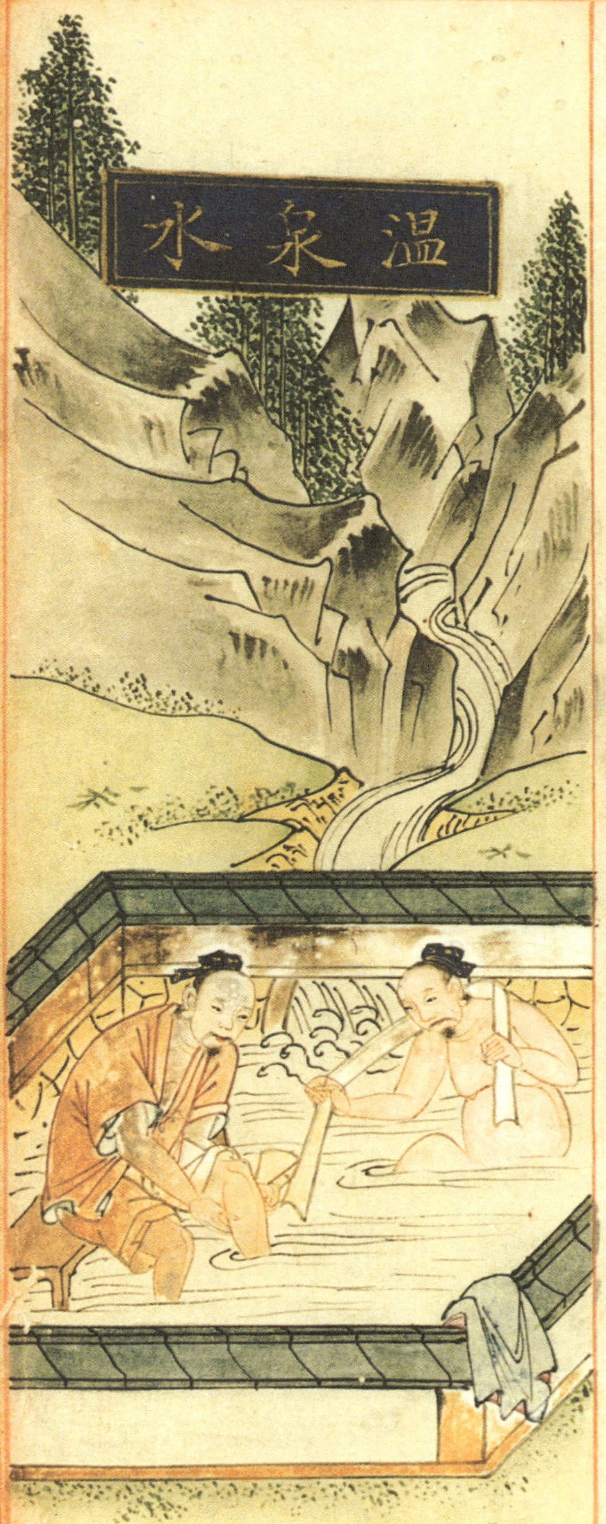

夏冰味甘大寒無毒去熱除煩暑月食之與氣候相反入腹冷熱相激非所宜也止可隱映飲食取其氣之冷耳若敲碎食之暫時爽快久當成疾

温泉水

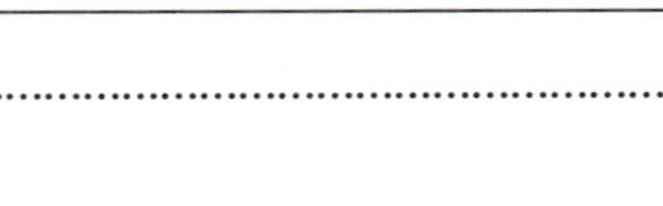

温泉水性熱有毒切不可飲一云下有硫黄即令水熱當其熱處可燖猪羊主治風頑痺浴之可除廬山下有温泉池往来方士教令患疥癩及楊梅瘡者飽食入池久浴得汗出乃止旬日諸瘡自愈然水有硫黄臭氣故應愈諸風惡瘡體虛者毋得輕入

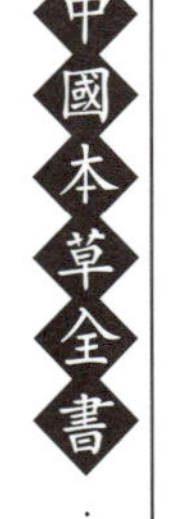

漿水或粟米或倉米飲釀成者味甘酸微温無毒調中引氣宣和強力通關開胃止霍亂泄痢消宿食解煩去睡止嘔白膚體似氷者至冷妊娠忌食不可同李

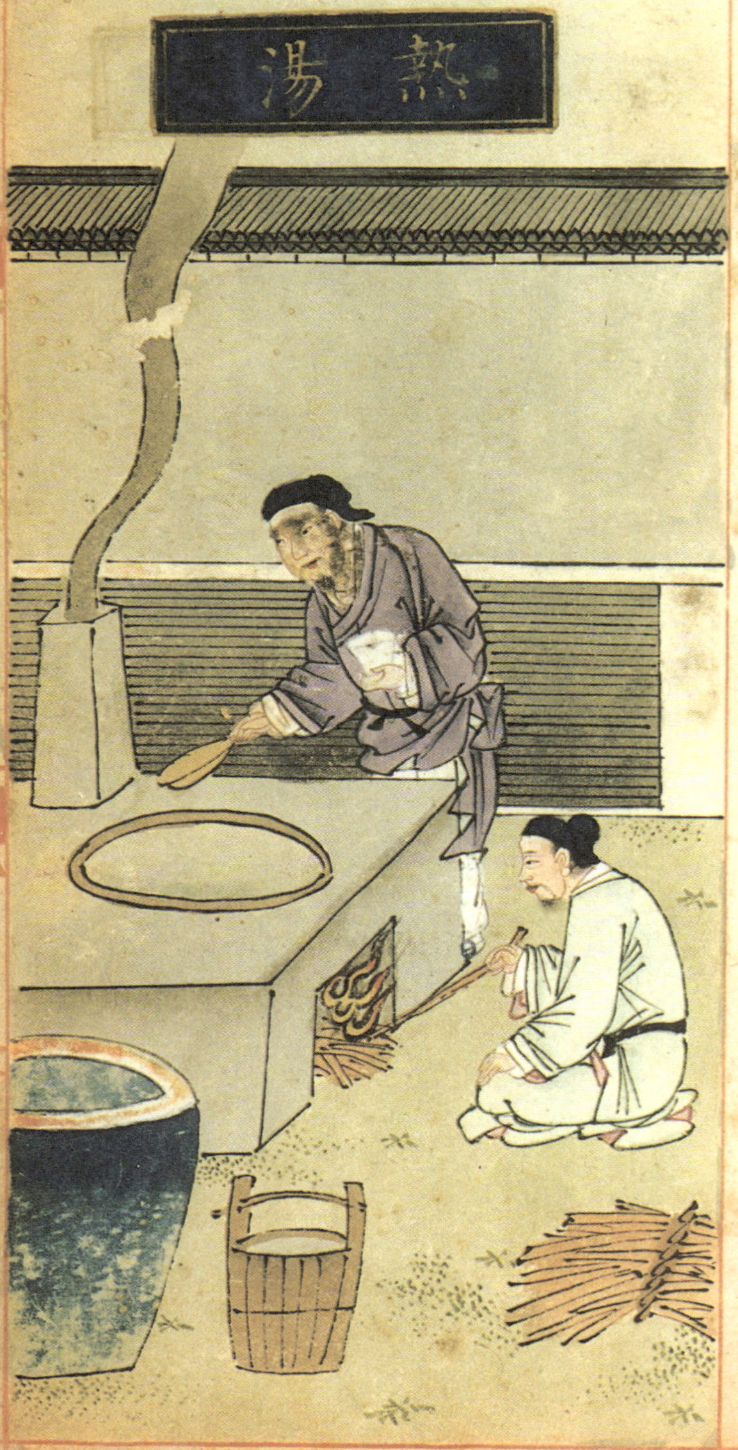

熱湯

子食令吐痢丹溪云漿水性冷善走化滯物消解煩渴宜作粥薄暮食之去睡理臟腑

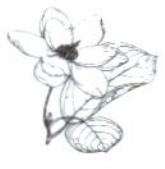

熱湯須百沸過若半沸者食之病脹患霍亂手足轉筋者以銅瓦器盛湯熨臍效

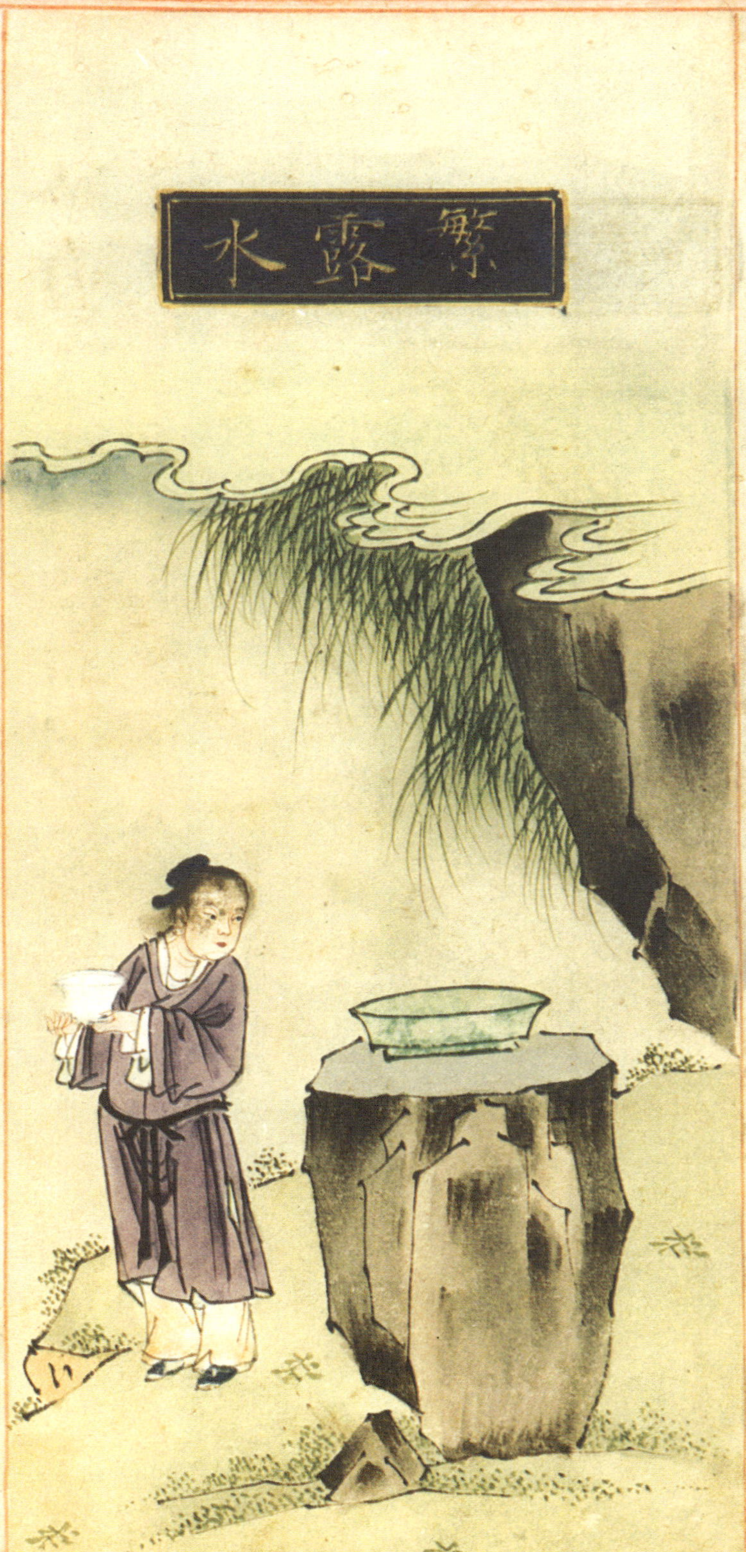

繁露水

繁露水是秋露繁濃時水也作盤以收之

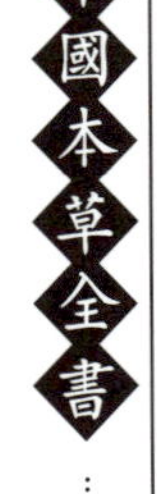

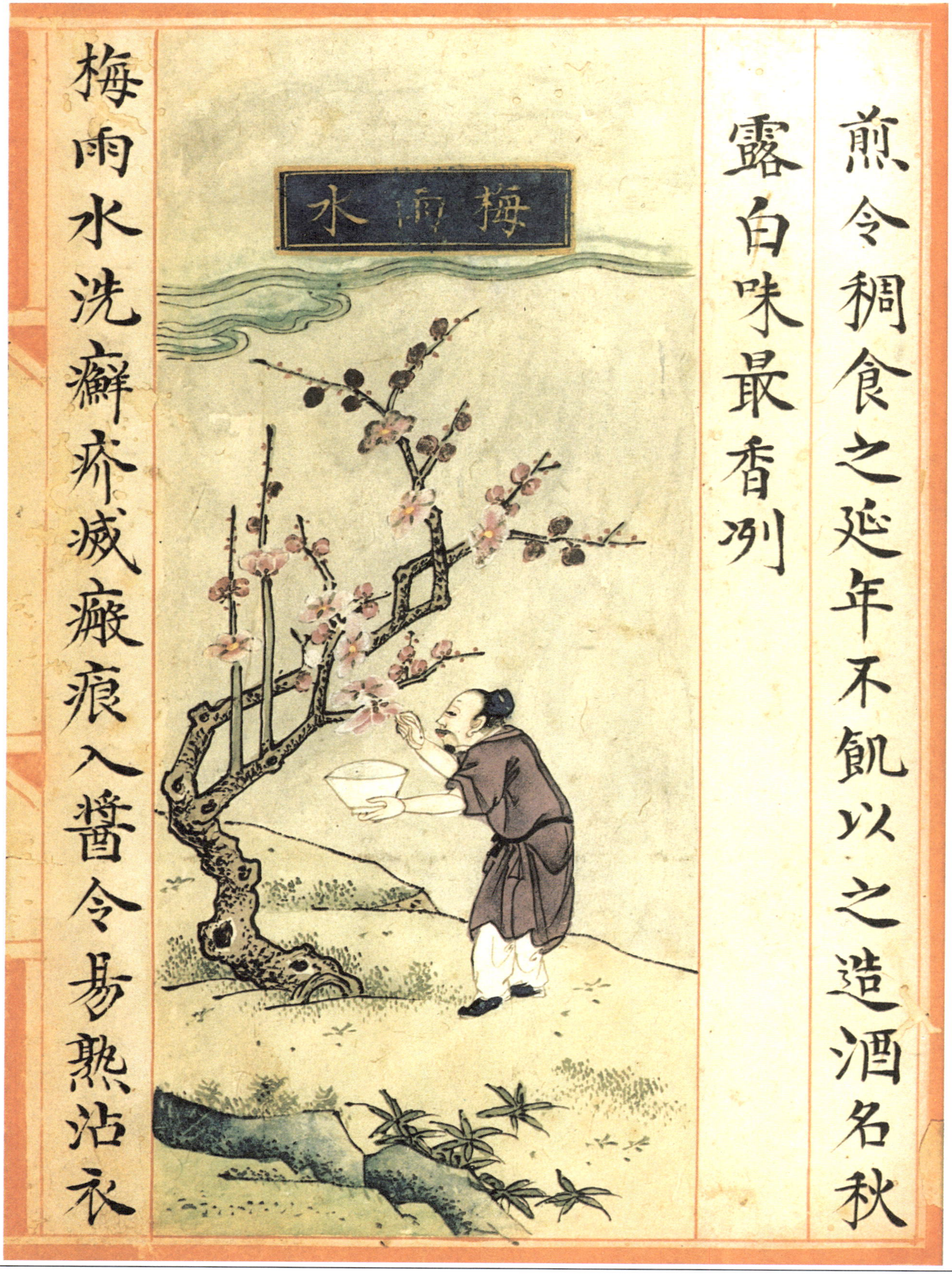

煎令稠食之延年不飢以之造酒名秋露白味最香冽

梅雨水

梅雨水洗癬疥滅瘢痕入醬令易熟沾衣

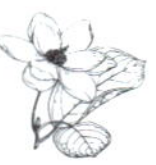

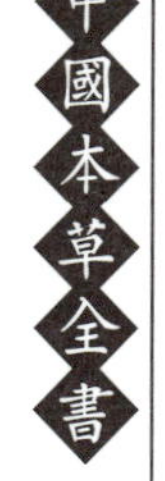

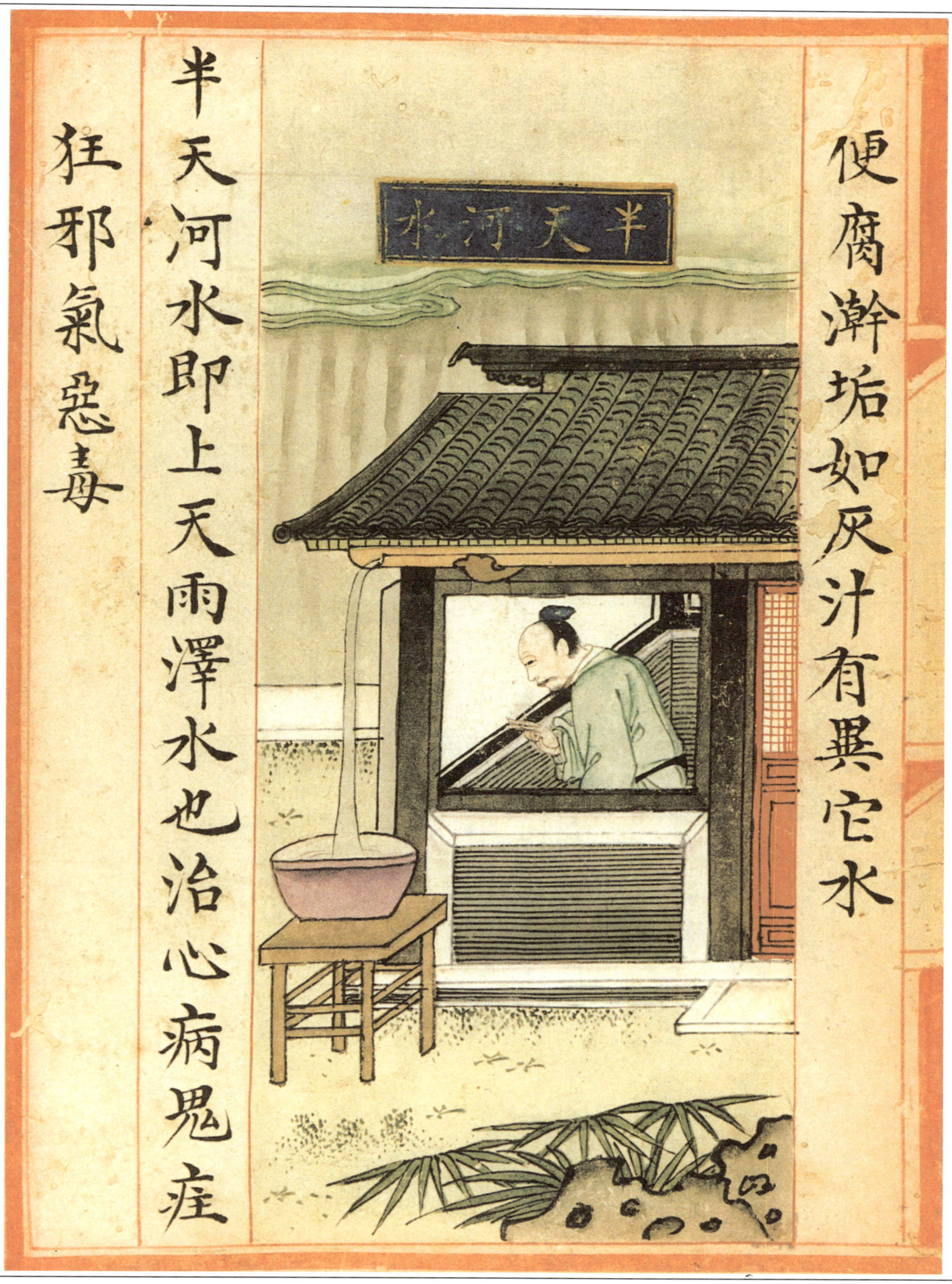

便腐澼垢如灰汁有異它水

半天河水

半天河水即上天雨澤水也治心病鬼疰

狂邪氣惡毒

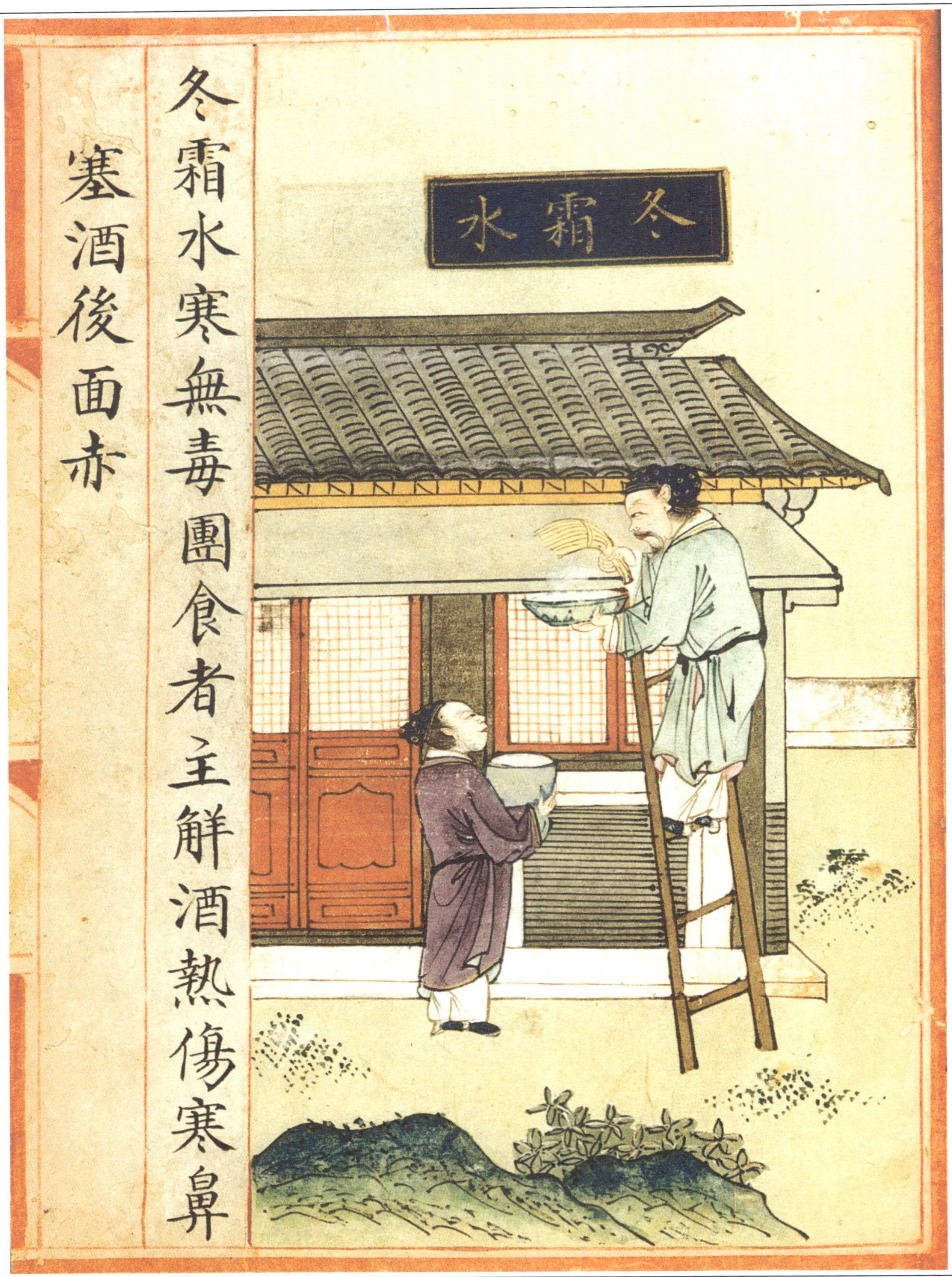
冬霜水
冬霜水寒無毒團食者主解酒熱傷寒鼻塞酒後面赤

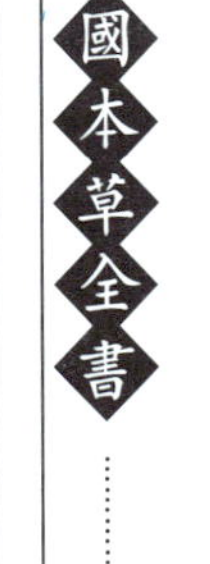

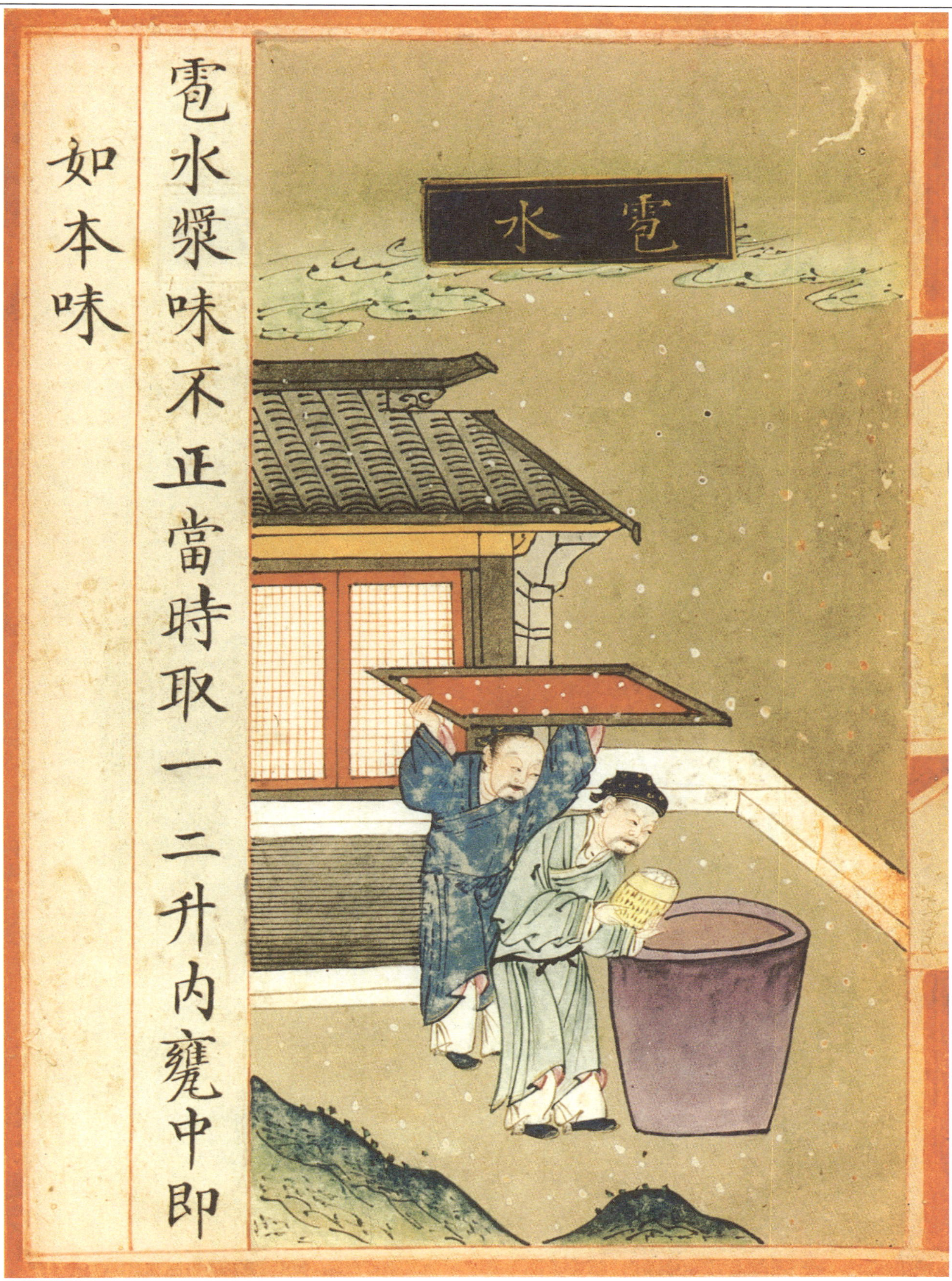

雹水

雹水漿味不正當時取一二升內甕中即如本味

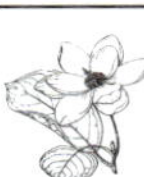

方諸水

方諸水味甘寒無毒主明目定心去小兒熱煩止渴方諸大蚌也周禮明諸承水於月謂之方諸陳饌以為玄酒

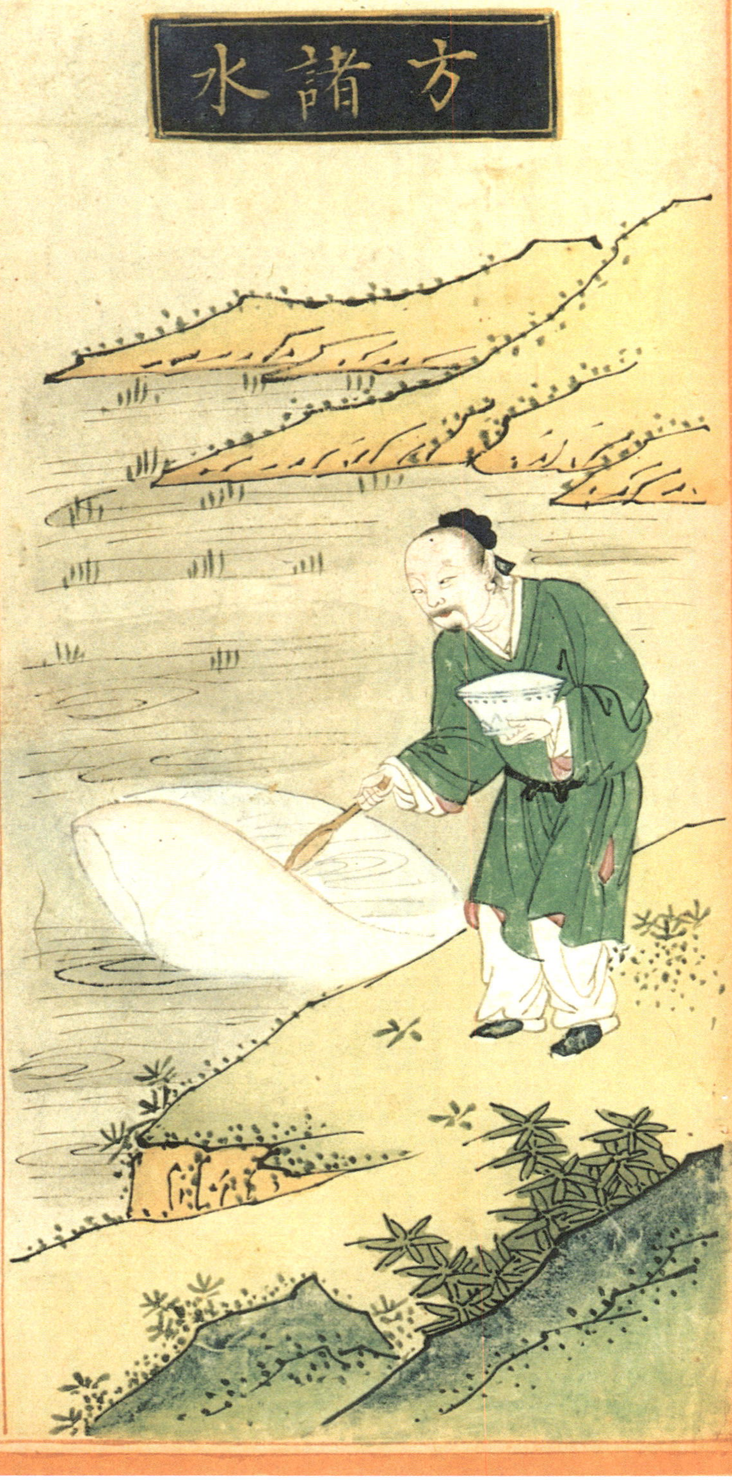

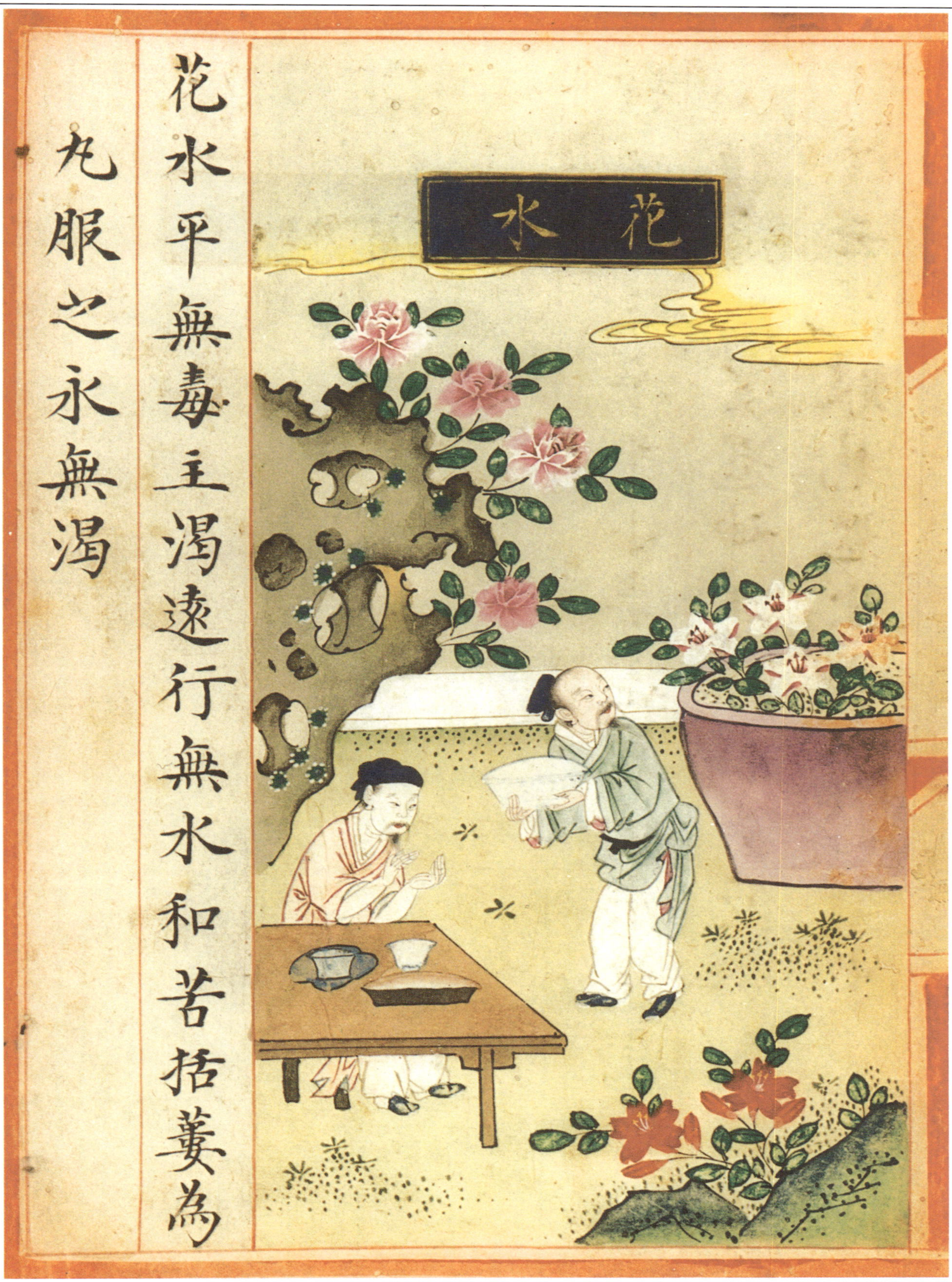

花水

花水平無毒主渴遠行無水和苦栝蔞為丸服之永無渴

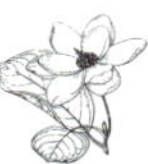

糧罌水味辛平小毒主鬼氣中惡疰忤心腹痛惡夢鬼神進一合多飲令人心悶云洗眼見鬼出古塚物罌中

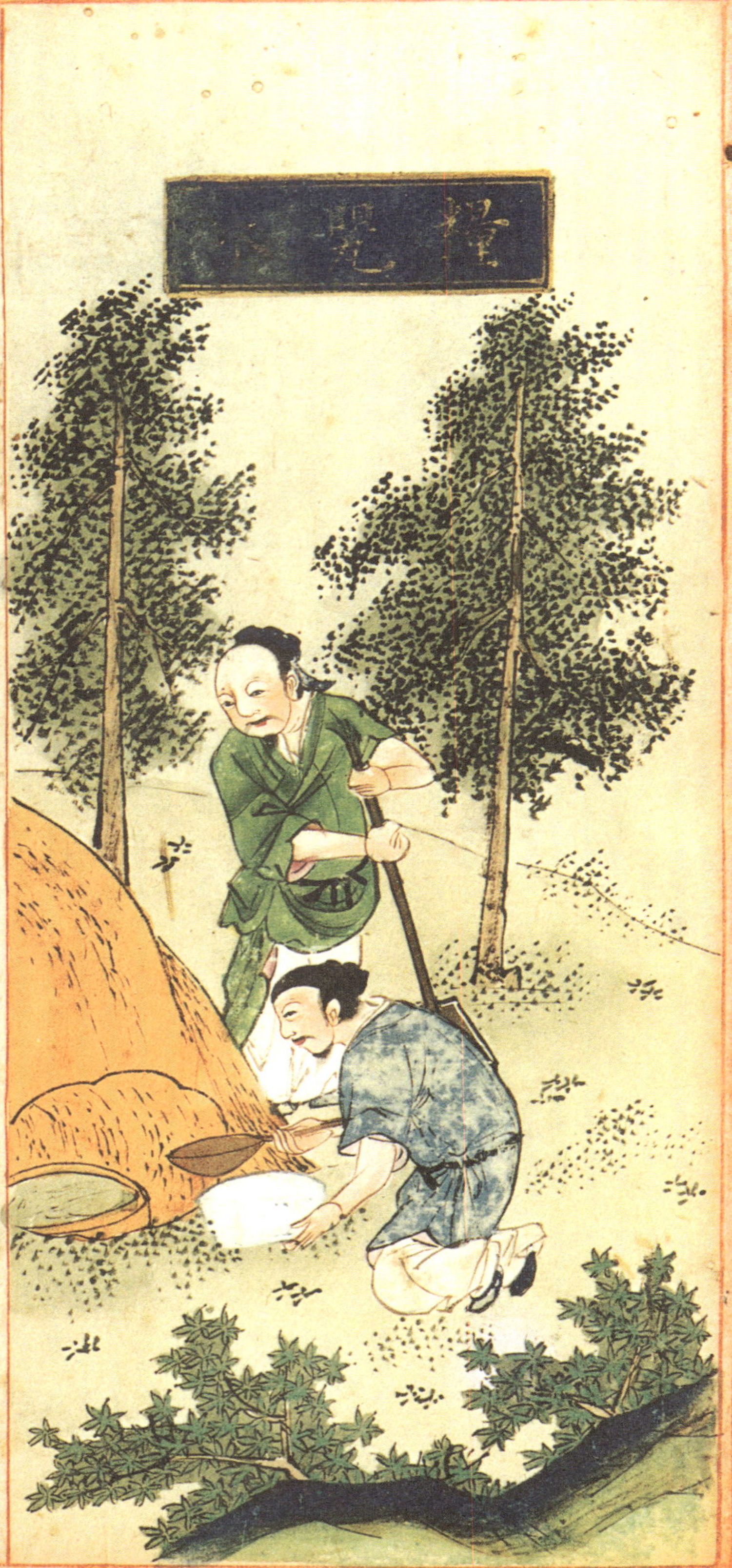

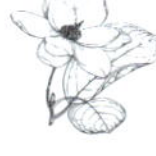

甑氣水主長毛髮以物於炊熟時承取沐頭令髮長密黑潤不能多得朝朝梳摩小兒頭漸覺有益

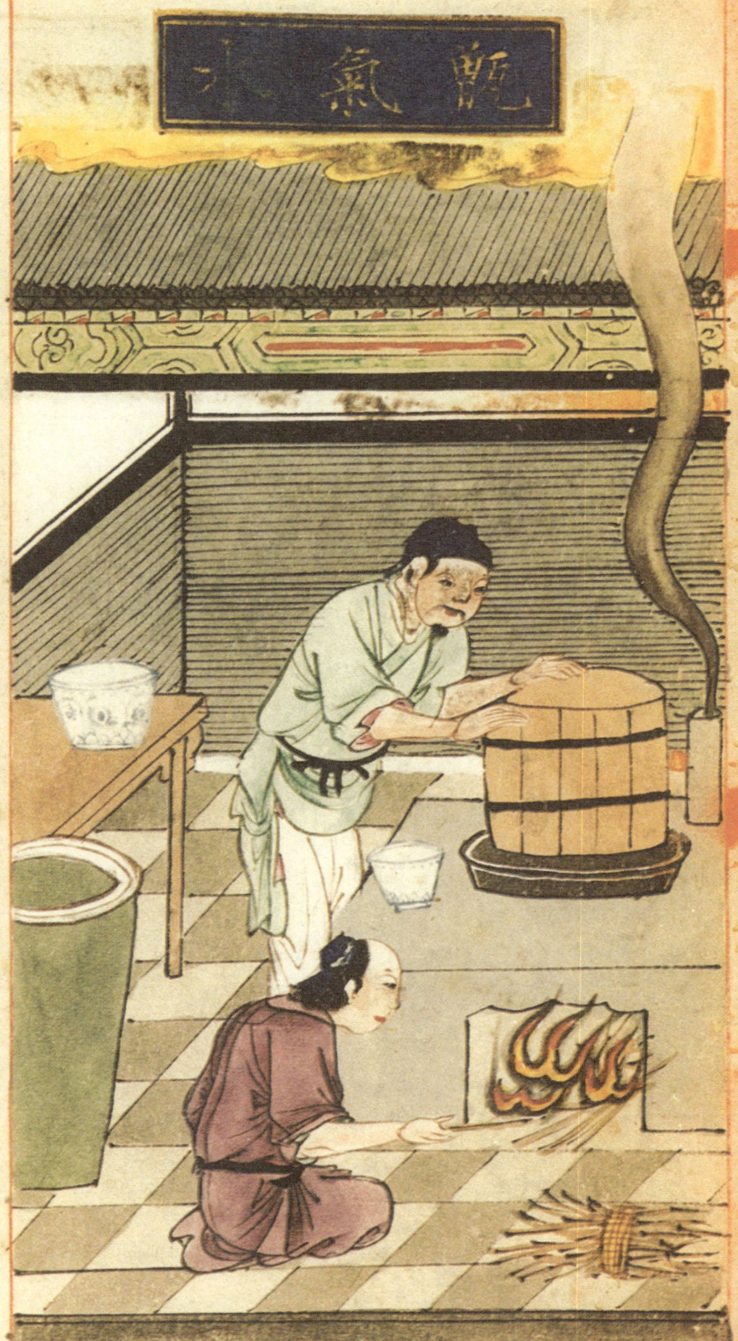

甑氣水

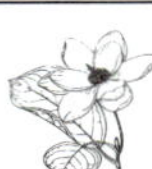

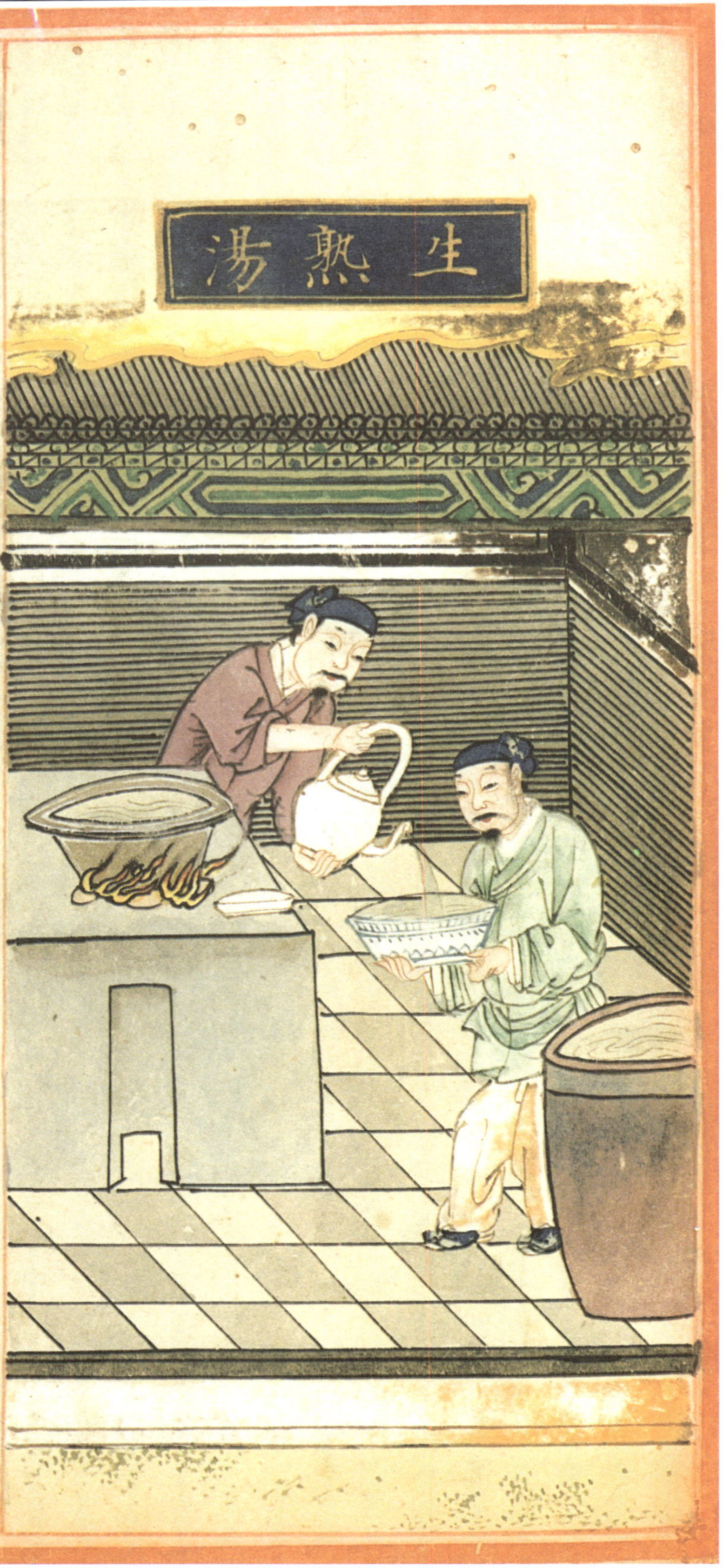

生熟湯

生熟湯味鹹無毒熬盐投中飲之吐宿食毒惡物消氣臚脹亦主痰瘧調中消食又人大醉及食瓜果過度以生熟湯浸

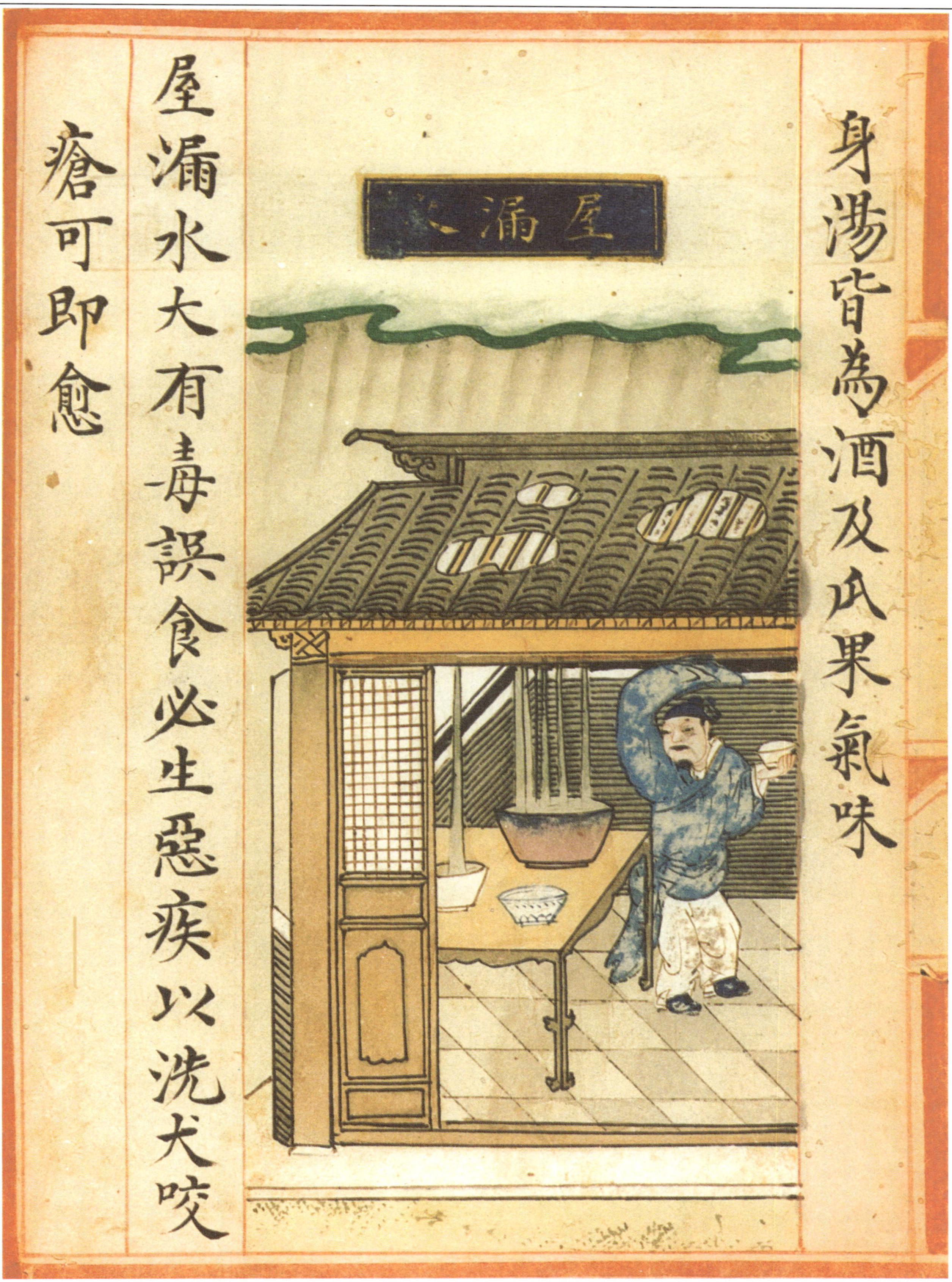

身湯皆為酒及瓜果氣味

屋漏水

屋漏水大有毒誤食必生惡疾以洗犬咬瘡可即愈

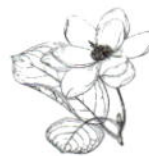

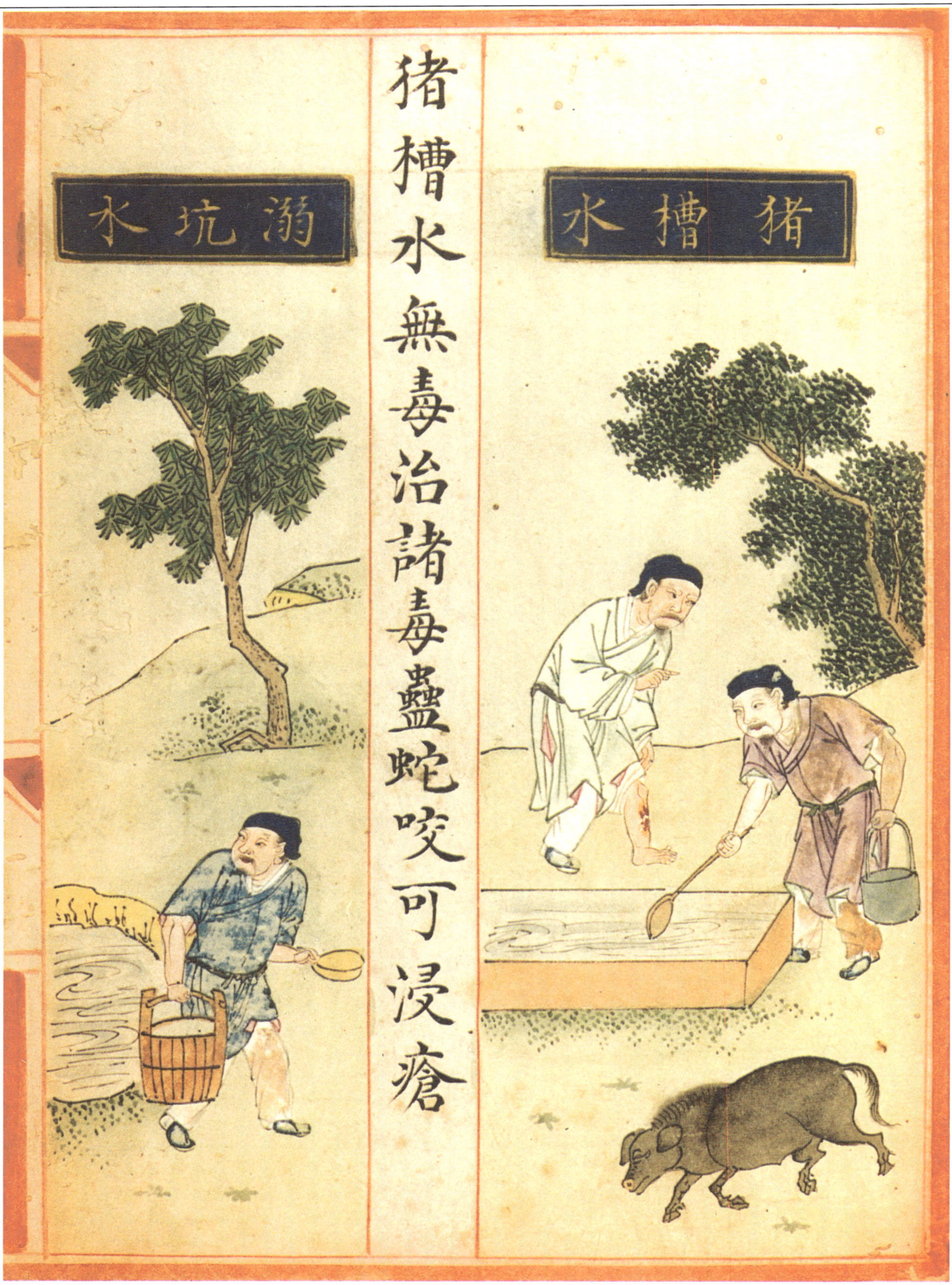

猪槽水

猪槽水無毒治諸毒蠱蛇咬可浸瘡

溺坑水

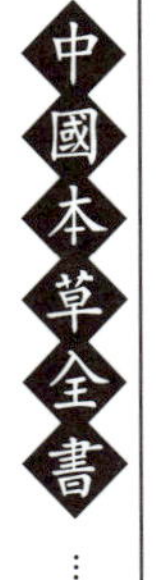

盐膽水

溺坑水無毒主消渴解水豚魚毒

盐膽水味鹹苦有大毒此水盐初熱槽中瀝黑汁也人與六畜皆不可食

塚井水

塚井水有毒人中之不活欲入者先試以雞毛如直下者無毒如廻旋而舞者則有毒先以熱醋數斗投井可入

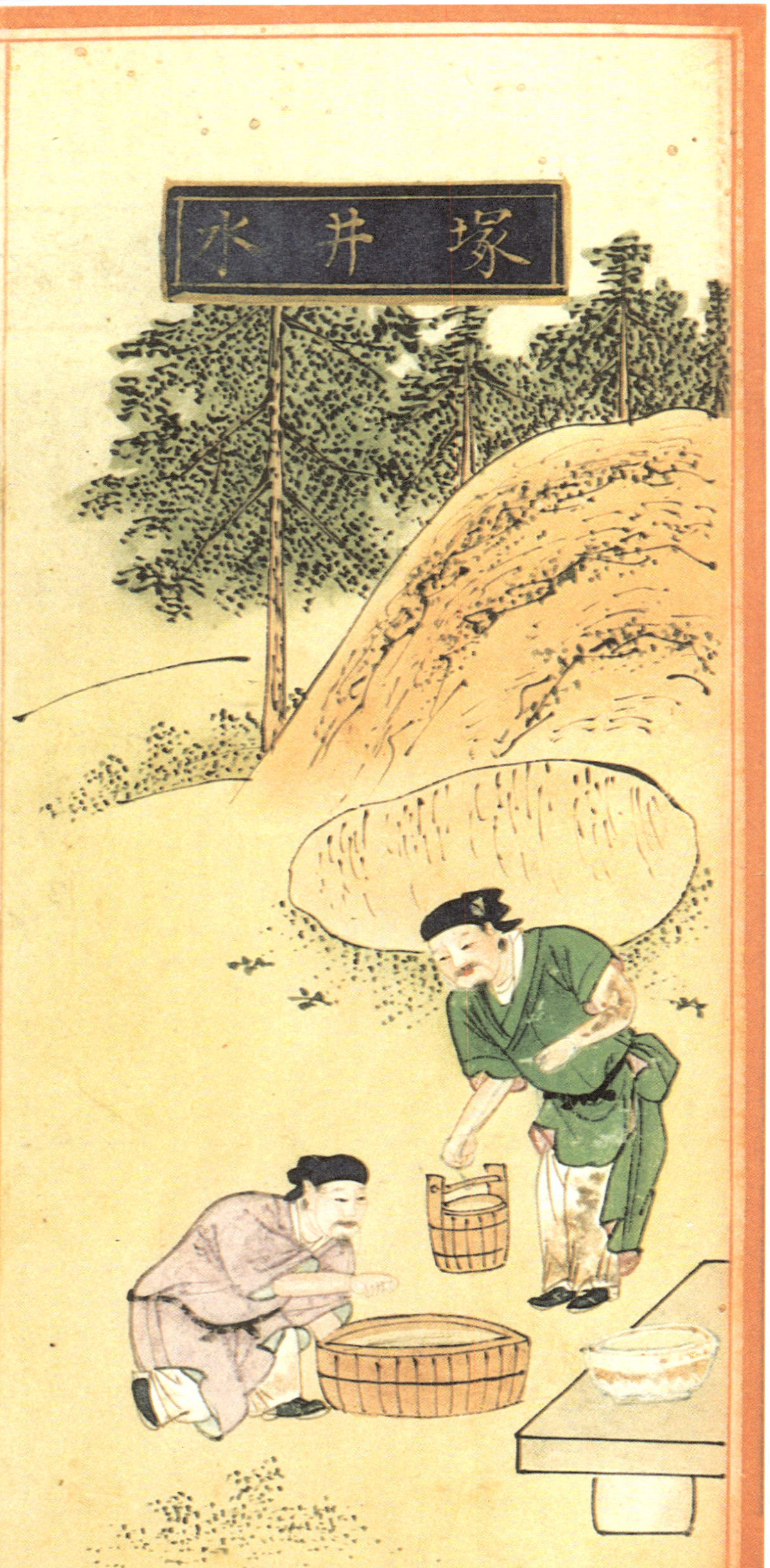

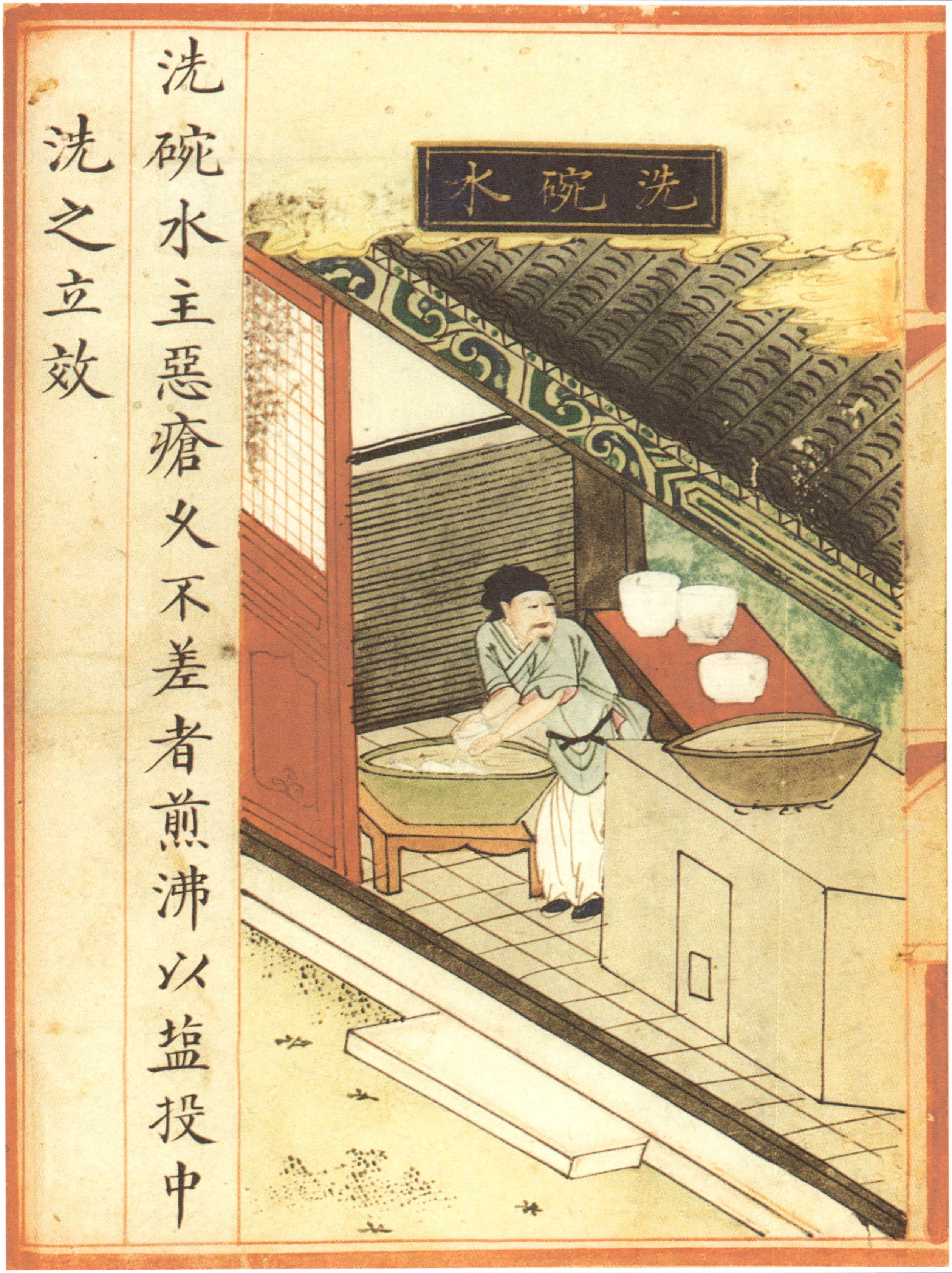

洗碗水

洗碗水主惡瘡久不差者煎沸以盐投中洗之立效

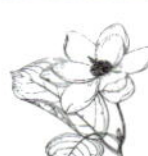

蟹膏水以膏投漆中化為水古人用和藥又蚯蚓去泥以盐塗之或肉入葱中化為水主天行諸熱病癲癇等疾又塗丹

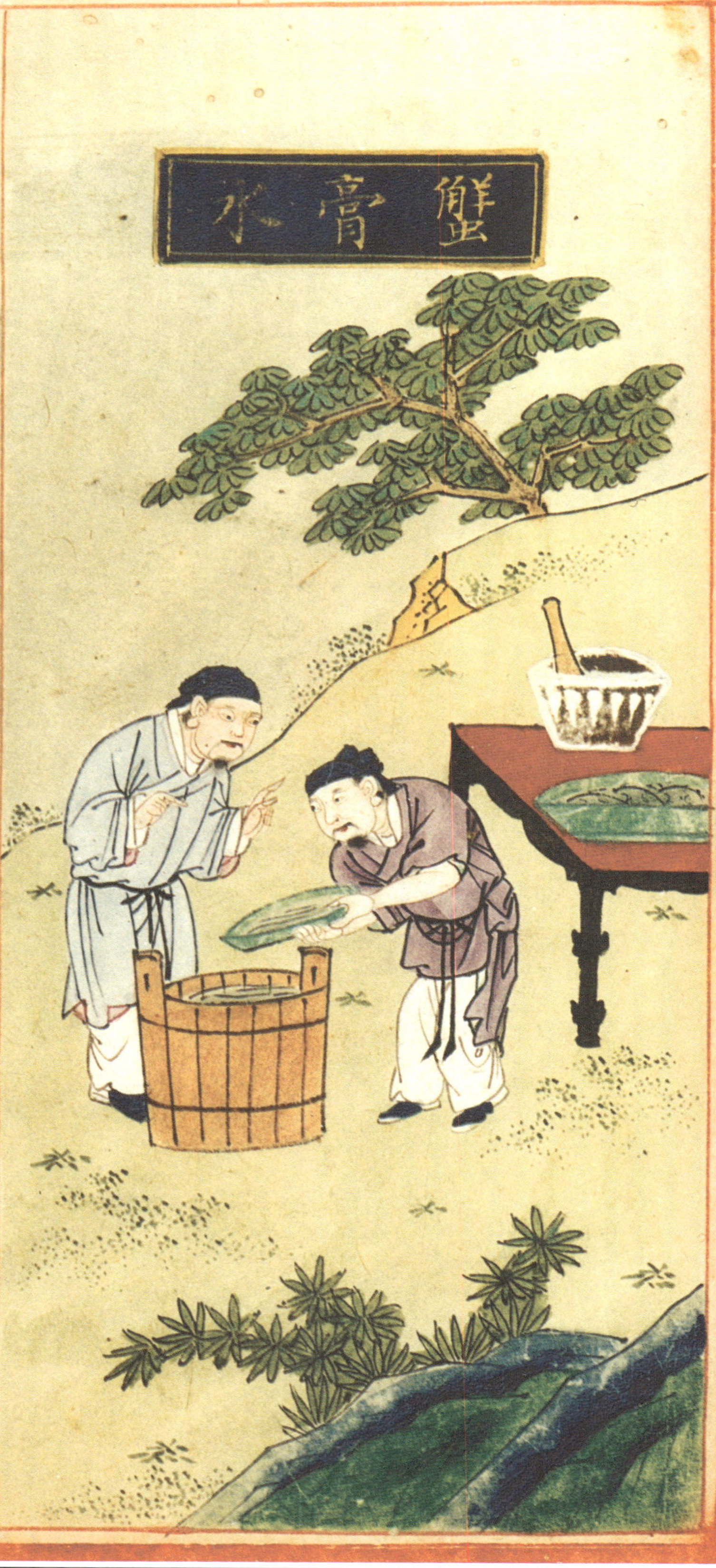

毒並傳漆瘡致

陰地流泉水

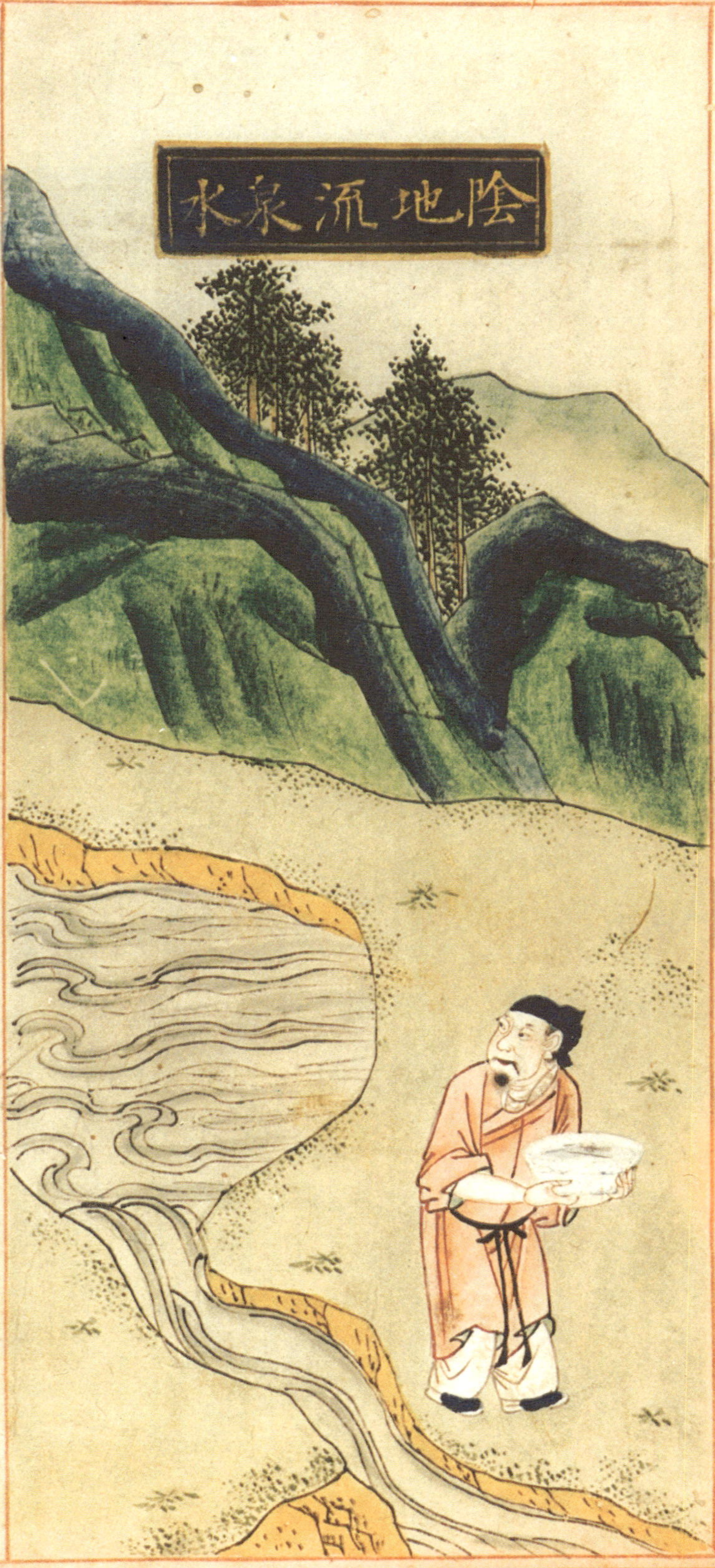

陰地流泉水飲之令人發瘧瘴又損脚令軟又云飲澤中停水令人生瘕病

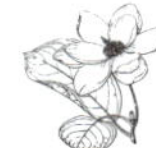

鹵水

鹵水味苦鹹無毒主大熱消渴狂煩除邪
及下蠱毒柔肌膚去濕熱消痰磨積塊
洗滌垢膩勿過服頓損人

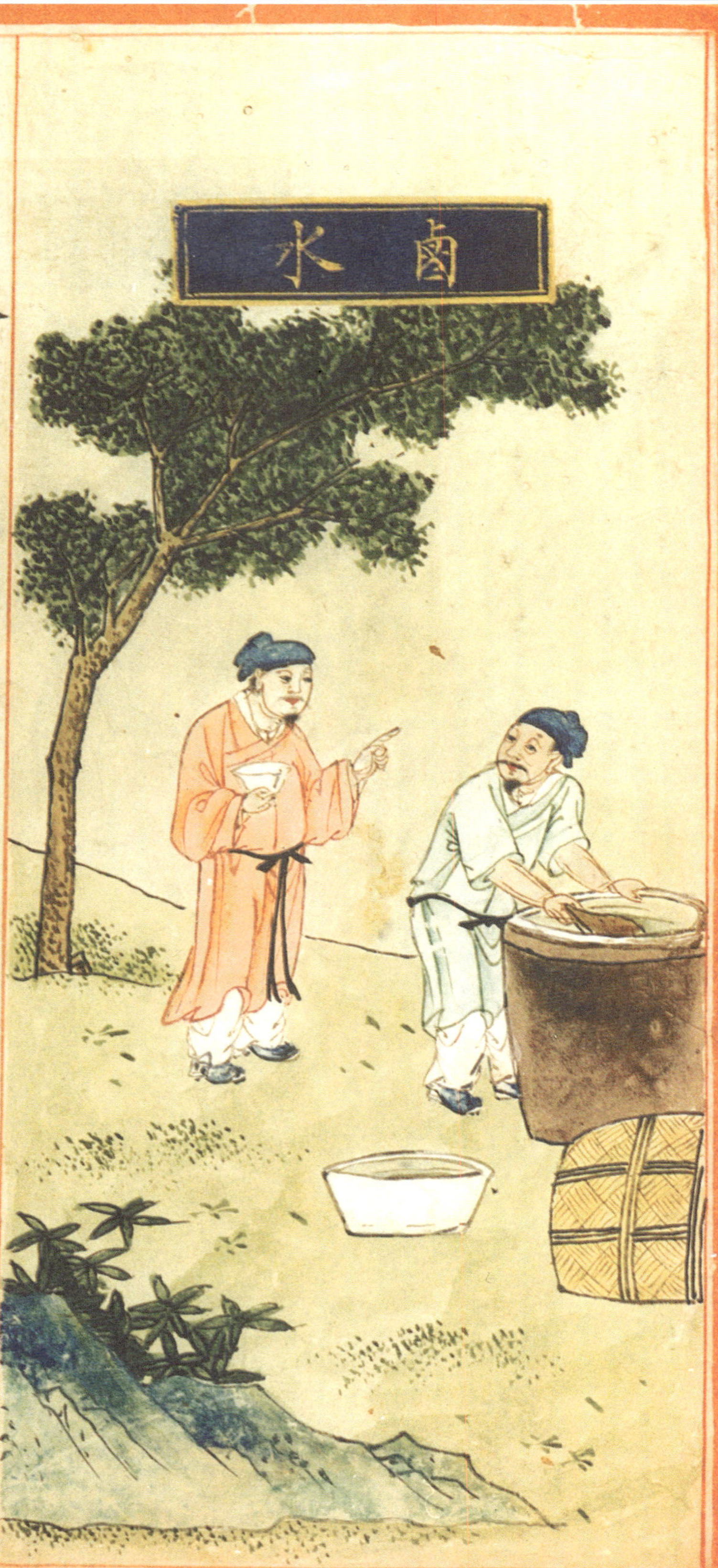

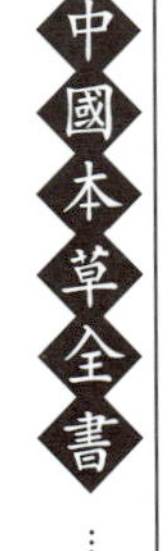

地漿水

地漿水氣寒無毒掘地作坎以水沃其中攪令濁俄頃取之主解中諸毒煩悶山中菌毒又楓樹上菌食之令人笑不止

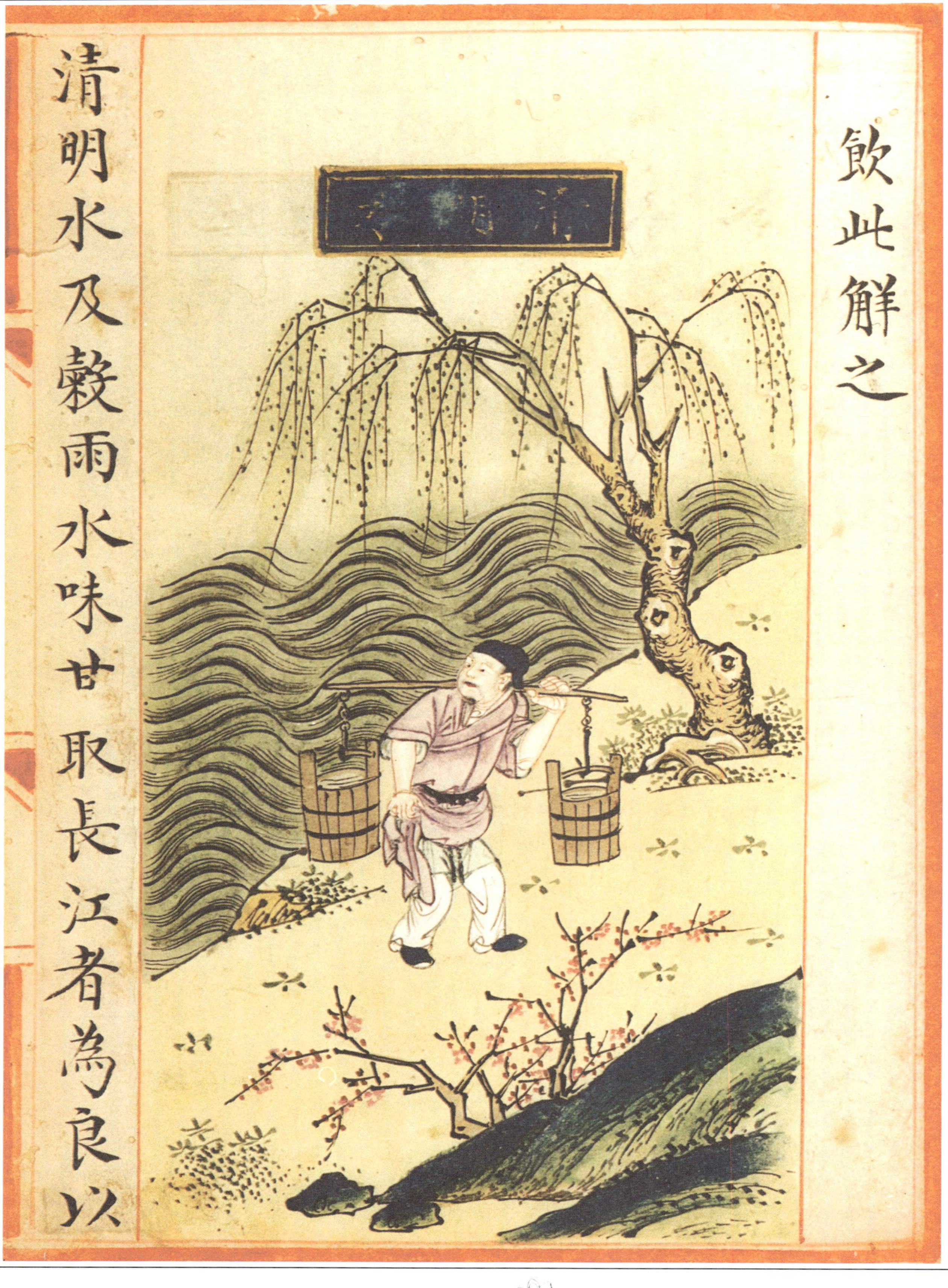

飲此鮮之

清明水及穀雨水味甘取長江者為良以

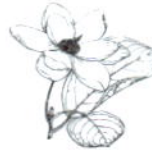

之造酒可諸久色紺味列此水盖取其
時候之氣耳

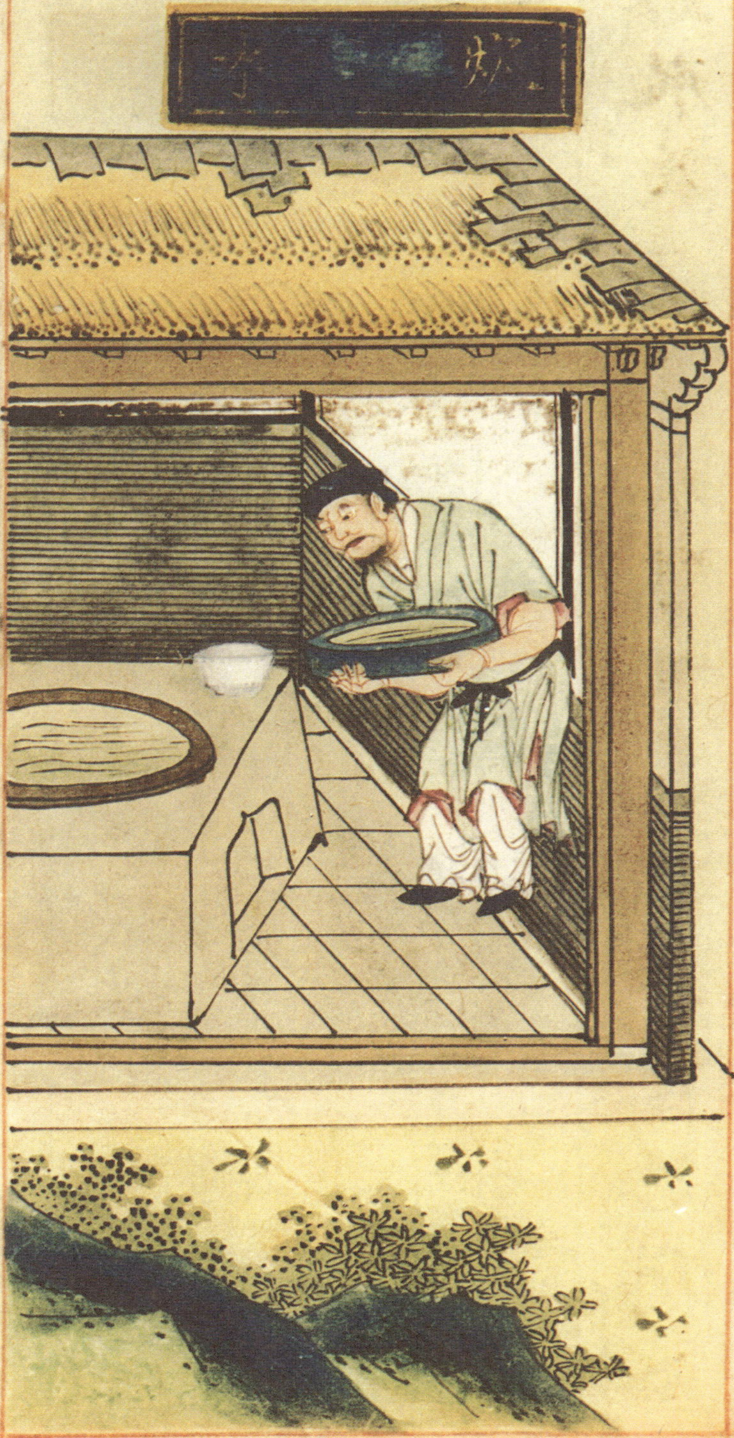

炊湯水經宿洗面無顏色洗身成癬

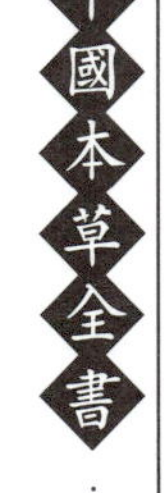

甘水

甘露水及醴泉水味甘美無毒食之潤五臓長年不饑主胸膈諸熱明目止渴此水不可易得附録之以備參考

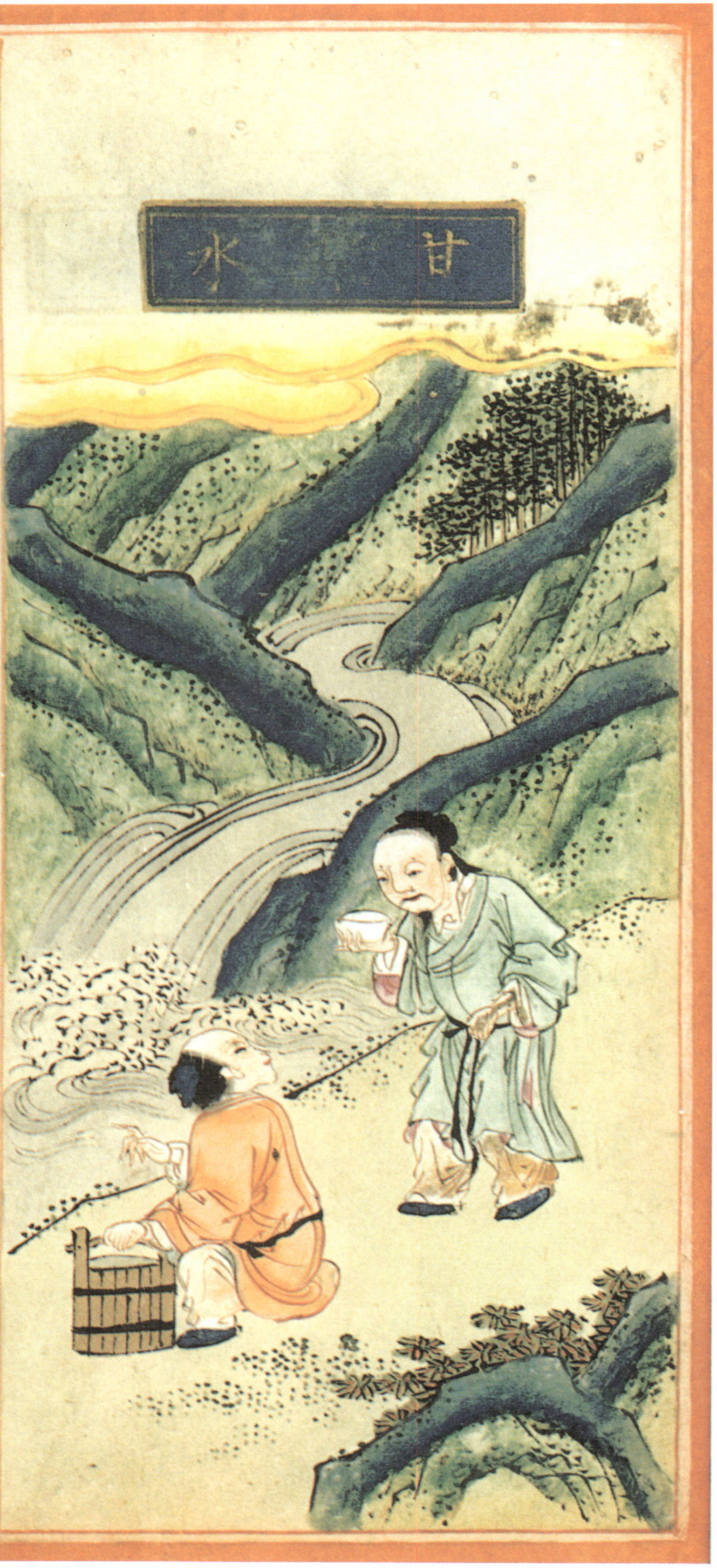

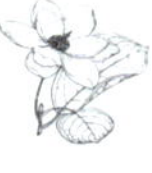

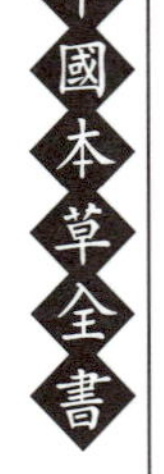

右諸水日常所用人多忽之殊不知天之生人水穀以養之故曰水去則榮散穀消則衛亡仲景曰水入於經其血乃成穀入於胃脉道乃行水之於人不亦重乎故人之形體有厚薄年壽有長短多由於水土稟受滋養之不同驗之南北水土人物可見矣

穀類

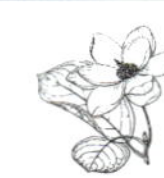

粳米

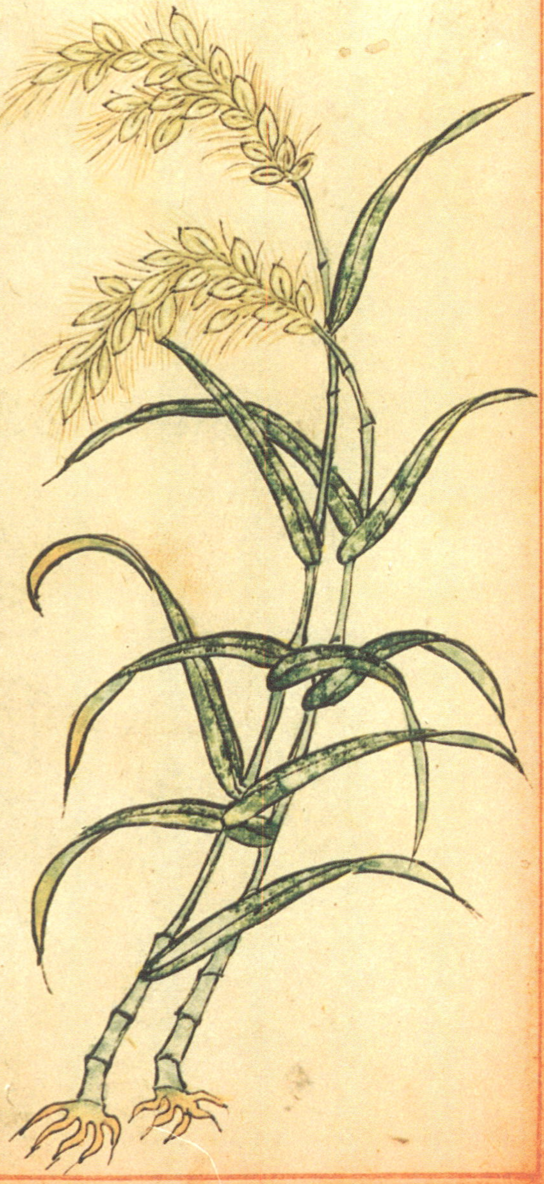

粳米味甘苦平無毒主益氣止煩止洩痢壯筋骨通血脉和五臟補益胃氣其功莫及小兒初生煑粥汁如乳量與食開胃助穀神甚佳合芡實煑粥食之益精

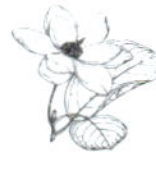

强志耳目聪明新者乍食亦少动风气陈者更下气病人尤宜服苍耳人食之急心痛有早中晚三收以白晚米为第一各处所产种数甚多气味不能无少异而亦不大相远也天生五谷所以养人得之则生不得则死此其得天地中和之气同造化生育之功故不比它物可名言也本草所主在药故略耳

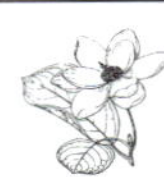

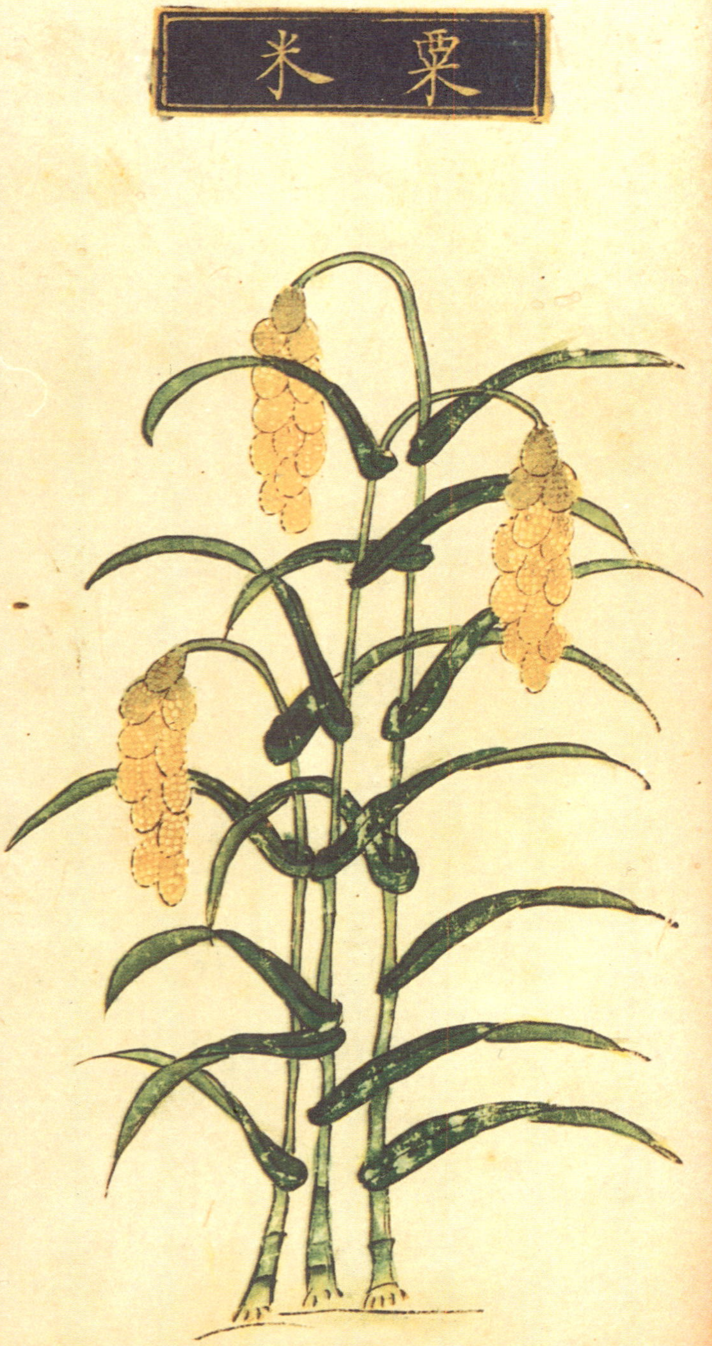

粟米

粟米味鹹氣微寒無毒主養腎氣去脾胃熱益氣陳者味苦主胃熱消渴利小便止痢壓丹石毒解小麥毒煑粥性暖初

生小兒研細煑粥如乳每少與飲之助
穀神達腸胃甚佳不可與杏仁同食令
人吐泄粟類多種此則北人所常食者
是也又春為粉食主氣弱食不消化嘔
逆解諸毒又蒸作糗食味甘苦寒又云
酸寒主寒中除熱渴解積實大腸一種
糯粟即秫也餘見粳米下

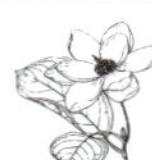

糯米

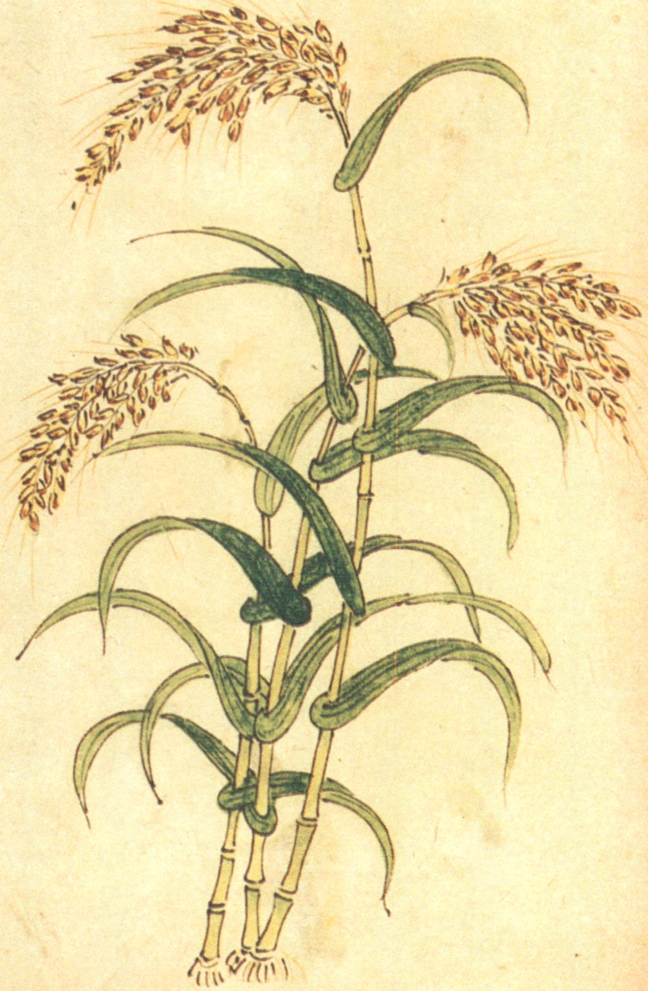

糯米味苦甘温無毒主温中令人多熱大便堅此本草經文也諸家有云性微寒妊娠與雜肉食[illegible][illegible]子久食身軟以緩

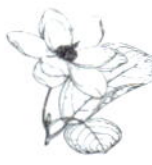

筋也又云寒使[illegible]多睡發風動氣擁經絡氣止霍亂又云涼補中益氣行榮衛中積血所論蓋不同也夫所謂不利緩筋多睡之類以其性懦所致若謂因其性寒糯米造酒最宜豈寒乎農家於冬月用作糍喂牛免凍傷最驗是則糯米之性當如經文所言

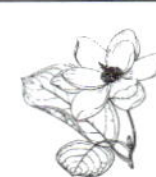

黍米

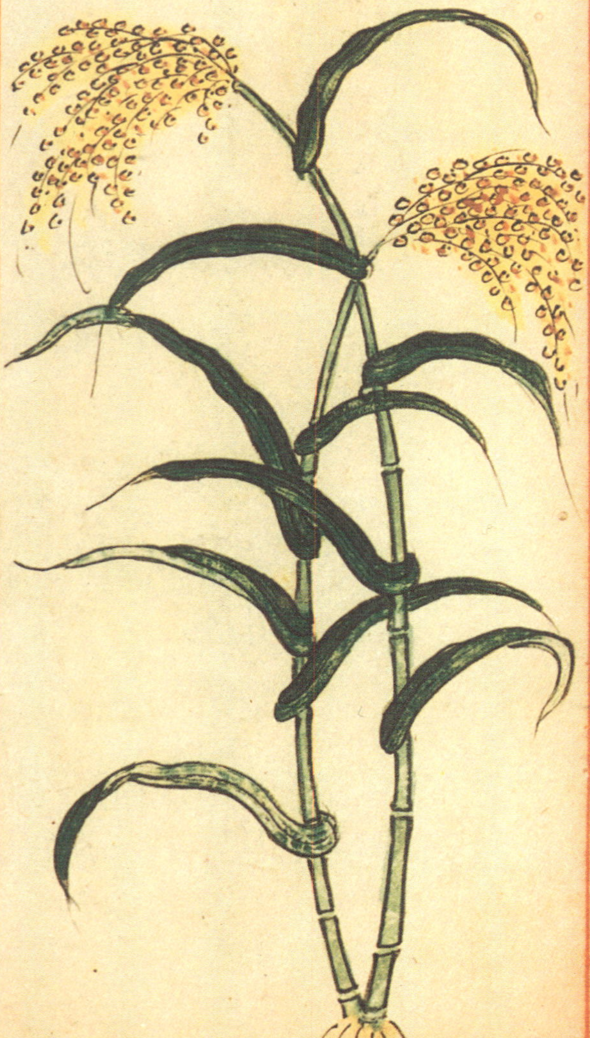

黍米味甘温無毒主益氣補中多熱令人煩又云性寒有小毒不可久食昏五臟令人好睡小兒食之不能行緩人筋骨絕血脉不可與白酒葵菜牛肉同食有

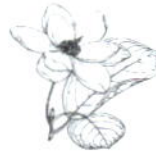

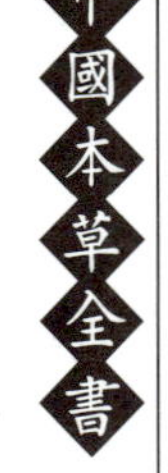

丹黑數種比粟米略大今北地所種多是秫黍最粘又名黄糯只以作酒謂之黄米酒此米且動風人少食

秫米

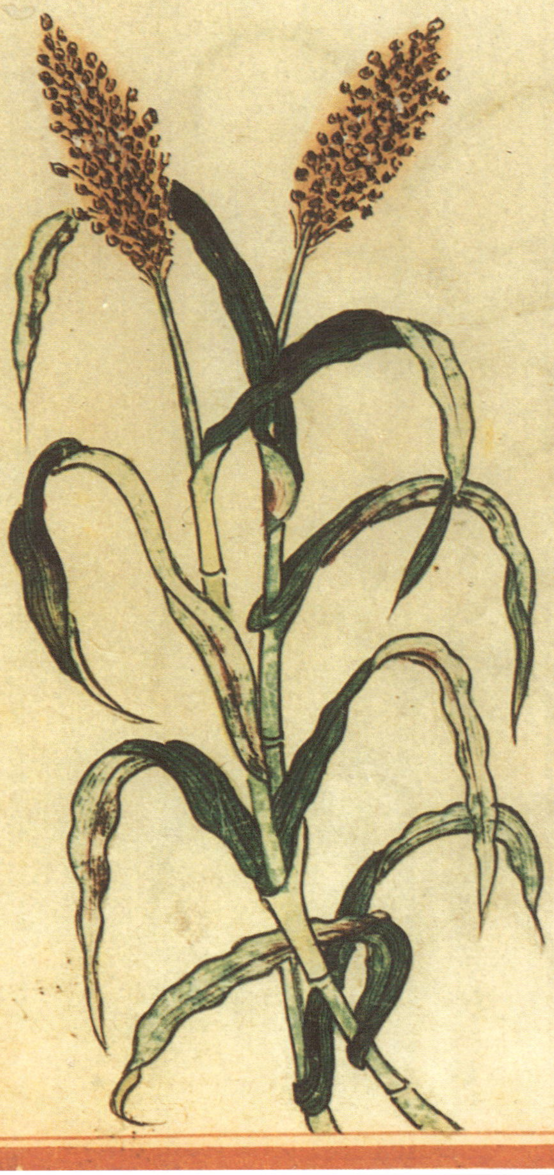

秫米味甘微寒止寒熱利大腸瘡漆瘡殺

瘡疥毒熱擁五臟氣動風作飯最粘惟可作酒汁亦少

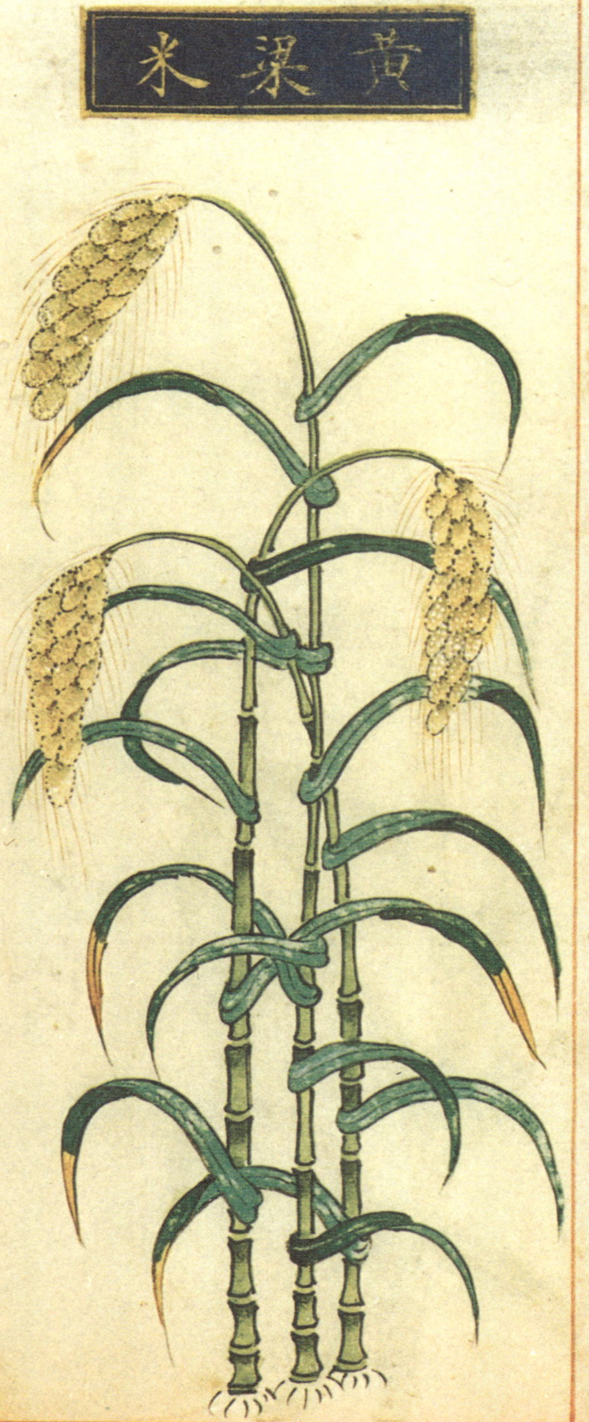

黄粱米

黄粱米味甘平無毒益氣和中止洩痢去風濕痺其穗大毛長穀米俱麄於白粱

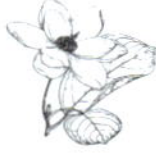

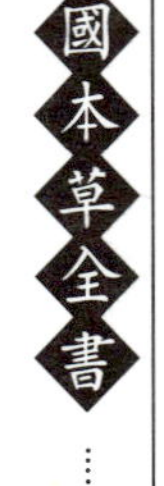

取子少不耐永旱食之香美逾於諸粱號為竹根黃其青白二色微凉惟此甘平豈非得中和之正氣多耶

白粱米

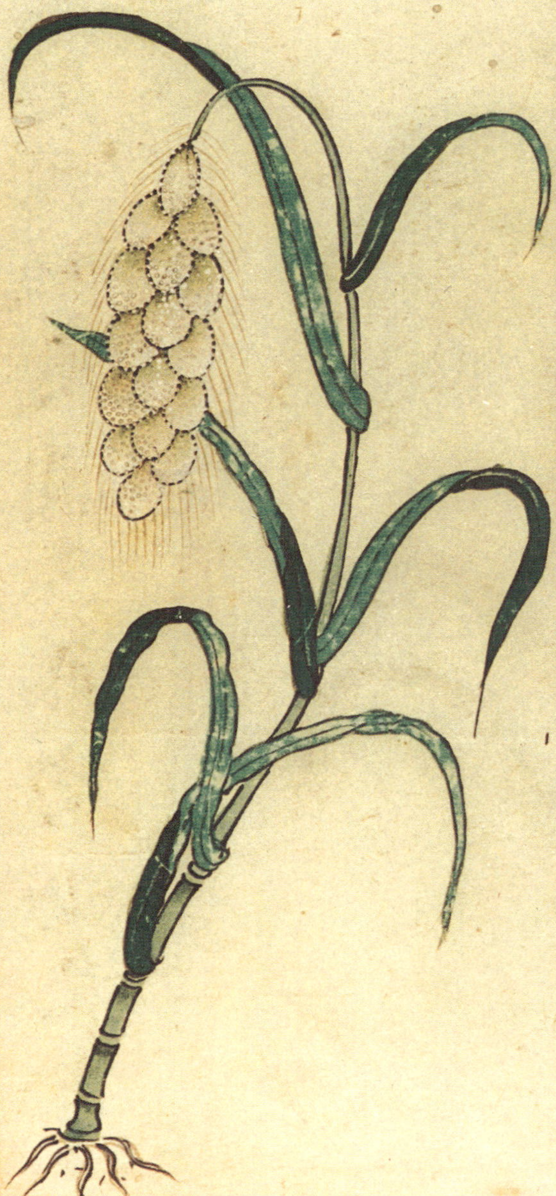

白粱米味甘微寒無毒主除熱益氣移五

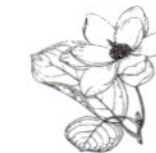

臟氣續筋骨止煩滿其穗大多毛且長穀麄圓長不似粟圓米亦白而大食之香美次於黃粱亦堪作粉

青粱米

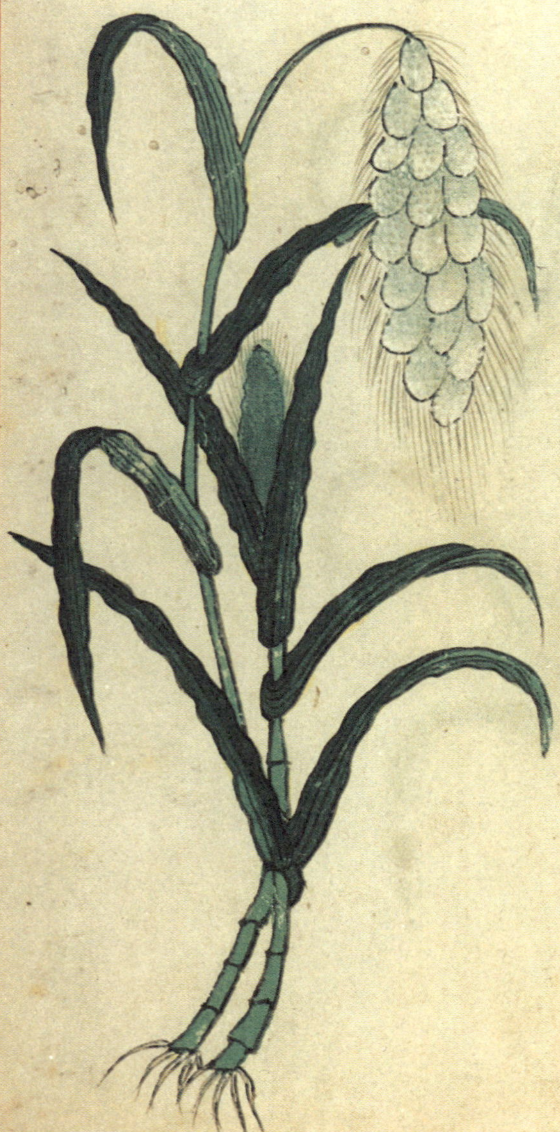

青粱米味甘微寒無毒主胃痺熱中消渴

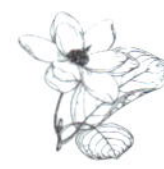

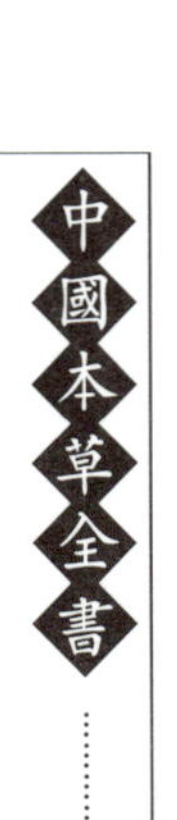

止泄痢小便益氣補中健脾止洩精輕身一云此米醋浸三日百蒸百暴裹藏遠行一飡可度數日其穀穗有毛微青而細早熟少收夏月食之極清凉但味短而澁色惡不如黄白粱故人少種

穄米

陳廩米

稷米味甘無毒益氣補不足又云冷治熱發冷病氣鮮瓠毒以其早熟又香可愛因以供祭然味淡諸穀之中此為下苗種者惟以防荒年耳

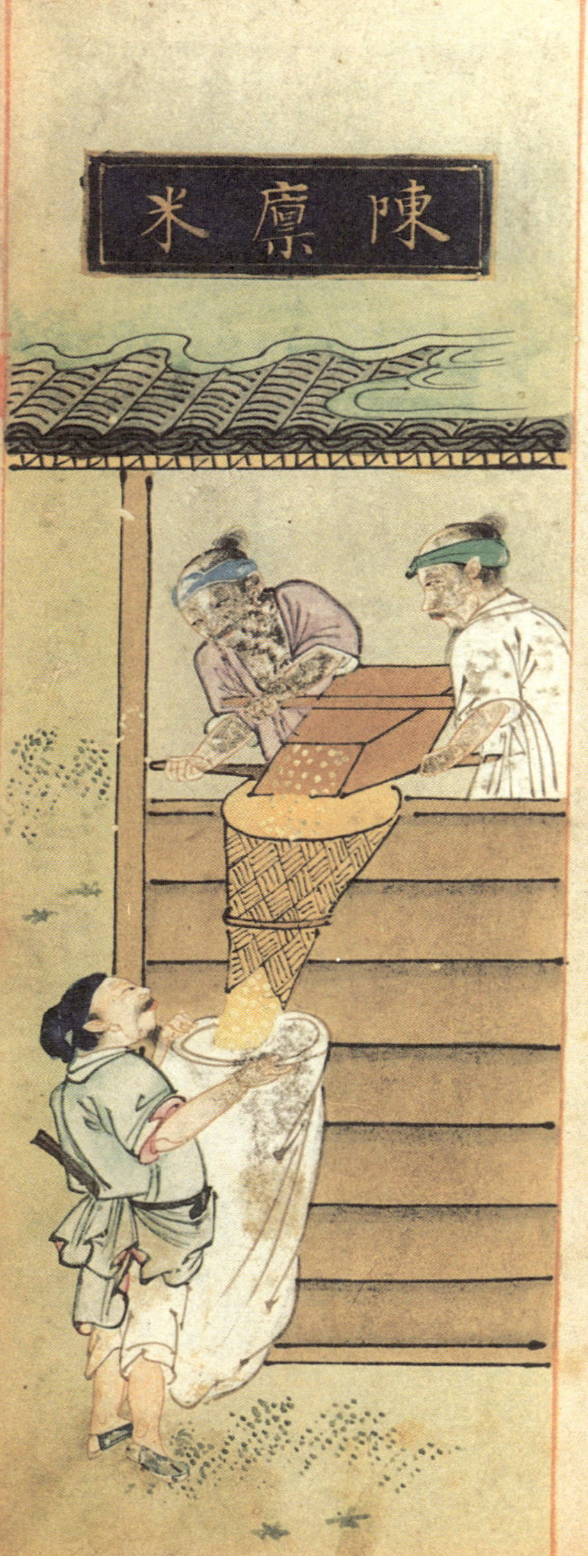

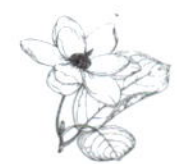

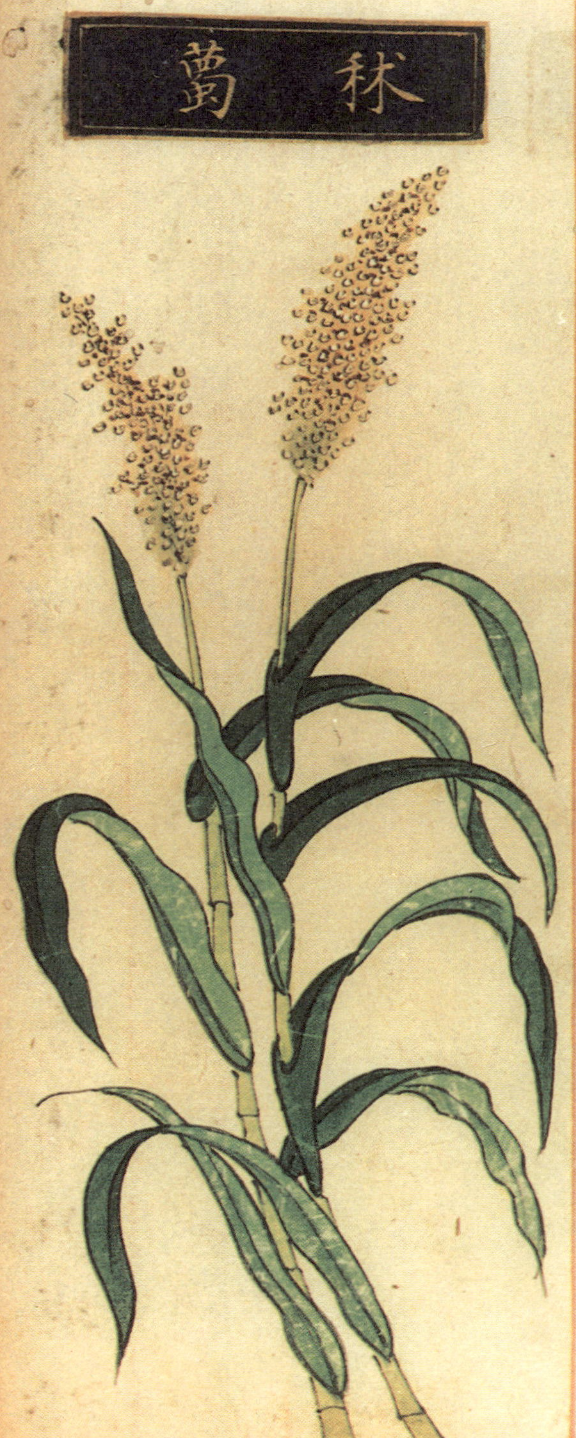

秫薥

陳廩米味鹹酸無毒主下氣除煩可調胃止洩瀉又云廩米有粳有粟諸家竝不說何米然二米陳者性冷頻食令人自利此諸與上經文稍戾

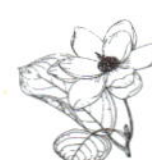

秫蜀黍之最長米粒亦大而多者北地種之以備缺糧否則喂牛馬也南人呼為蘆穄

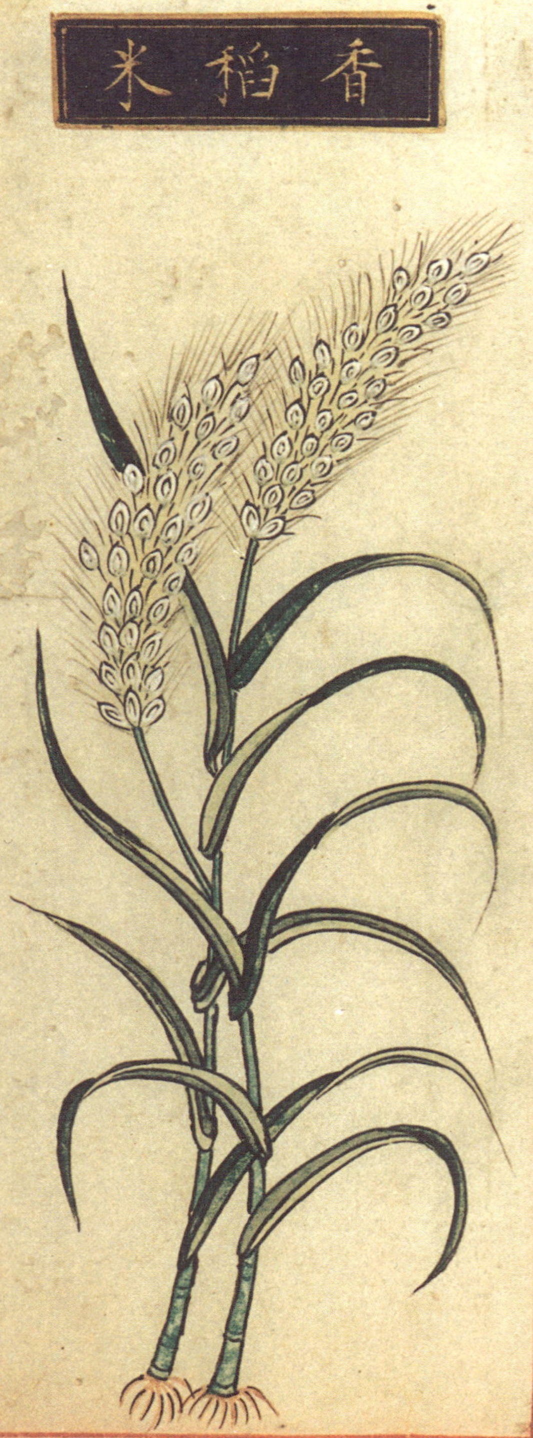

香稻米

香稻米味甘軟其氣甜香可愛有紅白二

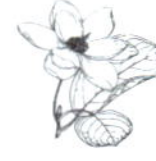

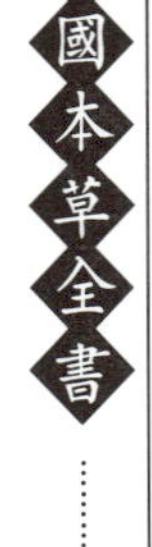

種又有一類紅長者三粒僅一寸許比他穀晚收開胃益中滑澁補精但人不常食亦不多種也

茭米生湖泊中性微毒古人以為美饌作

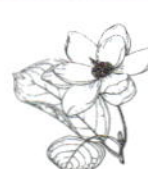

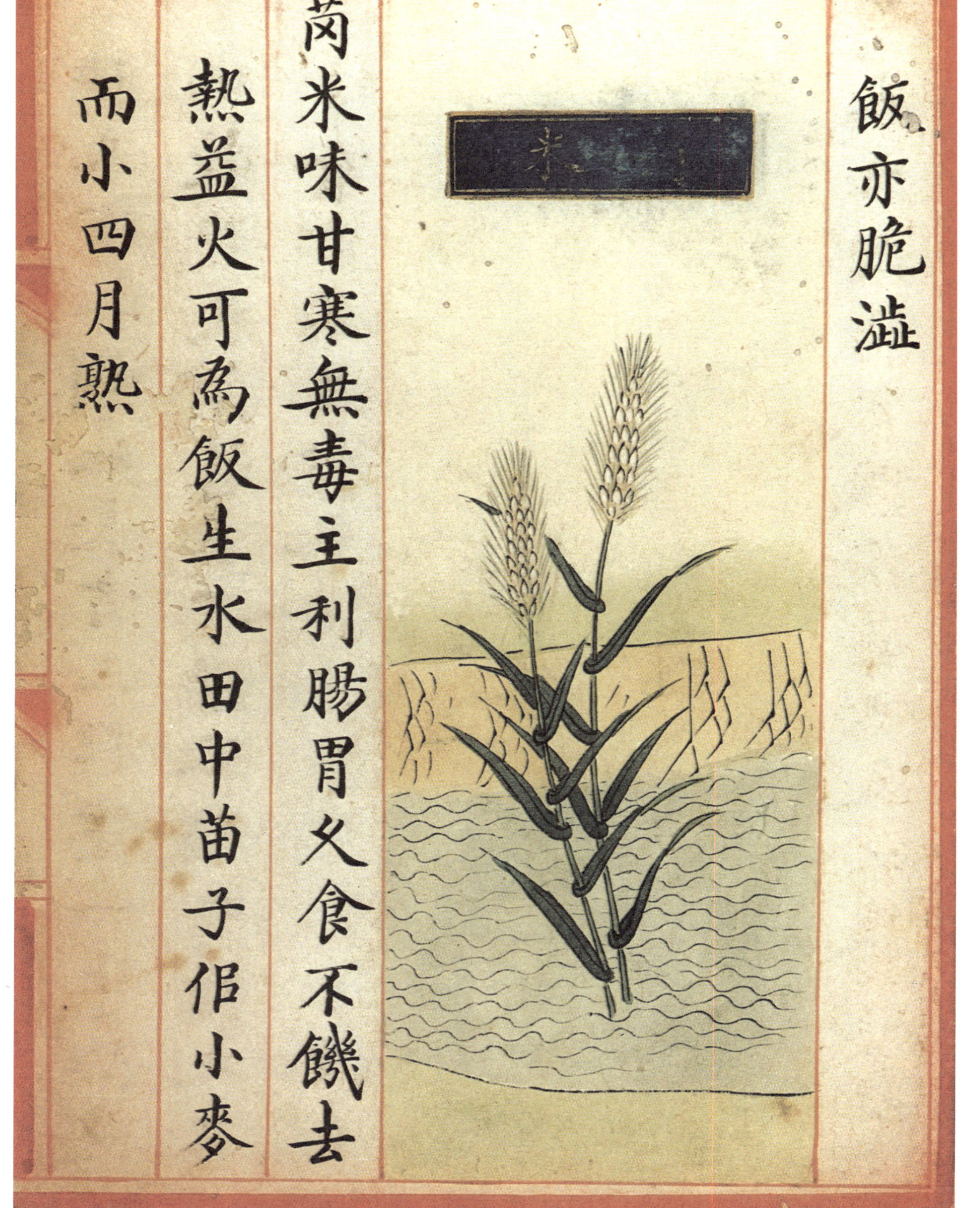

飯亦脆澁

菵米味甘寒無毒主利腸胃久食不饑去熱益火可爲飯生水田中苗子佀小麥而小四月熟

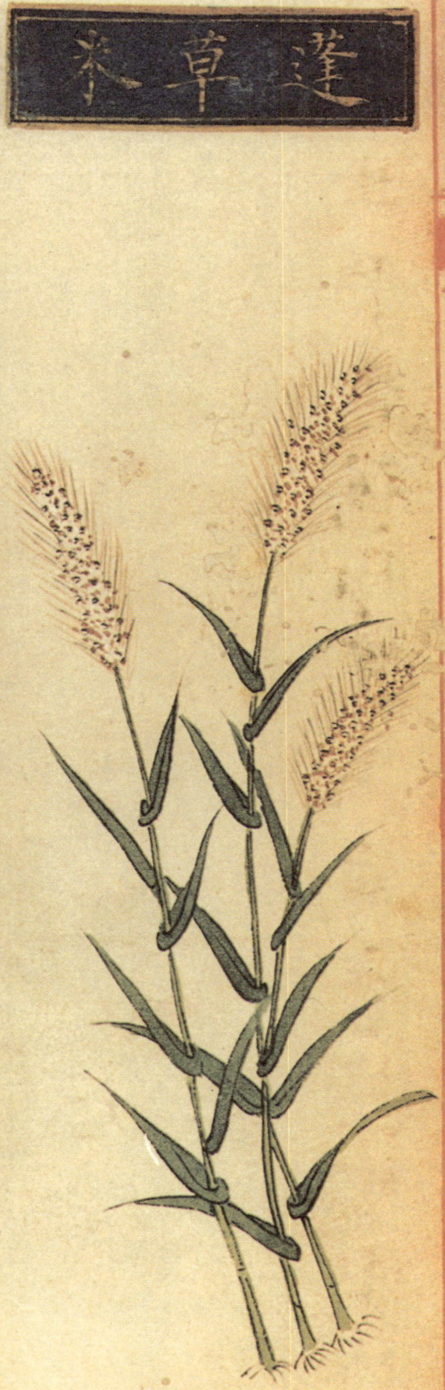

蓬草米作飯食之無異秔米儉年物也

蓬草米

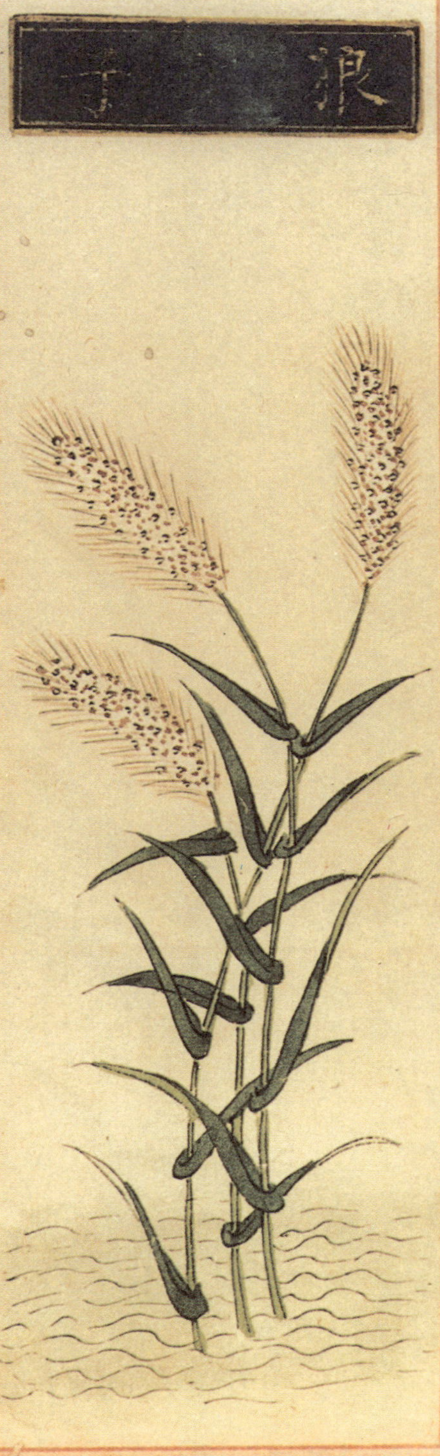

狼尾子米作黍食之令人不饑生澤地中

狼尾子

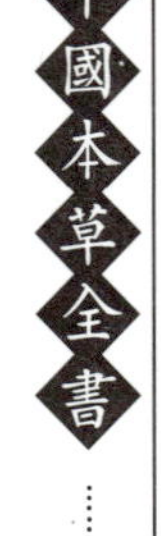

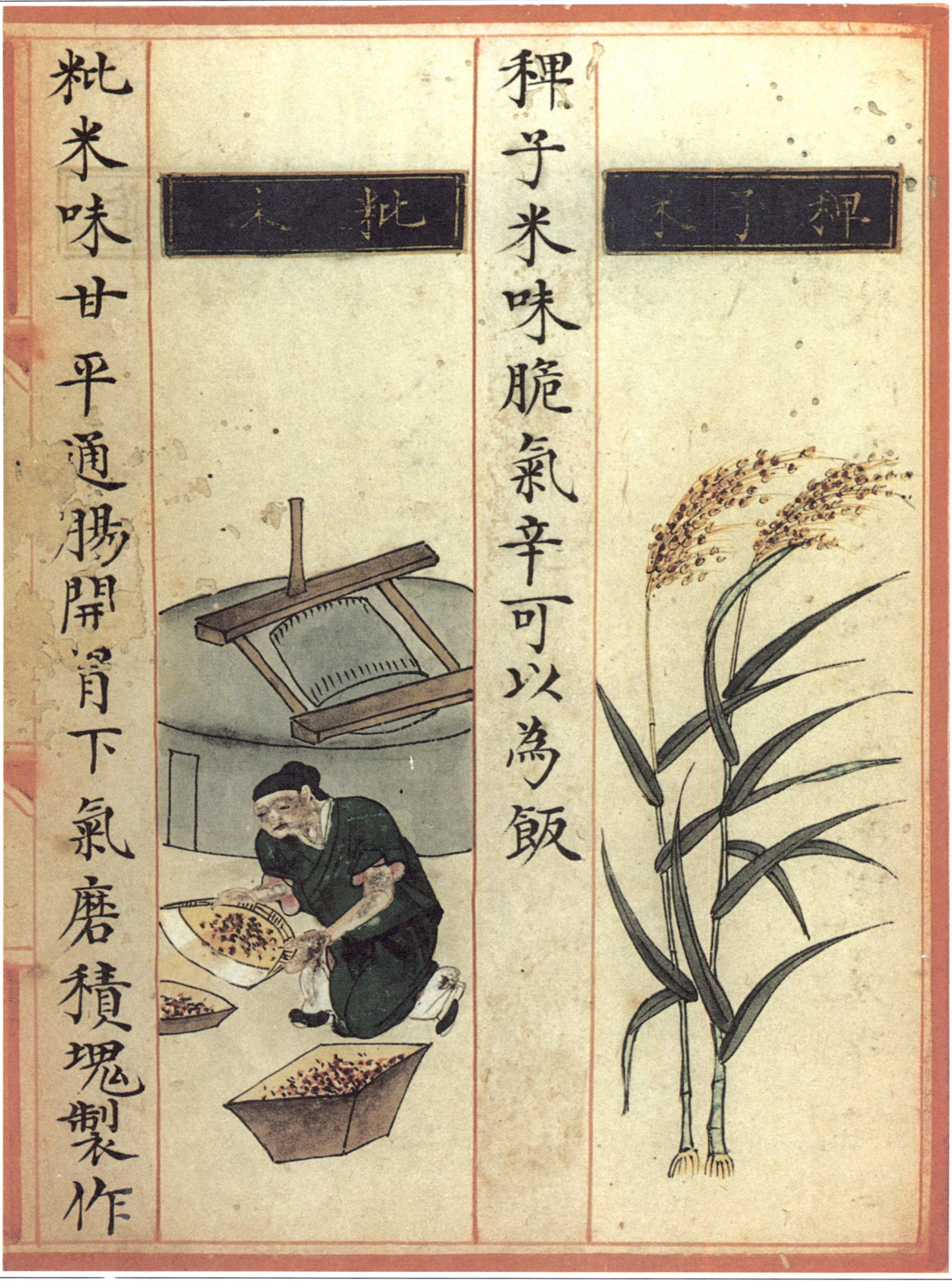

稗子米

稗子米味脆氣辛可以為飯

粃米

粃米味甘平通腸開胃下氣磨積塊製作

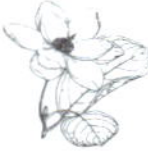

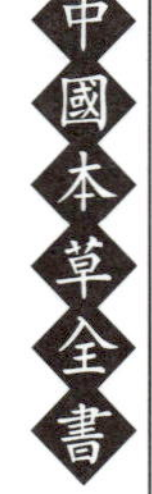

糗食延年不饑充消膚體可以順養昔
陳平食糠而肥粃米即精米上細糠也

小麥

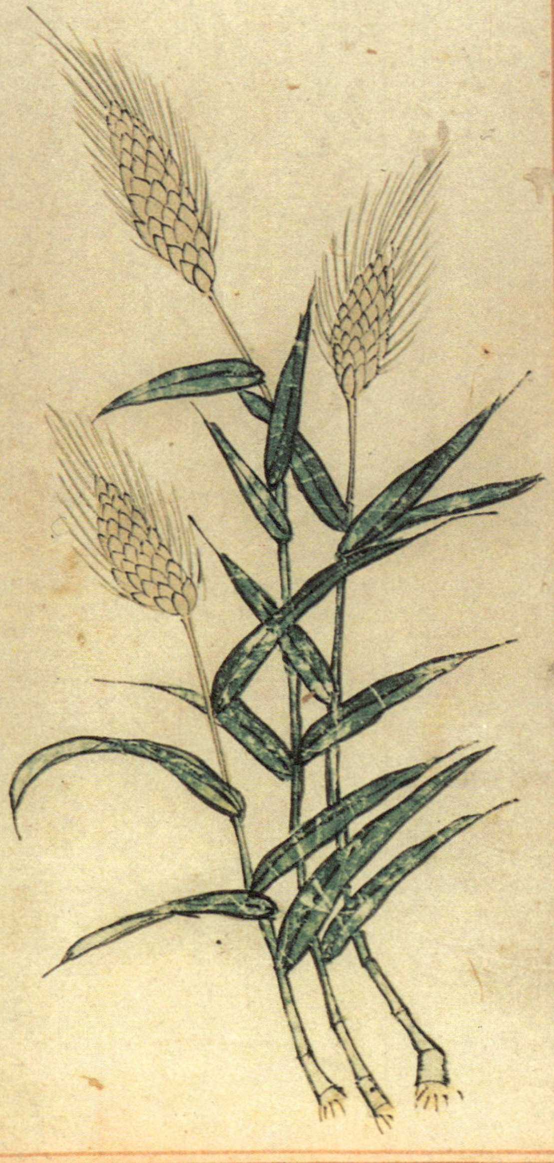

小麥味甘微寒無毒除熱止燥渴咽乾利
小便養肝氣止漏血唾血秋種冬長春

麪觔

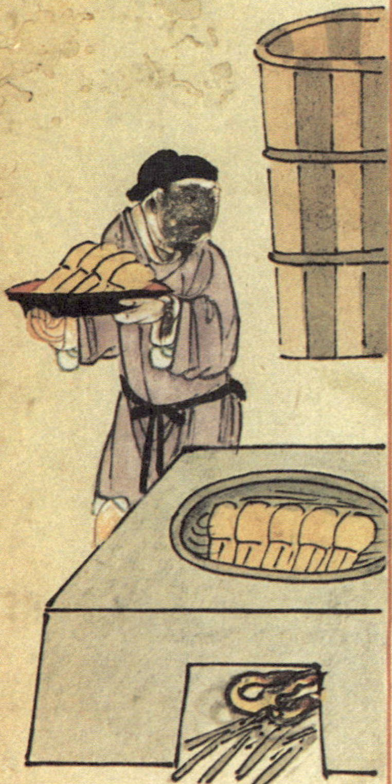

秀夏實具四時之氣為五穀之貴有地暖春種夏收者氣不足有小毒麪味甘温補虛養氣實膚體厚五臟腸胃強氣力然性擁熱少動風氣不可與菜同食蘿蔔餁鮮麪毒同食最宜

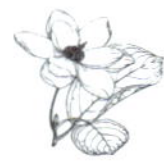

麪筋以麩洗去皮為之性與麪仍相類且難化丹溪曰麪熱而麩凉若用麥以代穀須晒令燥以少水潤之舂去外皮煑以為飯食之庶無麪熱之患愚以東南地本卑濕又雨水頗多麥已受濕又不曾出汗食之故渴動風氣助濕發熱西北地本高燥雨水又少麥不受濕復入地窖出汗至八九月食之又北人稟

厚少濕宜其常食而不病也

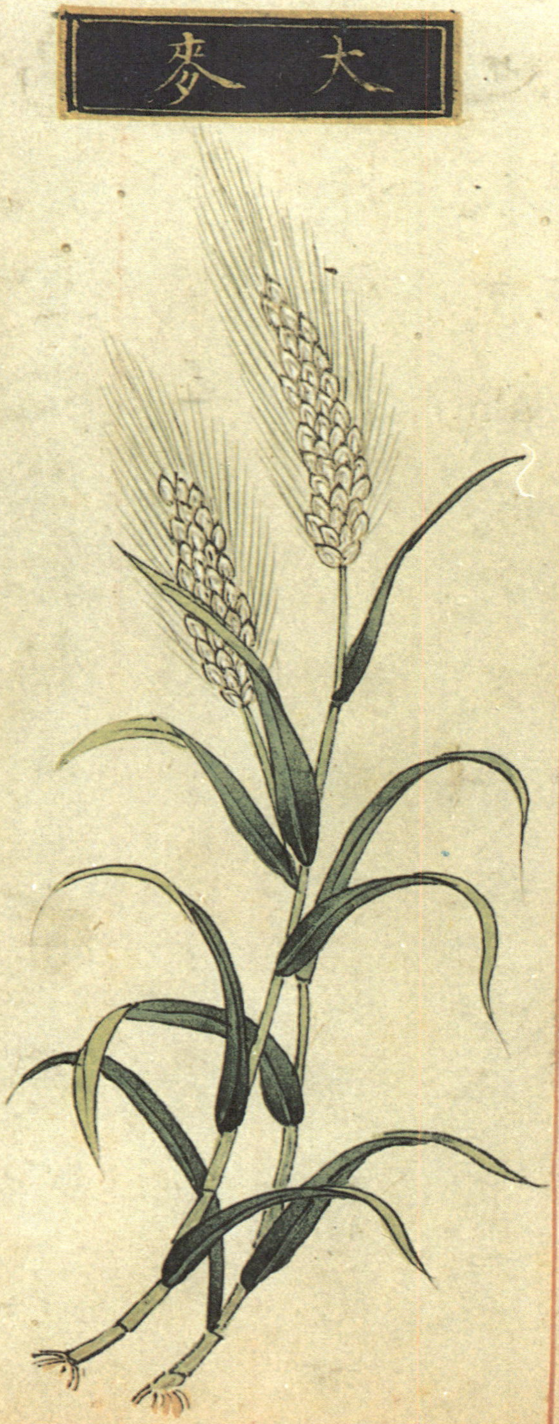

大麦

大麦味鹹甘温微寒無毒主消渴除熱益氣調中又云令人多熱為五穀長平胃消食療脹暴食亦作脚軟以其下氣也

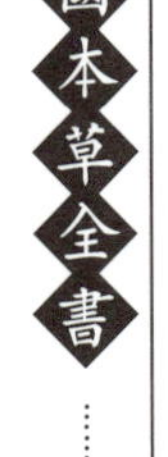

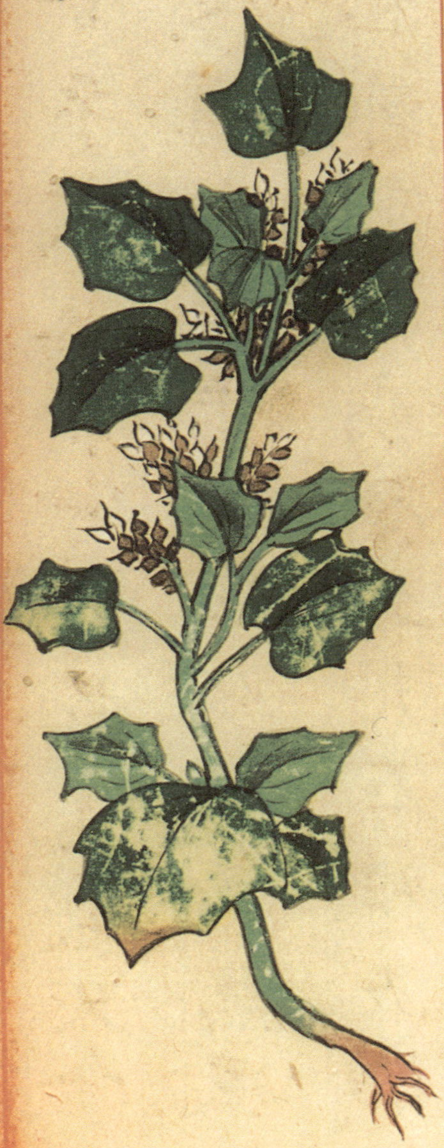

久食甚宜人頭髮不白補虛勞壯血脉益顏色實五臟止洩令人肥白滑肌為麪勝小麥無燥病丹溪云初熟時人因缺穀多炒而食之有火能生熱病一云久食多食能消腎戒之

蕎麥

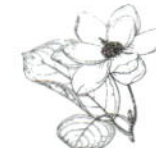

蕎麥味甘平寒無毒實腸胃益氣久食動風令人頭痃和猪肉食令人患熱風脫人眉鬚雖動諸病猶剉丹石煉五臟滓穢俗胃一年沉滯積在腸胃間食此麥乃消去

黑大豆

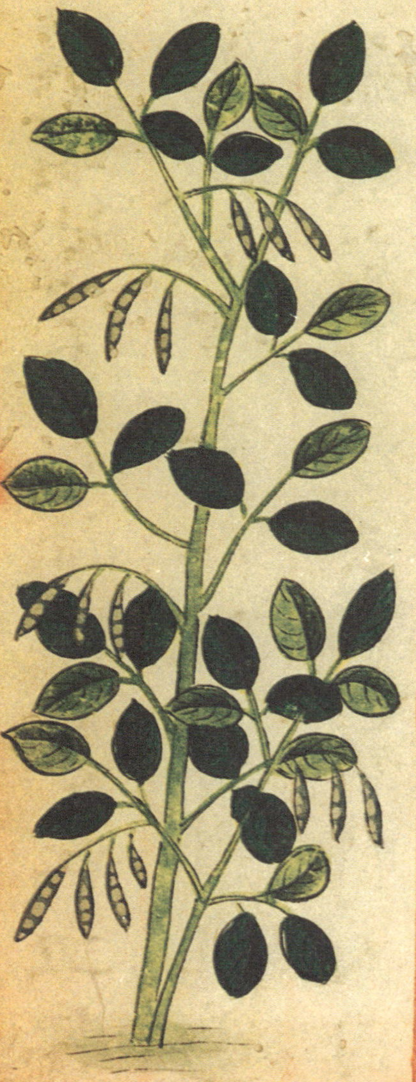

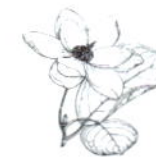

黑大豆味甘平無毒炒食去水腫消穀止膝痛腹脹除濕痺乍食體重忌食猪肉十歲以下小兒勿食恐一時食猪肉擁氣至危煮食及飲汁凉下熱腫解熱毒及烏附丹石諸毒除胸胃中熱大小便血散五臟結氣一種小黑豆最佳陶節菴以黑豆入鹽煮時常食之謂能補腎盖豆味鹹腎之穀又形類腎黑豆屬水

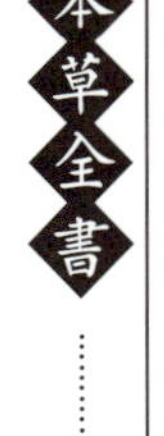

也妙訖

白豆

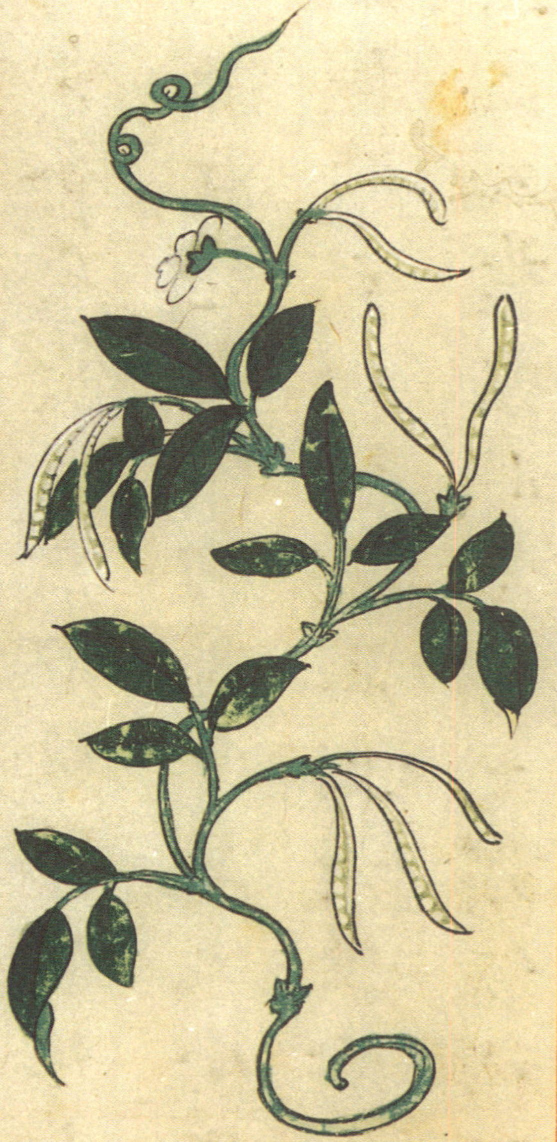

白豆平無毒補五臟益中助經脉調和暖腸胃殺鬼氣浙東一種味甚勝用以作醬作腐極佳北之水白豆相佀而不及

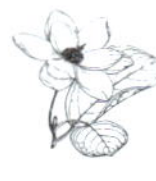

也青黃斑等豆本草不著大率相類亦不及也

赤小豆

赤小豆味甘酸平無毒主下水消熱毒排膿血止洩利小便去脹滿除消渴下乳

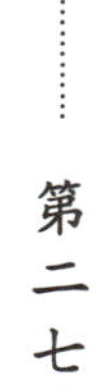
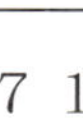

汁久食虛人令枯瘦解小麥毒和鯉魚煑食愈脚氣水腫痢後氣滿不能食者宜煑食之不可同魚鮓食

菉豆

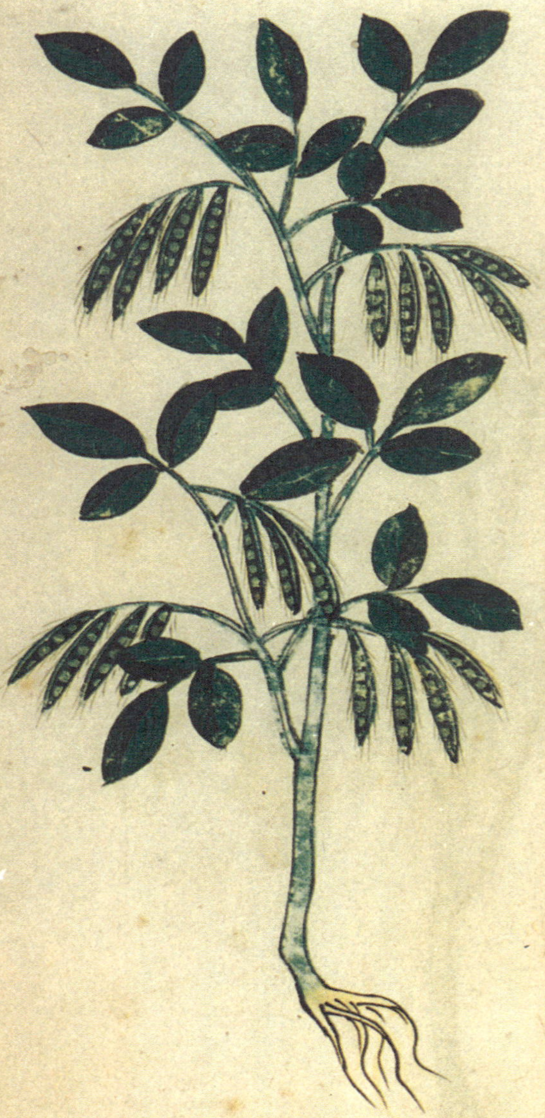

菉豆味甘寒無毒主治消渴丹毒煩熱風

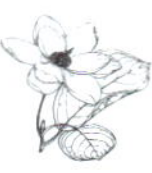

疹補益和五臟行經脉解食物諸藥毒
發動風氣消腫下氣若欲去病須不去
入蓋皮寒肉平煑食作餅炙佳一云為
粉澀皮能解酒毒以水調服之亦能解
菰砒毒

豌豆

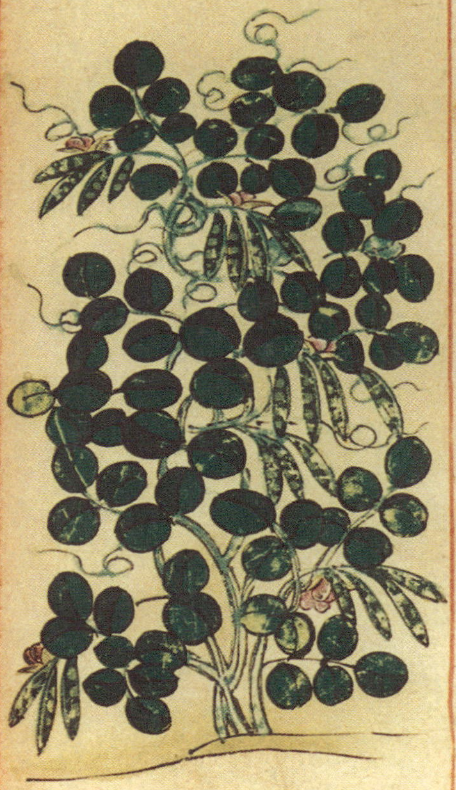

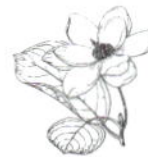

豇豆味甘平無毒調順榮衛益中平氣又云發氣疾

藊豆

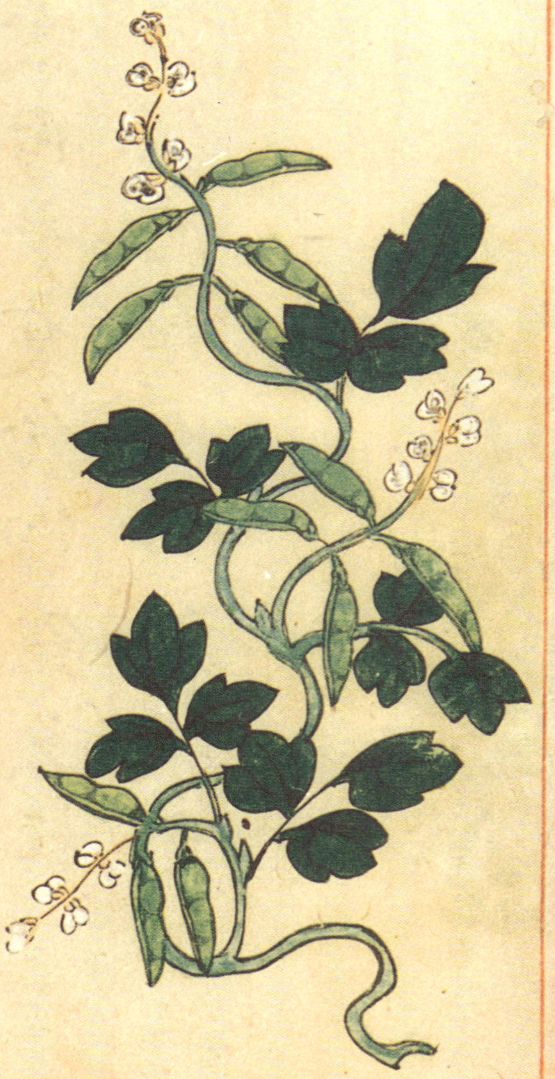

藊豆味甘氣微温主和中下氣治霍亂吐痢不止殺一切草木及酒毒生嚼及煎

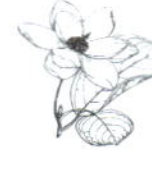

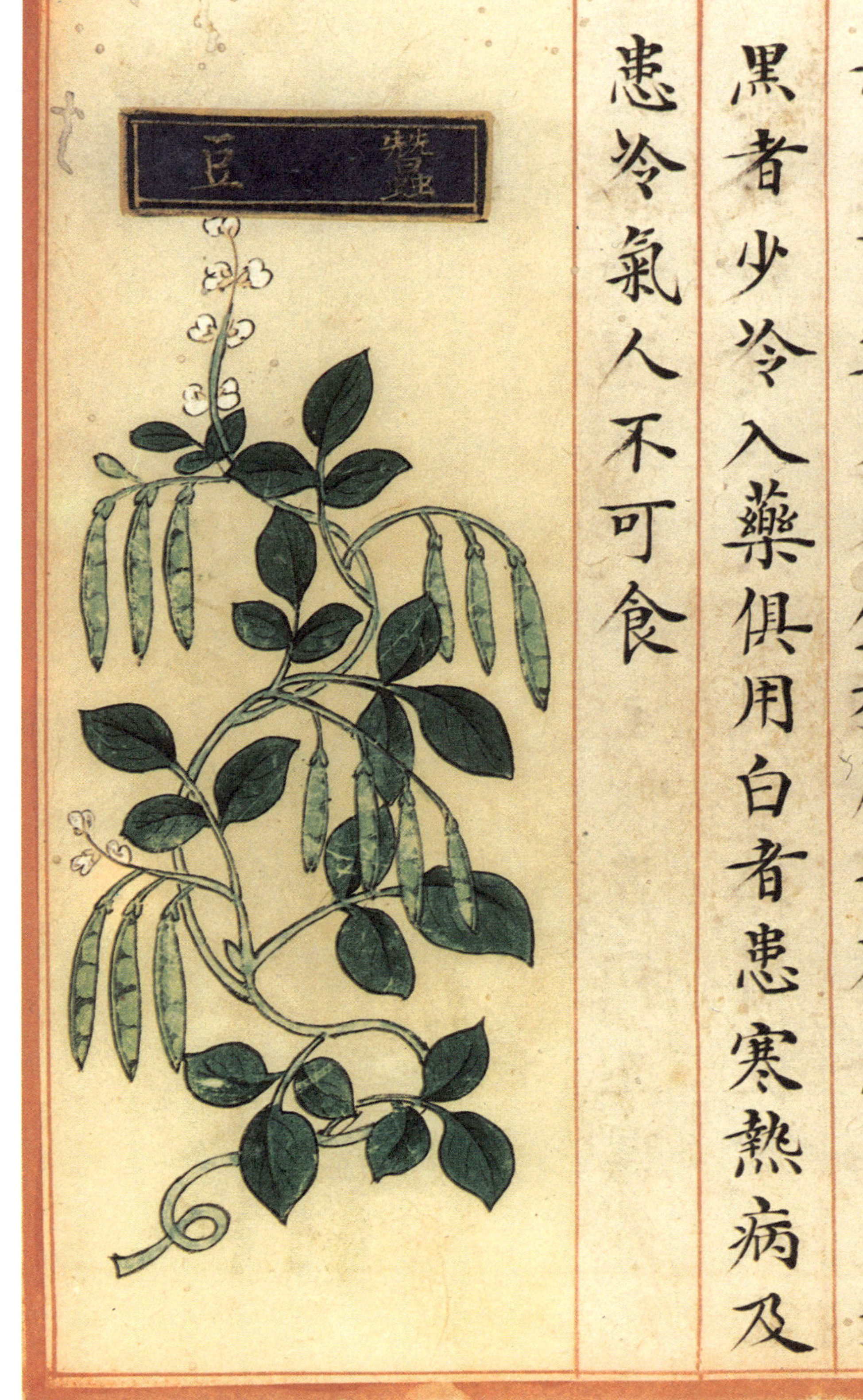

湯服亦鮮河豚毒葉主霍亂花主女子赤白下乾末米飲和服之有黑白二種黑者少冷入藥俱用白者患寒熱病及患冷氣人不可食

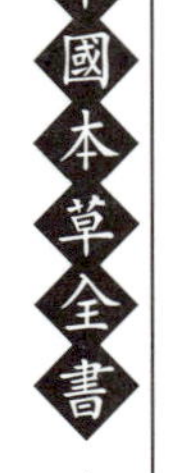

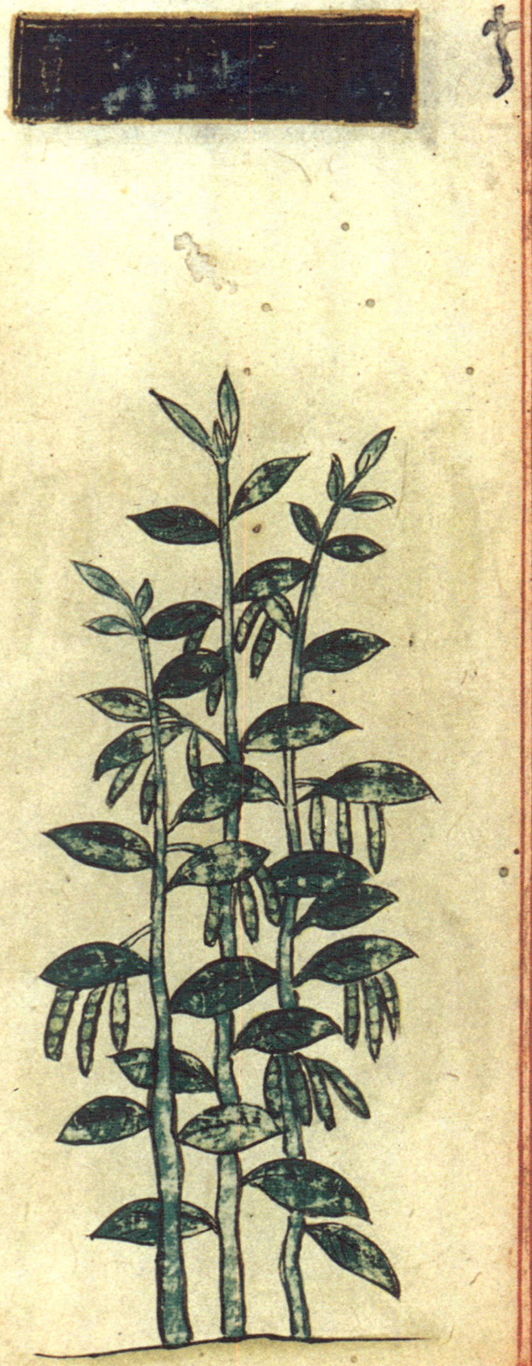

蠶豆味甘温氣微辛主快胃利五臟或點茶或炒食佳又有筋豆蛾眉豆虎爪豆羊眼豆勞豆豇豆類只可茶食而已一種刀豆長尺許可入醬用之

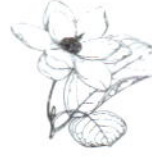

罌粟味甘平無毒行風氣逐邪熱療反胃胸中痰滯丹石發動不下食和竹瀝煮粥食極佳然性寒以有竹瀝利大小腸不宜多食又過度則動膀胱氣粟殼性

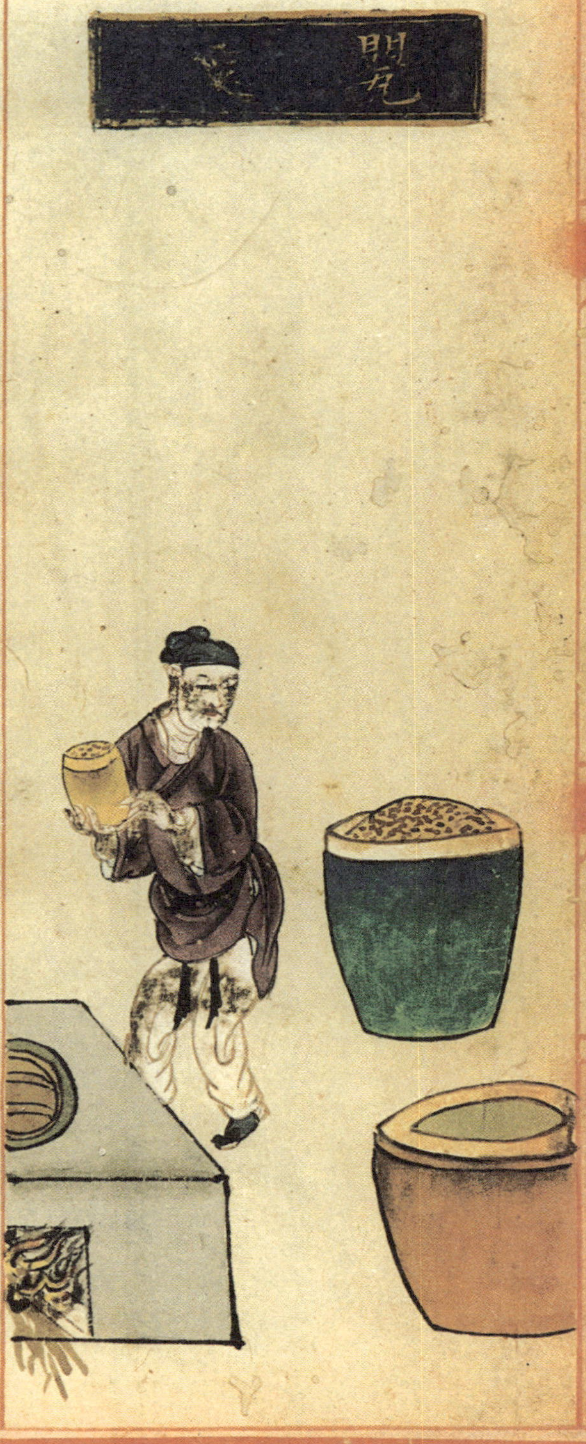

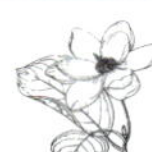

澁止洩痢澁腸令人虛勞嗽者多用止嗽及熱濕泄痢者用止痢劫病之功雖急殺人如劍戒之

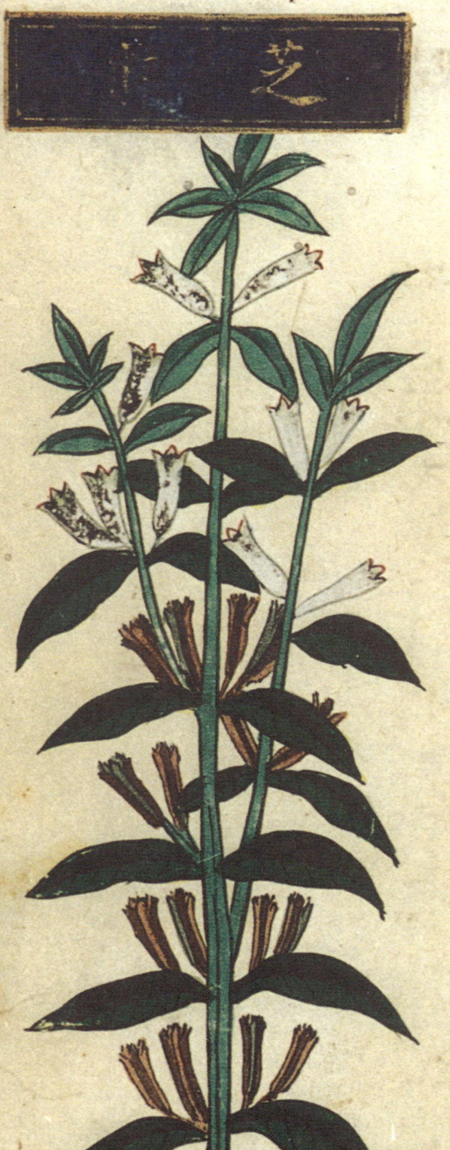

芝

芝蔴味甘寒無毒治虛勞滑腸胃行風氣

通血脉去頭浮風潤肌膚乳母食之小兒不生熱病又生嚼傅小兒頭上諸瘡良

胡麻味甘氣平無毒巨勝苗名青蘘

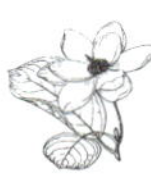

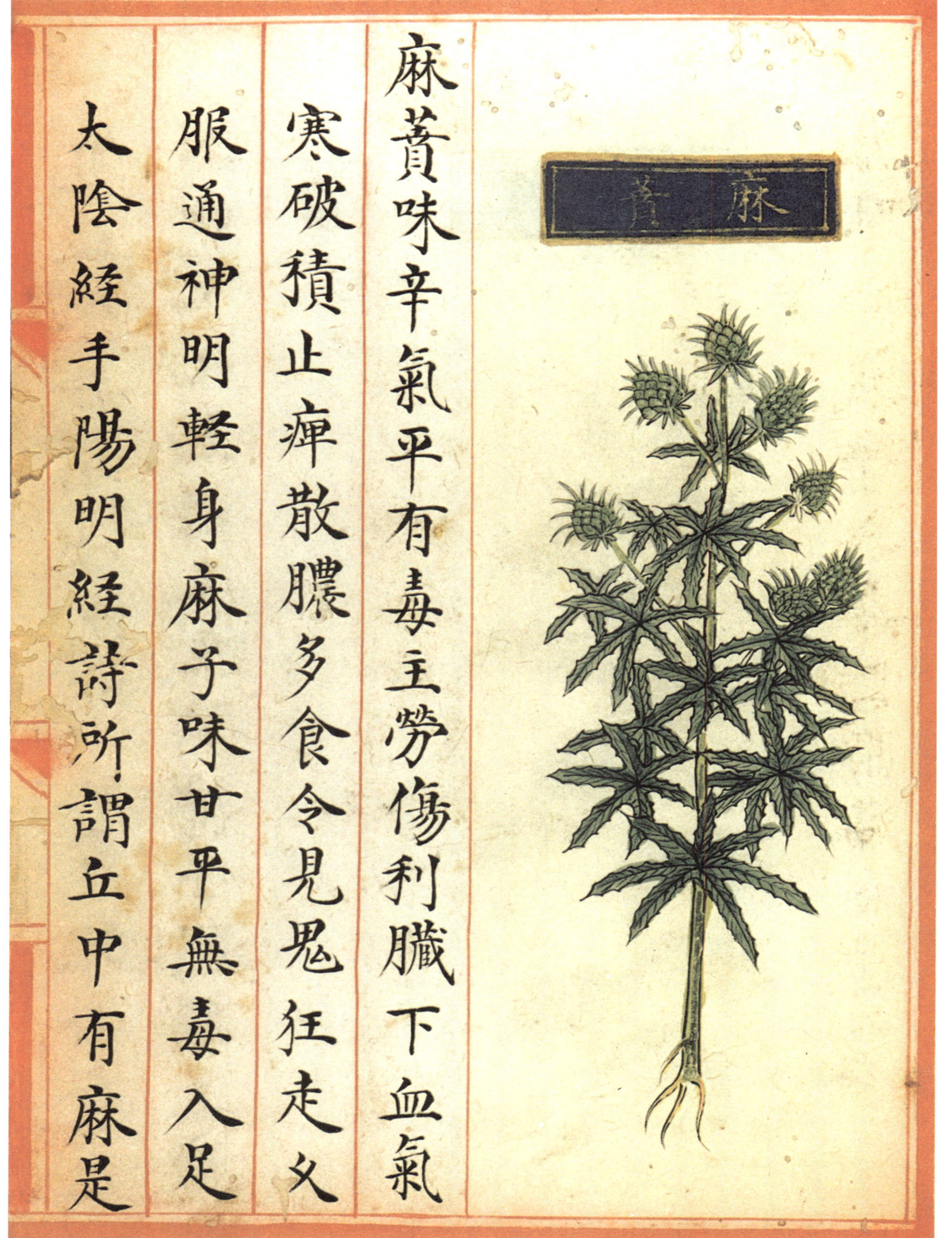
麻蕡
麻蕡味辛氣平有毒主勞傷利臟下血氣
寒破積止痺散膿多食令見鬼狂走久
服通神明輕身麻子味甘平無毒入足
太陰經手陽明經詩所謂丘中有麻是

也

穬麥

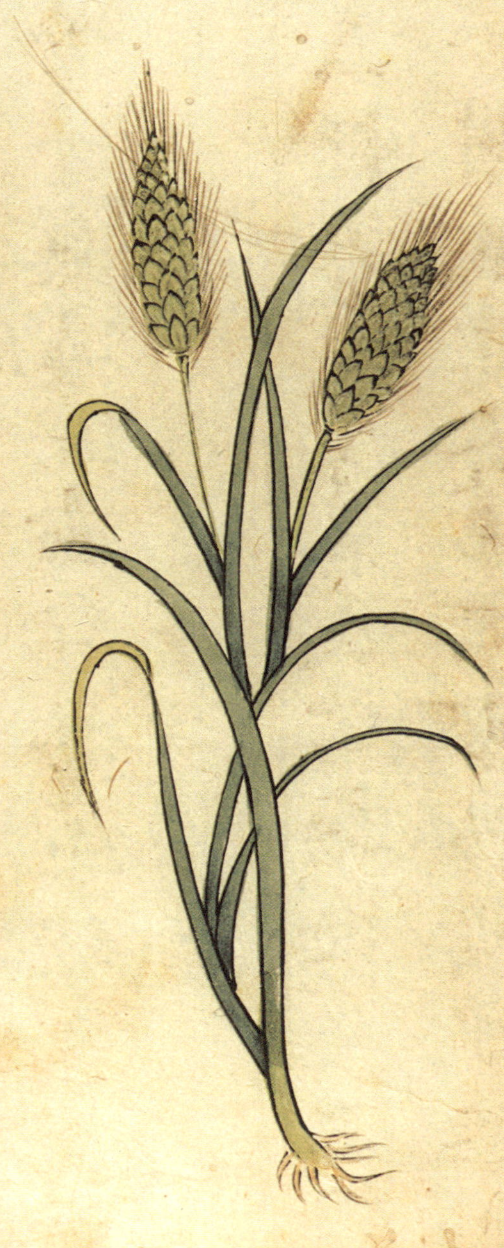

穬麥味甘微寒無毒主輕身除熱久服令人多力健行作糵温消食和中作餅食不動氣甚益人

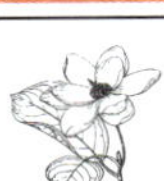

苘實

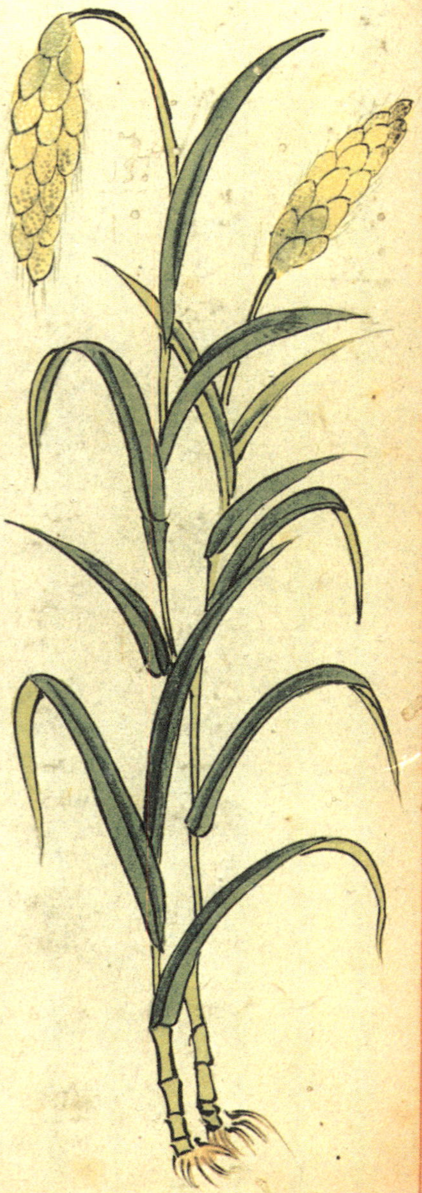

苘實味苦平無毒主赤白冷痢破癰腫亦可食

右五穀乃天生養人之物但人之種藝一則取其資生之功二則計其肥家之利南之粳北之粟功利兩全故

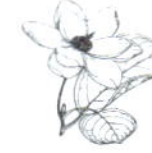

多種食之如黃粱甚美而益人故有膏粱之稱人則以其貴地薄收而不種識者凡穀類當不計其利惟取其能養人者多種而食之可也

菜類

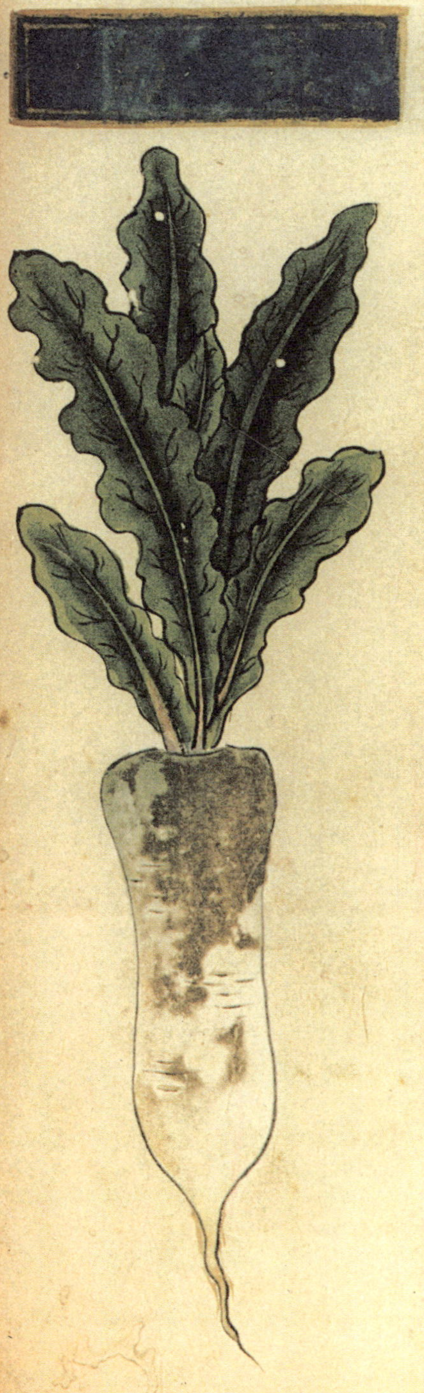

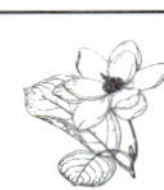

蘿蔔味甘温平無毒散氣及炮煮食大下
氣消穀去痰癖利關節鍊五臟惡氣治
麪并豆腐毒止咳嗽療肺瘻吐血温中
補不足肥健人令膚肌白細生汁主消

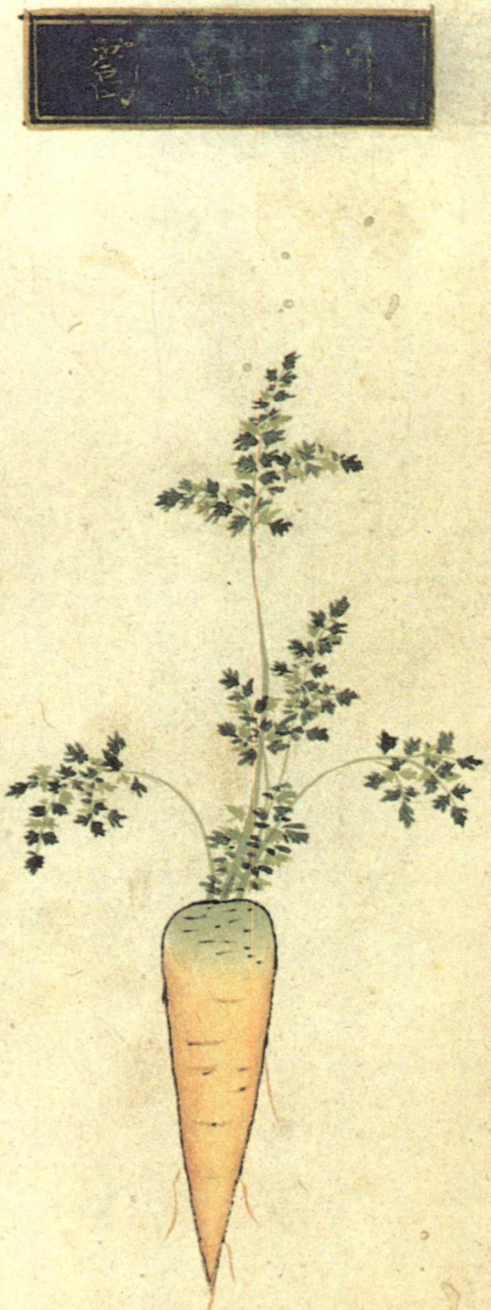

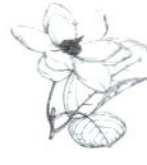

渴禁口痢大驗同猪羊肉鯽魚煑食更補益服地黄何首烏者食之髮白其莖葉氣性大率相類丹溪云熟者多食停滯膈閒成溢飲以其甘多辛少也本草謂之萊菔衍義云散氣用生薑下氣用萊菔子治喘嗽下氣消食水研服吐風痰醋研塗消腫毒一種胡蘿蔔味甘而用不及

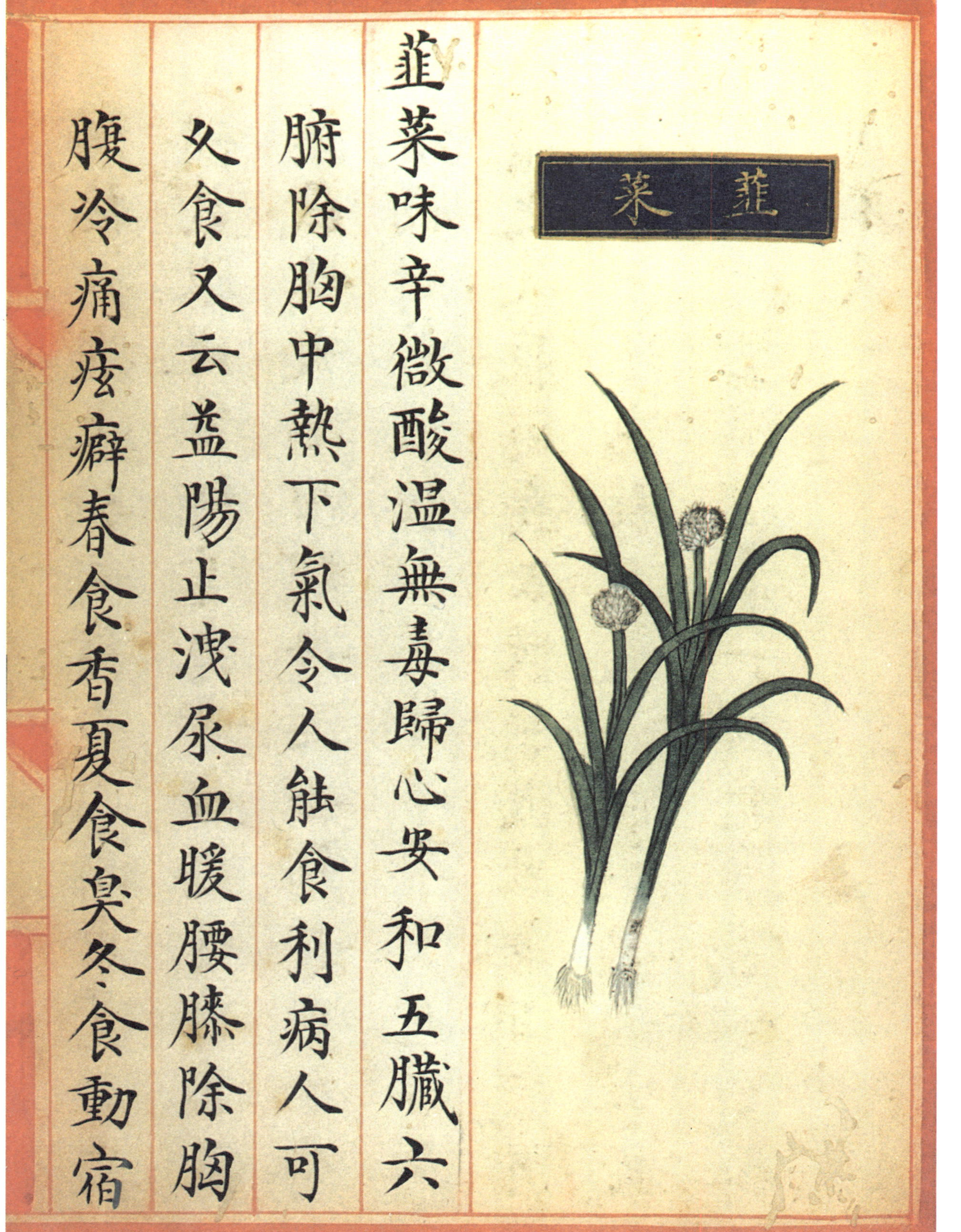

韮菜

韮菜味辛微酸温無毒歸心安和五臟六腑除胸中熱下氣令人能食利病人可久食又云益陽止洩尿血暖腰膝除胸腹冷痛痃癖春食香夏食臭冬食動宿

飲五月食昏人乏力不可合牛肉食酒後忌食丹溪云韮汁冷飲下膈中瘀血甚驗以其屬金而有水與土其性急又能充肝氣多食則昏神其子治虛勞損腎夢洩良又未出土者為韮黃食之即滯氣最不宜人花食之動風根治諸癬大抵葱韮皆常食但葱冷而韮温於人有益

薤

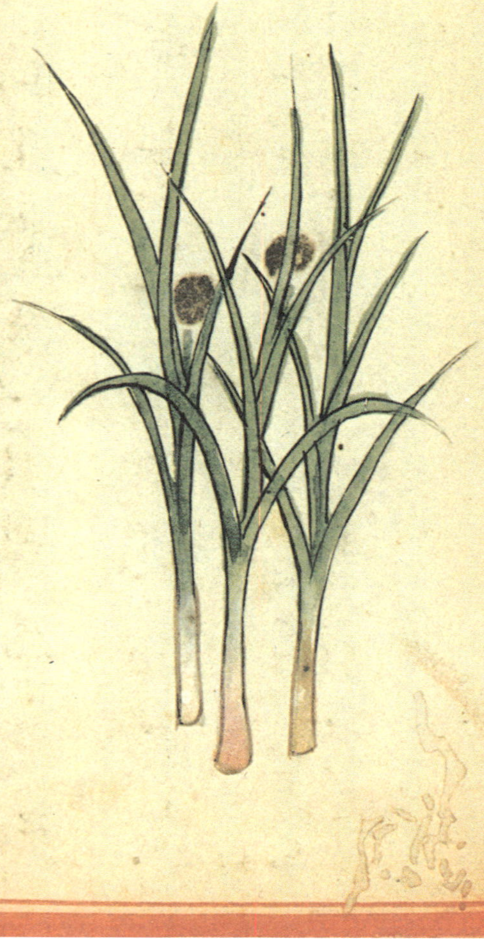

薤味辛苦氣溫入手陽明經無毒主金瘡瘡敗輕身不饑耐老宜心歸骨菜芝也除寒熱去水氣溫中散結痢病人止久痢冷洩赤白帶通神安䰟魄益氣續筋

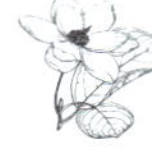

骨鮮毒骨鯁食之即下有赤白二種白者補而美赤者主金瘡風苦而無味又云白色者最好雖有辛而不葷五臟又云凡用葱薤皆去青留白以白冷而青熱也故斷赤痢方取薤白同黃蘗煑服之言性冷而鮮毒矣又治霍亂乾嘔不息煑汁又治疥瘡擣汁又治犬虎咬又治產後諸痢并湯火傷但發熱病不宜

多食又不可與牛肉同食令人作癥瘕也

葱

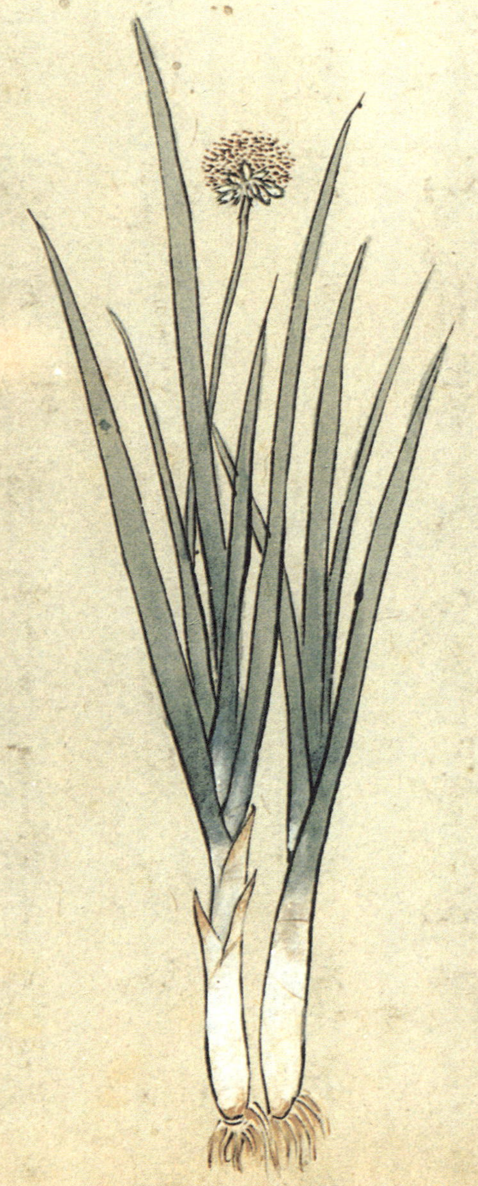

葱葉溫白與鬚平味辛無毒主明目補中不足其莖白入手太陰經足陽明經可

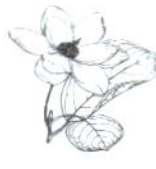

作湯主傷寒寒熱中風面目腫骨肉疼喉痺不通安胎歸目除肝邪利五臟益瞳精殺百藥毒通大小腸療霍亂轉筋奔豚氣脚氣心腹痛目眩及心迷悶止衂殺一切魚肉毒又治打撲損并刀杖瘡連根用主傷寒頭痛如破又葟葉用塩研貼蛇蟲傷水腫痛治蚯蚓毒此凍葱也經冬不凋不結子分葟蒔種葟葉

俱軟氣味香佳食用最宜忌與蜜同食有一種樓葱即龍角葱亦動類又胡葱漢葱落葱數種不同大抵以發散為功多食昏人神只調和食品可也

蔓菁

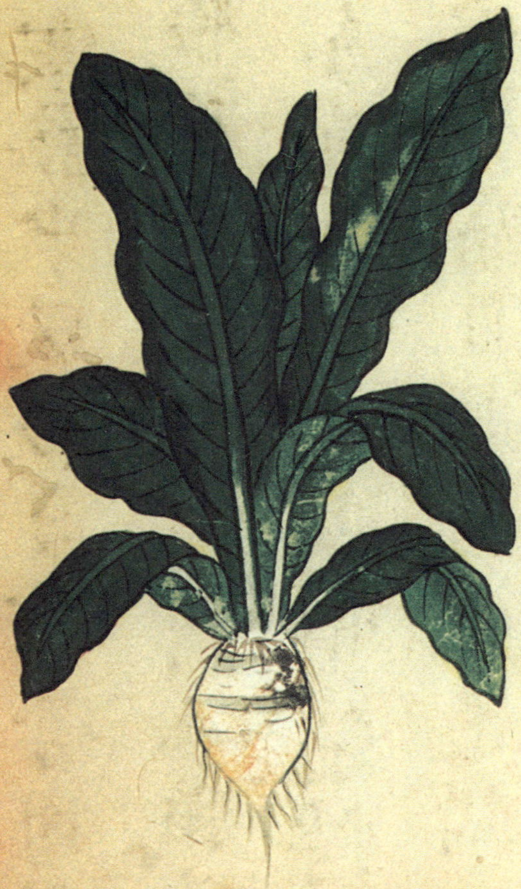

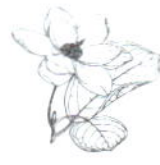

菘菜

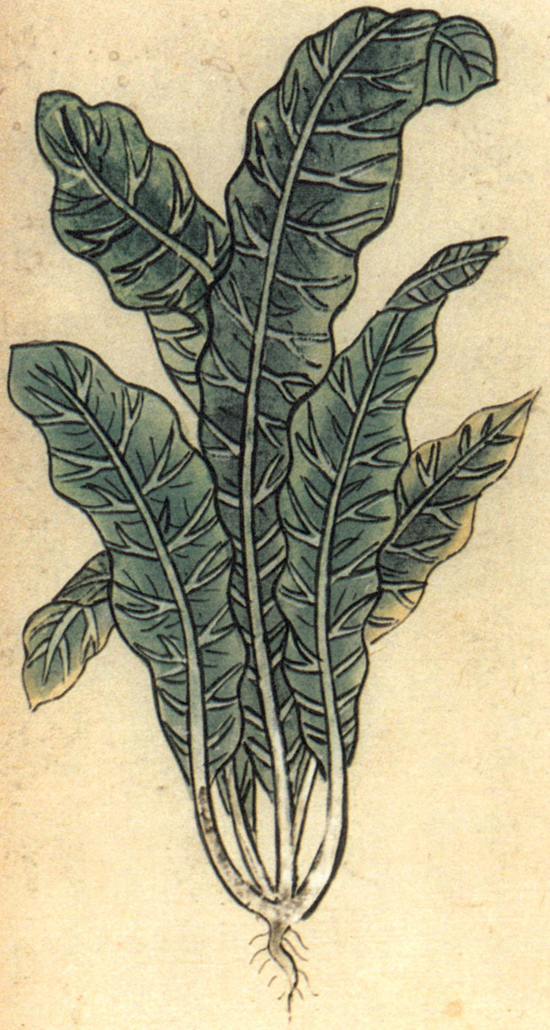

蔓菁味温無毒利五臟消食益氣令人肥健可常食北方種之甚多春食苗夏食心秋食莖冬食根菜中最有益於用者南方地不同所種形類已變矣

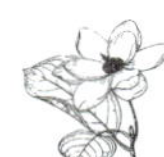

菘菜味甘温無毒利腸胃除煩解酒渴去魚腥消食下氣治瘴止熱嗽胸膈悶不益人食之覺冷薑觧制之一云夏至前食發皮胃風痒動氣發病紫花菘行風氣去邪熱花糟食甚美服甘草勿食令病不愈北人往南患足疾者勿食牛肚菘葉最厚味甘紫菘葉薄細味少苦白菘似蔓菁猶一類也北地無菘有種者

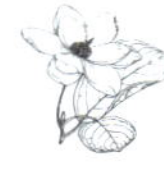

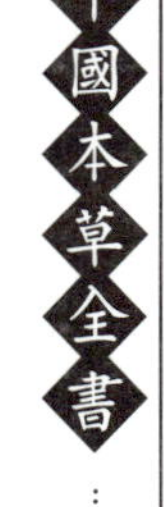

形亦變

芥菜

芥菜味辛氣溫無毒歸鼻除腎邪利九竅明耳目安中除邪氣止咳嗽冷氣去頭面風多食動風氣發丹石不可同兎肉

食生惡瘡同鯽魚食發水腫子主傳射
工及疰氣疝氣發汗胸膈痰冷面黄又
和藥為膏治骨節痛丹溪云痰在皮裏
膜外非此不能達又遊腫諸毒為末豬
膽和如泥傅之但其類多青芥葉麄大
味辣好紫芥作虀佳白芥尤辛美俱入
藥出太源

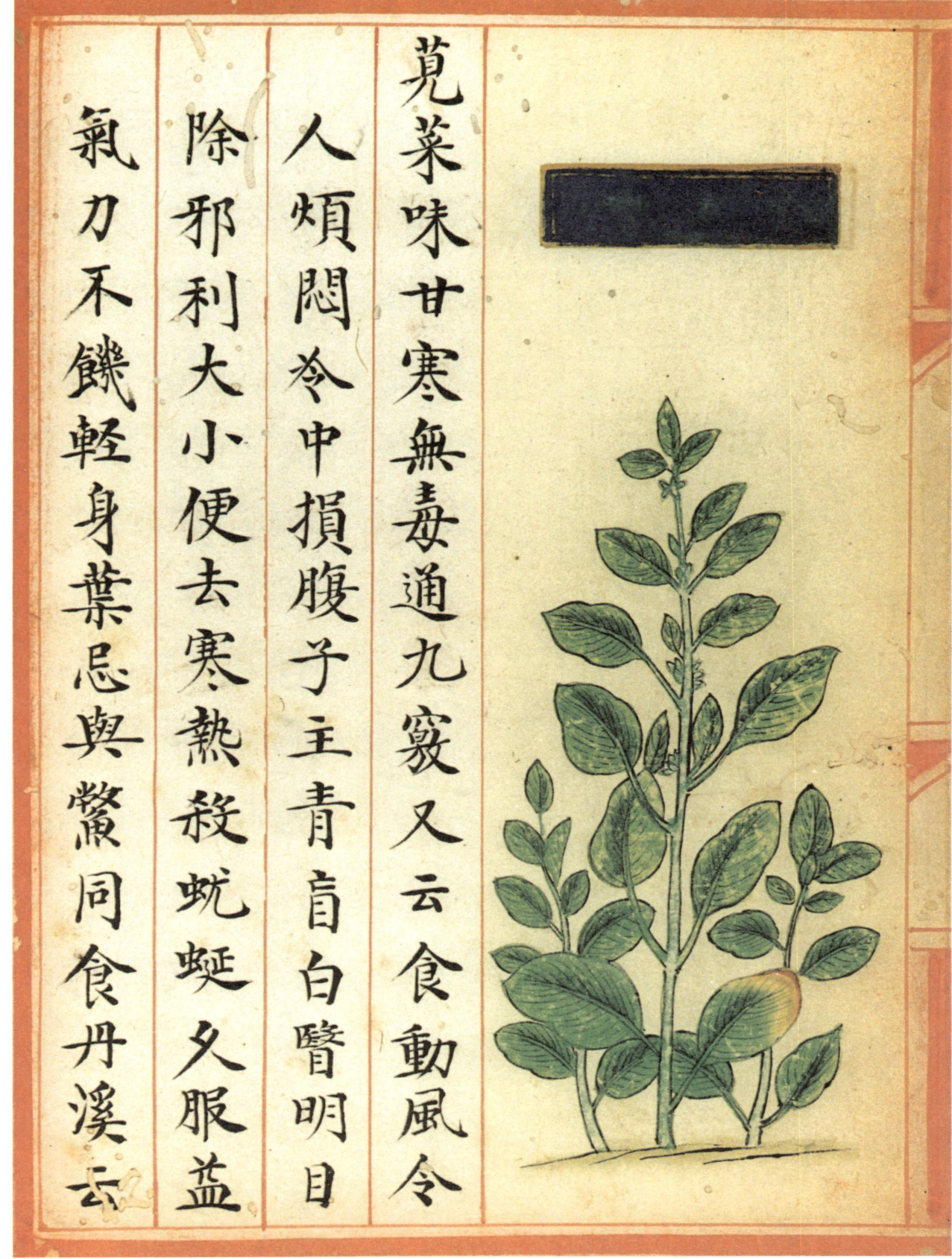

莧菜味甘寒無毒通九竅又云食動風令
人煩悶冷中損腹子主青盲白瞖明目
除邪利大小便去寒熱殺蚘蜒久服益
氣力不饑輕身葉忌與鱉同食丹溪云

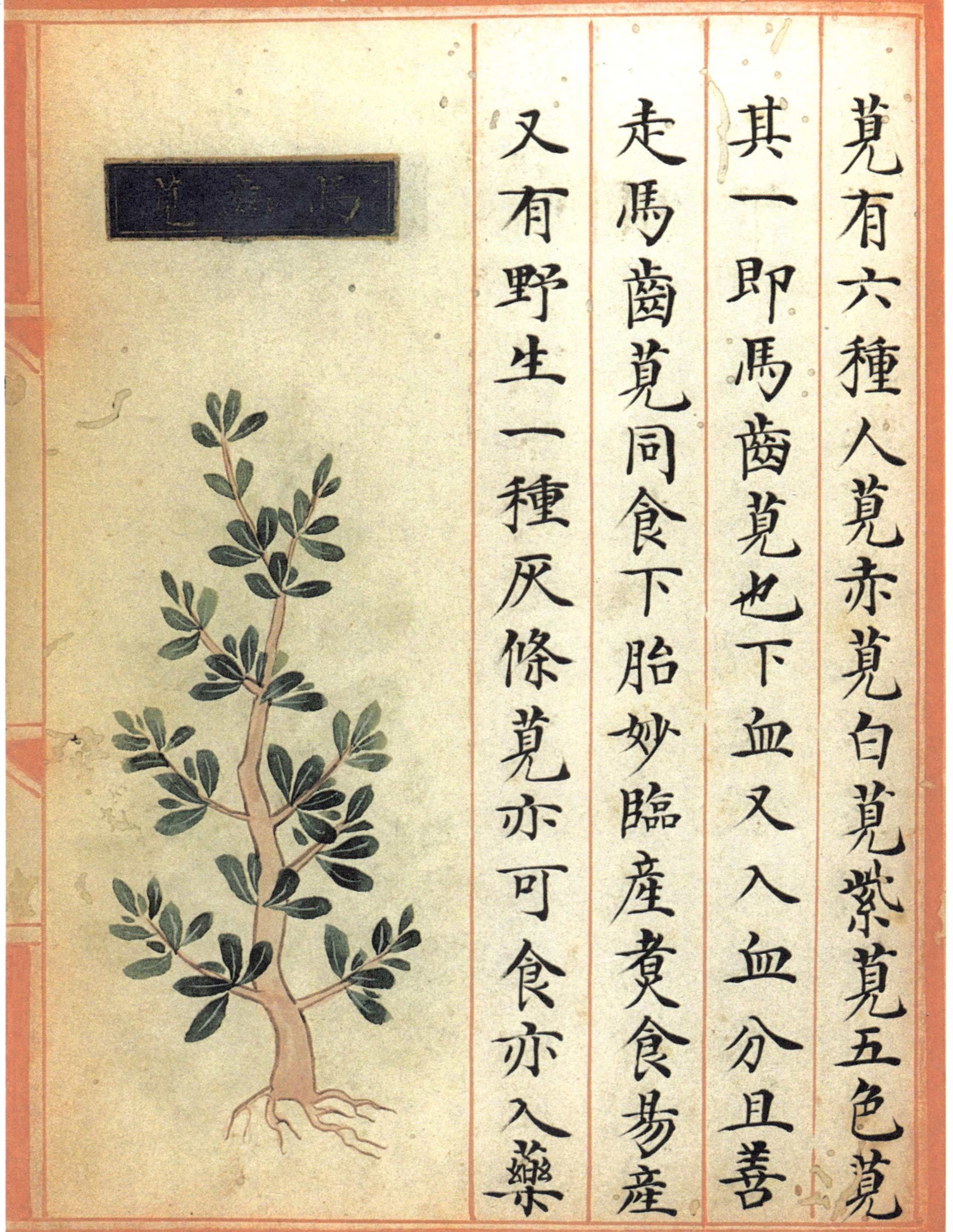

莧有六種人莧赤莧白莧紫莧五色莧其一即馬齒莧也下血又入血分且善走馬齒莧同食下胎妙臨產煑食易產又有野生一種灰條莧亦可食亦入藥

馬齒莧味酸氣寒性滑無毒主目盲白瞖
利大小便止赤白下去寒熱殺諸蠱止
渴破癥結癰瘡服之長年不老和梳垢
封丁腫又燒為灰和陳醋滓先灸丁腫
以封之根即出又傅疏豆瘡良生搗汁
服當利下惡物去白蟲亦治疳利又主
三十六種風結瘡以一釜煑澄清內蠟
三兩重煎成膏塗之又塗白秃濕癬傅

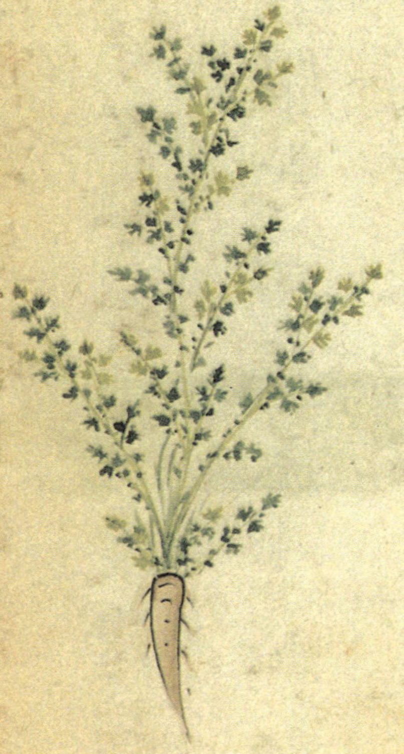

杖瘡又療多年惡瘡又治馬咬馬汗射工毒一種葉大者不堪一種葉小節間有水銀者可用去莖用葉此菜感陰氣之多而生食之宜和以蒜餘見莧菜下

胡荽

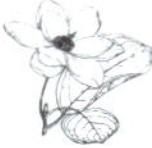

胡荽味辛氣温微毒主消穀治五臟補不足利大小腸通小腹氣通心竅拔四肢熱止頭痛久食損人精神令人多忘發腋臭口臭脚氣金瘡久病人食之脚弱根發痼疾子主小兒禿瘡油煎傅之亦主蠱五痔及食肉中毒吐下血不止煑冷取汁服又治小兒豆疹不出欲令速出用酒煎沸勿令洩氣候冷去滓微微

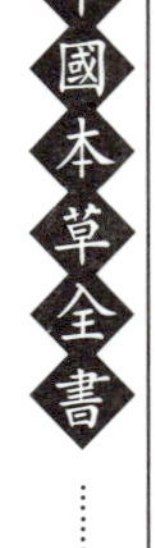

從項以下噴身令遍除面不噴色騣即出

葵菜

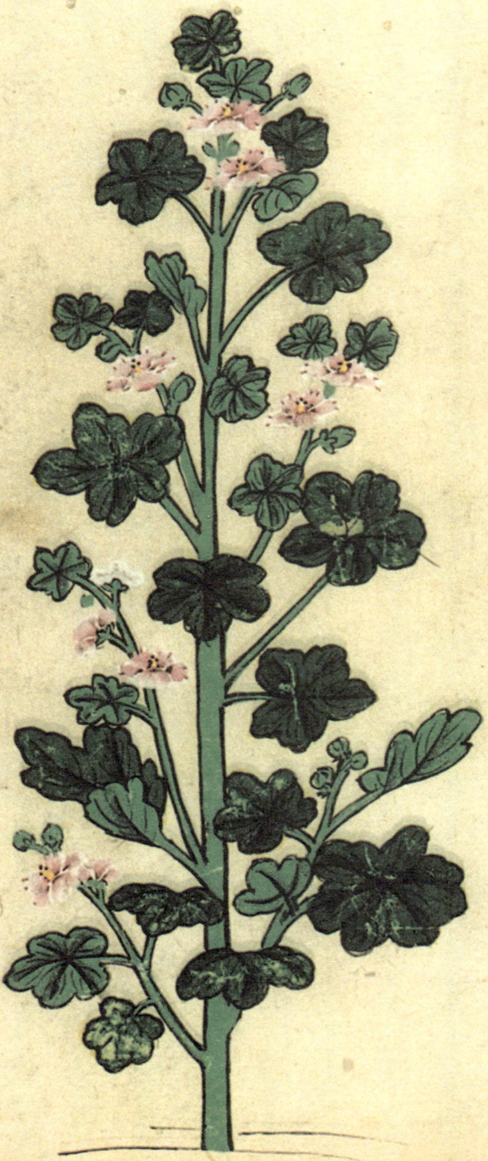

葵菜味甘氣寒陰中之陽無毒為百菜長滑利不可多食能宣導積壅主客熱利

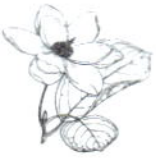

小便治惡瘡及帶下散膿血惡汁煮食主丹石發結熱葉燒為末傅金瘡擣碎傅火瘡炙煮與小兒食治熱毒下痢及大小丹痢擣汁服孕婦煮食之易產其心傷人勿食其葉皆黃莖赤者勿食不可與鯉魚黍米同食天行症後食之失明花治淋澁水腫催生落胎并一切瘡疥小兒風疹子花有五色赤者治赤帶

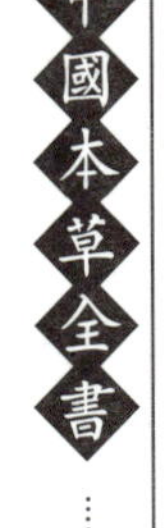

白者治白帶空心酒調末服之又赤治血燥白治氣燥并痰瘧又冬葵子秋種經冬至春作子者主臟腑寒熱羸瘦五癃利小便療婦人乳難下乳汁久服堅骨長肌肉輕身延年產難取一二合杵破水煑服之癰癤未潰者水吞三五粒便作頭膿出根主惡瘡療淋利小便服丹石人宜之

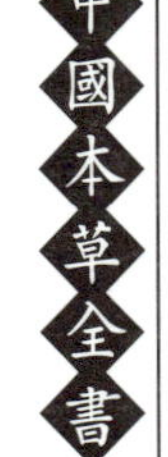

小蒜

小蒜味辛温有小毒歸脾腎主霍亂腹中不安消穀理胃温中除邪痺毒氣丁瘡等毒華佗用蒜虀吐人惡物云是此又云大蒜久食損人目傷肝不可與魚膾

同食

大蒜

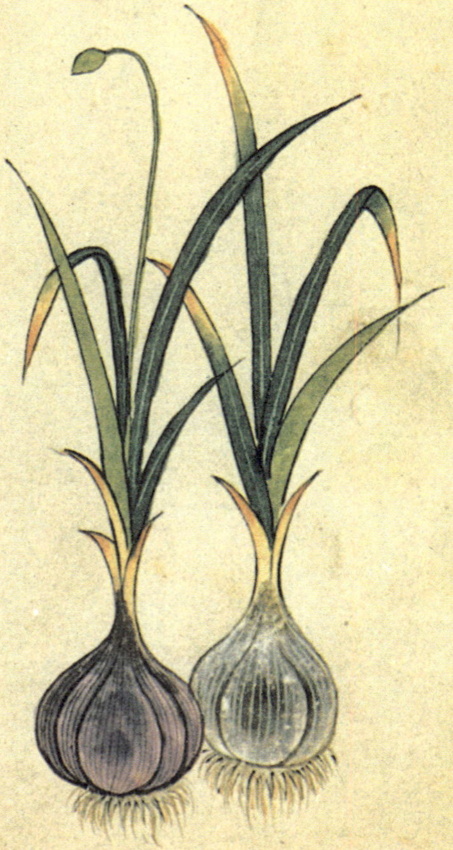

大蒜味辛氣温有毒屬火主散癰腫䘌瘡
除風邪殺毒氣消食下氣健胃善化肉
行濕破冷氣爛痃癖辟温疫氣瘴氣伏

邪惡蠱毒蛇蟲溪毒治中暑毒霍亂轉筋腹痛爛臍溫水送之又鼻衄不止搗碎塗脚心止即拂去醋浸經年者良此物性熱氣極暈煑為羹臛極俊美熏氣亦微下氣溫中消穀雖曰人喜食多於暑月但生食久食傷肝氣損目明面無顔色又傷肺傷脾引痰宜戒之葉亦可食獨子者攻毒如癰疽發背惡瘡腫疚

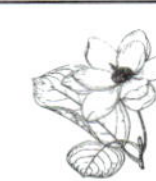

初發取紫皮獨頭者切片貼腫心炷艾灸其上覺痛即起焦者用心者再灸瘡初痛者灸不痛不痛者灸痛痒者亦如之以多灸為良無不效者疣贅之類亦依此灸之

茄

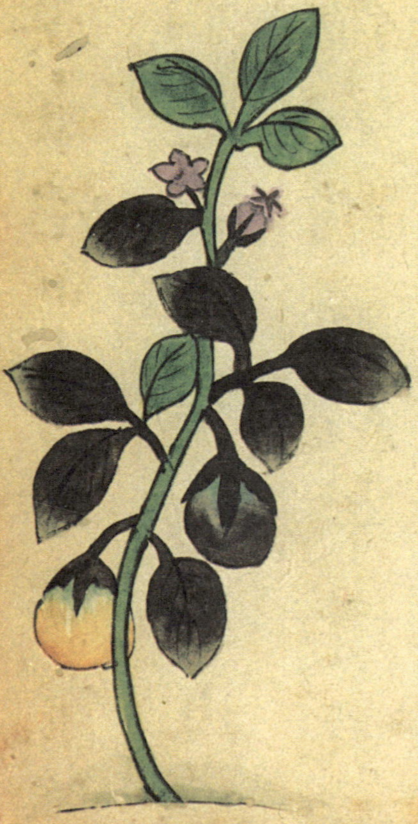

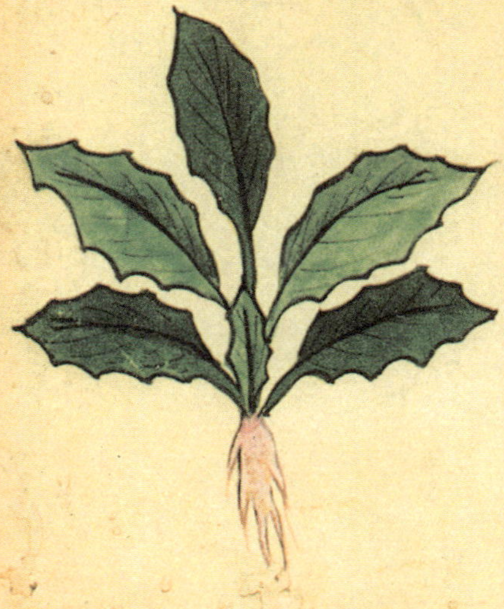

茄味甘寒患冷人不可多食熟者少食無畏多食損人動氣發瘡及痼疾菜中惟此物無益丹溪謂茄屬土故泔而喜降火藥中用根煎湯洗足瘡蒂燒灰治口瘡甚效皆甘以緩火之意

菠薐菜

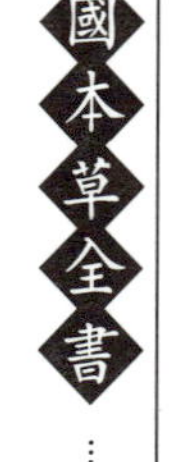

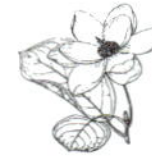

菠薐菜冷微毒利五臓通腸胃熱解酒毒

北人多食肉麪食此則平南人多食魚

鱉水米食此則冷不可多食冷大小腸

發腰痛令人脚弱不能行一云服丹石

人食之佳劉禹錫佳話録云此菜来自

西域頗稜國誤呼菠薐藝苑雌黄亦云

苦蕒

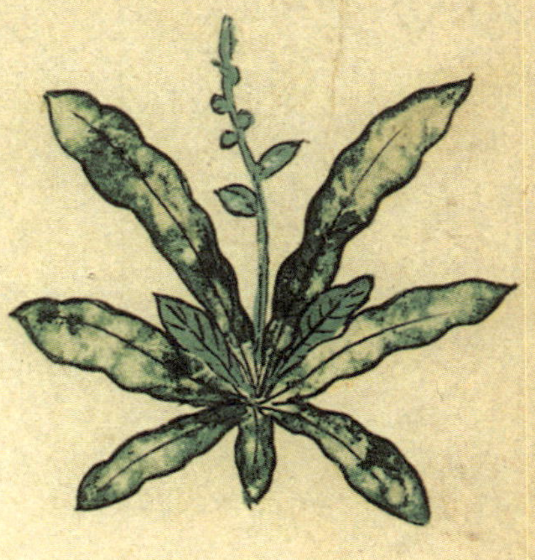

苦蕒冷無毒療面目黃強力止困傅蛇蟲咬良又汁傅丁腫根即出蠶婦食之壞蠶蛾

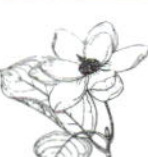

莙薘

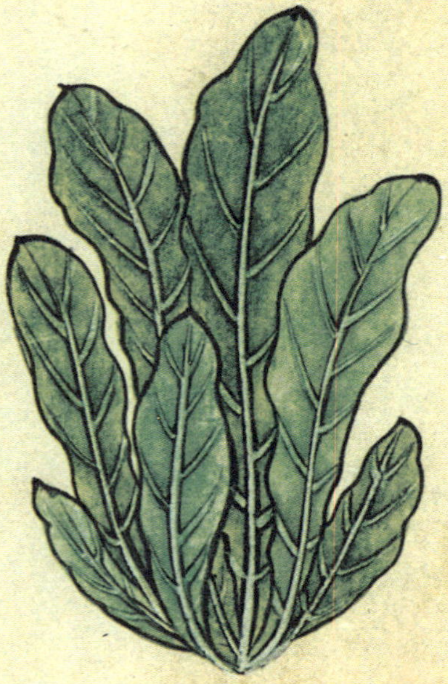

莙薘味平微毒補中下氣理脾胃去頭風利五臟冷氣多食則動氣先患腹冷人食之破腹莖灰淋汁洗衣白如玉色

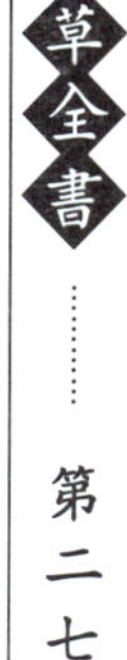

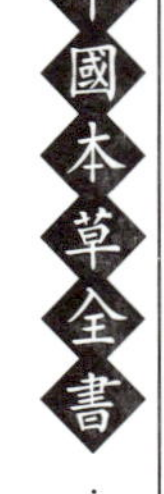

薺菜

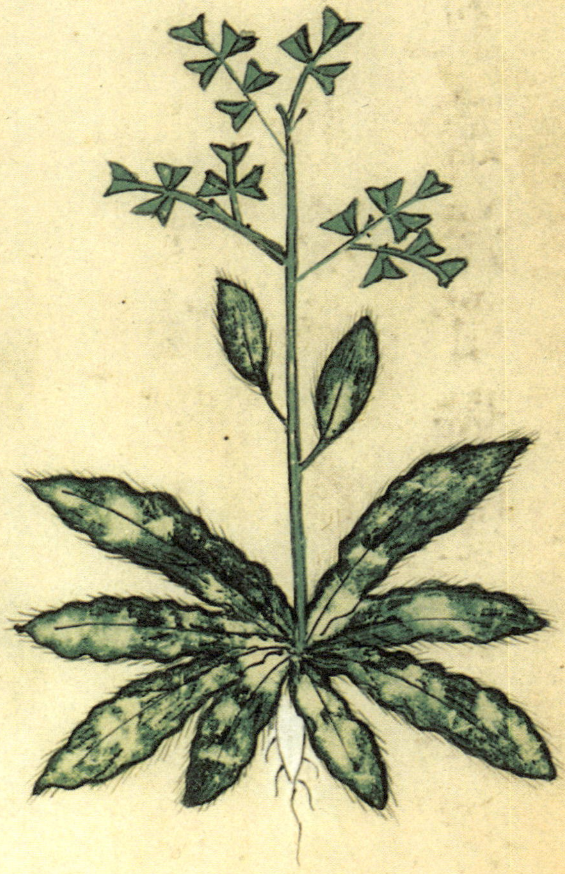

薺菜味甘氣温無毒主利肝氣和中其實名菥蓂子主明目目暴赤痛去障瞖根汁點目中亦效燒灰治赤白痢

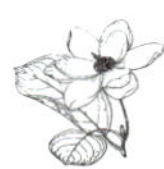

紫菀

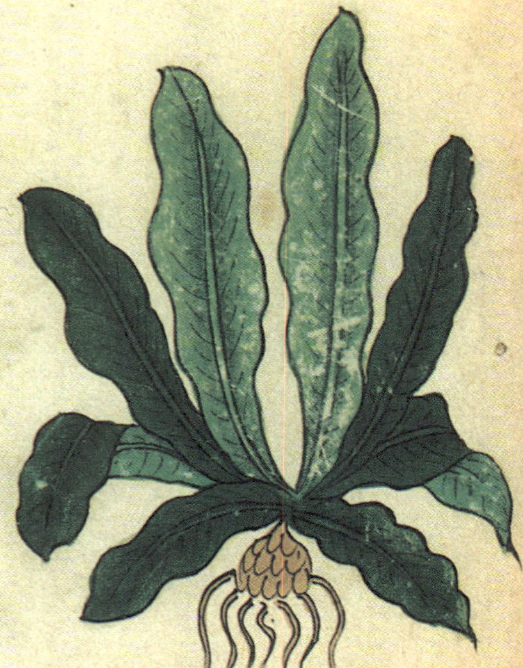

紫菀味苦辛溫無毒主咳嗽寒熱結氣去蠱毒痿蹷安五臟療欬唾膿血補虛勞消痰止渴潤肌膚添骨髓連根葉採之醋浸入少鹽收藏待用其味辛香甚佳

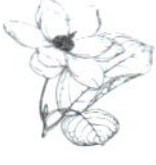

號名仙菜性怕盐多則腐也

百合

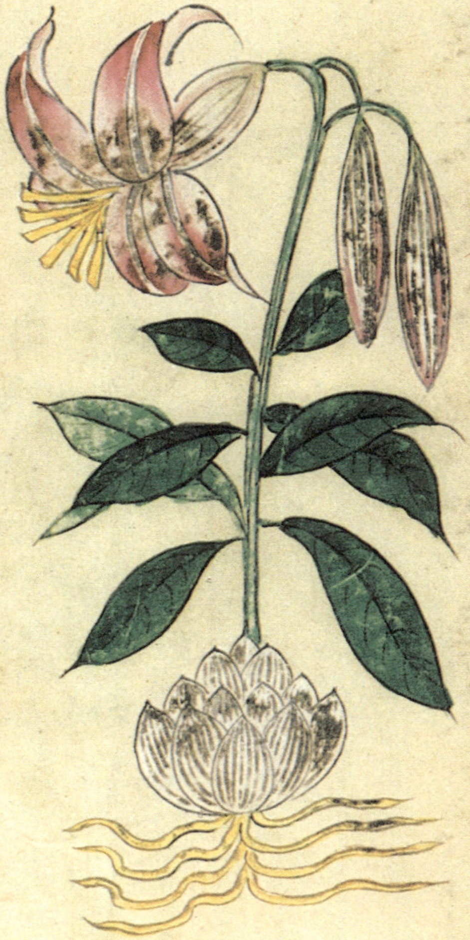

百合味甘平無毒主邪氣腹脹浮腫心痛
乳難喉痺利大小便補中益氣止顛狂
涕淚定心中殷蠱毒瘵癰腫產後血病

蒸煮食之和肉更佳搗粉作麪食最益於人

枸杞

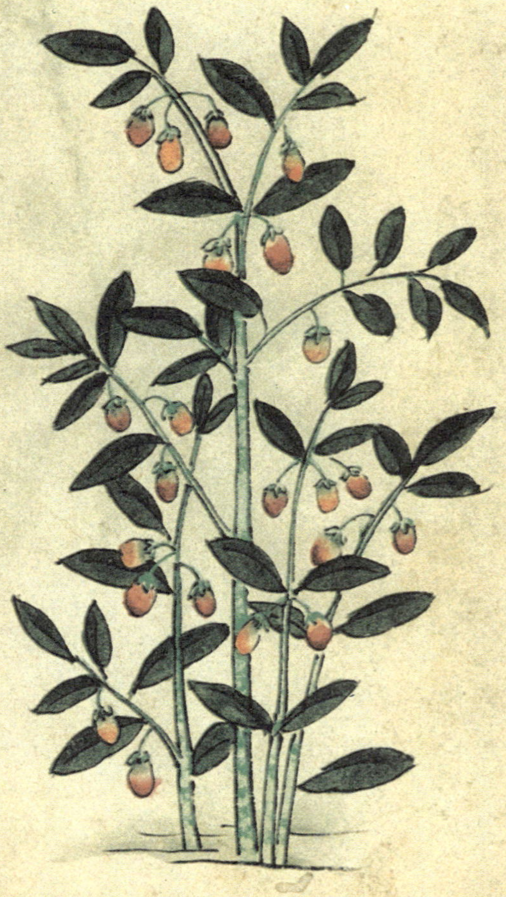

枸杞味苦寒根大寒子微寒無毒無刺者是其莖葉補氣益精除風明目堅筋骨

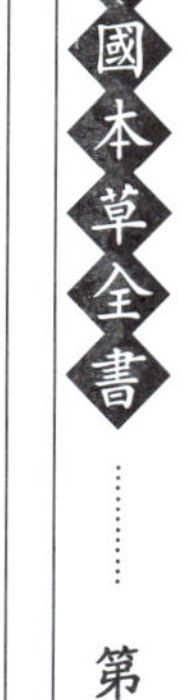

補勞傷強陰道久食令人長壽根名地骨寇宗奭曰枸杞當用根皮枸杞子當用其紅實諺云去家千里莫食枸杞言其補益強盛無所為也和羊肉作羹食和粳米煮粥食入葱豉五味補益勞尤勝南丘多枸杞村人多壽食其水土也潤州大井有老枸杞樹井水益人名著天下與乳酪忌

蘄菜

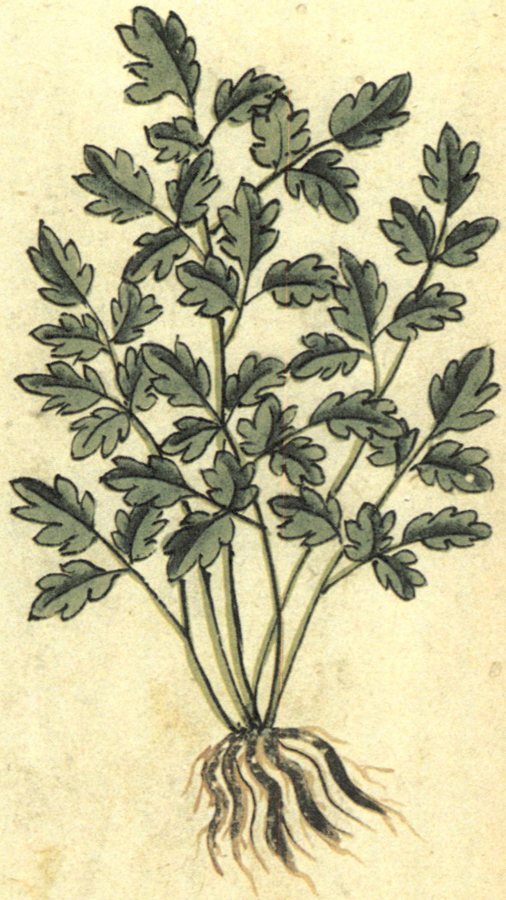

蘄菜味甘無毒主女子崩中帶下止血養精保血脉益氣令人肥健嗜食又止煩熱渴去伏熱殺藥毒置酒醬中香美和醋食益滋人但損齒生黑作虀菹煮食

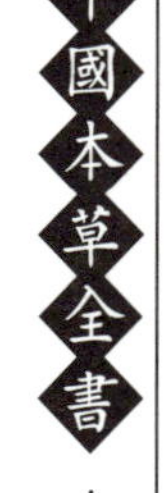

生噉竝得一種荻、薊用根一種赤薊用莖葉水薊水滑地所生者不及高田者宜人三月八月勿食恐病蛟龍瘕

菾菜

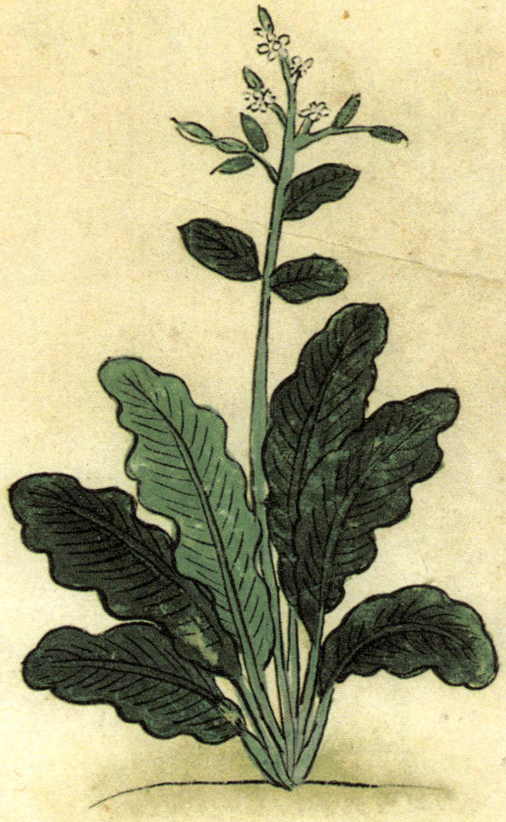

菾菜味甘苦大寒主時行壯熱解風熱毒

止熱毒痢開胃通腸又治小兒熱其花白婦人食之宜

茼蒿

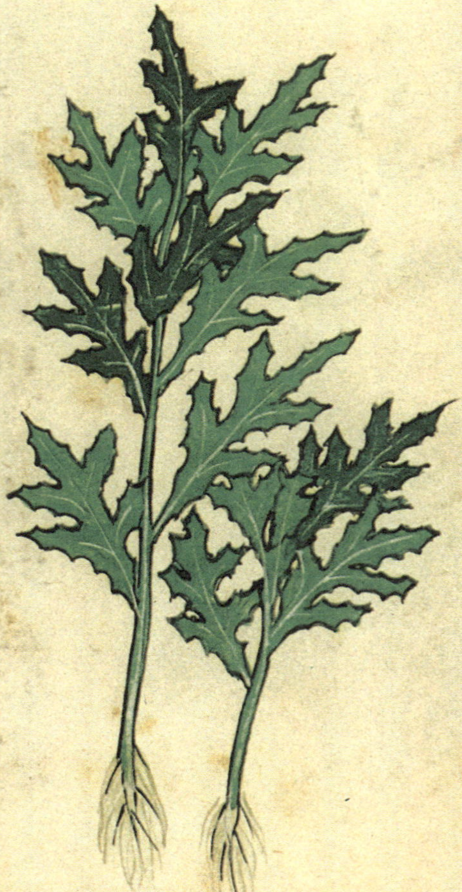

茼蒿平主安氣養脾胃消水飲多食動風氣薰心令氣滿

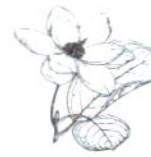

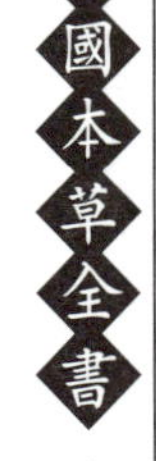

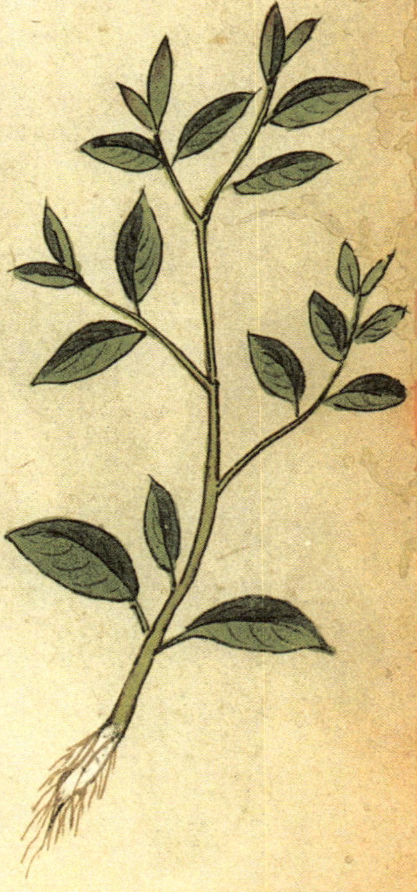

蕨味甘寒滑去暴熱利水道令人睡弱陽小兒食之脚弱不能行又云寒補五臟不足氣壅經絡筋骨間毒氣令人消陽事令眼暗鼻中塞髮落非良物也又冷氣人食之多腹脹搜神記曰郗鑒鎮丹

徒二月出獵有甲士折一枝食之覺心中淡淡成疾後吐出一小蛇懸屋前漸乾成蕨遂明此物不可生食也令人遇荒年多取其根擣洗作粉代糧度活終羸弱不養人一種名薇亦蕨類

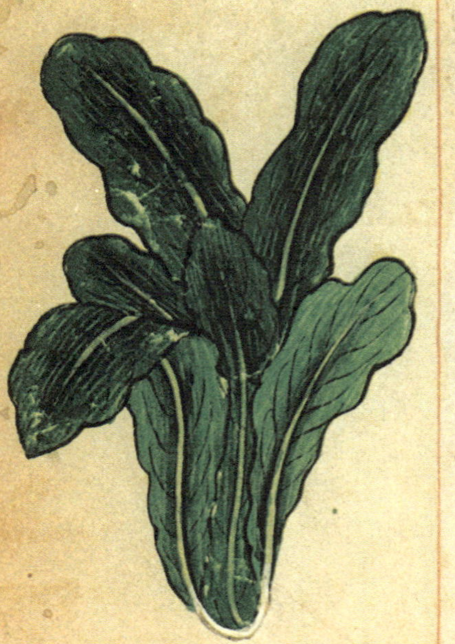

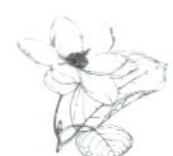

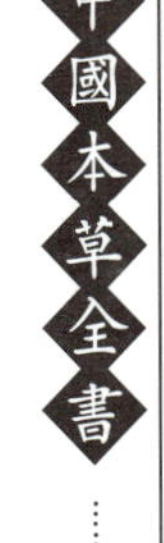

茭白味甘冷去煩熱又云主五臟邪氣腸胃痼熱心胸浮熱消渴利小便多食令人下焦冷發冷氣傷陽道不可同蜜食糟食之甚佳

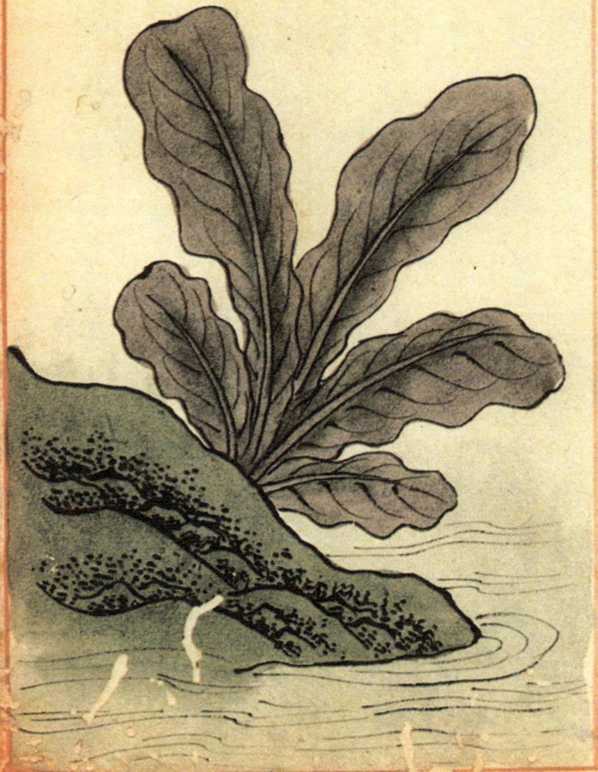

紫菜

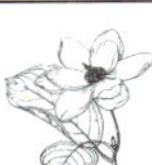

紫菜味甘寒下熱觧煩療癭瘤結氣不可多食令人腹痛發氣吐白沫飲少醋即消其中有小螺螄損人須擇出凡海菜皆然

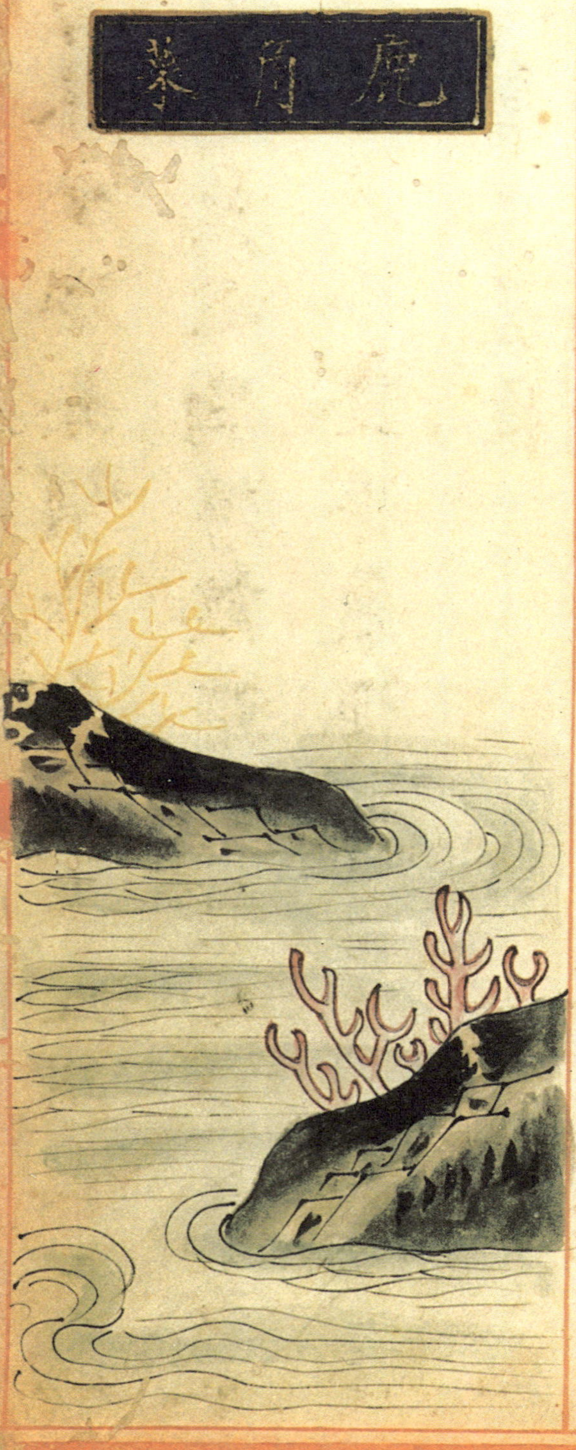

鹿角菜

鹿角菜大寒無毒微毒下熱風氣療小兒
骨蒸觧麪熱不可久食發痼疾損經絡
血氣令脚冷脾損腰腎少顏色

白苣

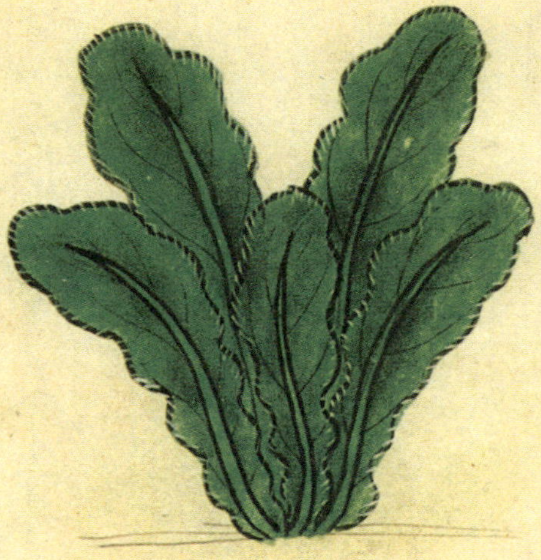

白苣味苦寒一云平補筋骨利五臟開胸

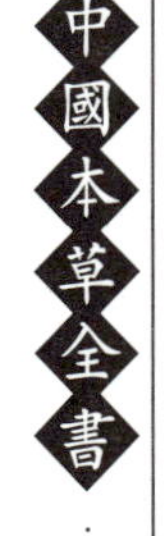
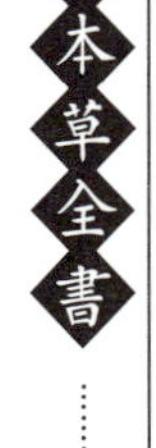

膈擁氣通經絡止脾氣令人齒白聰明少睡可常食產後不可食令人寒中小腸痛患冷人食即冷腹菜心抽薹名萵筍或淹或糟曝乾食之甚佳一種萵苣一種苦苣治丁腫諸痢

石耳

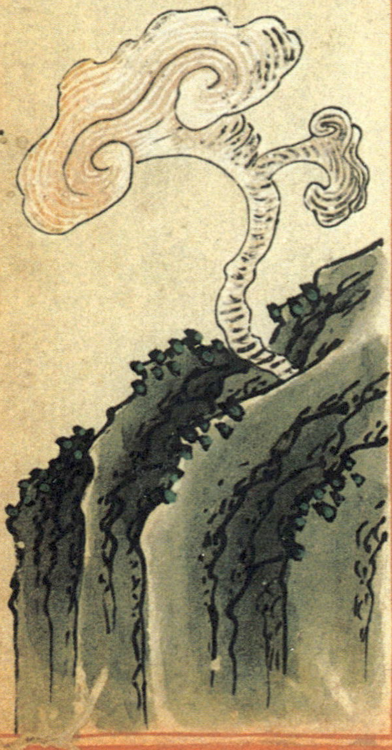

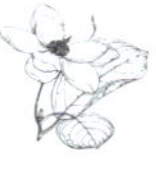

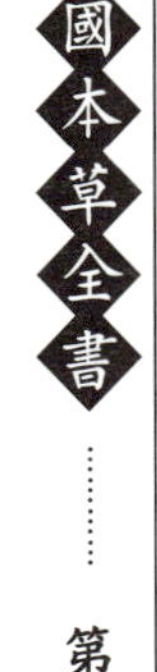

石耳石崖上所生者出天台山廬山等名山靈苑方中名日靈芝味甘平無毒久食延年益顏色至老不改令人不飢大小便亦少一云性冷

苦芙

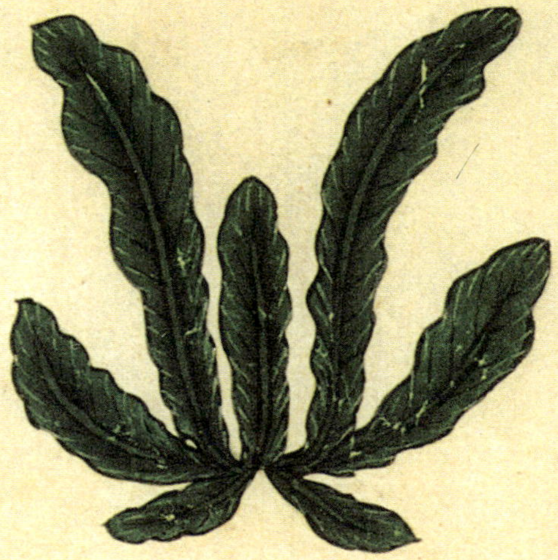

苦芙味苦寒主面目遍身漆瘡并丹毒生山谷下濕處淅東人清明節爭取嫩者生食以為一年不生瘡疥又煎湯洗痔瘡甚驗

山藥

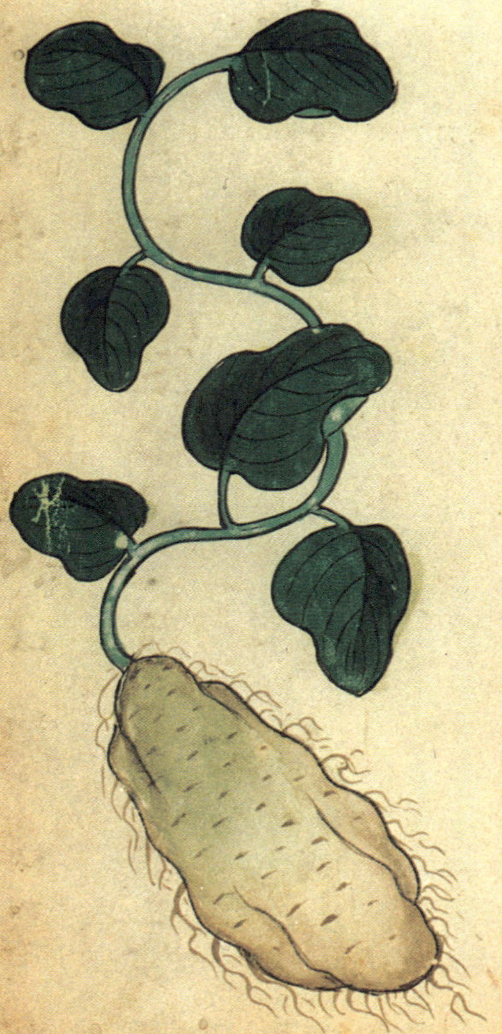

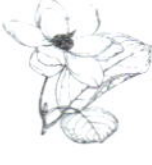

山藥味甘平無毒主傷風補虛羸除寒熱邪氣補中益氣力長肌肉又云主頭面遊風頭風眼眩下氣止腰痛補勞瘦充五臟除煩熱強陰久服耳目聰明輕身不饑延年生山中者良又云安魂魄鎮心神本草謂之薯蕷江南人呼為藷南地種之但性冷於北地者耳

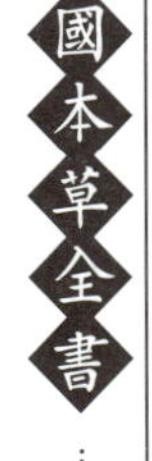

芋

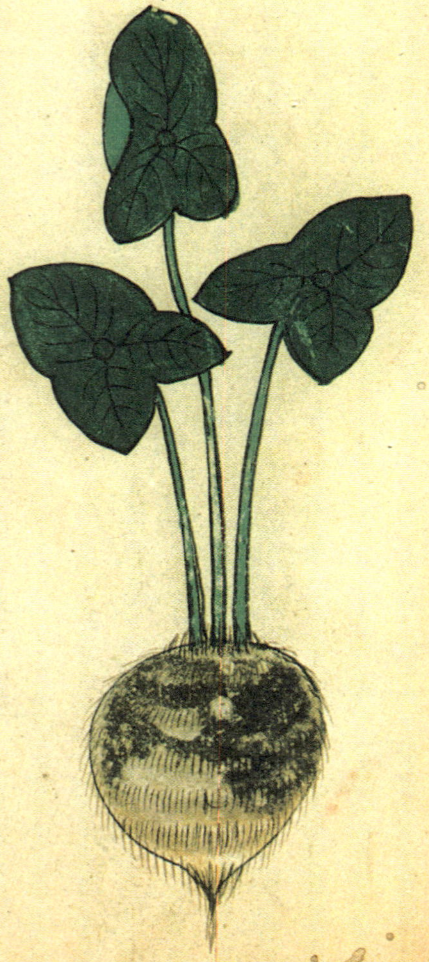

芋一名土芝一名蹲鴟味平水田宜種之莖可作羹臛及菹又云愈蜂螫其頭大者為魁小者為子荒年可以度饑小兒食之帶胃氣有風疾者忌食之

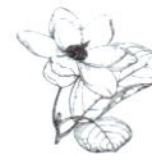

蕹菜

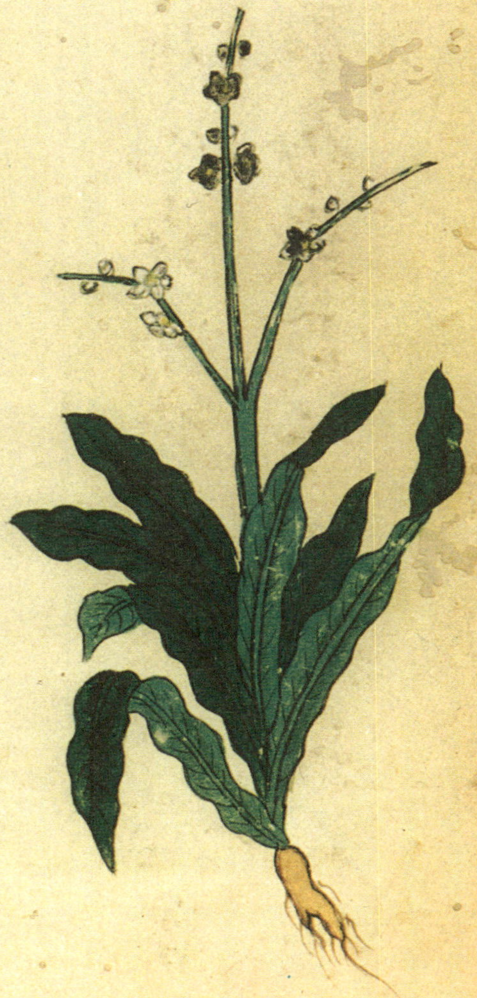

蕹菜味甘平無毒蔓生花白摘其苗以土壅之即活與野葛相伏取汁滴野葛即死張司空云魏武帝啖野葛至尺許應是先食此菜無害也一名甕菜

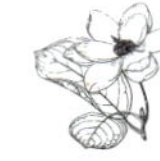

决明菜

决明菜明目清心去頭眩風味甘温苗高三二尺春取為蔬花子可點茶又堪入蜜煎

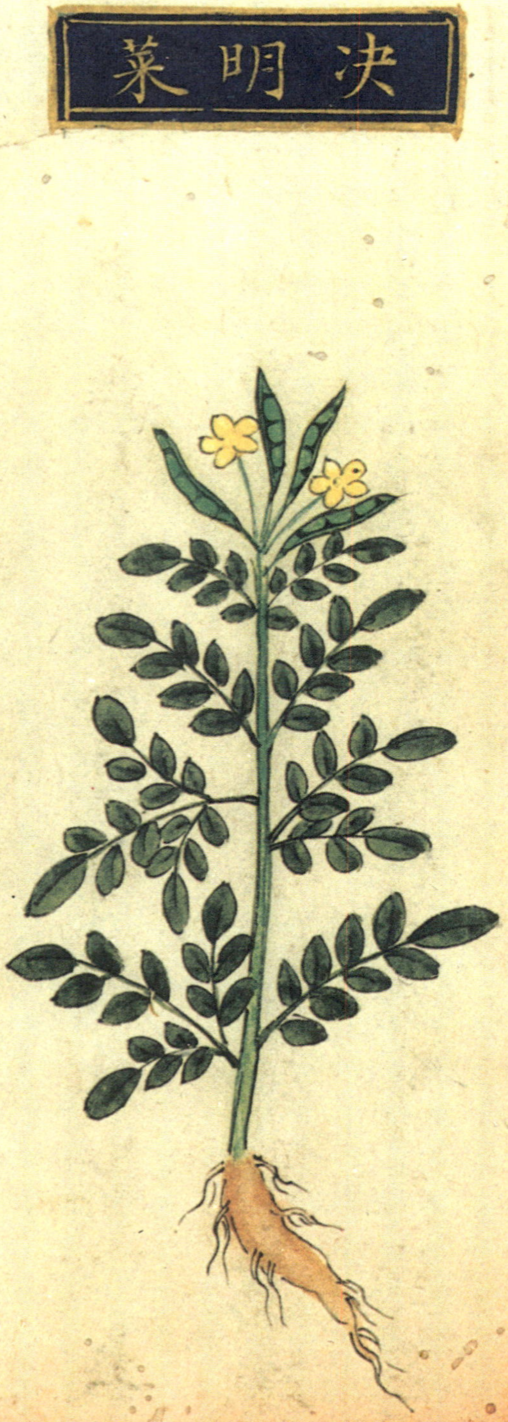

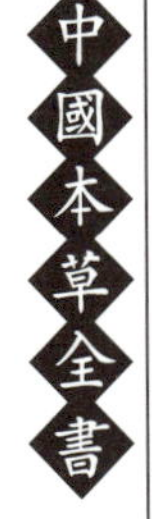

芎苗

芎苗味辛溫無毒主欬逆定驚風辟邪惡除蠱毒鬼疰去三蟲久服通神川中產者良本地者點茶亦清頭目

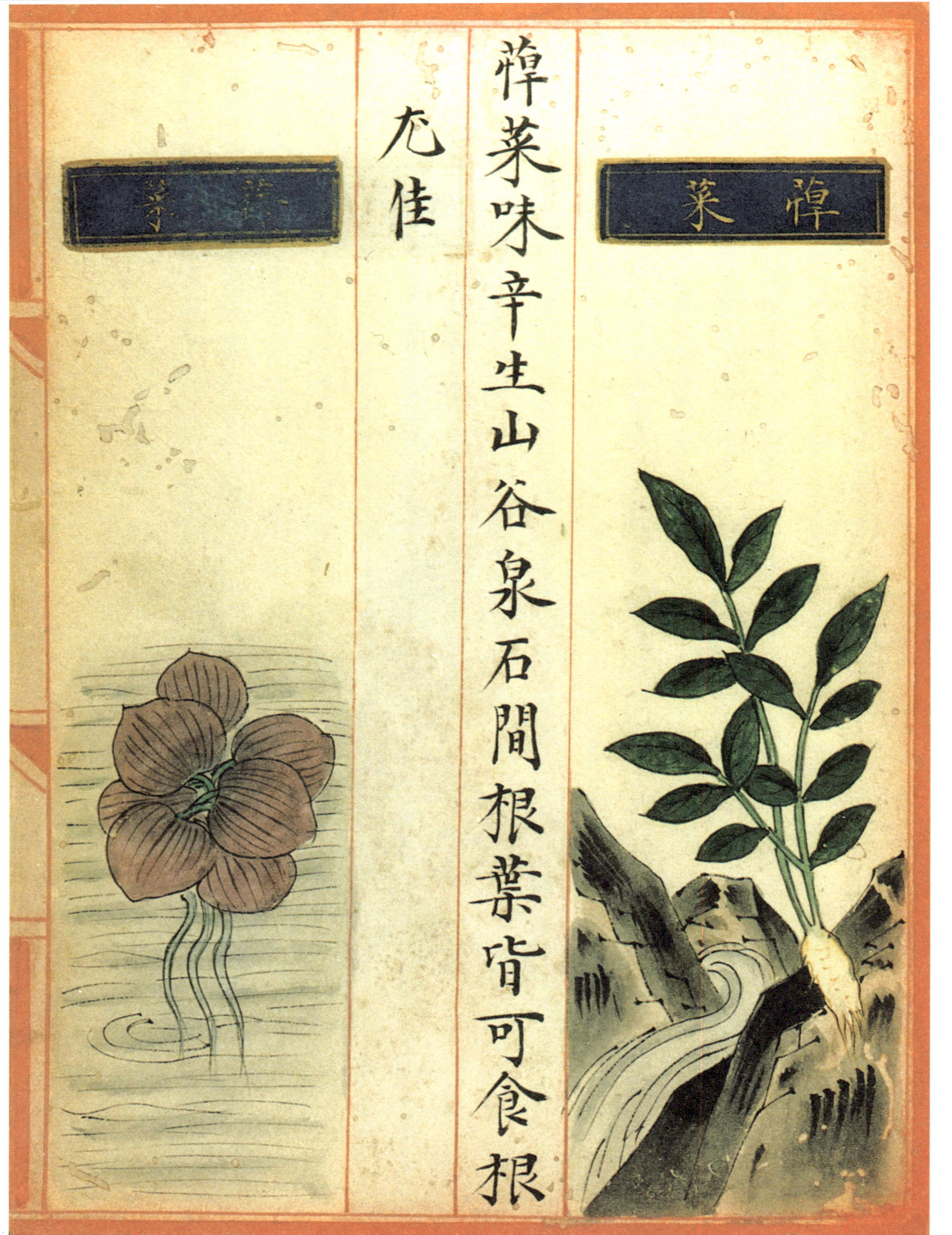
蓴菜
蓴菜味辛生山谷泉石間根葉皆可食根
尤佳

荇菜生湖波中葉紫赤圓徑寸餘浮水面
莖如釵股上青下白詩所謂參差荇菜
是也可淹為葅

羊蹄菜

羊蹄菜味苦寒無毒根用醋磨塗癬疥速
効治癧瘍風并大便卒澁結不通喉痺

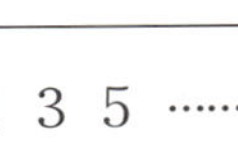
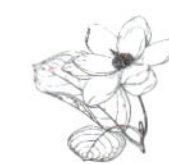

卒不能語腸風痔瀉血產後令剉根取汁煎服殊驗詩曰言采其遂即此註云惡菜也

蓫薚

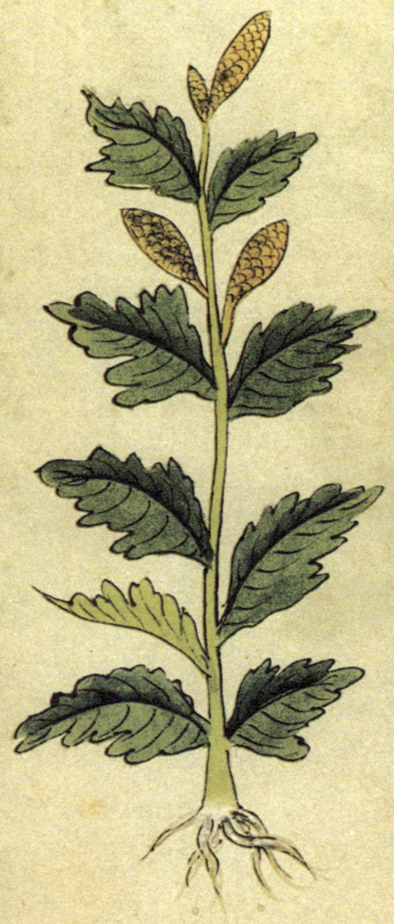

蓫薚味辛寒葉與天南星相似但莖班花

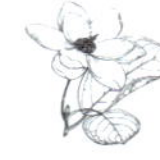

紫南星莖無班花黃爲異耳性冷主消渴採其根擣碎以灰汁煮之成餅五味調和爲茹食又蜀人取以作醬味酢美

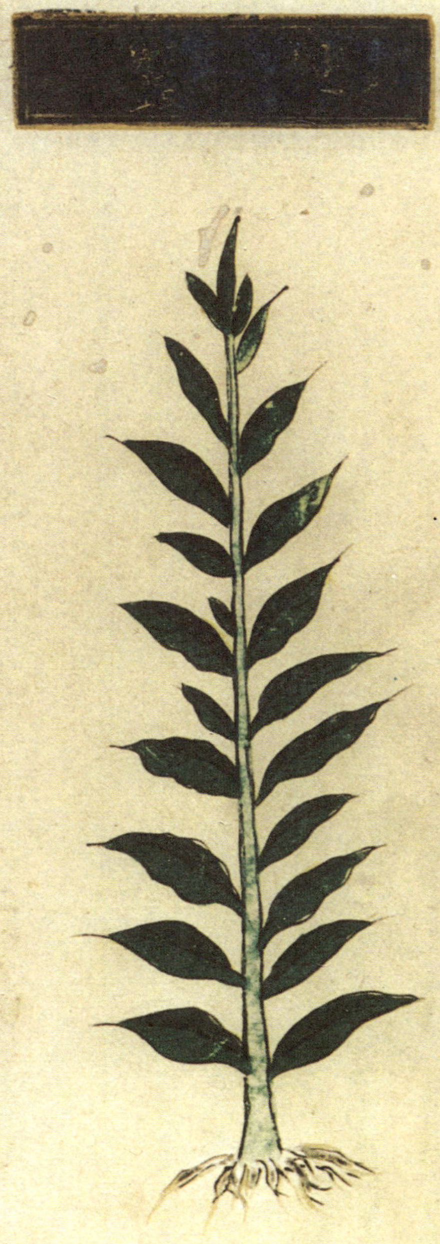

地蠶生郊野麥園中葉如薄荷少狹而尖

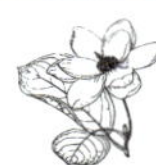

亦微濁欠光澤根白色狀如蠶四月採根以滚水瀹之和以盐為菜茹

假蘇

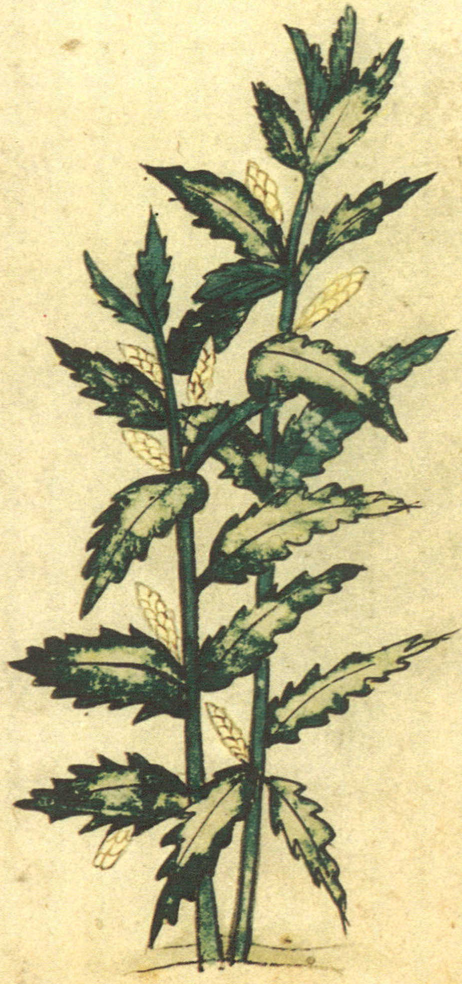

假蘇味辛温無毒主除寒熱鼠瘻瘰癧生瘡破結聚氣下瘀血除濕痺辟邪氣通

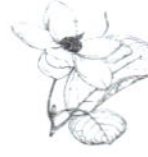

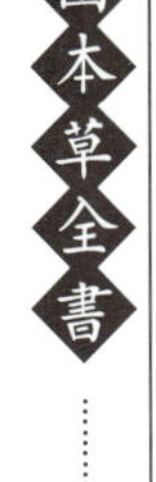

利血脉傳送五臟能發汗動渴消除冷風治頭風眩暈婦人血風等爲要藥治産後血暈并産後中風身僵直者搗爲末童便調熱服口噤者挑齒灌之或灌鼻中神效末和醋傅丁腫風毒即差初生新嫩辛香可噉人取以作生菜即今之荆芥也

紫蘇

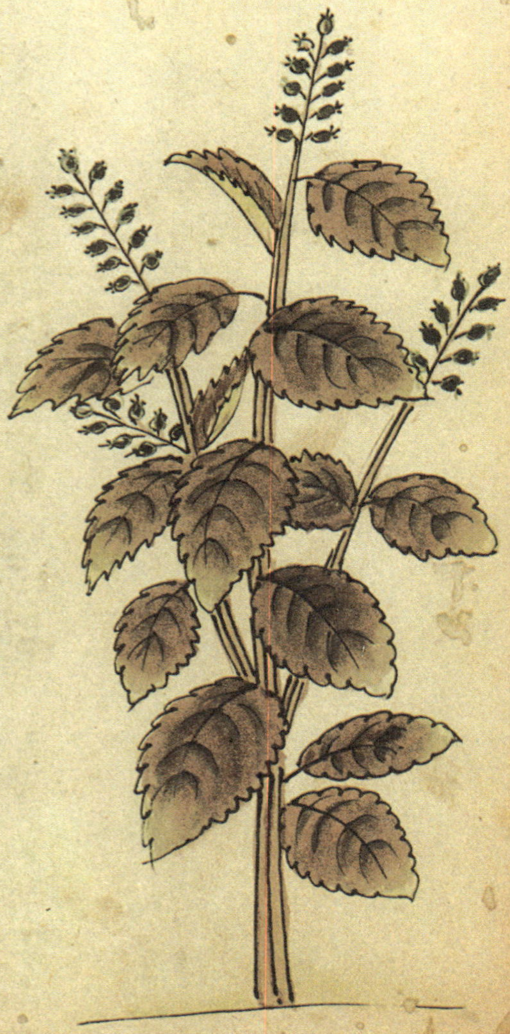

紫蘇味辛甘氣温主下氣除寒中鮮肌發表通心經治心腹脹滿開胃下食止脚氣通大小腸煑汁飲之治蟹毒子尤良主肺氣喘急欬逆潤心肺消痰氣腰脚

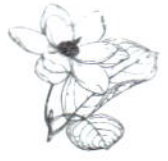

中濕風結氣調中下氣止霍亂嘔吐反
胃利大小便破癥結消五膈又杵為末
酒調服治夢洩有數種面背皆紫者佳
一種水蘇主吐血衄血血崩痢產後中
風下氣辟口臭去毒惡氣久服通神明
輕身耐老一名雞蘇

薄荷

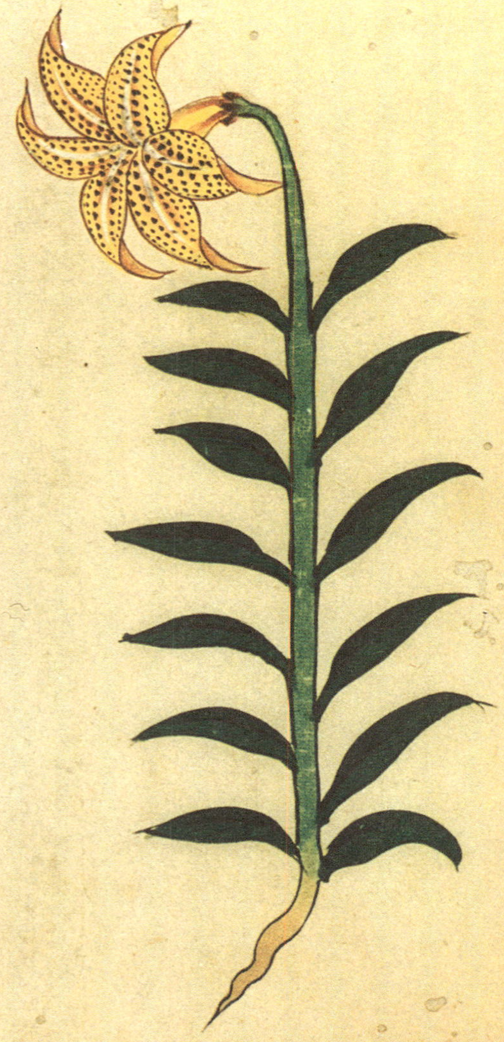

薄荷味辛苦氣凉温無毒入手太陽經厥陰経主賊風傷寒發汗通利關節傷風頭腦風及小兒風涎驚風壯熱乃上行之藥能引諸藥入榮衛又主風氣壅併

下氣消宿食惡氣心腹脹滿霍亂骨蒸勞熱用其汁與衆藥熬爲膏亦堪生食新大病差人勿食令汗出不止猫食之即醉一種名石薄荷又云龍腦薄荷南薄荷

香薷

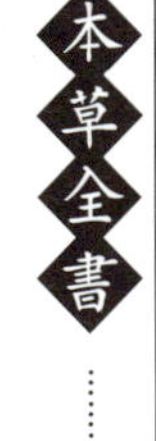

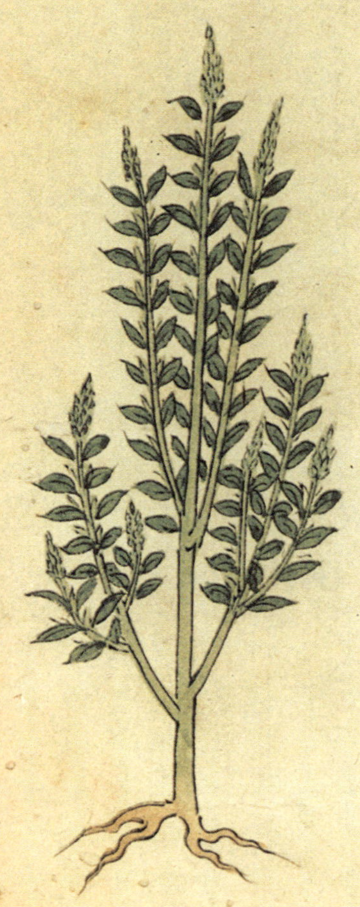

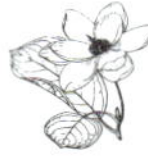

香薷味辛氣微温無毒主霍亂腹痛吐下

下氣除煩熱調中温味治傷暑利小便

散水腫又治口氣人家暑月多煑以代

茶可無熱病一種香菜味甘可食三月

種之

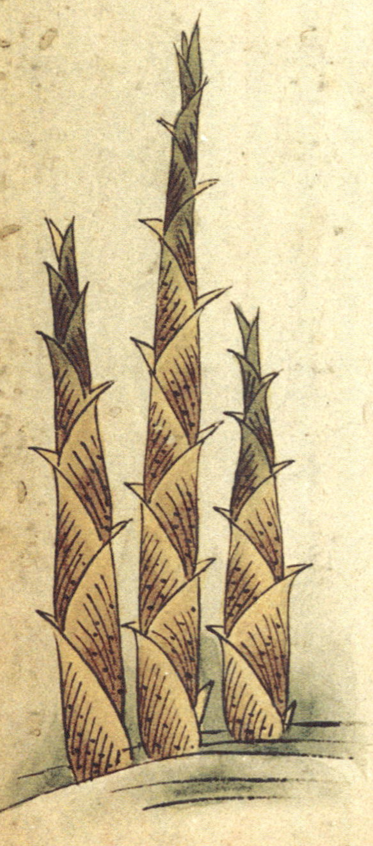

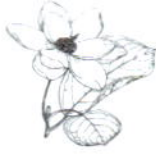

筍味甘微寒無毒主消渴利水道下氣除煩熱理風熱脚氣多食動氣發冷氣冷癥蒸煑彌熟彌佳苦筍味苦寒治不睡去面目并舌上黃利九竅消渴明目觧酒毒不發疾除煩熱出汗治中風失音此筍有二種一出江西福建麄大味苦不堪食一出浙江味微苦呼為甜苦筍食品所貴箽筍味歛難食主消渴益氣

刀襯虛下氣多食發氣脹淡筍即中毋
筍味甘主消痰除熱狂壯熱頭痛頭風
并姙人頭旋倒地驚悸瘟疫迷悶小兒
驚癎天吊等症多食發背悶脚氣箭筍
新可食作筍乾佳但硬難化不可與小
兒食青筍味甘止肺痿唾血鼻衂治五
痔并姙娠猫筍味甘温生於冬不出土
者日冬筍小兒豆疹不出煑粥食解毒

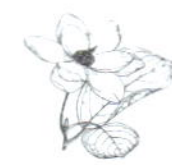

冬瓜

有發生之意筌筍味亦然大抵筍類甚多滋味甚爽人喜食之但性冷且難化不益脾胃是宜少食也又嘗有醫說有人素患痰食筍而愈

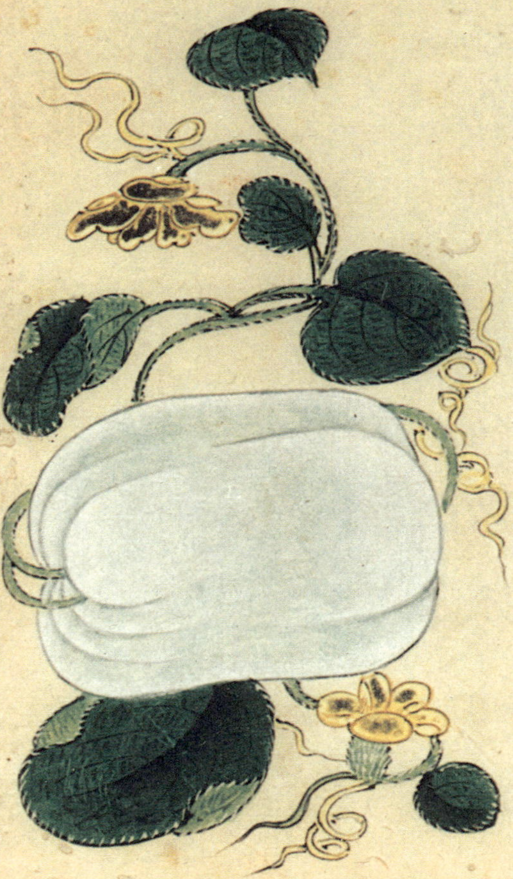

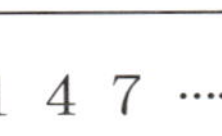
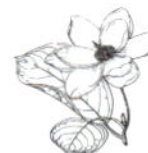

冬瓜味甘微寒主除小腹水脹利小便止渴益氣耐老除滿去頭面熱熱者食之佳冷者食之瘦又煉五臟以其下氣也欲輕健者食之欲肥胖者勿食丹溪云冬瓜性走而急久病及陰虛者忌食之霜降後方可食不然令人成反胃病又差五淋患背癰削片置瘡上分敗熱毒

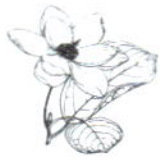

稍瓜

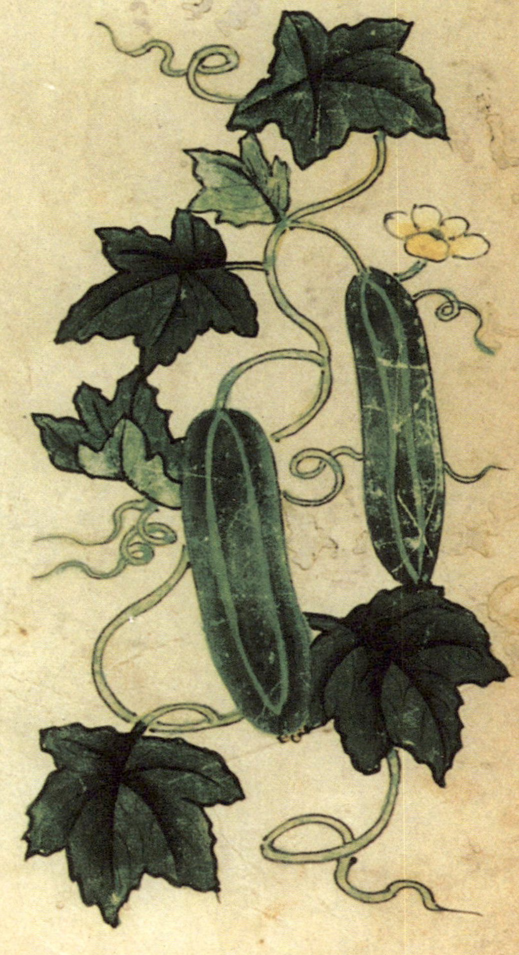

稍瓜味甘寒利腸去煩熱止渴利小便解酒熱宣洩熱氣多食動氣發瘡冷中令臍下癥痛及虛弱不能行不益小兒不可同乳酪鮓食及空心食令胃脘痛一

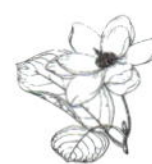

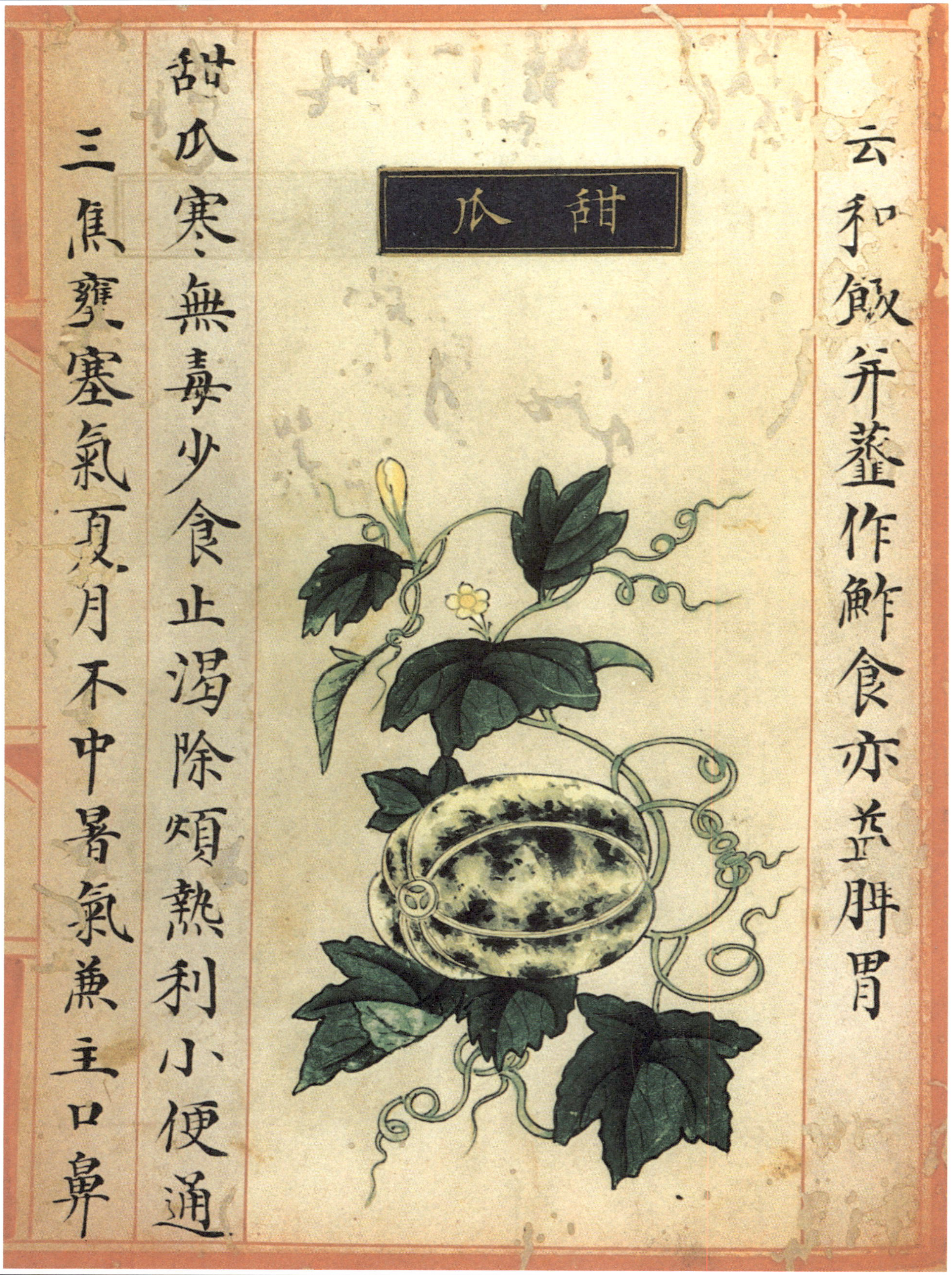

云和飯并薑作鮓食亦益脾胃

甜瓜

甜瓜寒無毒少食止渴除煩熱利小便通三焦壅塞氣夏月不中暑氣兼主口鼻

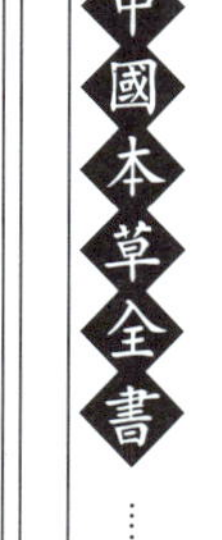

瘡多食令陰下濕痒生瘡動宿冷病并虛熱手脚無力破腹落水沉者雙項雙蔕者皆有毒切不可食瓜蔕主身面四肢浮腫下水殺蠱毒欬逆上氣風癎喉風痰涎暴塞及食諸果病在胸腹中皆吐下之去鼻中息肉療黃疸及暴急黃

花主心痛欬逆

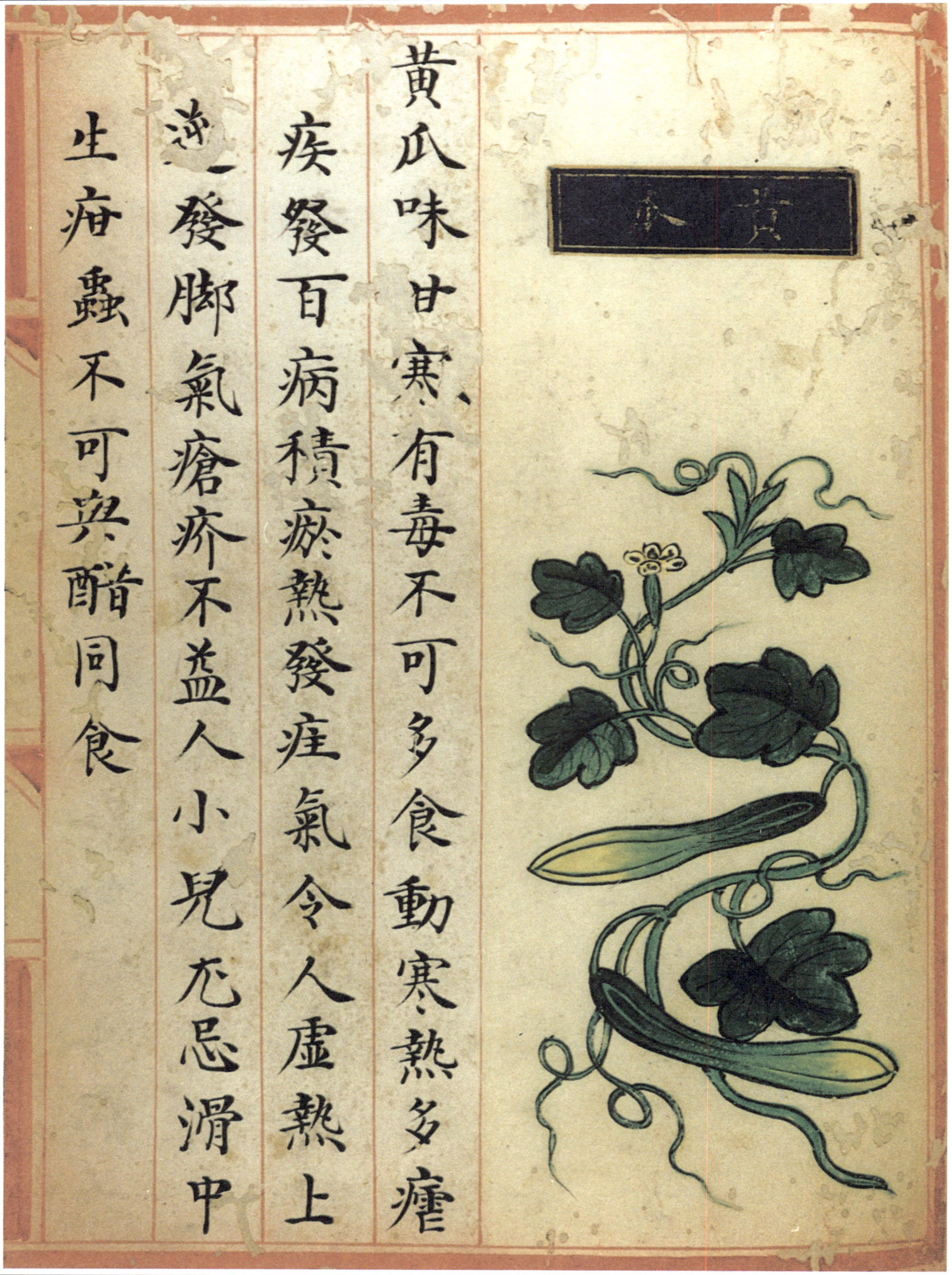

黃瓜

黃瓜味甘寒有毒不可多食動寒熱多瘧疾發百病積瘀熱發疰氣令人虛熱上逆發脚氣瘡疥不益人小兒尤忌滑中生疳蟲不可與醋同食

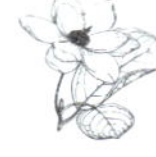

絲瓜本草諸書無考惟豆瘡及脚癬方燒灰用之此其性冷解毒粥鍋内煮熟薑醋食同雞鴨猪肉炒食佳枯者去皮及子用瓤滌器

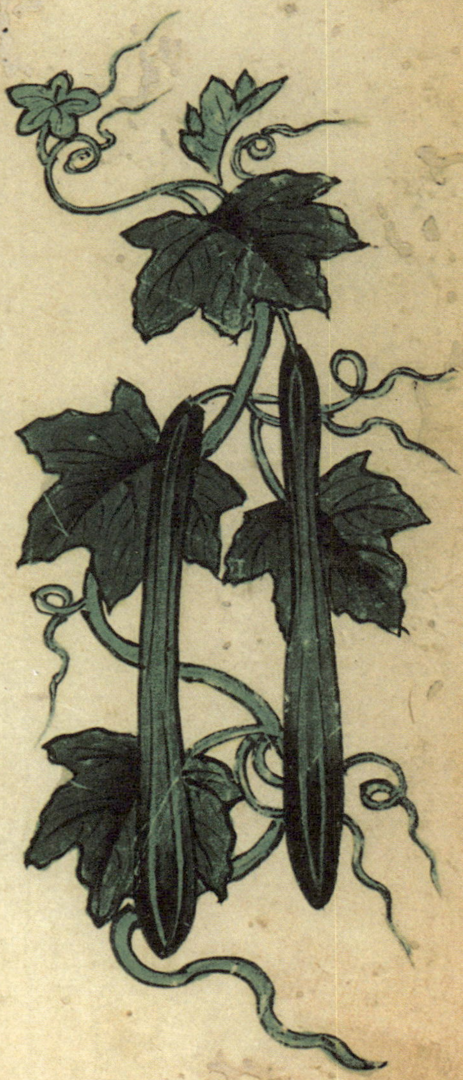

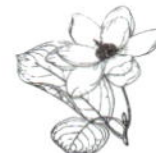

瓠子

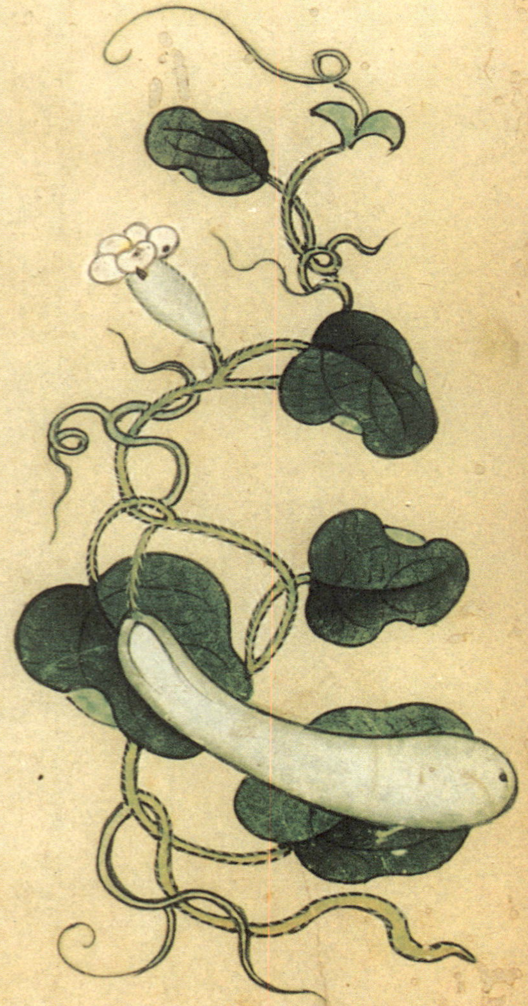

瓠子苦者氣寒有毒主大水面目四肢浮腫下水令人吐甜者性冷無毒又云微毒除煩止渴治心熱利水道調心肺治石淋吐蛔蟲厭丹石若患脚氣虛脹冷

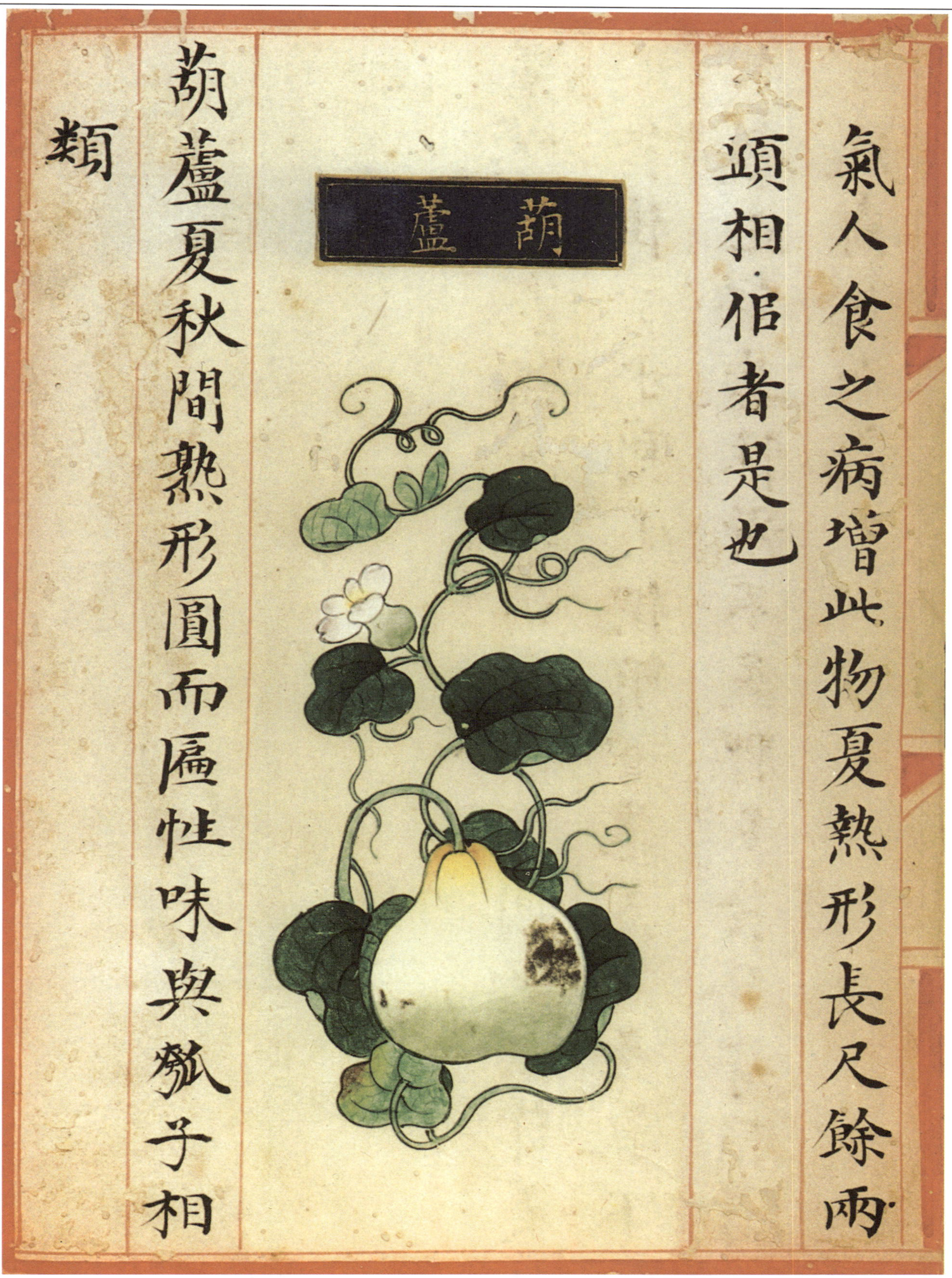

氣人食之病增此物夏熟形長尺餘兩頭相佀者是也

葫蘆

葫蘆夏秋間熟形圓而匾性味與瓠子相類

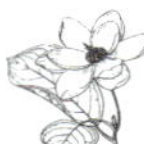

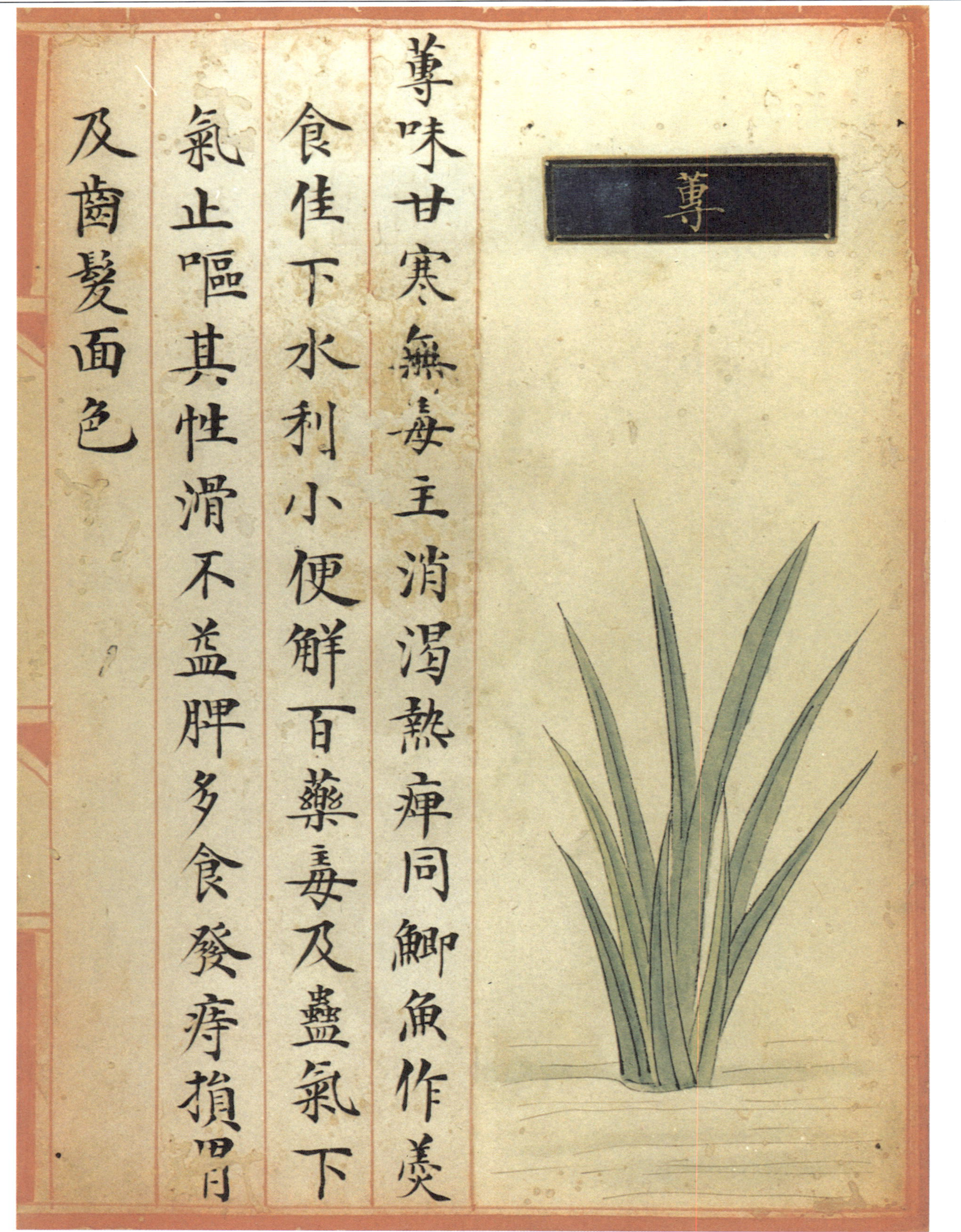
蓴

蓴味甘寒無毒主消渴熱痺同鯽魚作羮食佳下水利小便觧百藥毒及蠱氣下氣止嘔其性滑不益脾多食發痔損胃及齒髮面色

金雞瓜

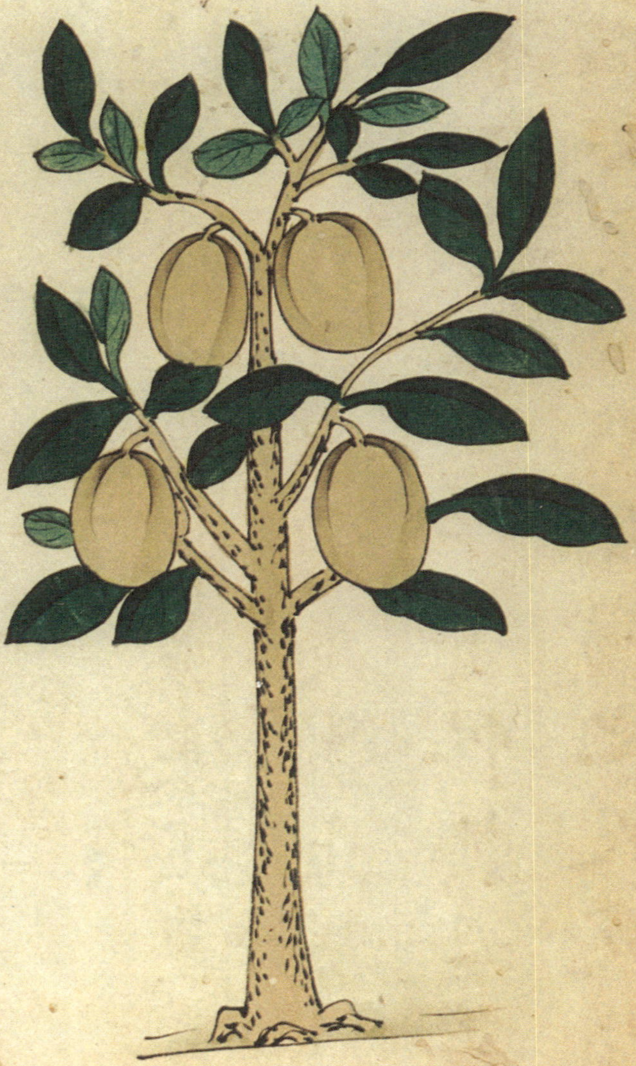

金雞瓜味甘平無毒主五痔頭風小腹拘急和五臟醒酒其木造屋則屋中酒味皆淡

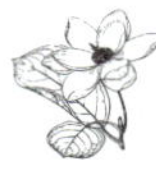

薑

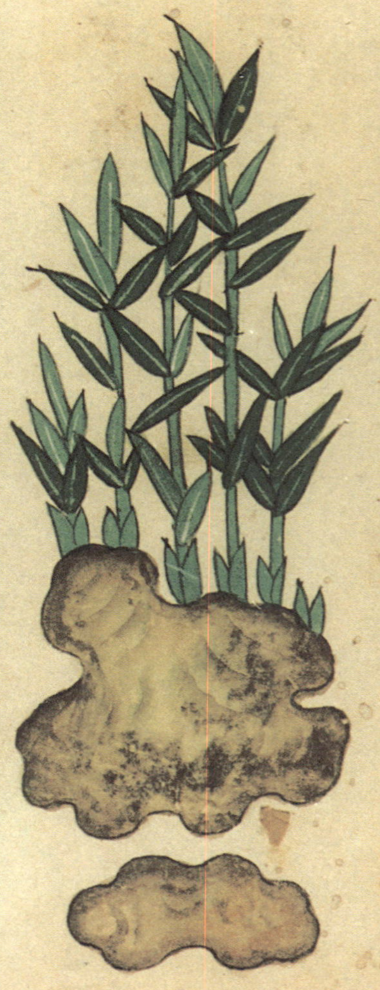

薑味辛甘微温主傷寒頭痛鼻塞止氣入肺開胃口益脾胃散風寒痰嗽止嘔吐之聖藥通神明去穢惡子薑性熱母薑存皮性微温去皮性熱無病之人夜間

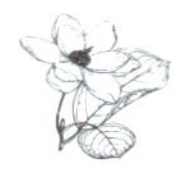

勿食蓋夜氣收斂薑動氣故也

豆腐

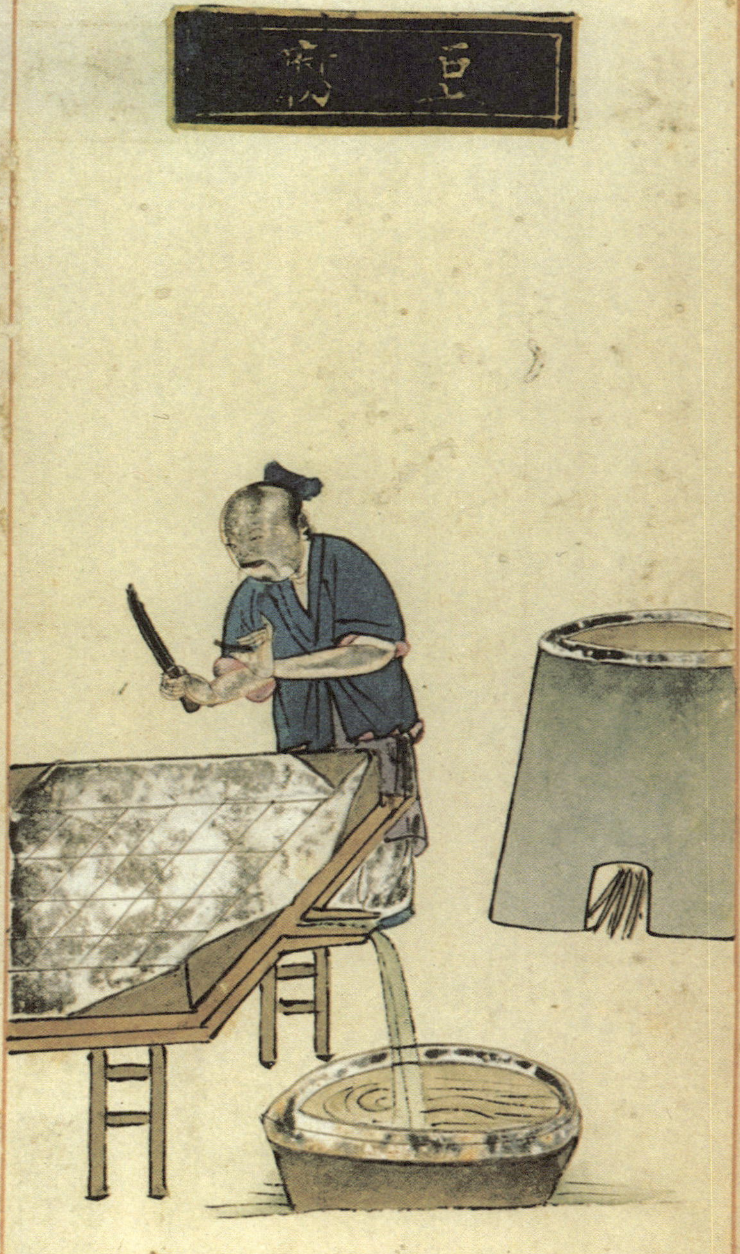

豆腐性冷而動氣一云有毒發腎氣頭風發瘡疥杏仁可解又蘿蔔同食亦解其毒

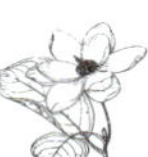

鹹豆豉

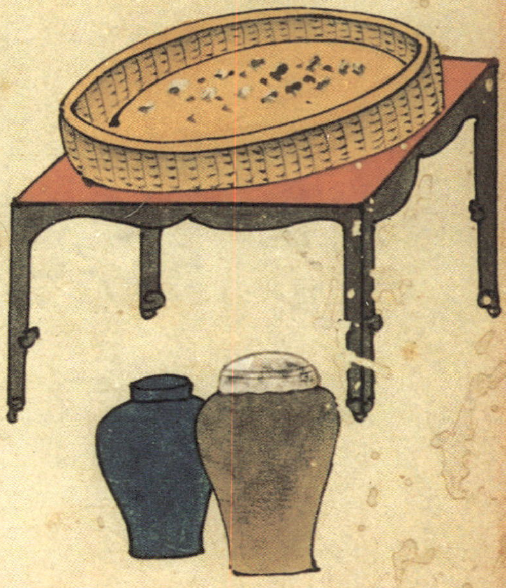

鹹豆豉味甘鹹無毒主解煩熱調中發散通關節香烈殺腥氣其法用黑豆酒醋浸蒸曝乾以香油和再蒸曝凡三遍量入塩并椒末乾生薑陳皮屑和藏食之

宜病人

蕈

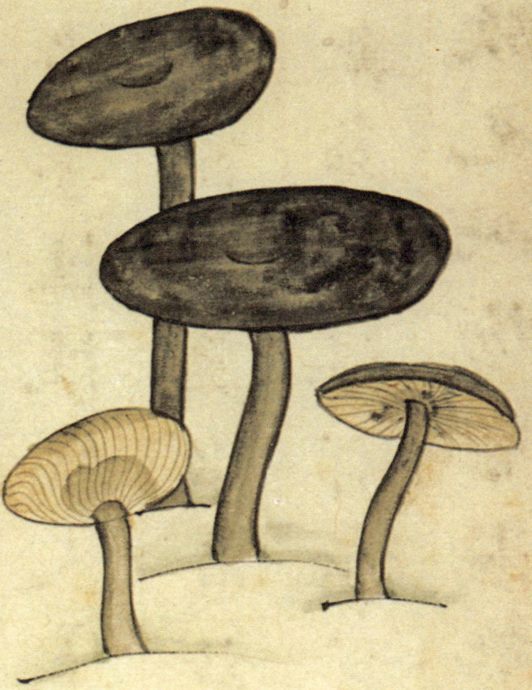

蕈地生者為菌木生者為檽江南人呼為蕈味鹹甘平微温小毒主心痛温中去蚘蟄毒蛔蟲寸白蟲諸蟲今世所通用

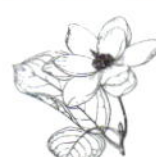

者一日菰子生於深山爛楓木上小於菌而薄黄黑色味甚香美者為香蕈最佳品有一種日雞腿蘑菰其他或生地或在樹地生者多毒往往殺人土人自能識凡夜有光者煮不熟者煮訖其湯照人無影欲爛無蟲者俱有毒夏秋者多毒以蛇蟲行故也此物皆濕熱化生之物煮之宜切以薑及投飯粒試之如

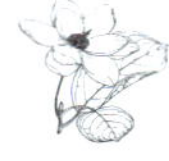

木耳

黑則有毒否則食之無害本草註謂九菌皆發五臟壅經絡動痔病昏多睡背膊四肢無力又多發冷氣大抵食之不甚益人也

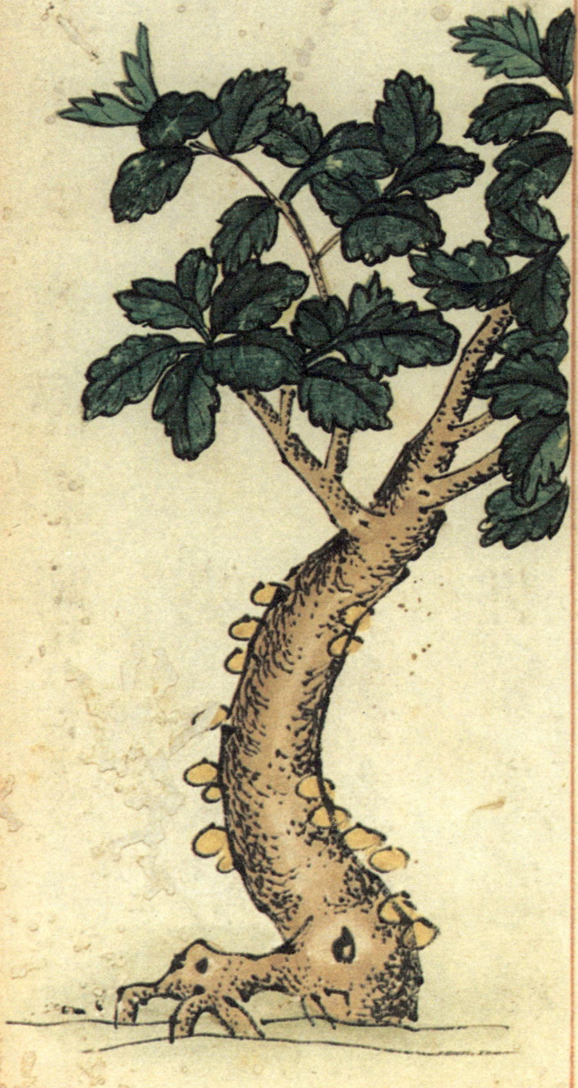

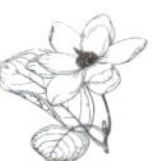

耳凡木上所生者曰木耳主益氣輕身強志一云平利五臟宣腸胃氣排毒壓丹石熱又主血衄不可多食桑槐上者佳餘動風氣發痼疾令肋下急損經絡令背膊悶楓木上者食之令人笑不止地漿解之一人患痔諸藥不効用木耳同它物煑羹食而愈極驗但它物今失記矣桑耳味甘有毒黑者主女子赤白

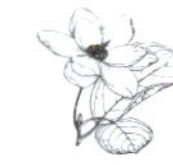

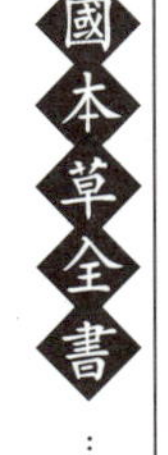

帶下癥瘕陰痛陰陽寒熱無子月水不調其黄熟白者止洩益氣金色者治癖飲積聚一云寒無毒主消渴又云甘辛又云温微毒止腸風瀉血婦人心腹痛治五痔柘木上者次於桑槐耳主五痔心痛女子陰中瘡痛又治風破血益刀楮耳人常食之并楡柳耳名具五耳而功用無所另著餘木俱有耳若木之氣

性本良者亦可食

蔞蒿

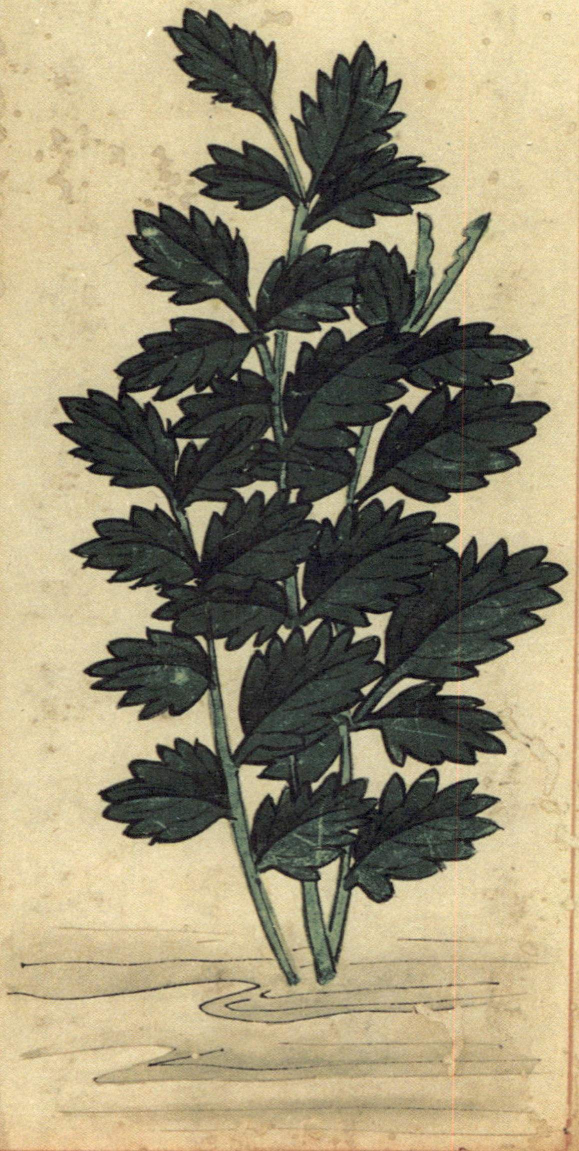

蔞蒿味甘辛生水澤中葉似艾青白色長數寸食之香脆而美葉可為茹一種莪蒿一美菜一種邪蒿作羹臛佳

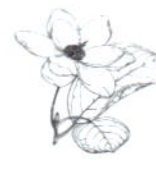

苦蕒

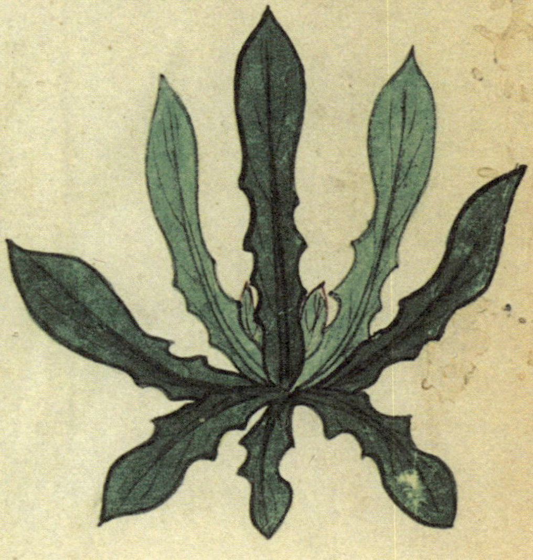

、菜味苦寒無毒主五臟邪氣厭穀胃痺腸澼渴熱中疾惡瘡久服安心益氣聰察少卧輕身耐老耐饑寒此菜生北地冷冬即彫生南地則冬夏常青月令所

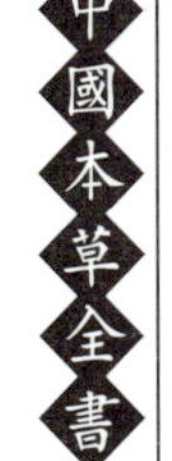

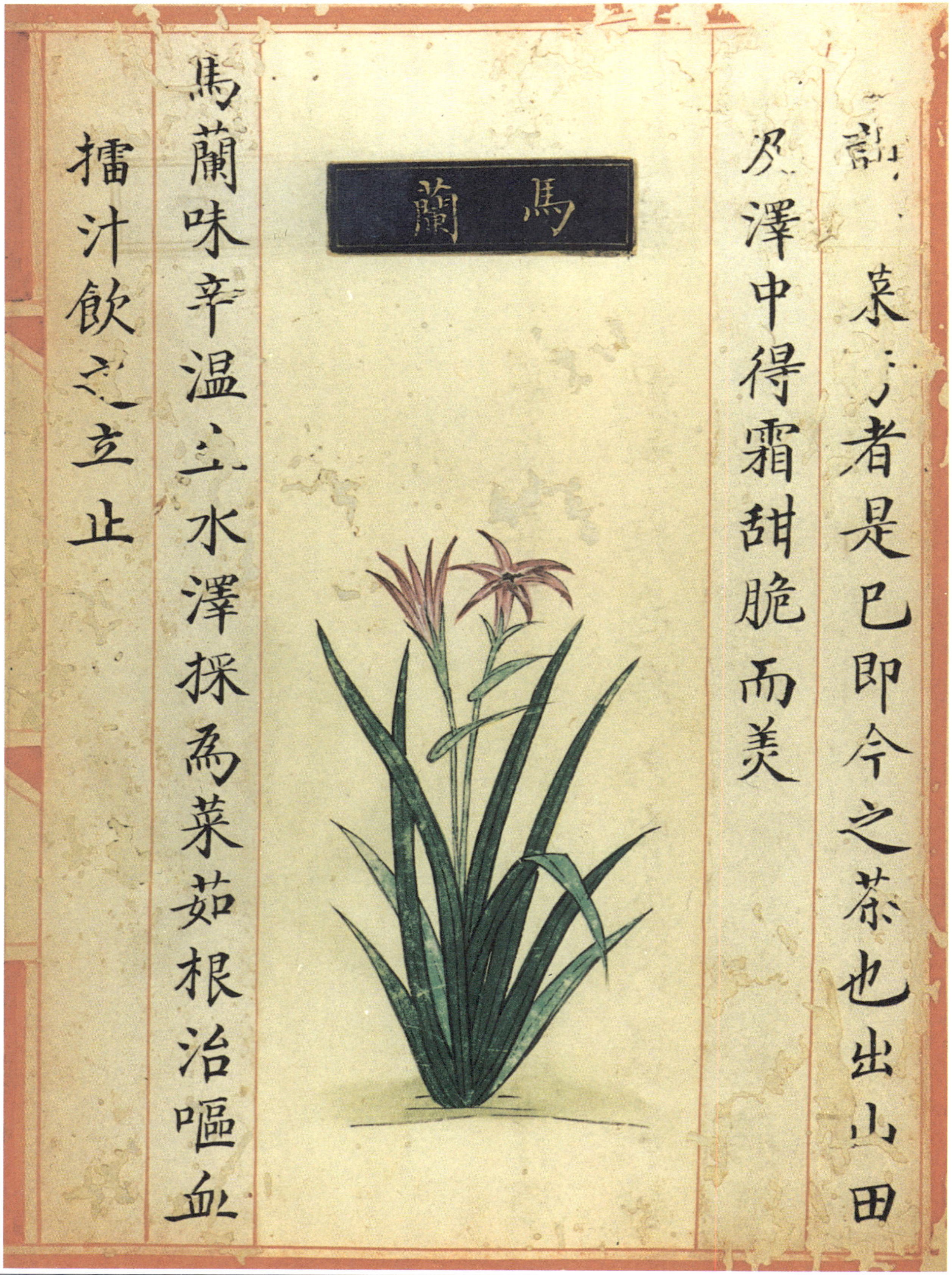

馬蘭

[illegible]菜[illegible]者是巳即今之茶也出山田及澤中得霜甜脆而美

馬蘭味辛溫生水澤採爲菜茹根治嘔血擂汁飲之立止

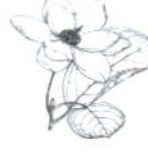

蘩蔞

蘩蔞味酸氣平無毒主積年惡瘡不愈有神效又主破血宜產婦口齒方燒灰或作末揩齒宣露治淋取滿兩手以水煮[illegible]之生田野中人取以作羹或生食

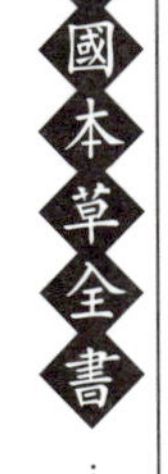

之〻莧食益人即鷄腸草也

蕺菜

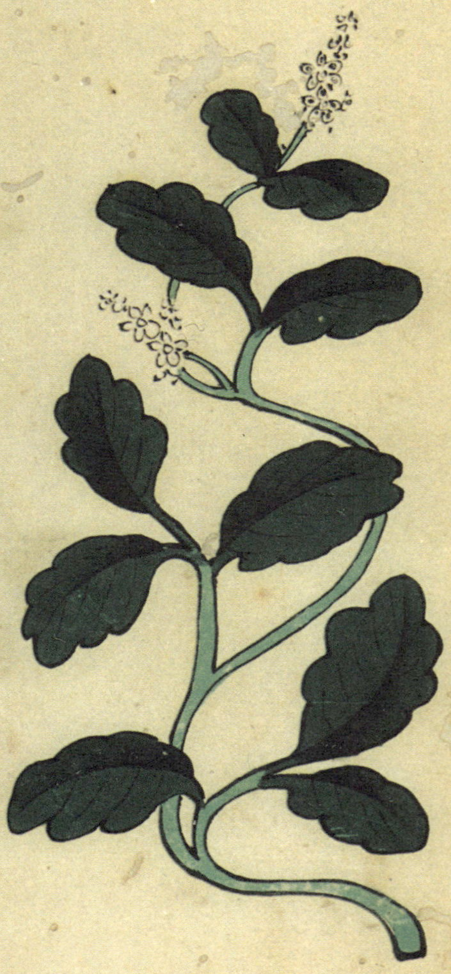

蕺菜味辛微温主蠷螋溺瘡多食令人氣喘

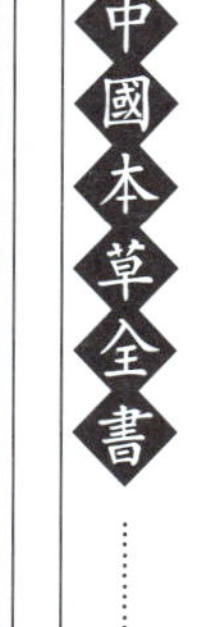

東風菜

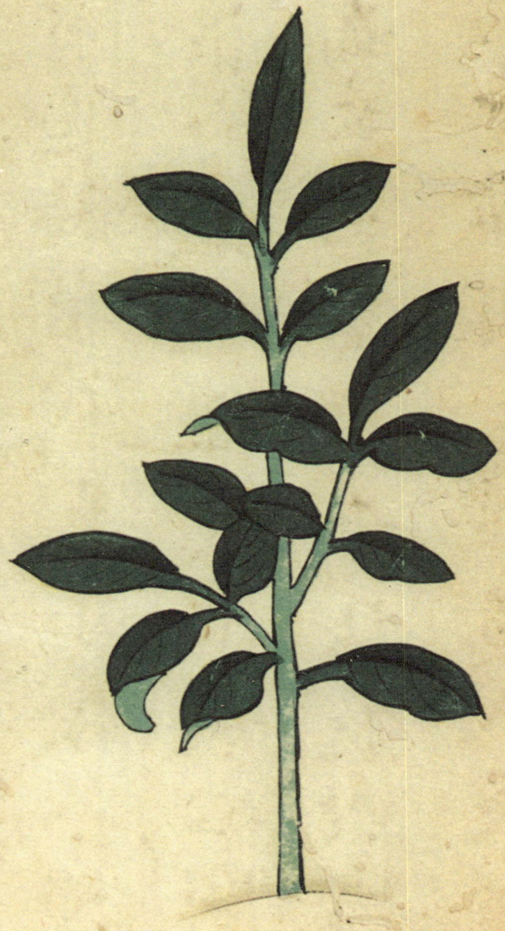

東風菜味甘寒無毒主風毒壅熱頭痛目眩肝熱眼赤入羮臛煑食甚美此菜生平澤莖高二三尺葉似杏葉而長極厚軟上有細毛先春而生故有東風之號

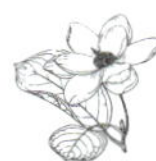

油菜

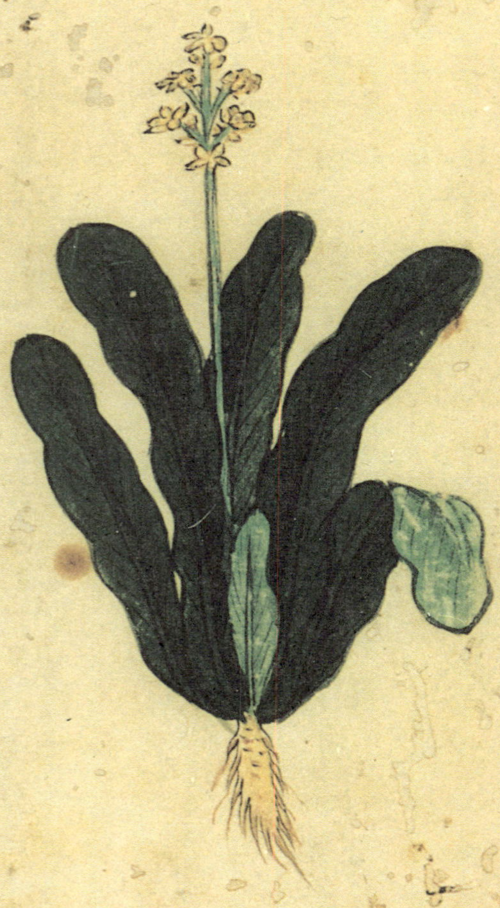

油菜味甘主滑胃通結氣利大小便冬種春長形色俱佀白菜根微紫抽嫩心開黄花長其薹為菜茹甚佳子枯取以榨油味如由王路黄耳一種黄瓜菜形

佀油菜、才少者野生平澤中取為羹

茹亦甚。美

藕絲菜

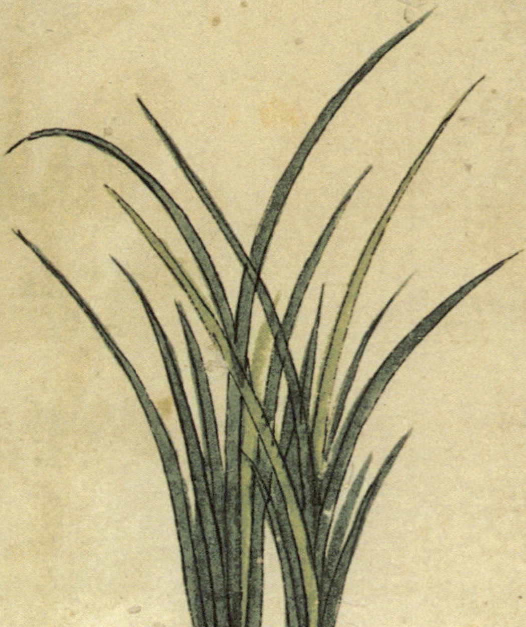

藕絲菜味甘寒解熱渴煩毒下瘀血即雞

子管也

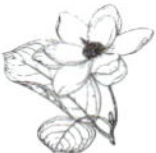

莫菜

莫菜味酢而滑生水浸濕地去皮膚風熱莖大如箸赤節一葉佀柳葉厚而長有毛刺可 羮淪生又可生食

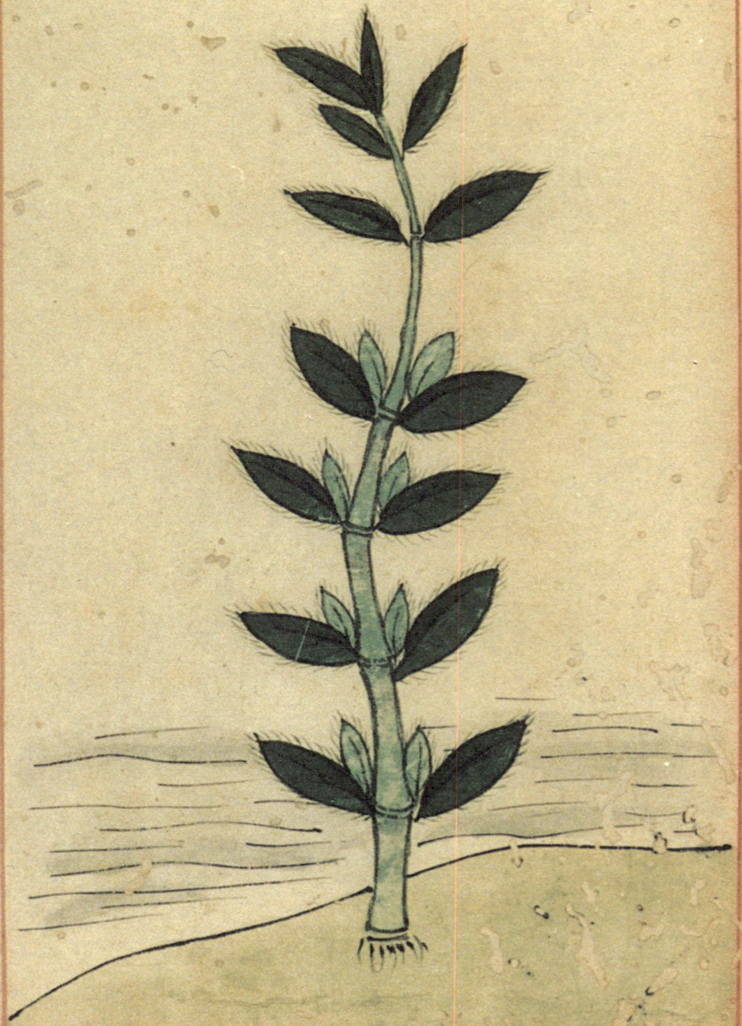

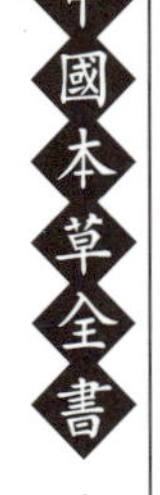

白花菜

白花菜味甘氣臭性寒生食苦淹以為葅動風氣下氣滯臟腑多食令人胃悶滿傷脾一種黃花菜同此類

蘋

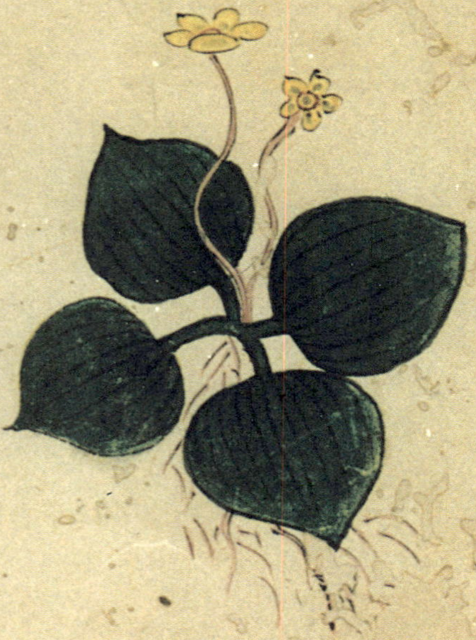

蘋味辛酸寒無毒主暴熱身痒下水氣勝酒長鬚髮止消渴下氣久服輕身季春始生可糝蒸為茹詩所謂采蘋采藻以供祭者是也昔楚昭王渡江獲蘋實如

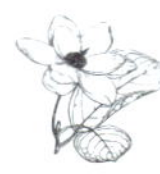

斗剖而食之甜如蜜即此但不可多得也蘋有三種

藻

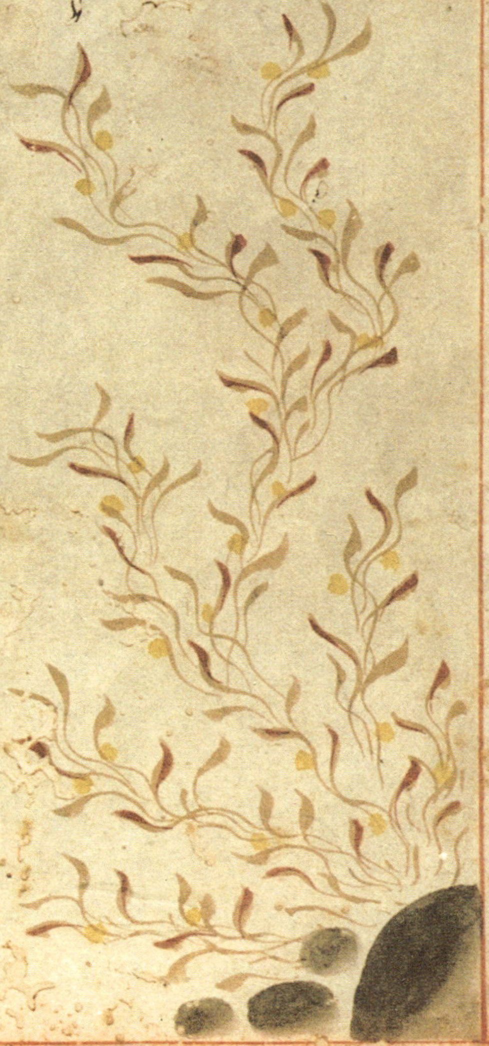

藻有二種皆可食熟挼去腥氣米麪糝蒸二為茹甚佳美饑年以充食一種海藻味

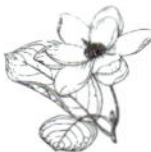

苦寒鹹無毒主癭瘤氣頸下核破氣癰腫癥瘕堅氣腹中上下鳴下十

水腫療皮間積聚暴㿗留氣熱結利小便一名海帶

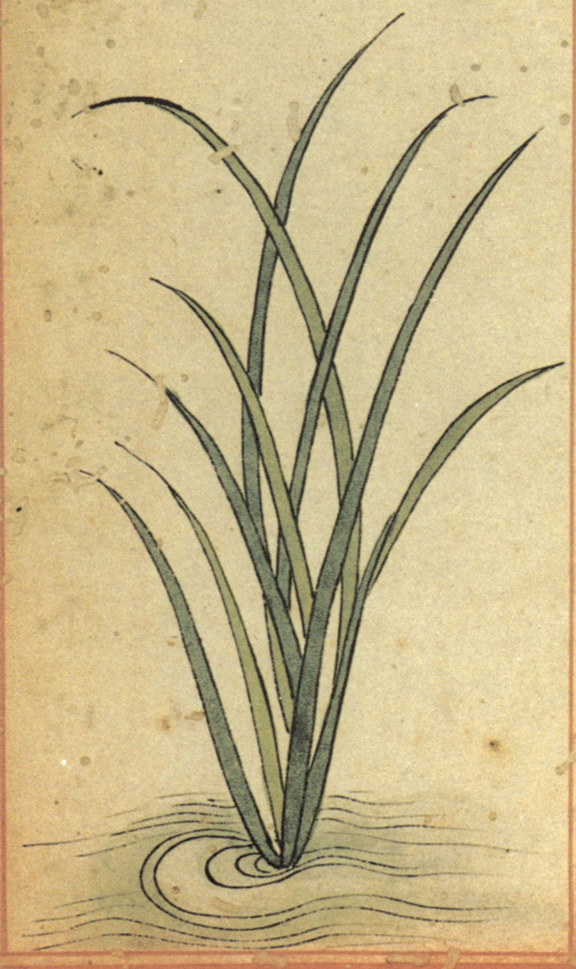

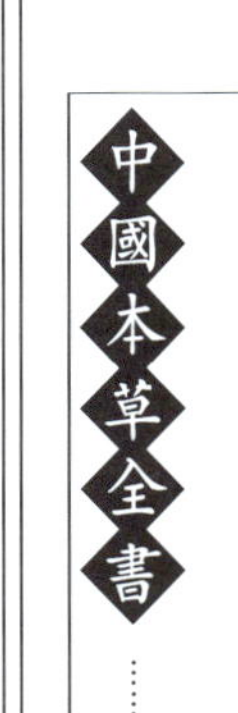

蒲蒻味甘微寒主消渴生噉之脆美詩云維筍及蒲是也

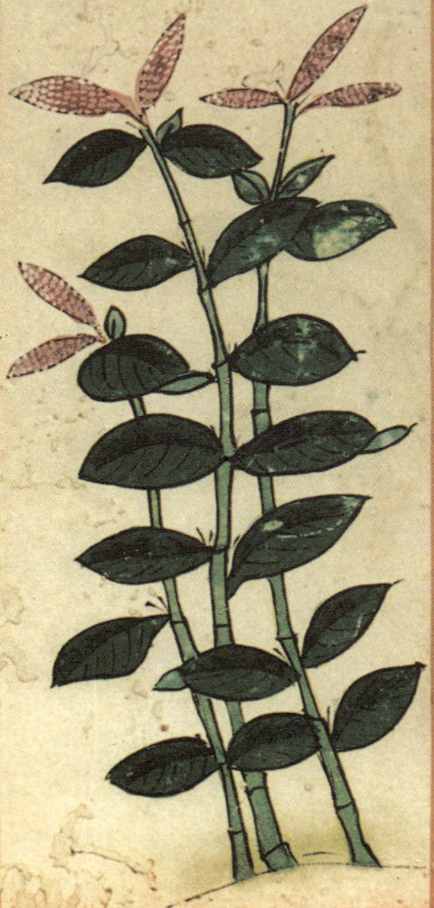

蓼味辛氣溫無毒主明目溫中耐風寒下水氣面目浮腫癰瘍瘰癧歸鼻除腎葉歸舌除大小腸氣利中霍亂轉

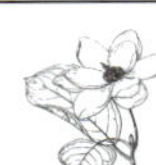

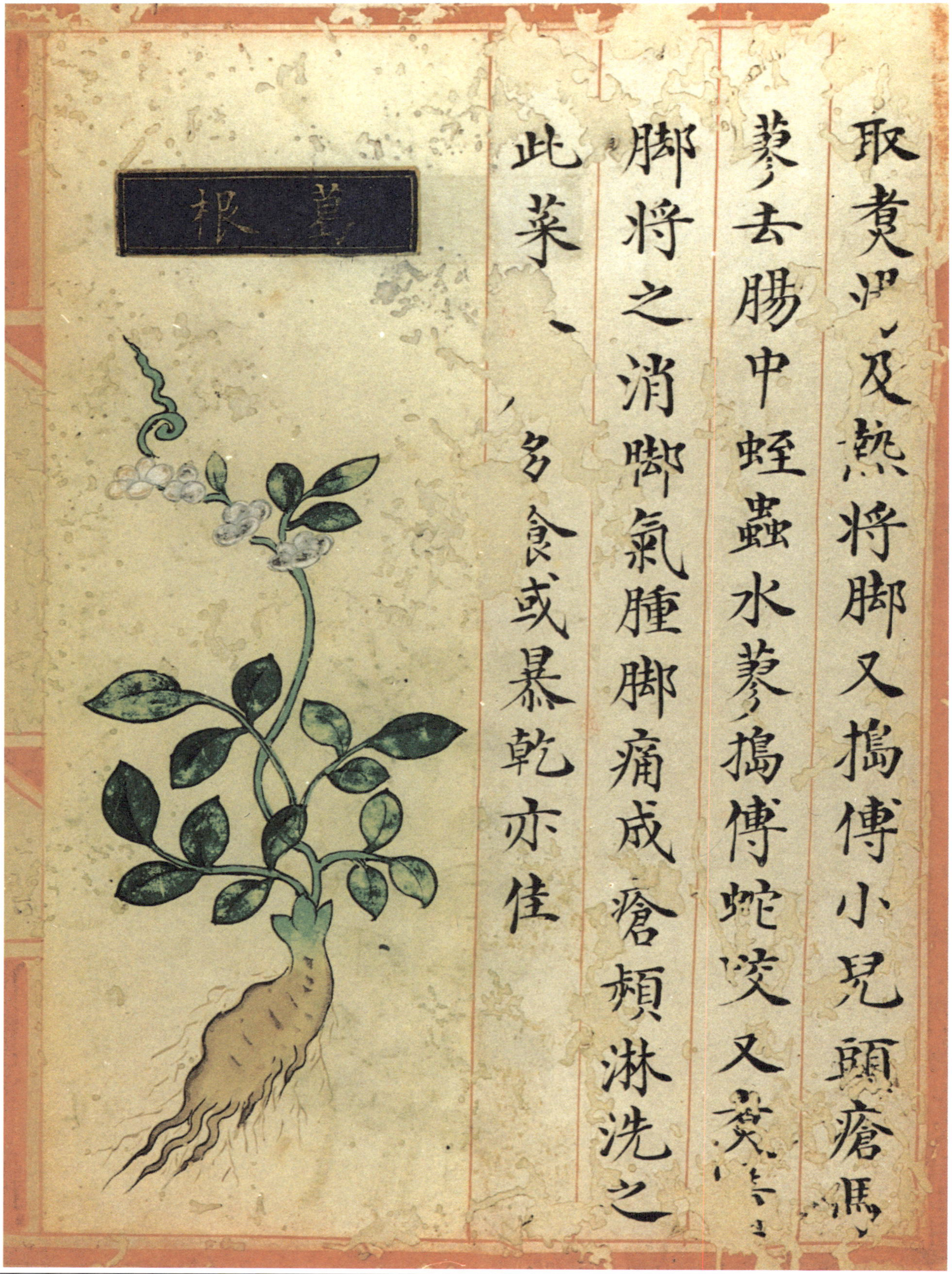

取煑汁及熱将脚又搗傅小兒頭瘡馬

蓼去腸中蛭蟲水蓼搗傅蛇咬又煑汁

脚将之消脚氣腫脚痛成瘡頻淋洗之

此菜

多食或暴乾亦佳

葛根

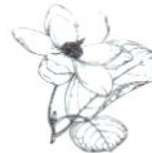

葛根味甘寒無毒主癰腫惡瘡冬月取生者以水中揉出粉成釵煎沸湯擘塊下湯中良久色如膠其體甚韌以蜜湯中[illegible]食[illegible]用薑[illegible][illegible]佳治中熱酒渴病多食利[illegible][illegible]亦自使人利切以茶食亦甘美又生者煨熟極補人

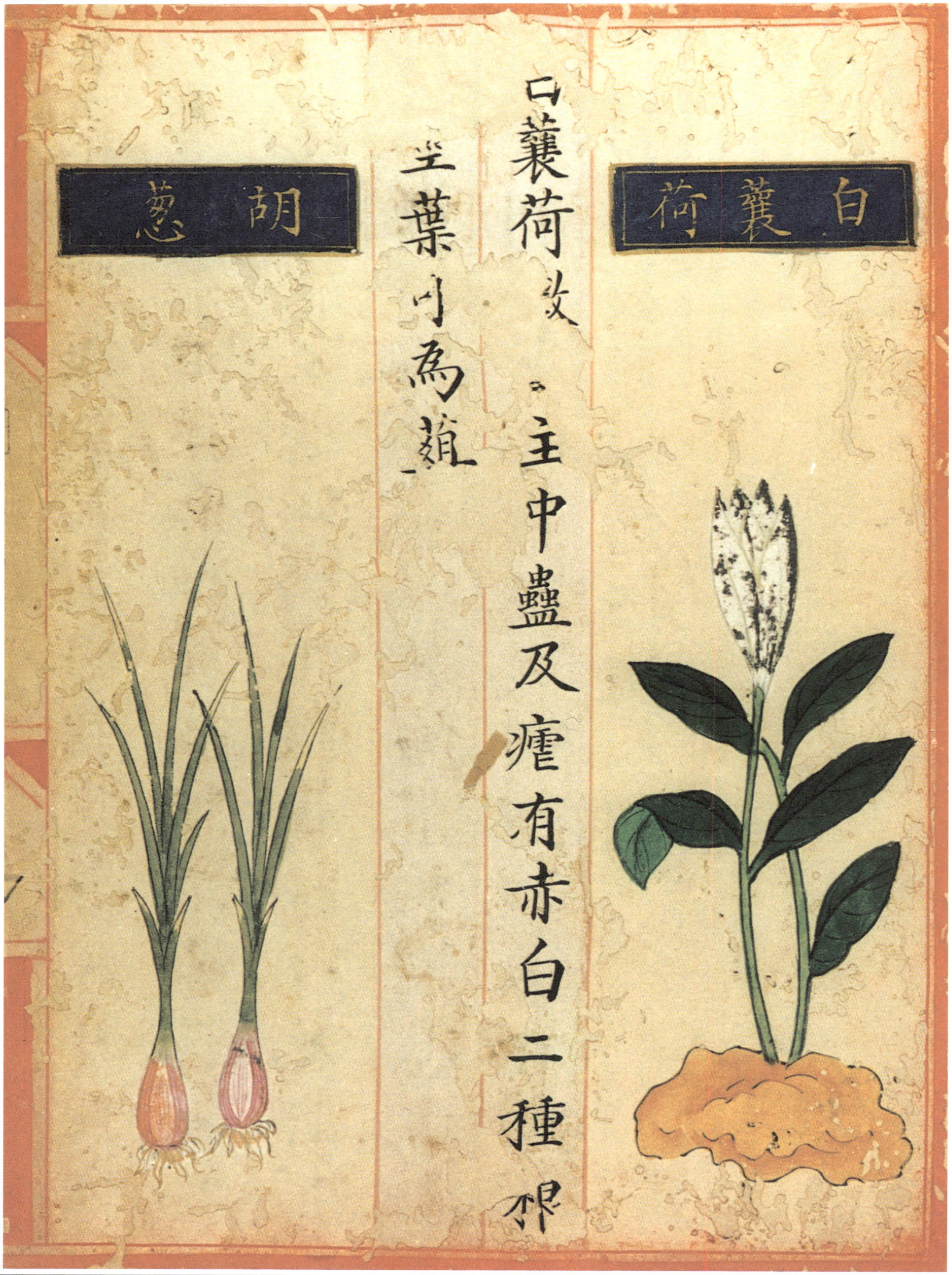

白蘘荷

胡葱

白蘘荷汝 主中蠱及瘧有赤白二種很

莖葉可為葅

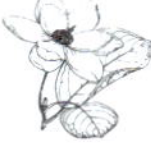

胡葱味辛温平消穀下氣殺蟲久食傷神損性令人多忘損目明尤發痼疾患胡臭人不可食令轉甚

鹿葱

鹿葱味苦涼無毒根治沙淋下水氣主酒

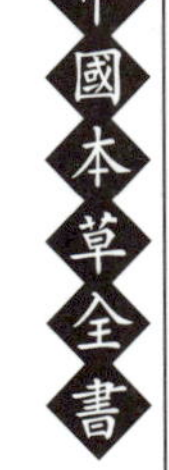

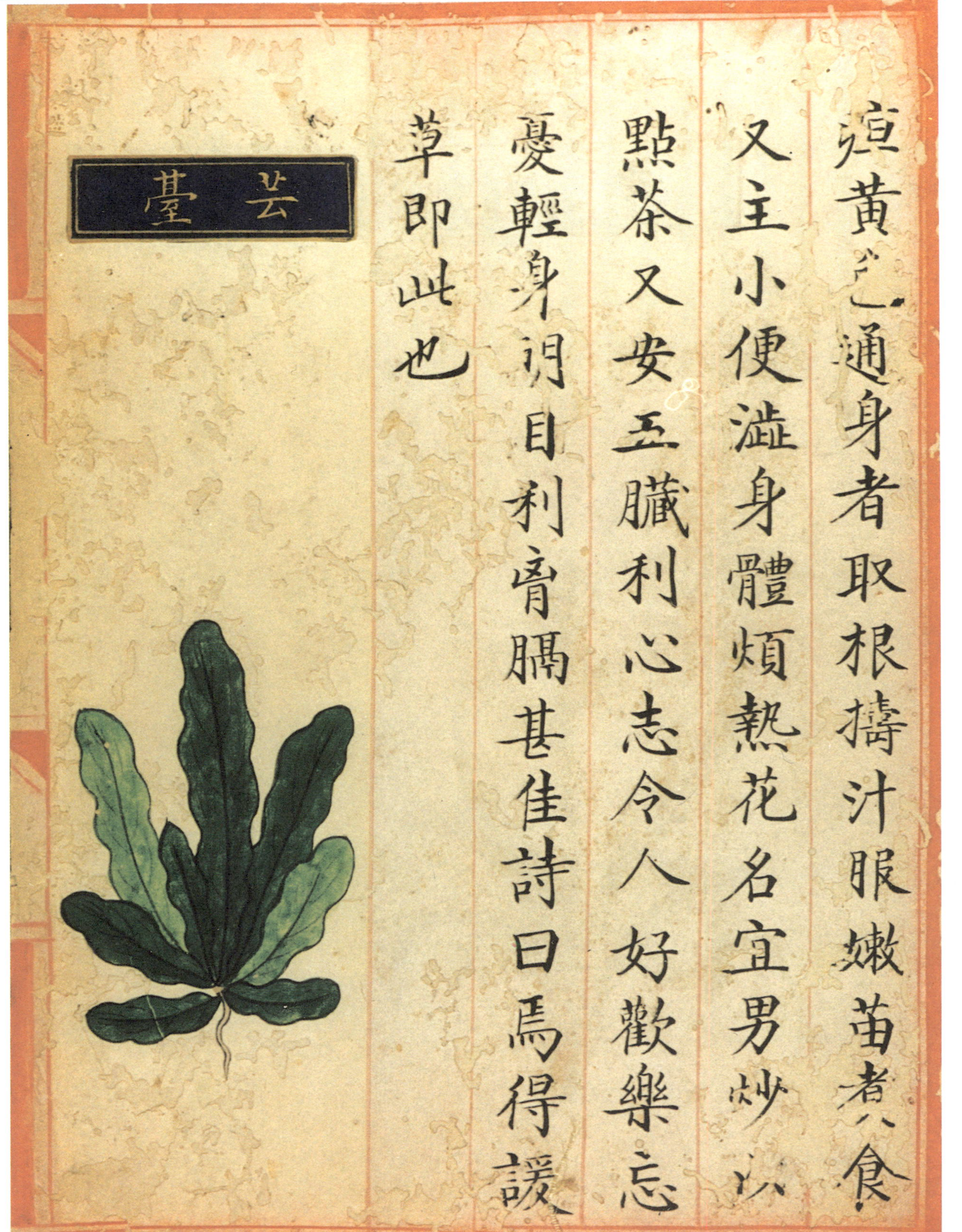
芸臺

疸黄之通身者取根擣汁服嫩苗煮食又主小便澁身體煩熱花名宜男妙以點茶又安五臟利心志令人好歡樂忘憂輕身明目利胷膈甚佳詩曰焉得諼草即此也

芸薹味辛温無毒主風游丹[illegible]癰煑食

主腰脚痺戾癥瘕結血多食損陽不發

瘡口齒痛又生腹中諸蟲

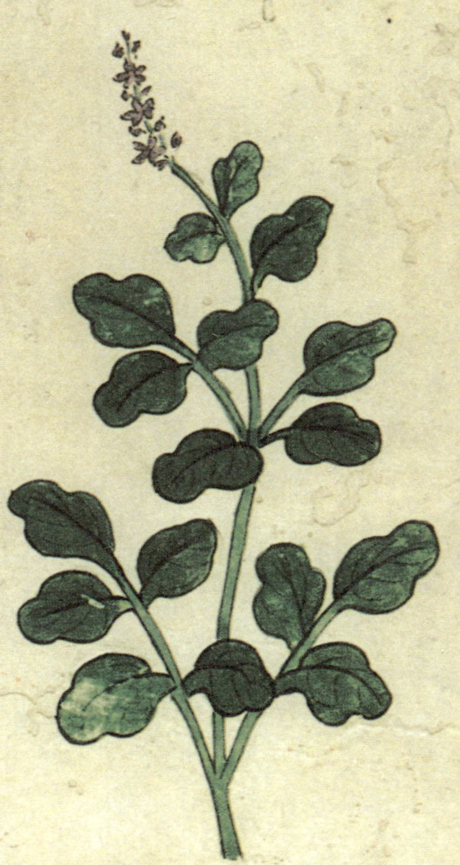

堇菜

堇菜味甘寒無毒主蛇蝎毒及癰腫[illegible]菜

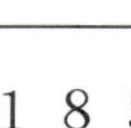

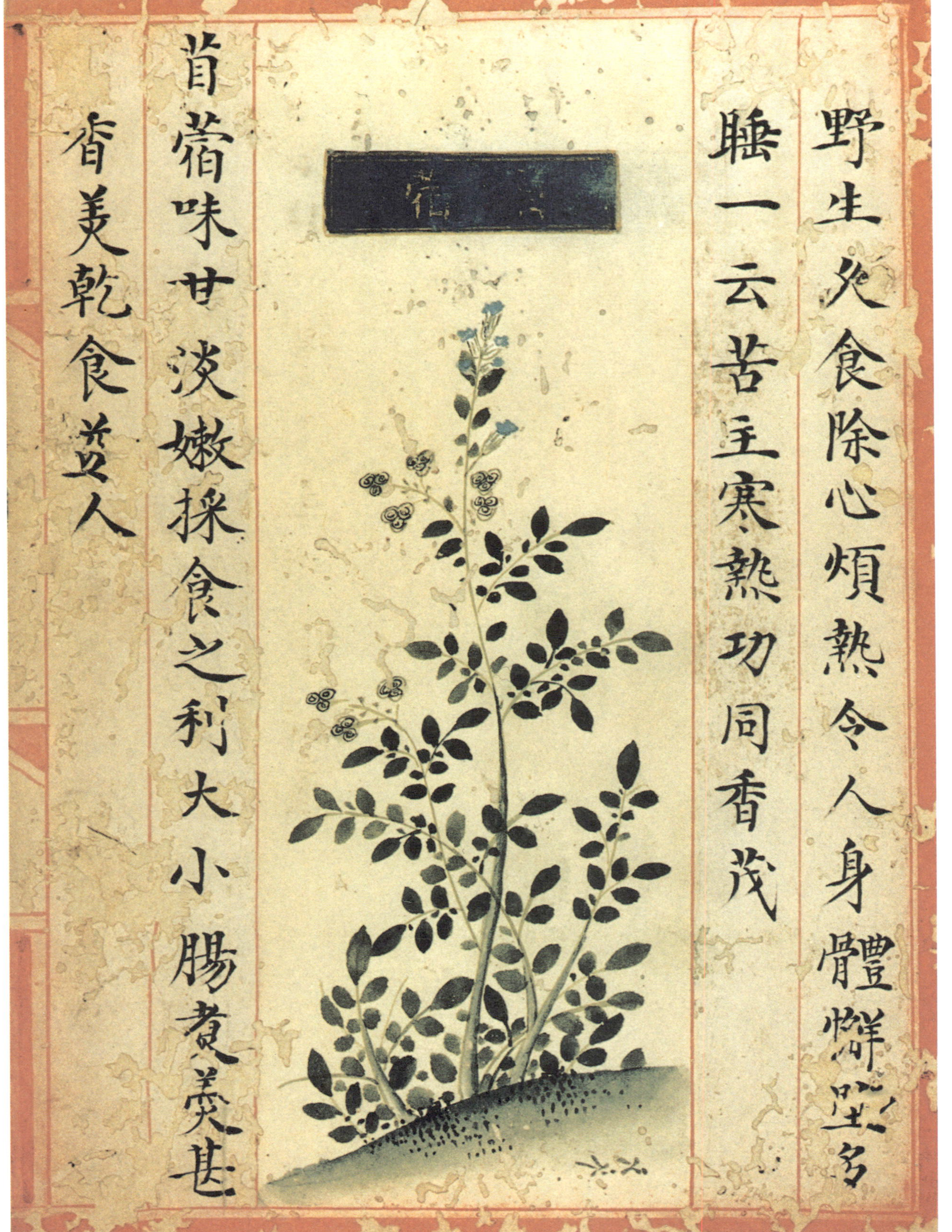
苜蓿
野生久食除心煩熱令人身體[illegible]堅名
腄一云苦主寒熱功同香茂
苜蓿味甘淡嫩採食之利大小腸煑羹甚
香美乾食益人

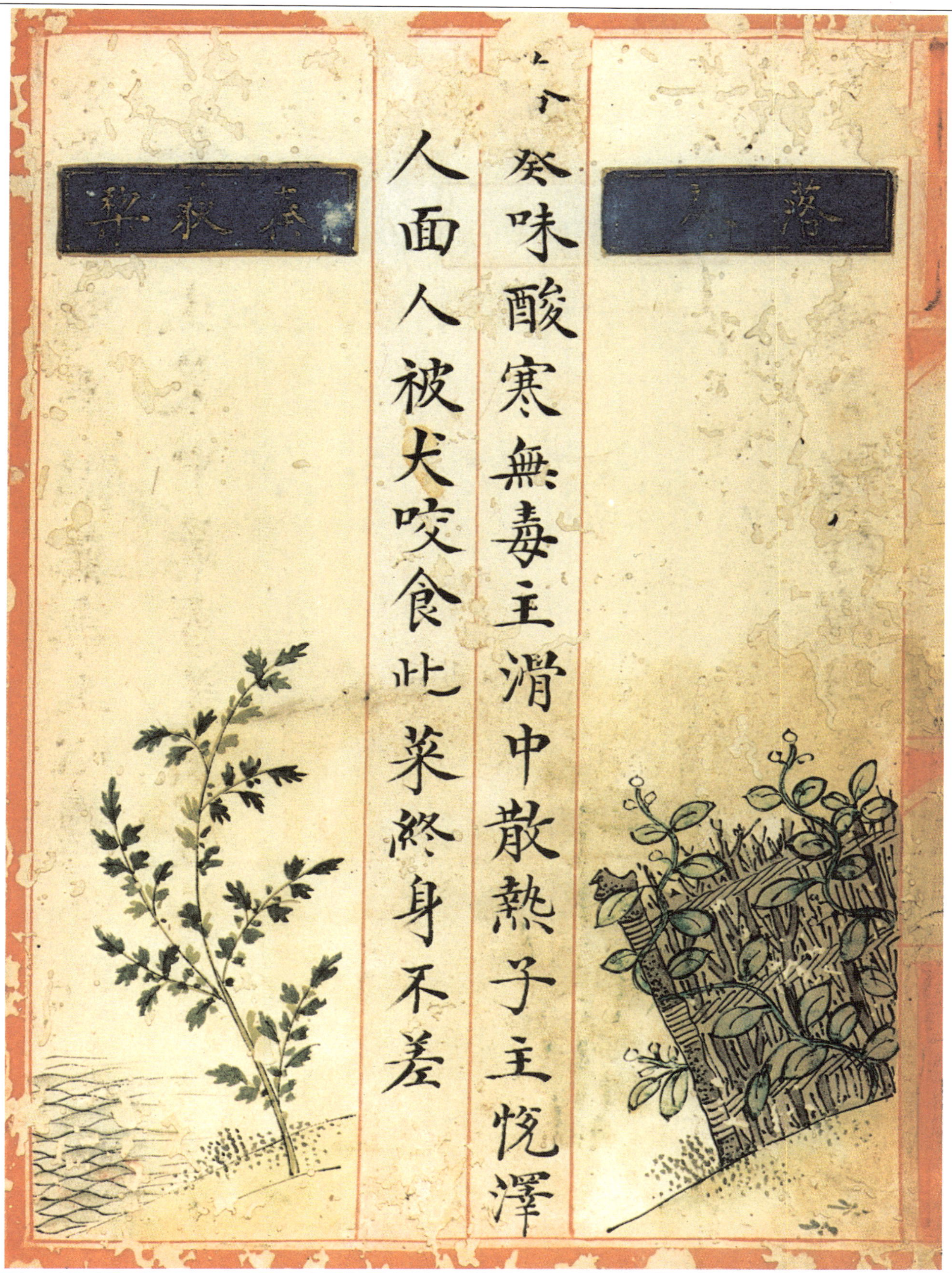

落[illegible]

葵味酸寒無毒主滑中散熱子主悅澤人面人被犬咬食此菜終身不差

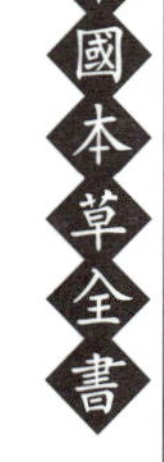

秦荻梨味辛温無毒主心腹冷脹下氣消

食於生菜中最香美甚破氣又名五辛

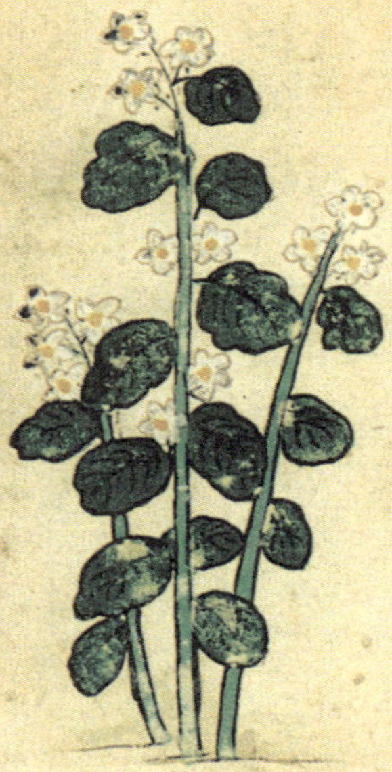

平補骨體利臟腑并關節通經絡中

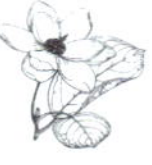

氣明目耳健人少睡益心力壯筋骨
黄蒸煑作菹食去心結伏氣

翹搖菜味辛平無毒主破血止血生肌肉
生菜食之又主五種黄病煑熟甚益人

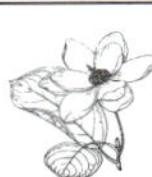

和五臟明耳目去熱風令人輕健長食不厭此菜生平澤紫花蔓生如勞豆是也

荏菜

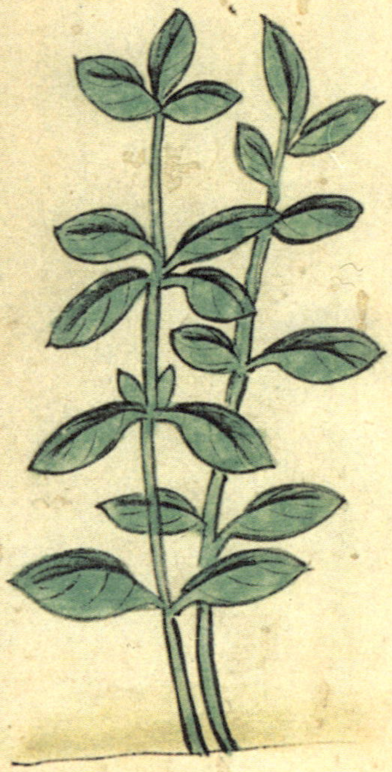

菜味辛溫無毒主調中去臭氣子主欬

逐下氣温中補體可以榨油生食止渴
潤肺

羅勒

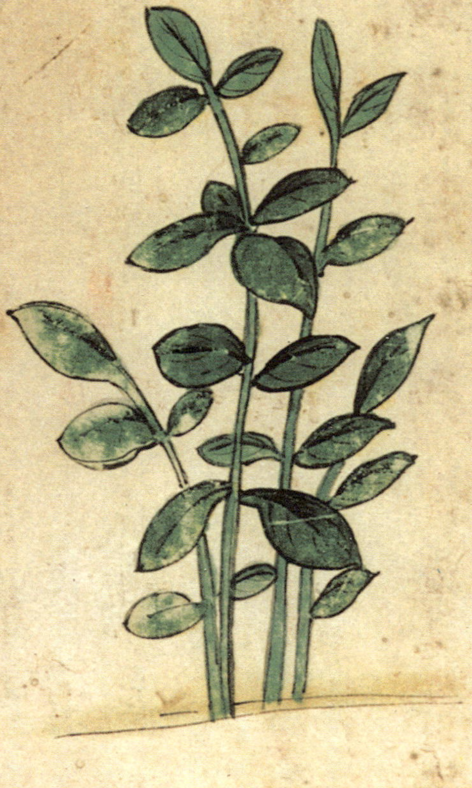

羅勒菜味辛温微毒調中消食去惡氣消

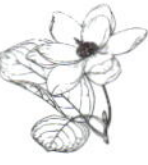

水氣宜生食多食壅關節澁榮衛令血脉不行動風發脚氣療齒根爛瘡為灰用甚良子主目醫風赤眵淚根主小兒黄爛瘡燒灰傅之北人呼為蘭香是也

右諸菜皆地產陰物所以養陰固宜食之丹溪云司疎泄者菜也謂之蔬有疏通之義焉食之則腸胃宣暢而無壅滯之患儒先曰人若咬得菜根

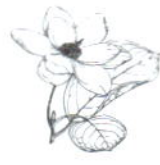

斷則百事可做故食菜既足以養身
又有以養德也

食物本草卷一

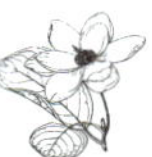

食物本草卷二

果類

藕

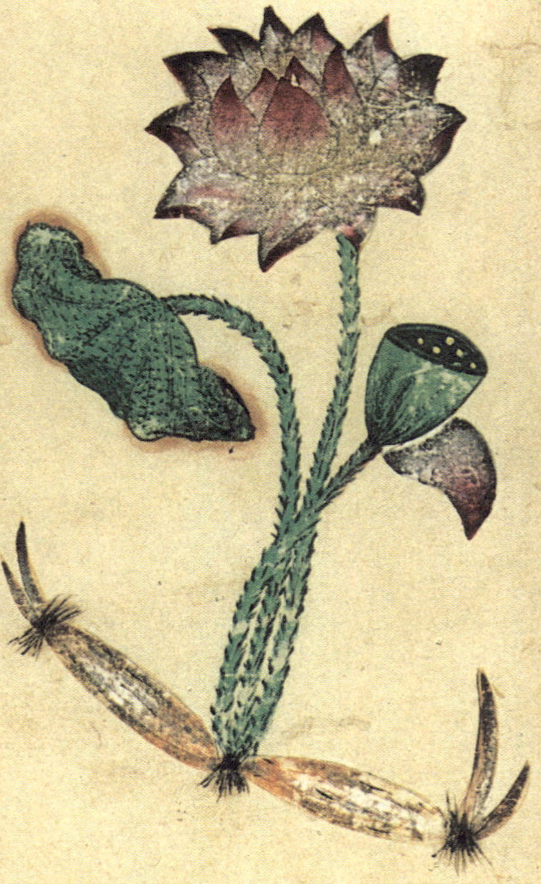

藕味甘平寒無毒主熱渴煩悶産後血悶散血生肌止洩鮮酒毒開胃止怒久食

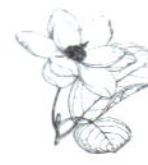

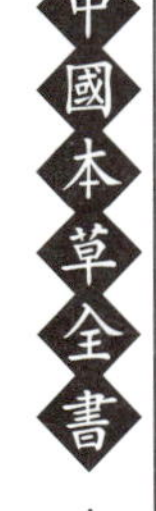

心歡產後忌生冷惟藕不忌以其破血也蒸煮熟則開胃甚補五臟實下焦與蜜同食令腹臟肥不生蟲白蓮者尤佳

蓮子

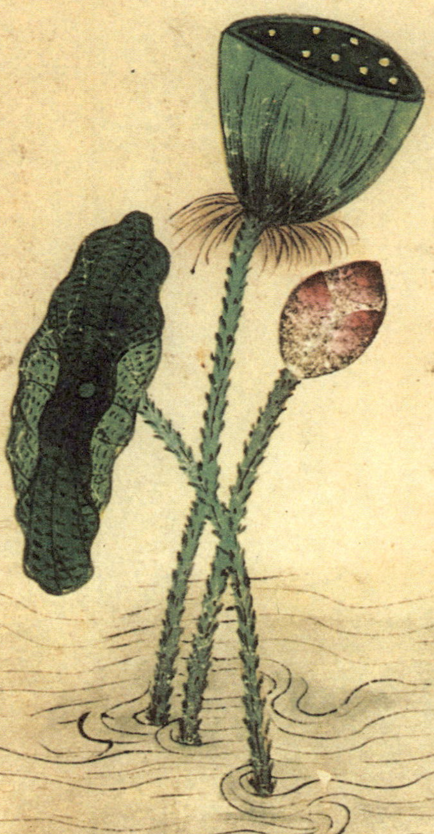

蓮子味甘平寒無毒補中安心神養氣力

益經脉除百病止渴止痢治腰痛洩精
久服輕身耐老延年不饑多食令人喜
生者動氣脹人熟者良並宜去心葉及
房皆破血胎衣不下酒煑服之葉蒂味
苦主安胎去惡血留好血血痢煑服之
花忌地黃蒜鎮心輕身益色駐顏

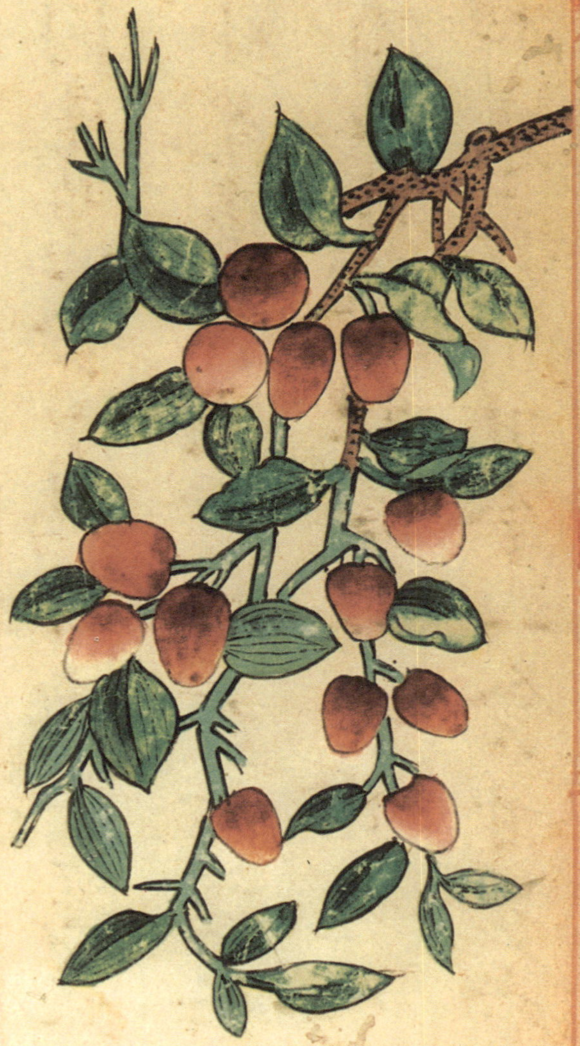

棗生者味甘平無毒多食令人寒熱腹脹滑腸難化羸瘦人尤不可食熟者味甘温無毒主心腹邪氣安中補虚益氣養脾助十二經平胃氣通九竅潤心肺止

嗽補少氣少津液身中不足大驚四肢
重和百藥久服輕身延年一云多食動
風動嗽三年陳者核中仁主腹痛惡氣
棗類甚多大抵以青州所出者肉厚爲
最不可同生葱食中滿者與牙痛者俱
不可食小兒多食生疳損齒丹溪云棗
屬土而有火味甘性緩經云甘先入脾
又謂補脾未嘗用甘今人食甘多者惟

脾受病小兒若患秋痢與蟲食之良

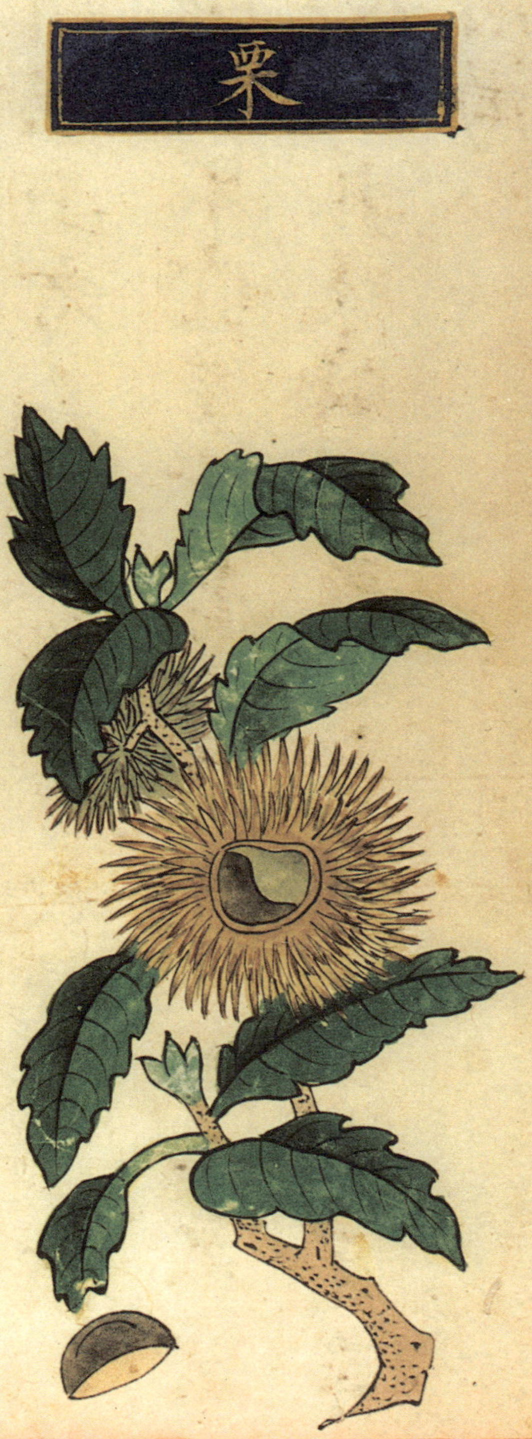

栗

栗味鹹氣溫無毒主益氣厚腸胃補腎氣腰脚無力破痃癖治血大效生則發氣熟則滯氣或日暴乾或灰火中煨令汗

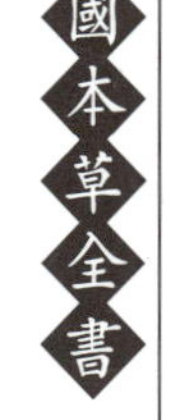

出或以潤砂藏之或袋盛當風懸之並令去其木氣食之良此乃果中最有一子名栗楔尤好治血更效宣州及北地所産小者為勝餘雖有數種實一類也小兒不宜多食難化患風水病者不宜食以其味鹹也戒之㱿煑汁飲之反胃消渴

葡萄

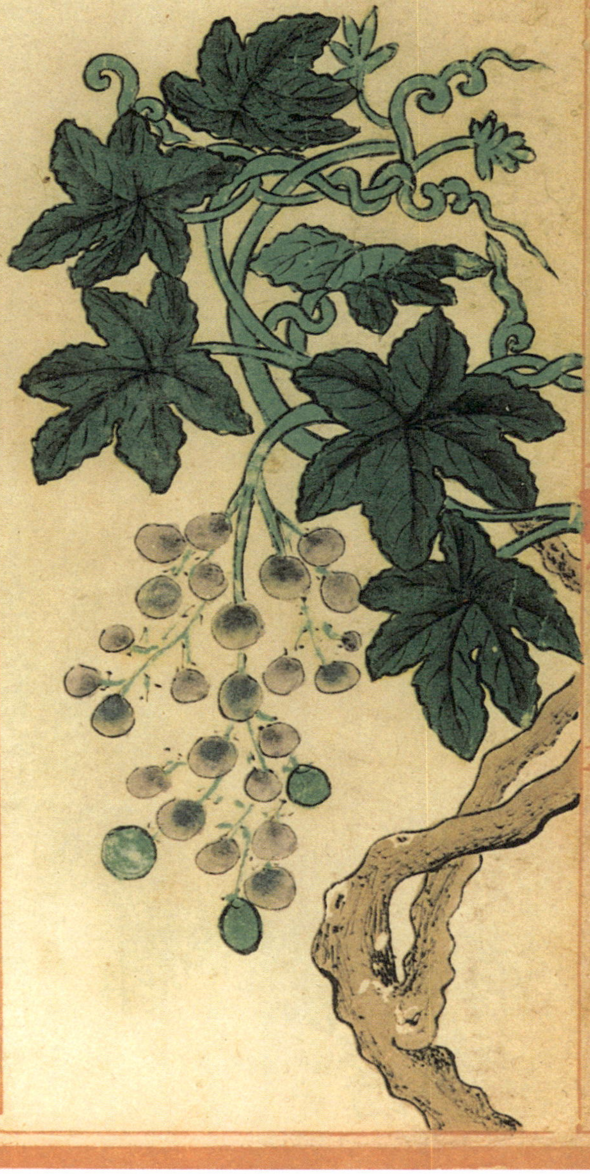

葡萄味甘平無毒主筋骨濕痺益氣力令人肥健耐寒利小便瘡疹不發取其子汁釀酒甚美不可多食其形色非一類大抵功用有優劣也丹溪云葡萄能下

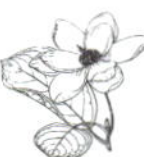

走滲道西北人稟厚食之無恙東南人食多則病熱矣

柿

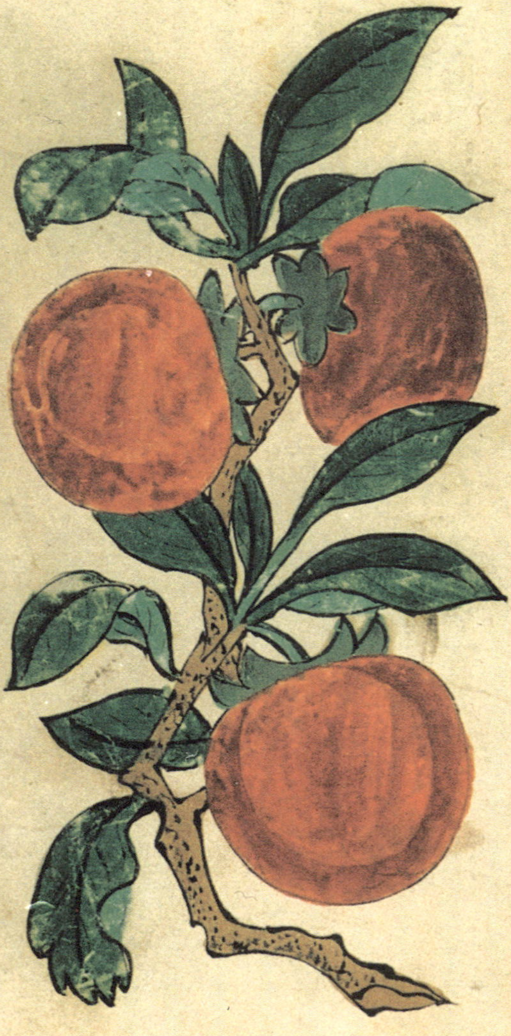

柿味甘氣寒無毒屬陰主通耳鼻氣補勞潤心肺止渴澁腸療肺痿心熱咳消痰

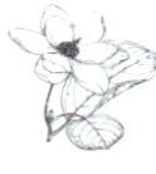

開胃治吐血烏柿火薰捻作餅者温止痢及潤聲喉殺蟲乾柿日暴乾者微冷厚腸胃澁中健脾潤聲喉殺蟲多食去面皯及腹中宿血酥蜜煎食益脾若風中自乾者亦動風黄柿將熟未熟者為黄柿和米粉蒸作糕小兒食之止痢紅柿樹上紅熟者冷解酒毒一云非也止口渴厭胃熱飲酒食之心痛直至死且

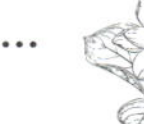

易醉醂柹水養者入盐有毒澁下焦健脾胃消宿血朱柹小而紅圓可愛者甚甘美牛妳柹小而似牛妳者至冷不可多食今人火乾者名柹花貨之四方多用以喂小兒止瀉痢益脾胃盖亦經火焙性不冷矣攬柹即綠柹惟堪生噉性冷更甚去胃熱厭丹石藥利水鮮酒毒久食令人寒中丹溪云柹屬金而有土

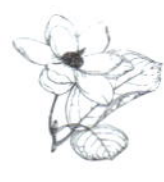

為陰而有收之意止血治嗽亦可為助
同蟹食即腹痛大瀉

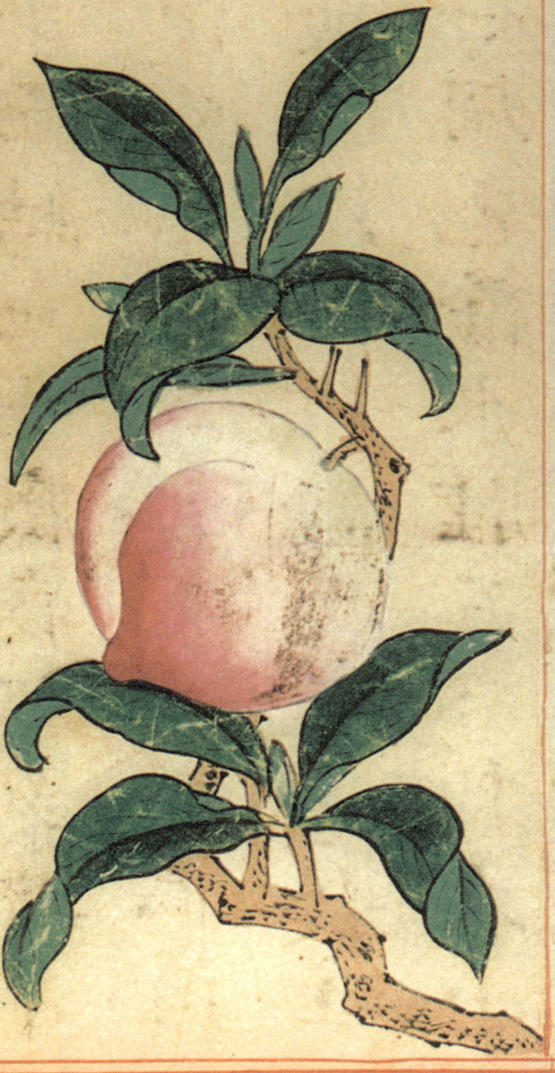

桃

桃味甘酸熱微毒益色辟邪發丹石毒多
食令人忌食又不可與鱉同食食之浴

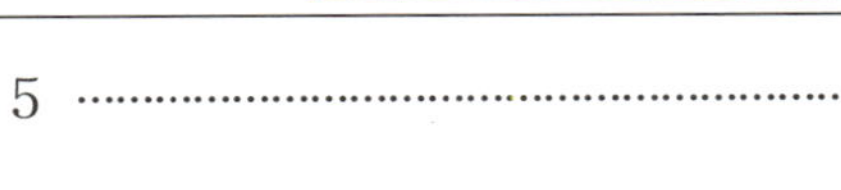
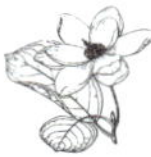

水成淋病其類甚多仁味苦甘氣平苦重於甘陰中陽也無毒入手足厥陰經主瘀血血閉血結血燥癥瘕邪氣殺小蟲通潤大便除卒暴擊血通月水止痛苦以破滯血甘以生新血花味苦殺疰惡鬼令人好顏色除水腫石淋利大小便殺三蟲酒浸服之除百病桃梟即桃實著樹不落實中者正月採之吐血諸

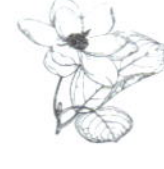

藥不效取此燒灰存性米湯調服立愈
桃蟲殺鬼邪惡不祥葉味苦主除尸蟲
出瘡中蟲桃膠下石淋破血鍊之保中
不飢輕身忍風寒莖與皮味苦辛除邪
鬼中惡腹痛去胃中熱蓋桃乃五木之
精仙木也少則華盛實甘且大蟠桃之
說有自来矣

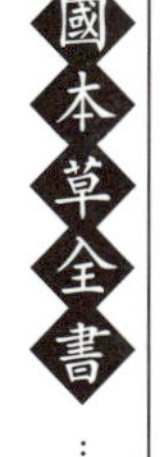

杏

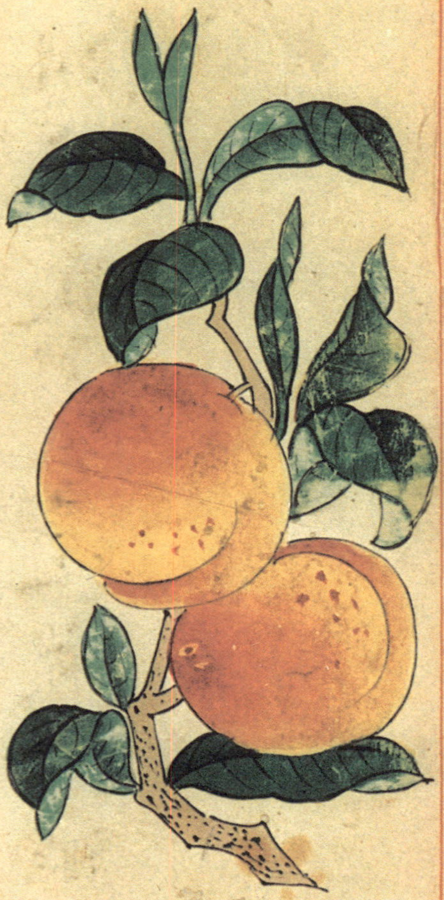

杏味甘酸熱有毒多食傷筋骨傷神盲目
小兒尤不可食致瘍癰及上膈熱仁味
甘苦氣温有小毒入手太陰經主欬逆
上氣雷鳴喉痺下氣定喘潤心肺散肺
經風寒咳嗽消心下急滿痛散結潤燥

石榴

産乳金瘡寒心奔豚等疾丹溪云性熱因寒者可用東垣云杏仁下喘治氣也桃仁療狂治血也俱治大便燥但有血氣之分耳花味苦主補不足女子傷中寒熱痺厥逆

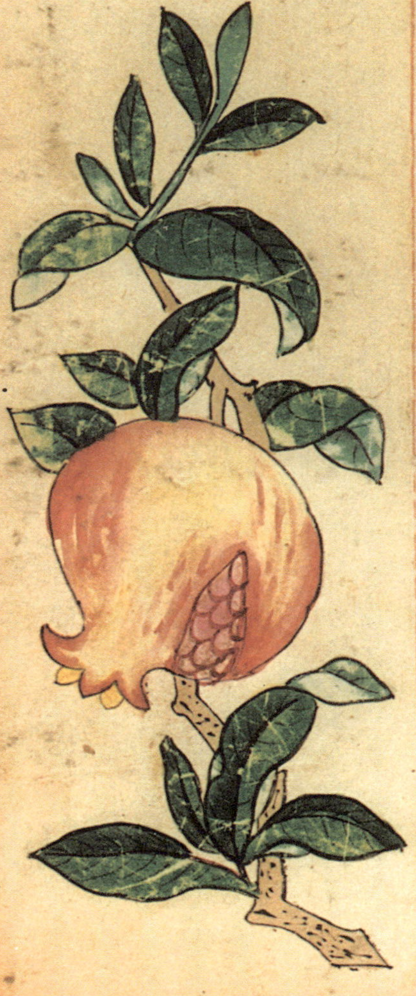

石榴味甘酸無毒主療咽燥渴多食損人肺齒令黑酸者止痢澁腸漏精甜者理乳壓丹石毒有子白而大者名水精榴味甘美丹溪曰榴者留也味酸性滯戀膈成痰東行根療蚘蟲寸白花百葉者主心熱吐血及衄血乾之作末吹鼻中立差金瘡刀斧傷破流血和石灰搗末傅上即愈

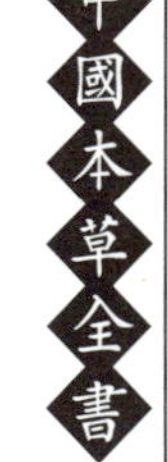
中國本草全書

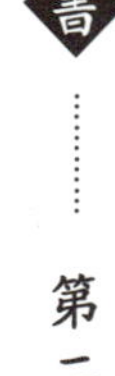
第二七卷

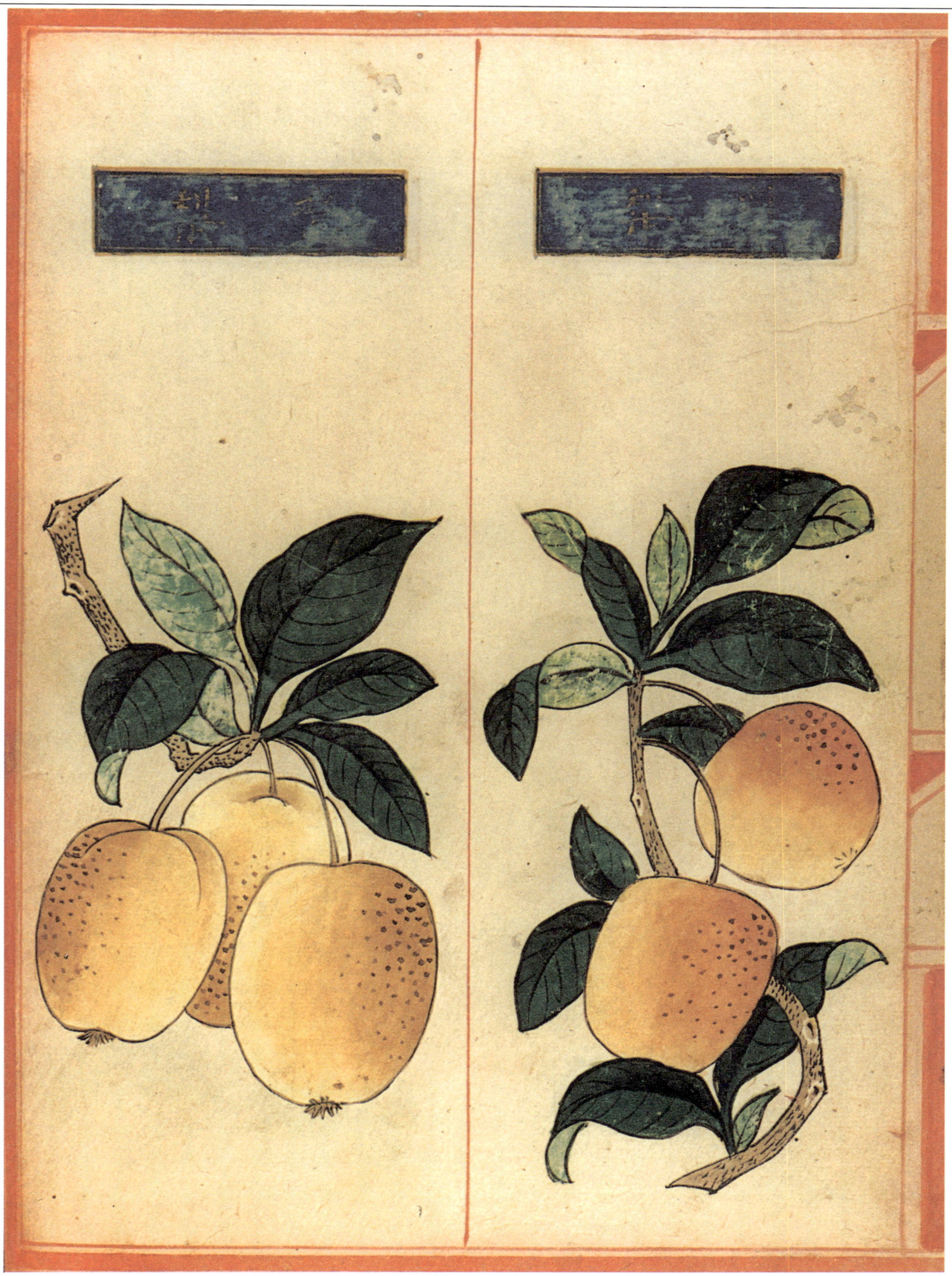

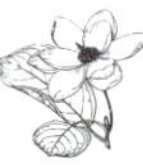

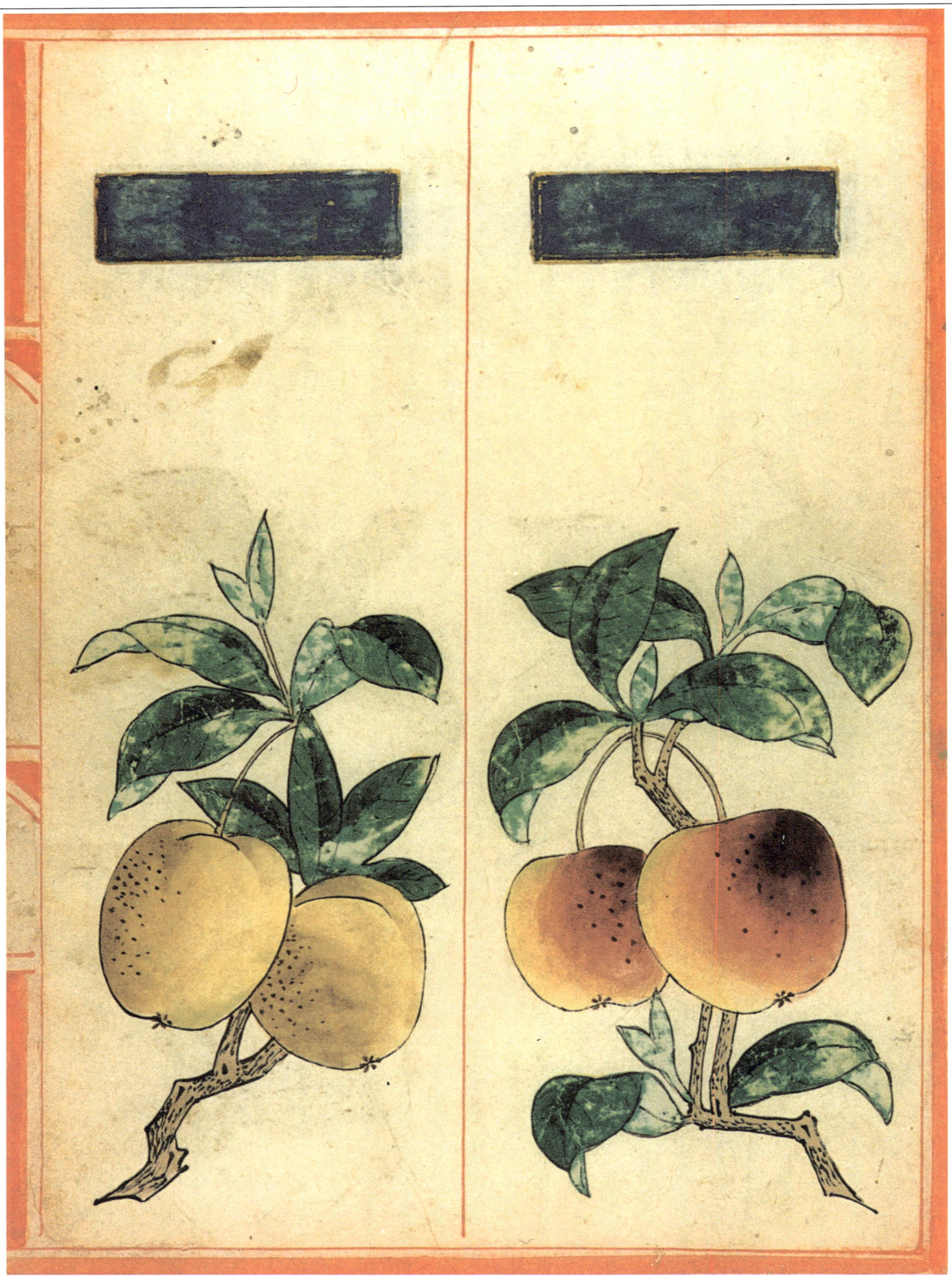

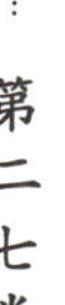

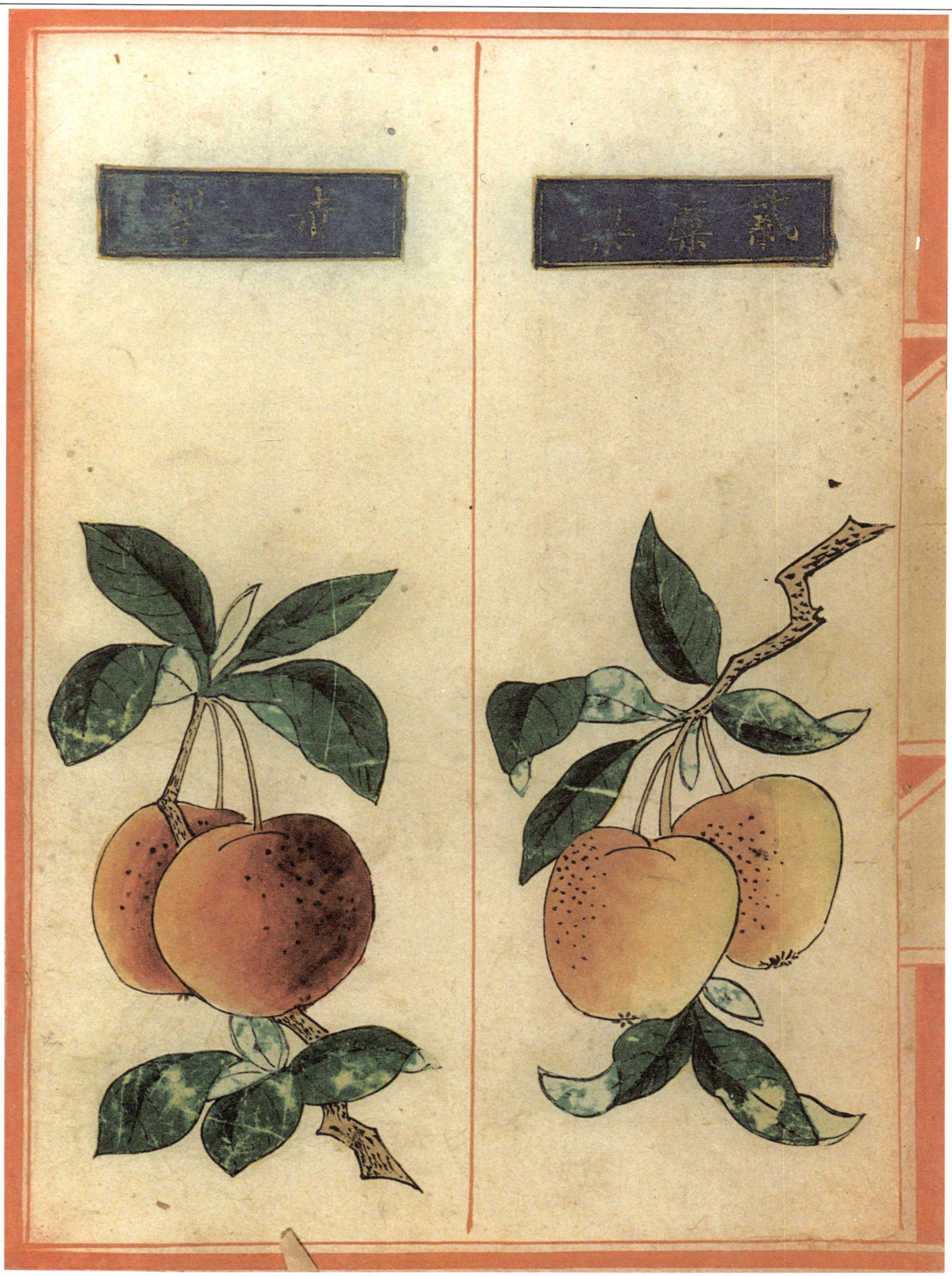

赤梨

藏麻梨

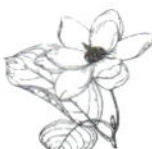

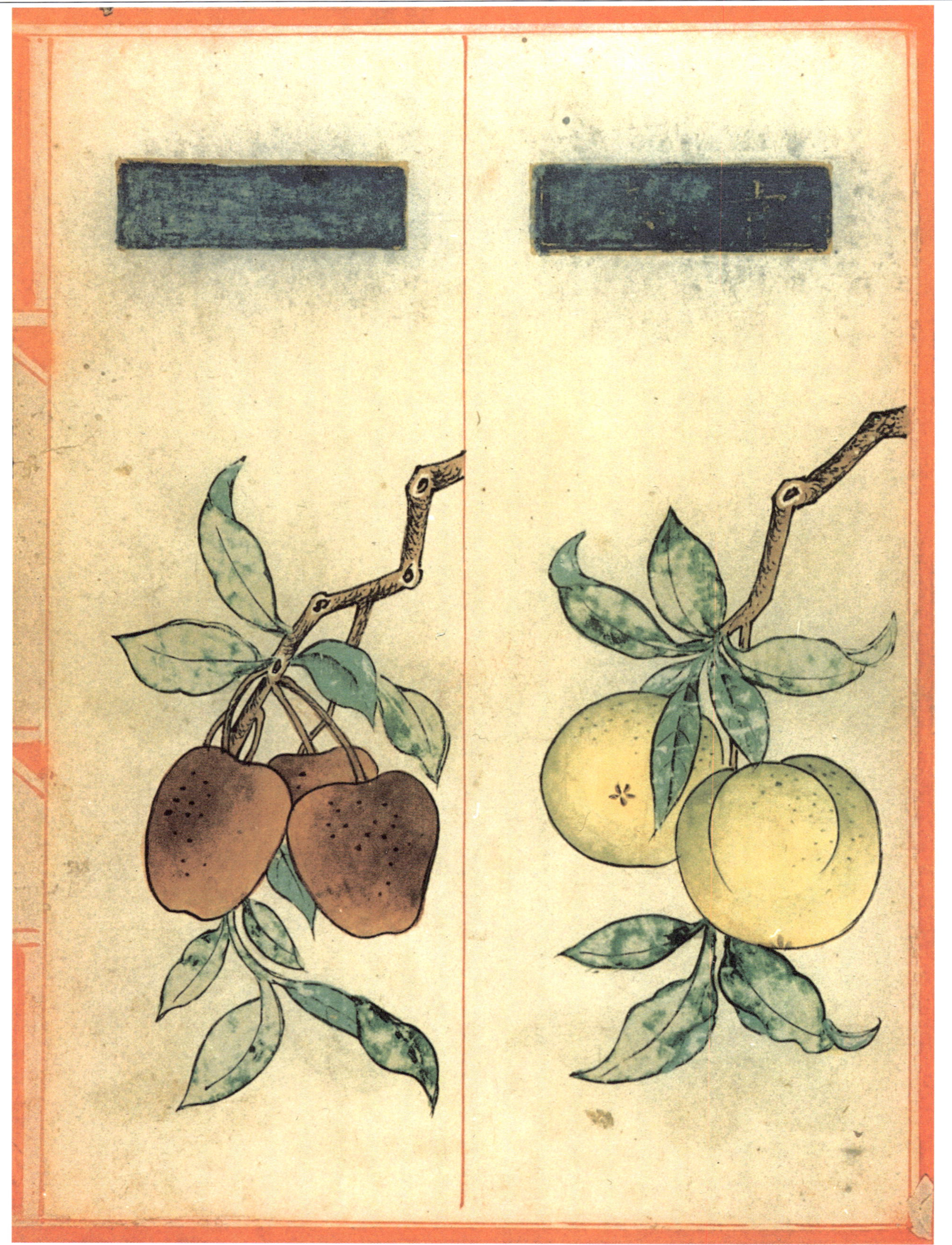

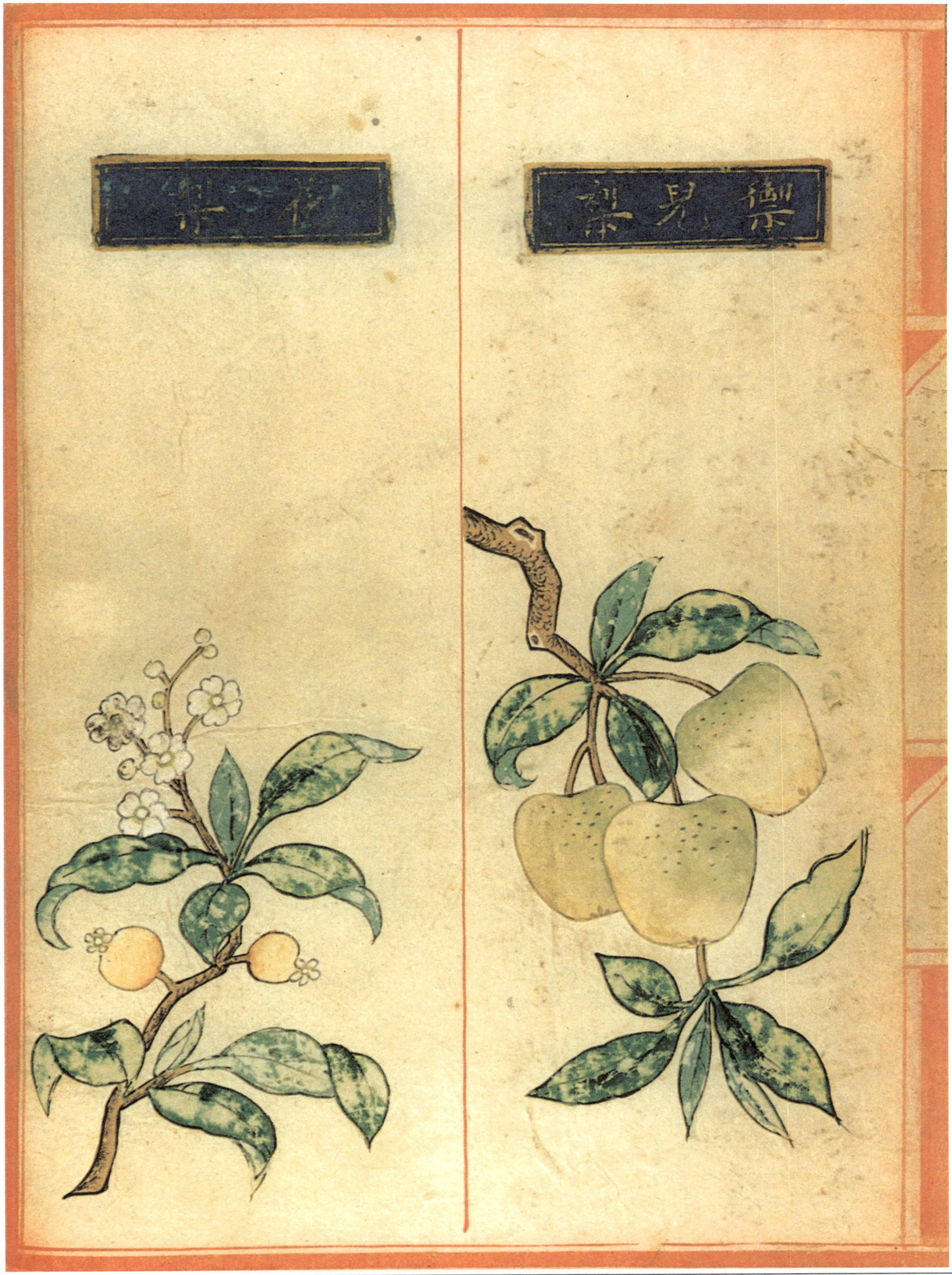

禦兒梨

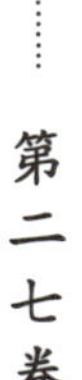

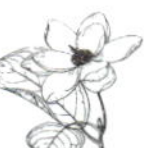

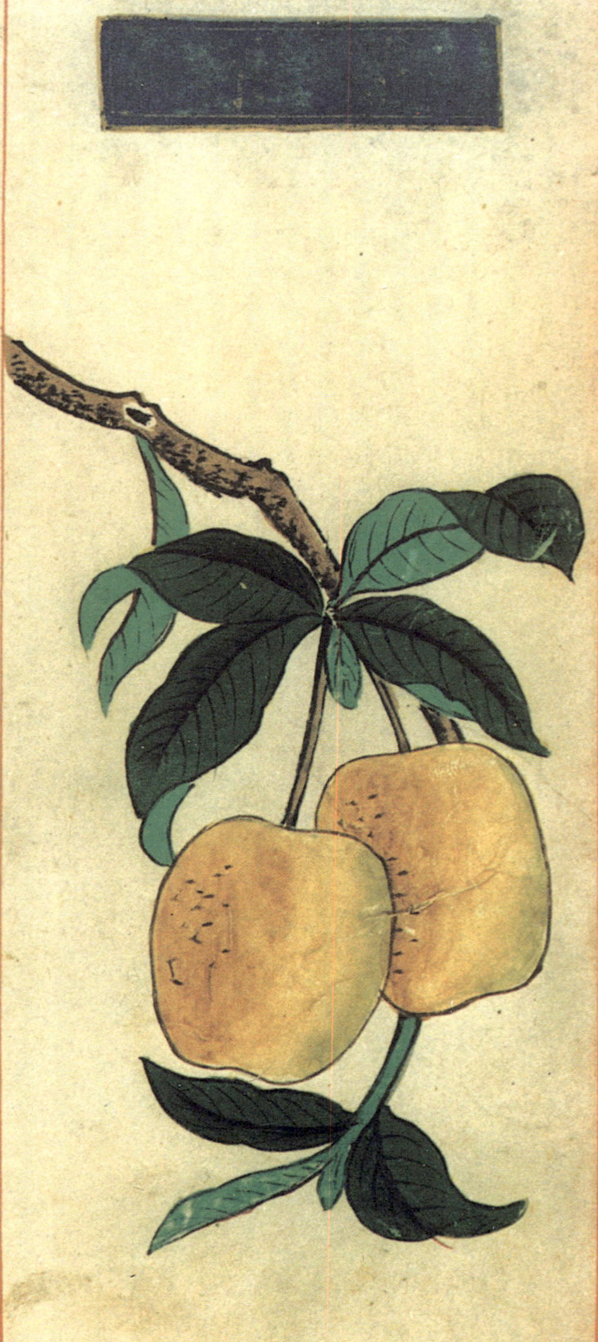

梨味甘微酸氣寒主熱嗽止渴利大小便除客熱止心煩通胃中痞塞熱結多食令人寒中金瘡乳婦尤不可食以血虚也又食則動脾惟病酒煩渴食之甚佳

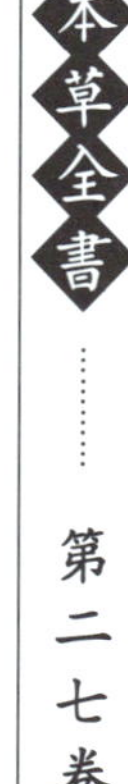

亦不能却疾種類甚多此則乳梨鵞梨消梨近是矣出宣城皮厚肉實味長鵞梨出西北州郡皮薄漿多味差而香則過之消梨甘南北各處所出有味甚美而大至一二斤者餘如水梨紫糜梨赤梨青梨棠梨欒梨兒梨花梨茅梨之類未聞入藥用丹溪云梨者利也流利不行之謂也

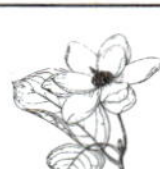

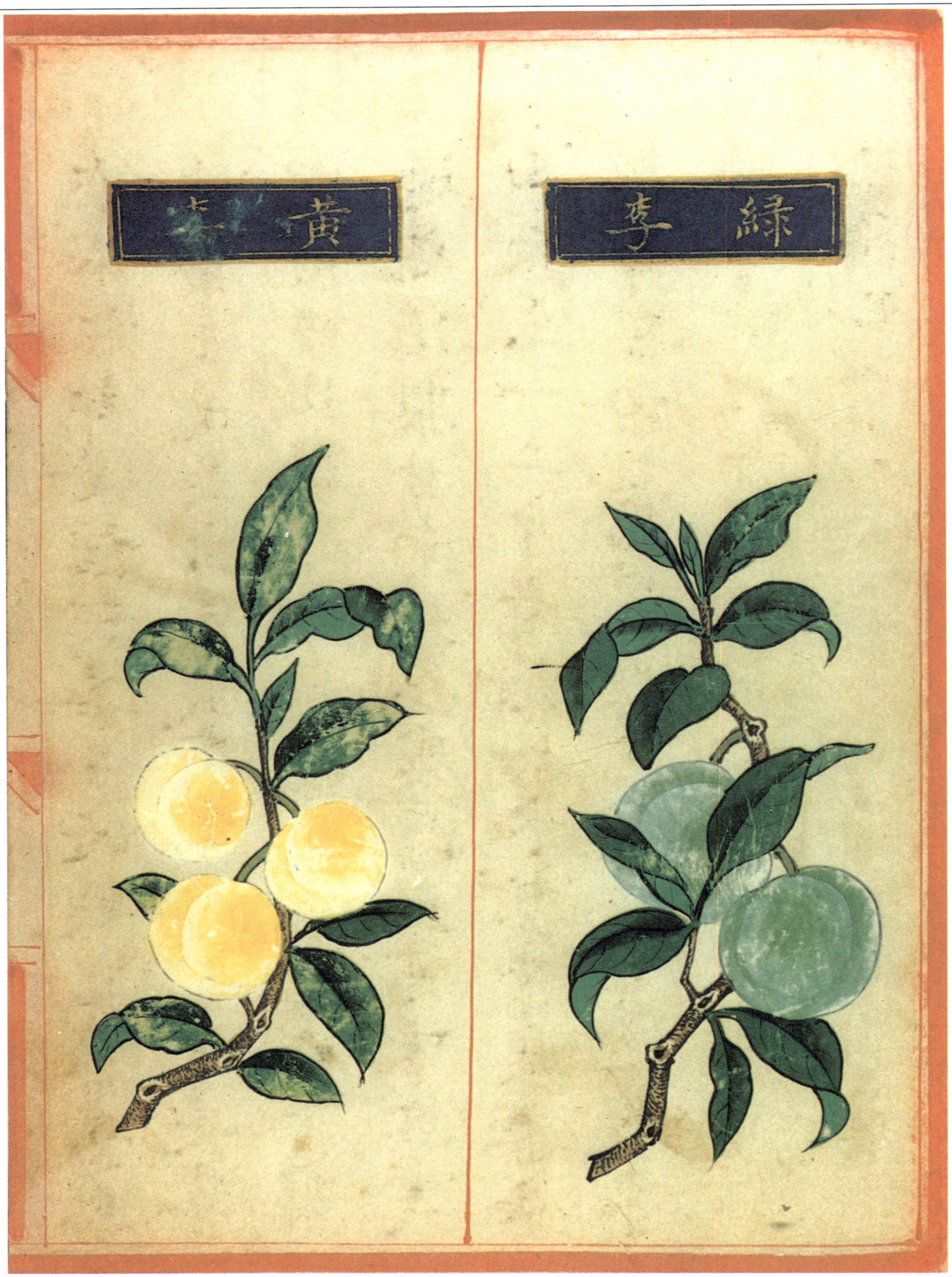

綠李

黃李

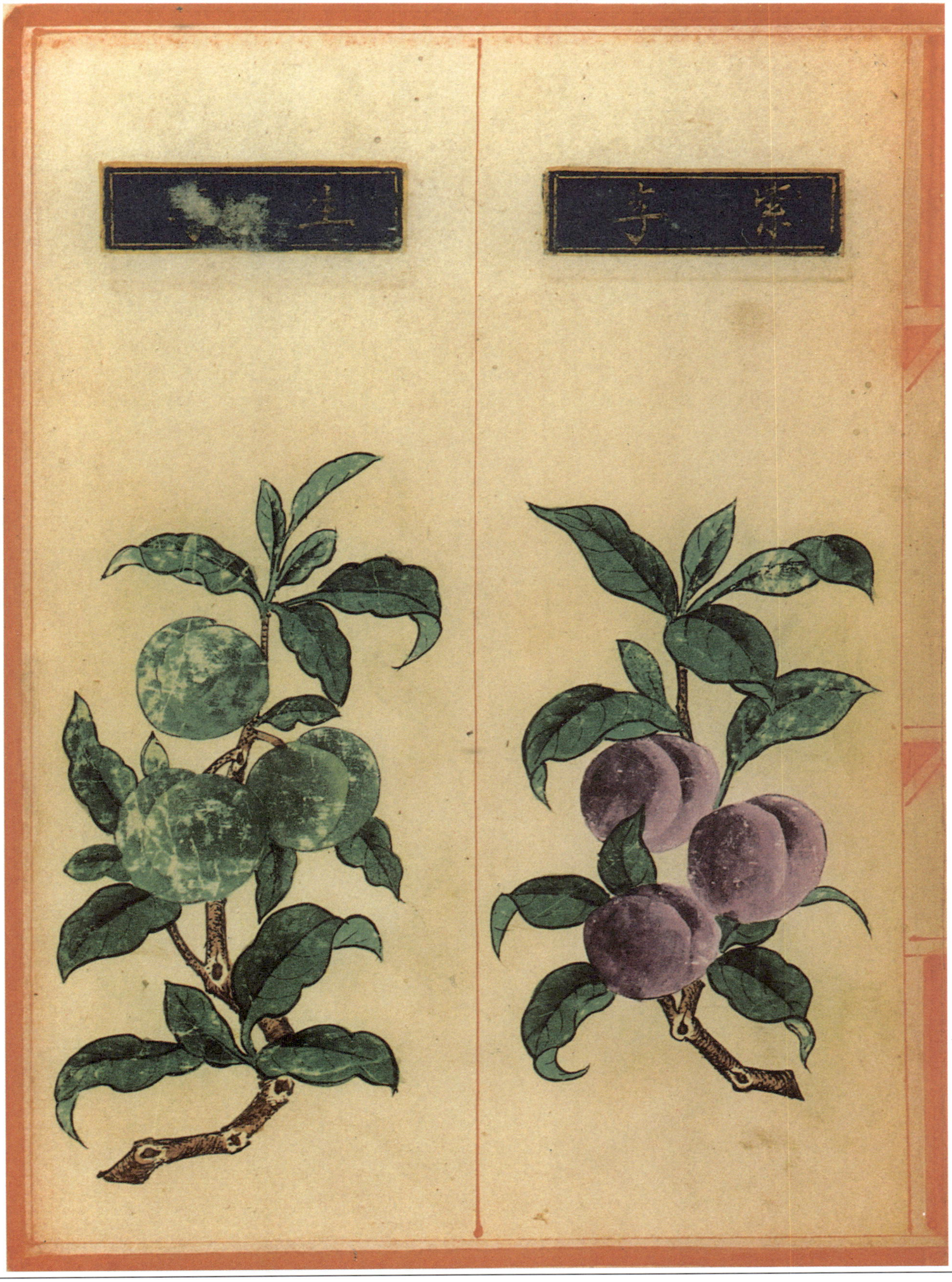

紫李

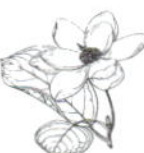

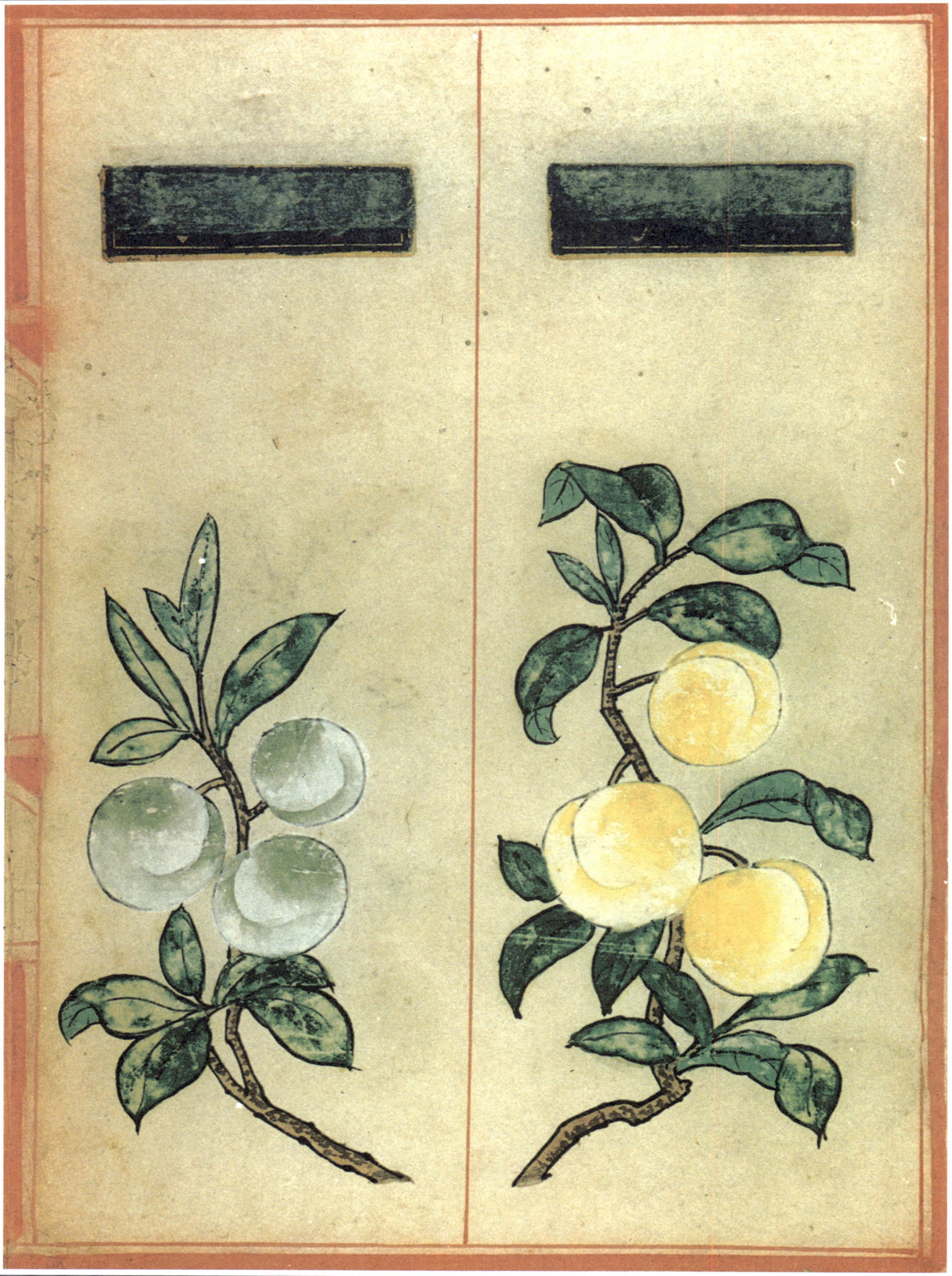

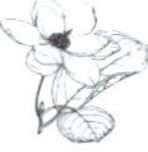

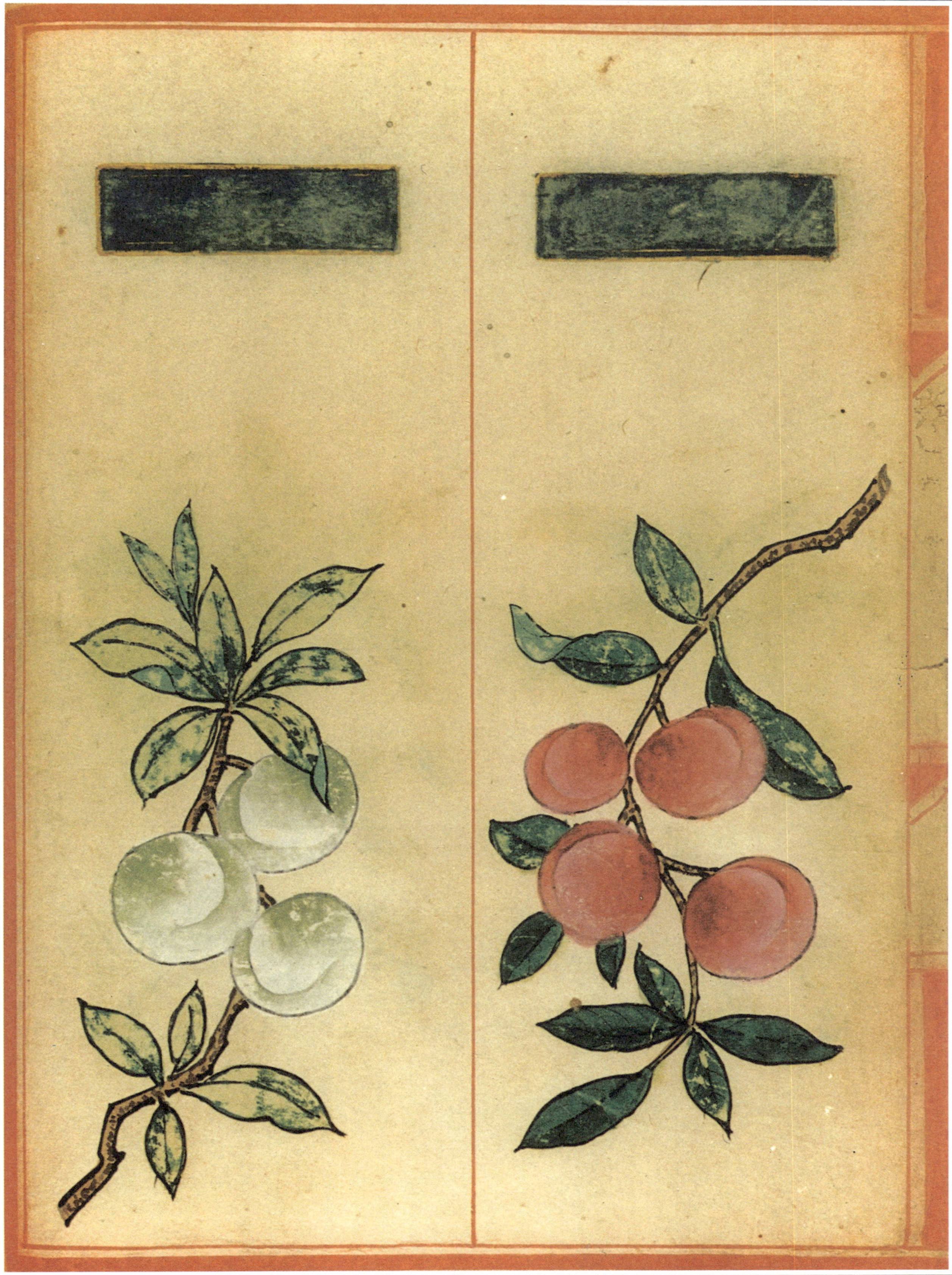

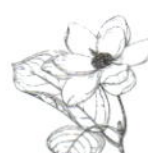

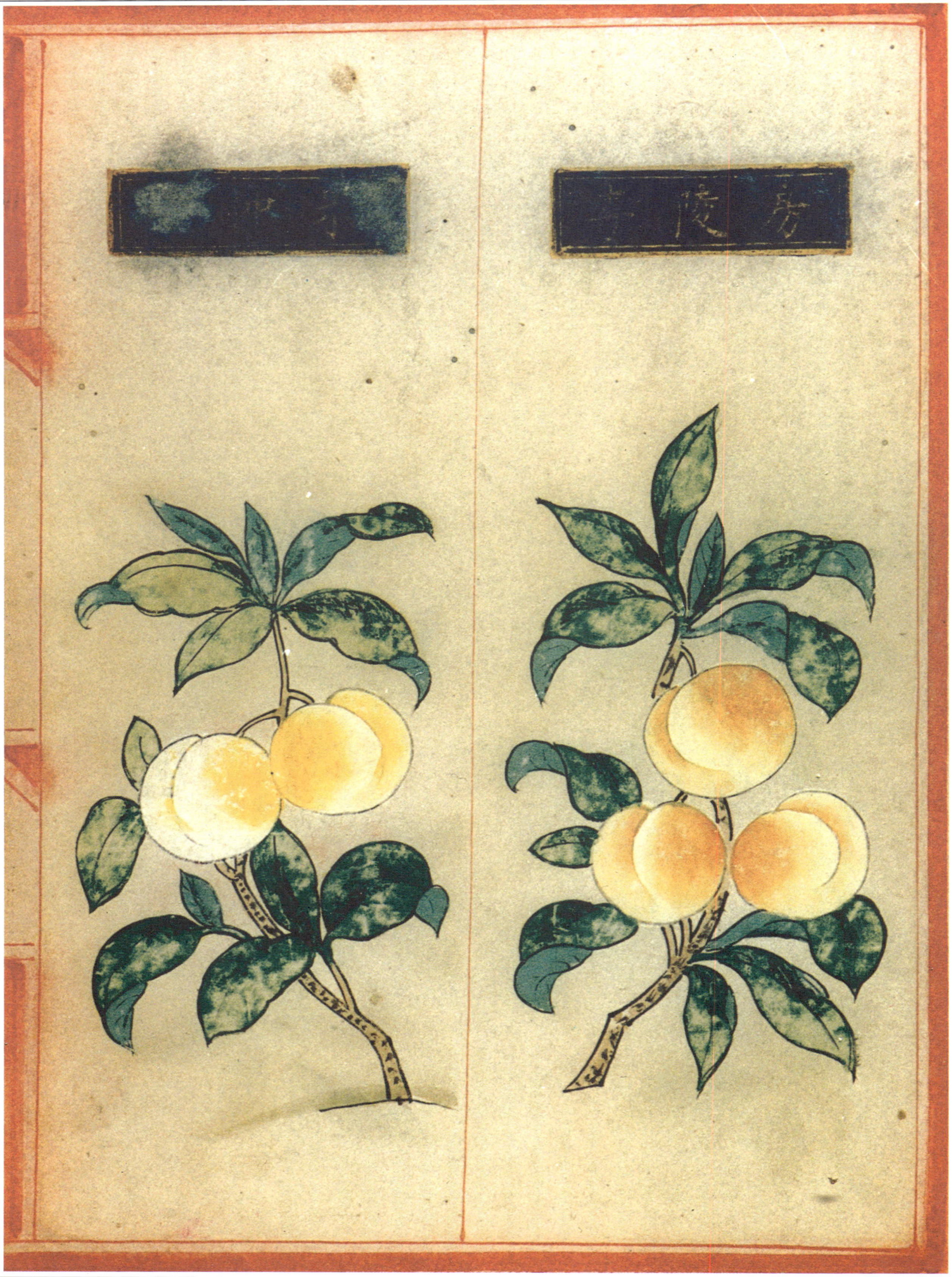

房陵李

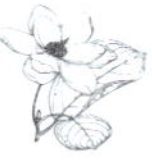

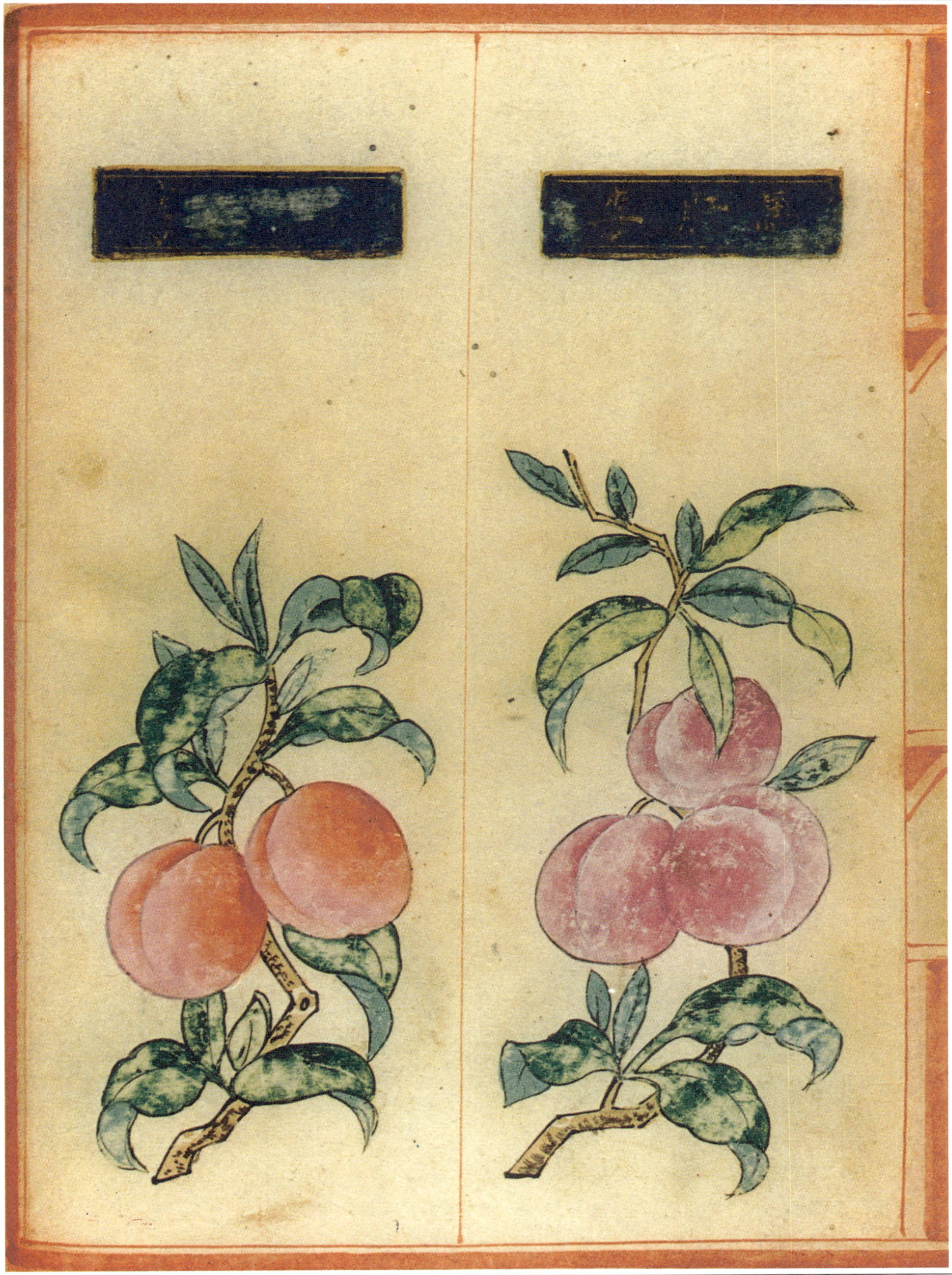

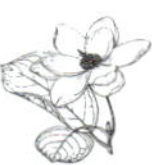

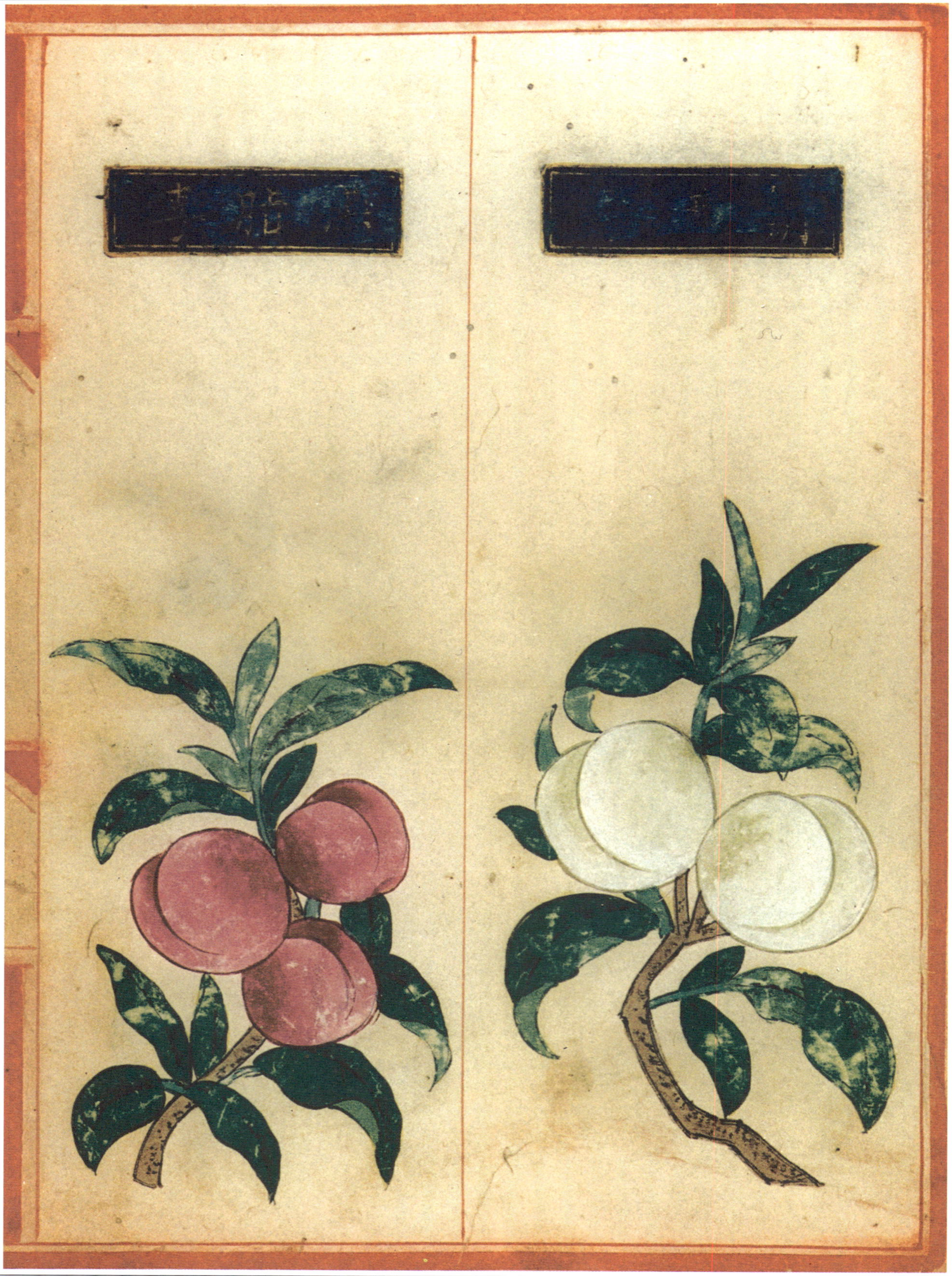

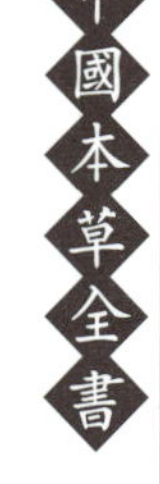
中國本草全書

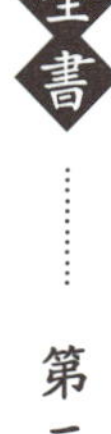
第二七卷

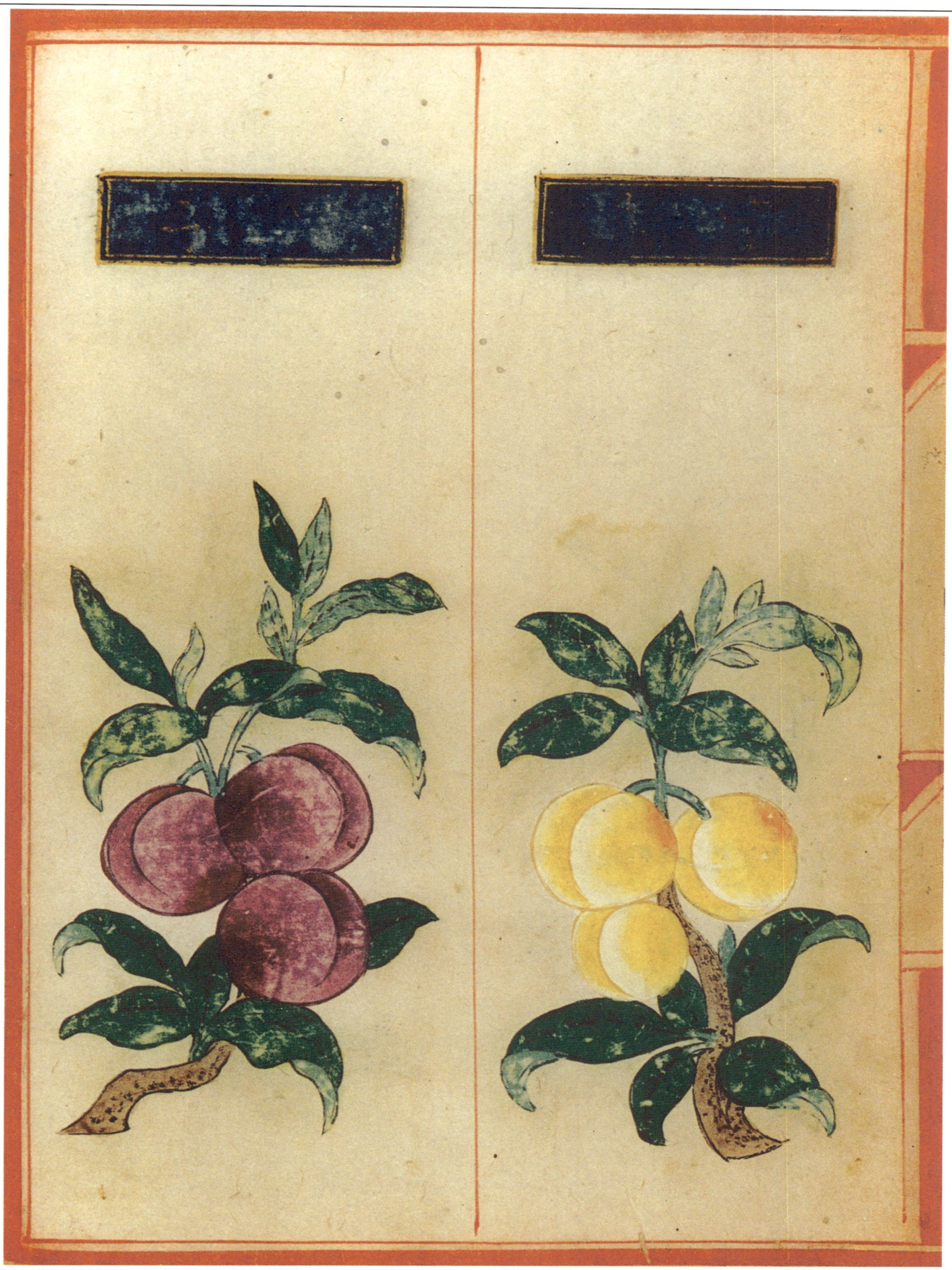

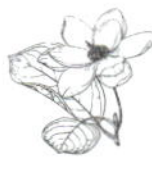

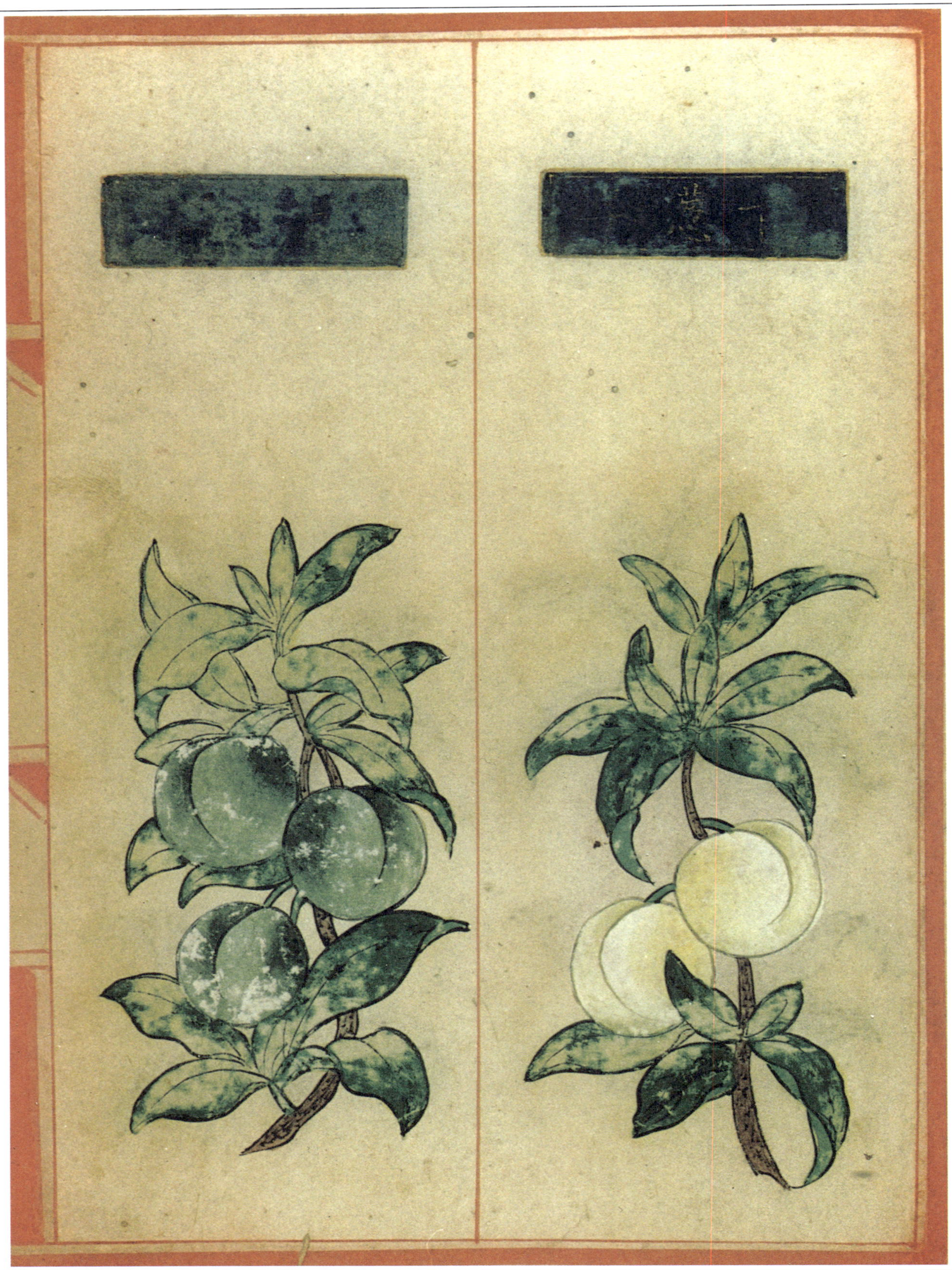

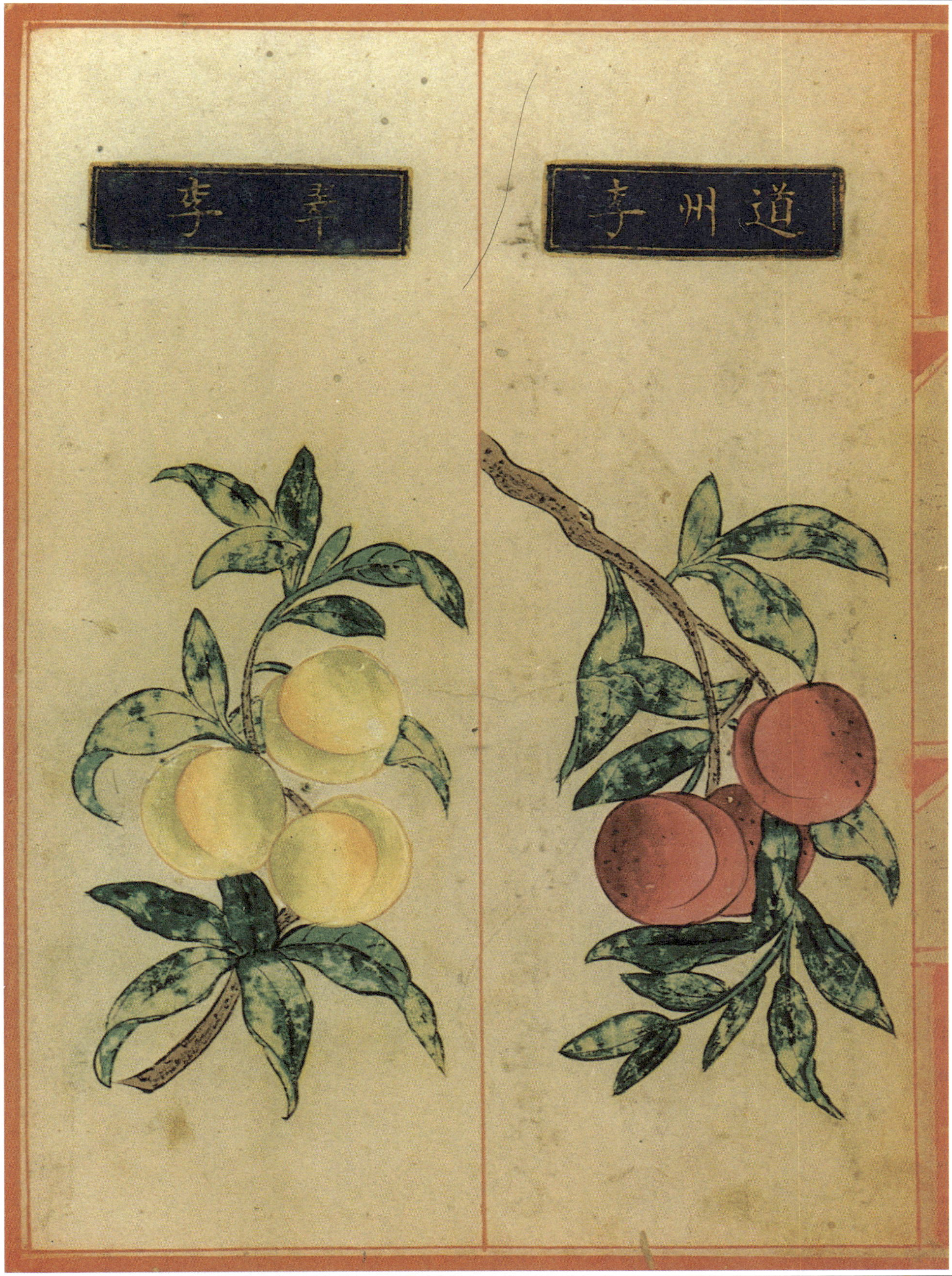

道州李

麥李

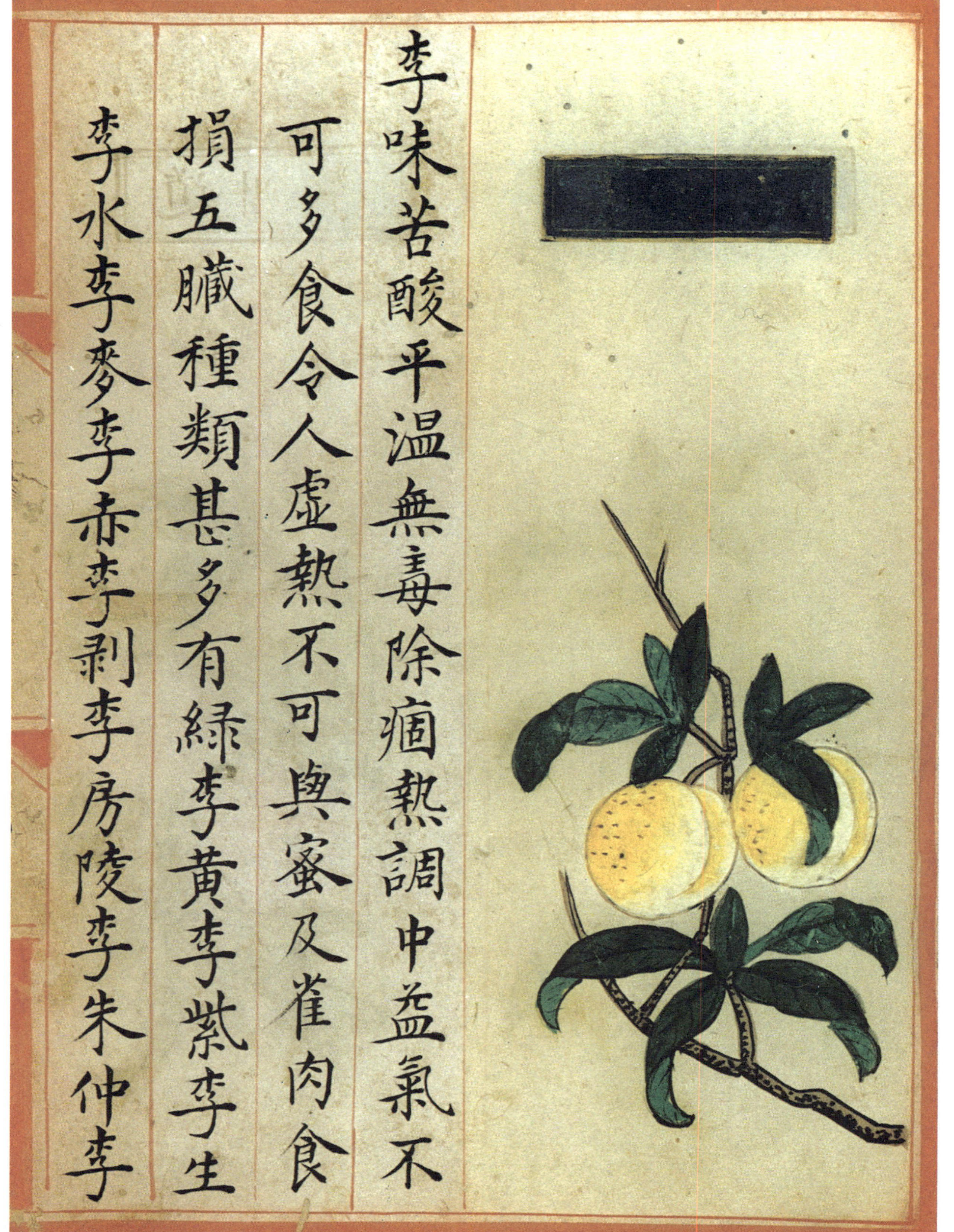
李味苦酸平温無毒除痼熱調中益氣不可多食令人虛熱不可與蜜及雀肉食損五臟種類甚多有緑李黃李紫李生李水李麥李赤李剥李房陵李朱仲李

李子

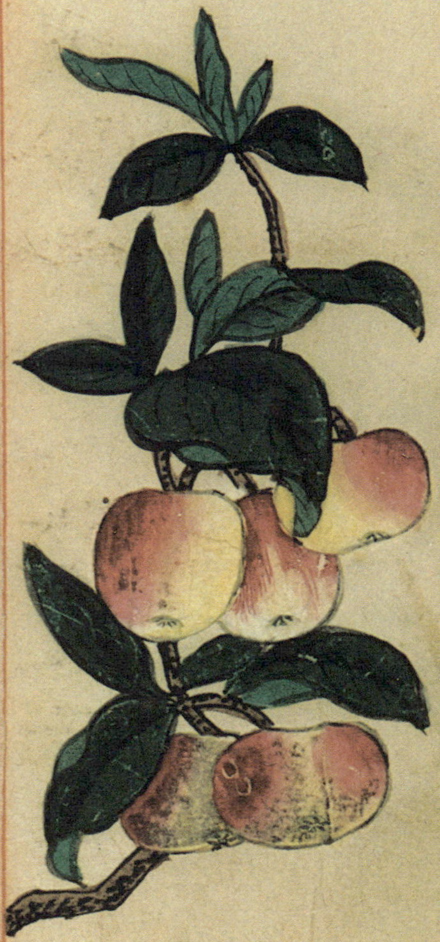

馬肝李牛心李朝天李臙脂李蜜李蠟李青葱李炭李道州李翠李十月李俱可食而不可多也仁苦平無毒主僵仆躋瘀血骨痛根皮大寒主消渴止心煩逆奔氣

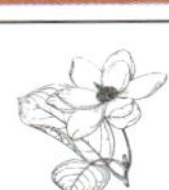

柰子味苦澁寒多食令人脹又云治飽食後肺壅氣脹

胡桃

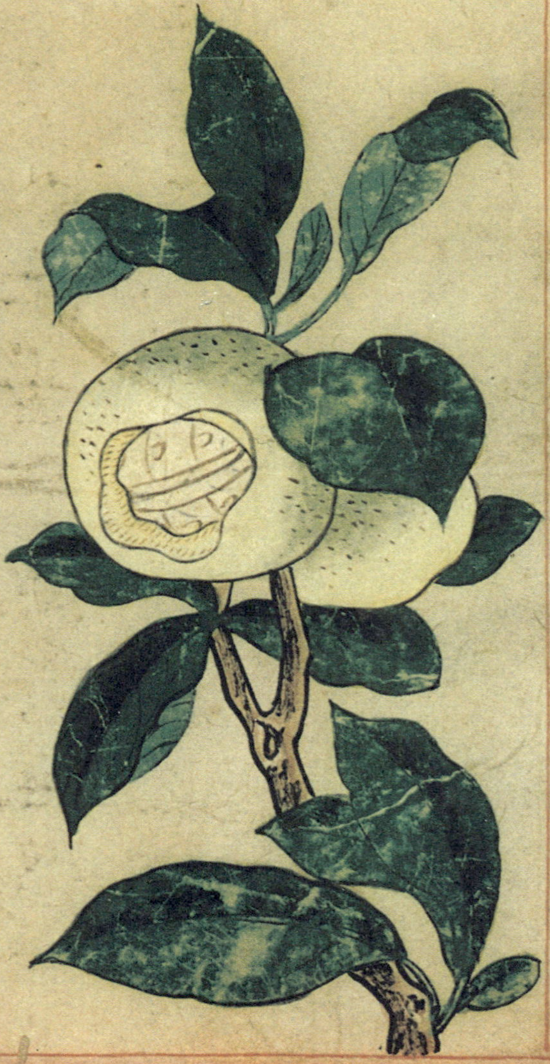

胡桃味甘平氣温無毒食之令人肥健潤肌黒髮補下元亦用之多食利小便動

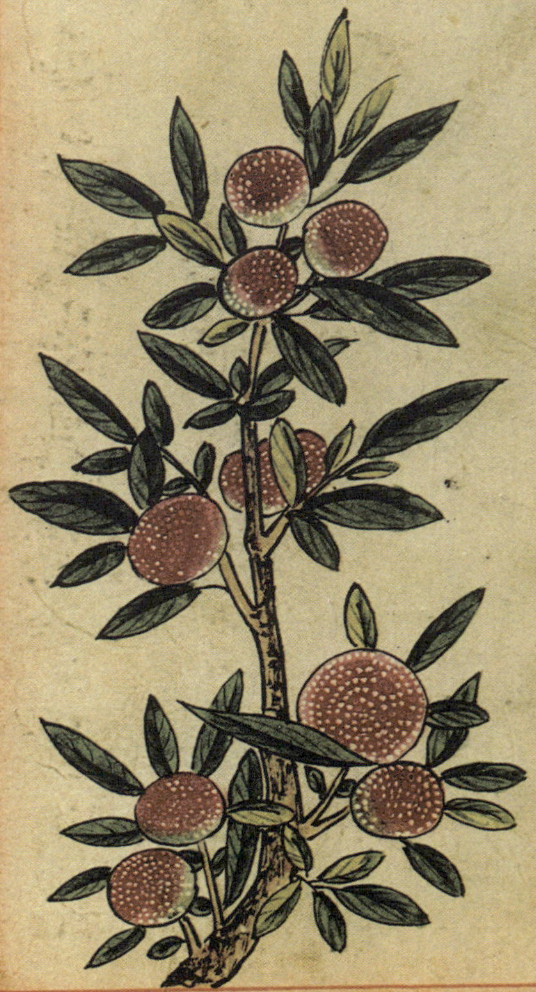

風生痰助腎火又云去五痔通血脉食酸齒齼者細嚼解之丹溪云屬土而有火性熱本草言甘平是無熱也又云脫眉動風非熱何以傷肺

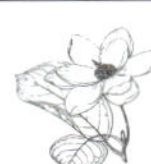

楊梅味酸温無毒去痰去嘔消食下酒和五臟除煩憒惡氣甚能止痢多食令人發熱亦能損齒及筋骨也

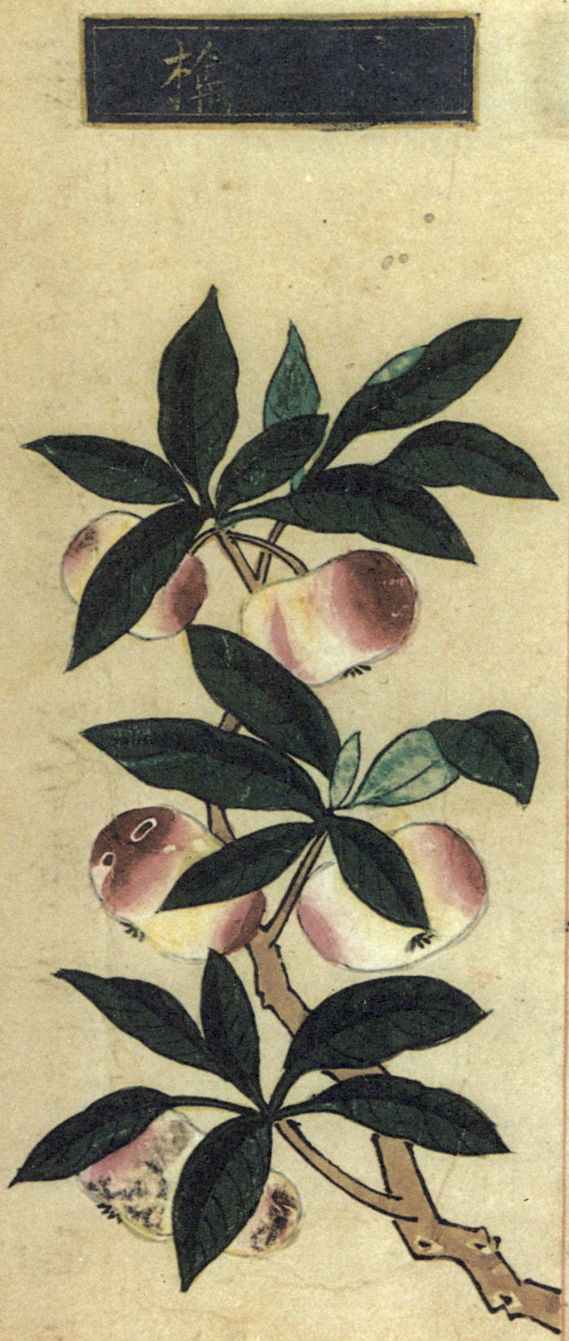

林檎味酸甘温發熱澁氣止洩痢遺精霍

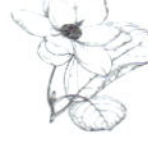

亂肚痛消食止渴多食令人睡發冷痰

生癱瘓脉閉不行

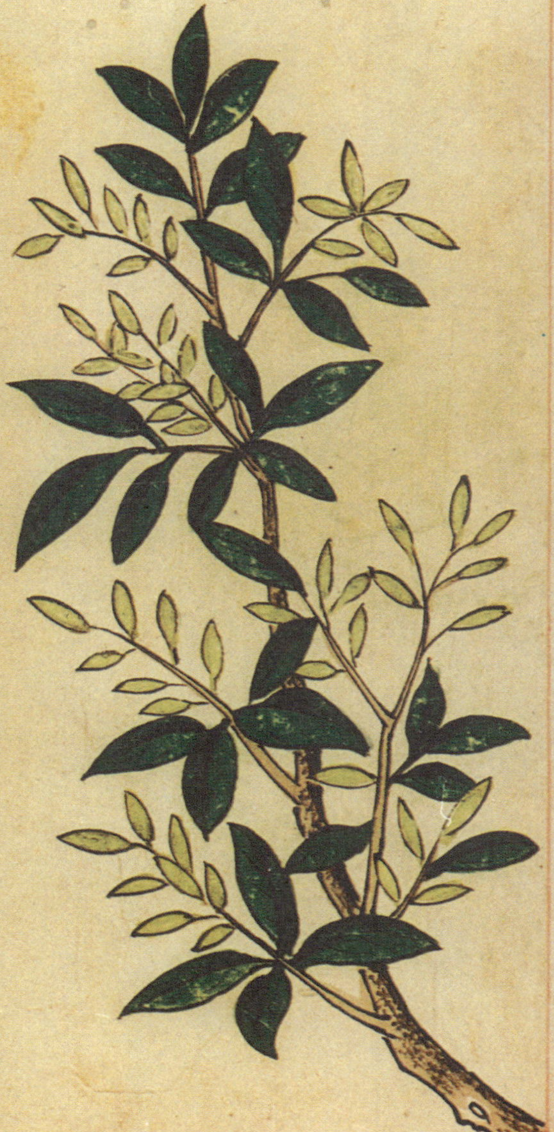

橄欖

橄欖味酸澁甘温無毒主消酒開胃下氣

止洩鮮魚毒尤鮮鯸鮐魚毒核中仁去

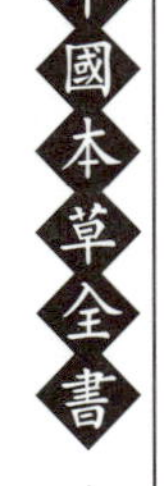

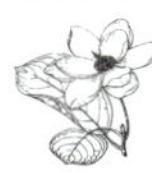

暴渴利小便多食令人脾冷發痼癖大腸洩山柑皮療喉痛餘不堪

土瓜

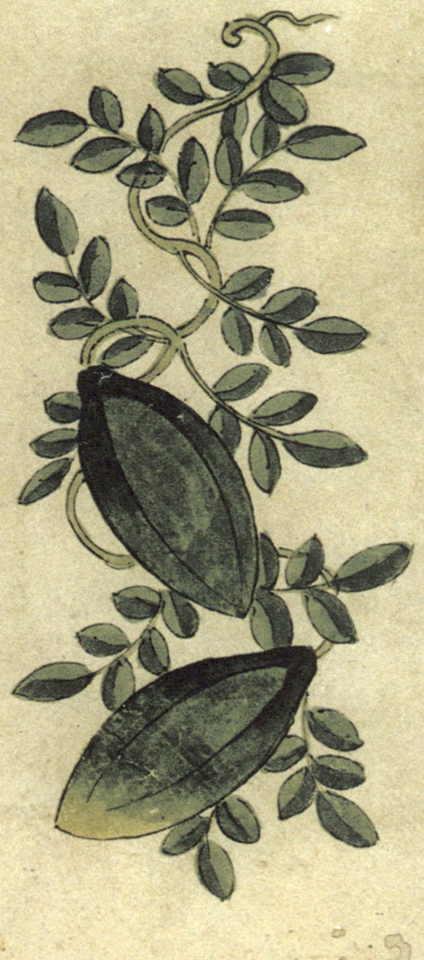

土瓜味苦甘寒無毒主消渴内痺月閉帶下益氣行乳止小便療口瘡久食發脚

氣不能行

山查

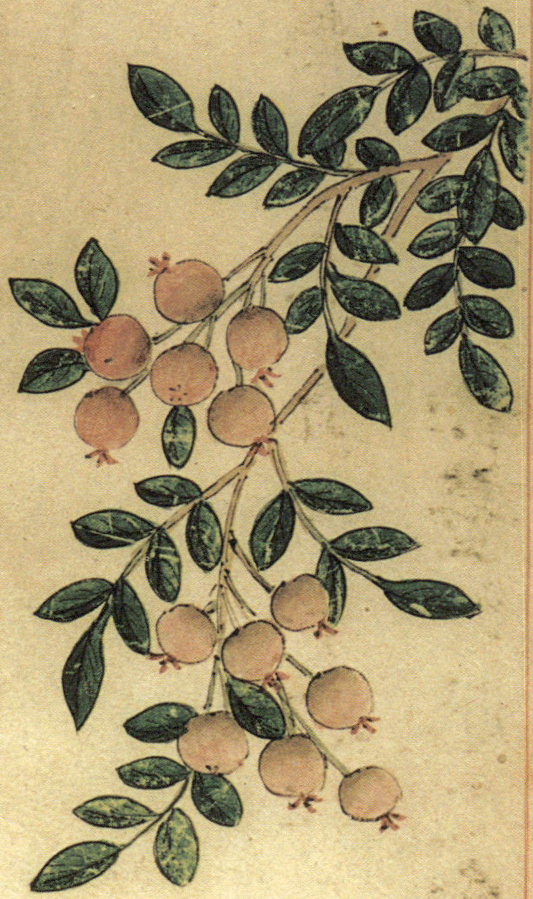

山查味酸無毒健脾消食去積行結氣催瘡痛治兒枕痛濃煎汁入沙糖調服主效小兒食之更宜

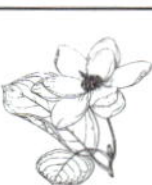

甘蔗味甘平無毒主下氣和中助脾氣利大腸病反胃取搗汁和薑汁服之愈又云療發熱口乾小便澁

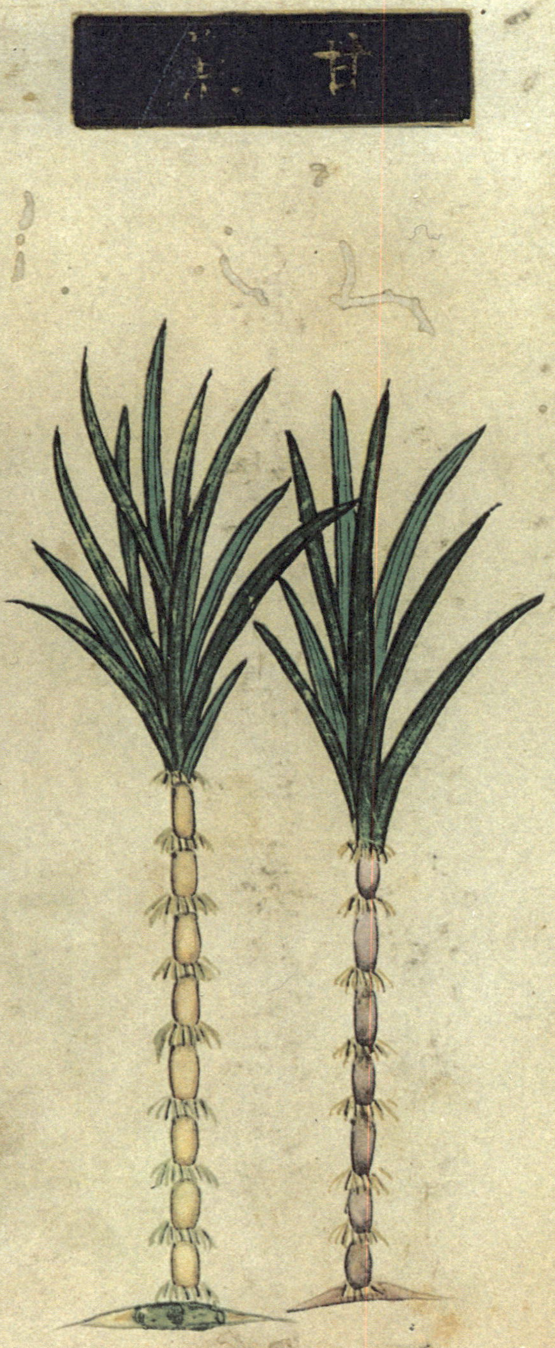

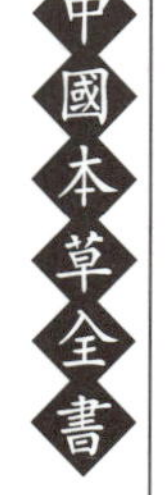

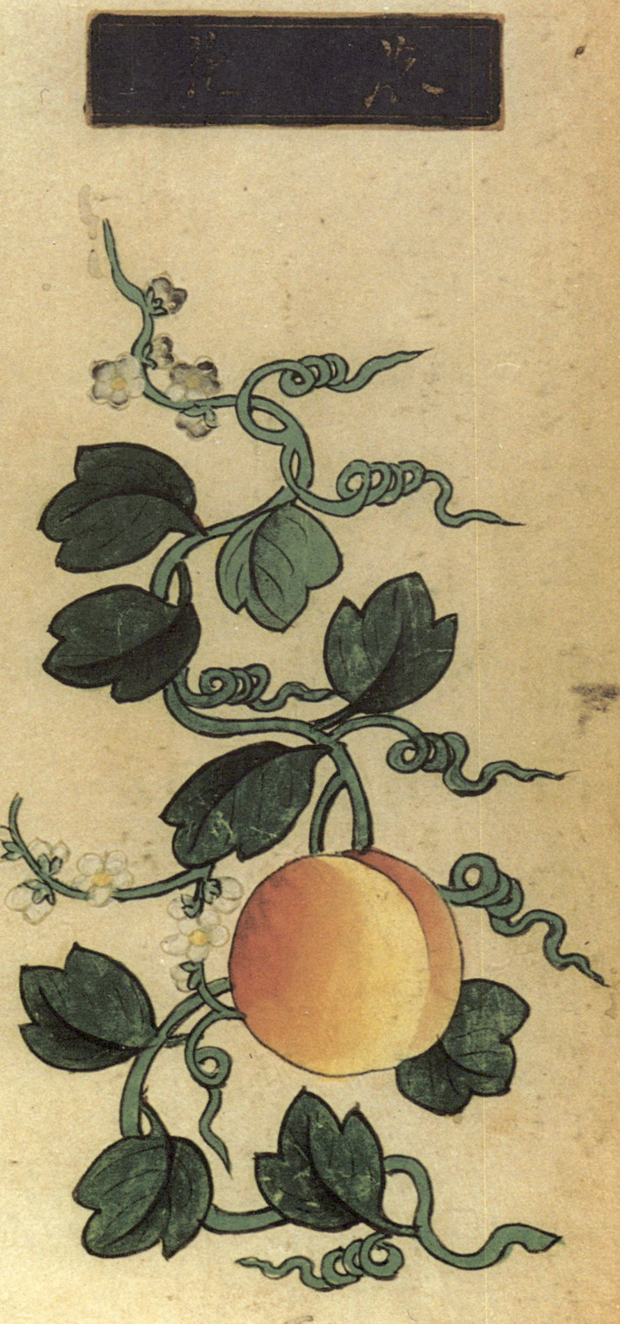

落花生藤蔓莖葉似匾豆開花落地一花就地結一果大如桃深秋取食之味甘美異常人所珍貴

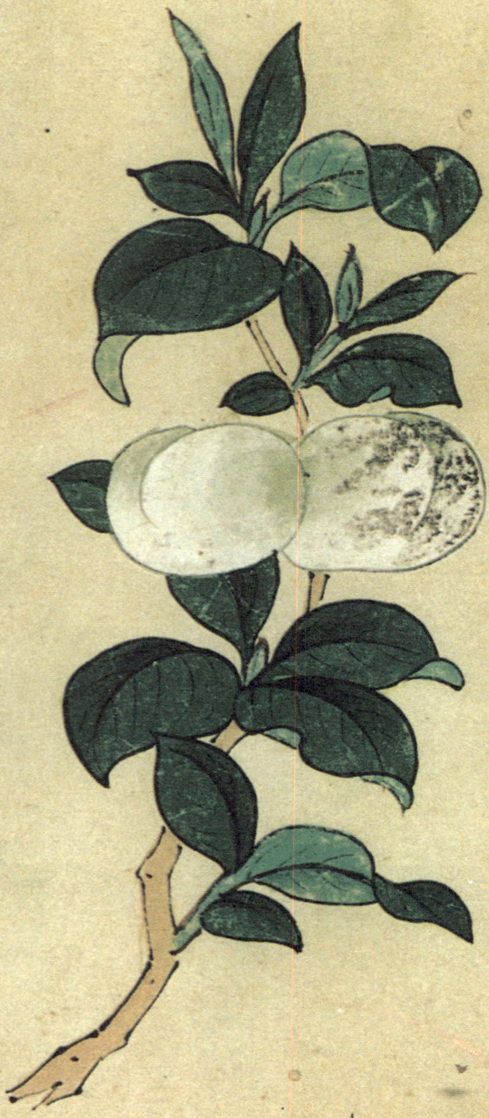

梅味酸平無毒生食止渴損齒傷骨一云利筋骨蝕肺胃令人膈發虛熱脹黃精人尤不可食烏梅煖無毒主下氣除煩熱收肺氣安心止痢澁腸消酒毒去痰

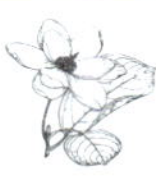

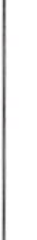

治瘧瘴痳痺霍亂虛勞骨蒸多食不宜白梅鹽醃暴乾者本草只用烏梅白梅研傅刀箭傷止血刺在肉中嚼封之即出乳癰腫毒杵爛貼佳又和藥點痣書曰若作和羹爾惟鹽梅者是也

芡

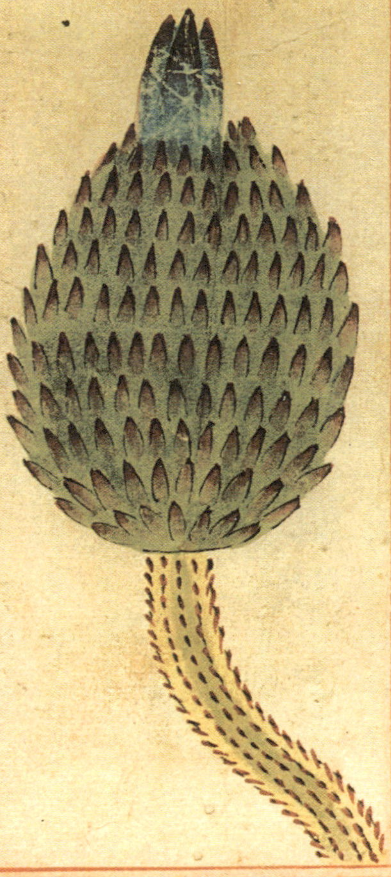

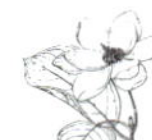

芡味甘氣平無毒主濕痺腰脊脚痛補中
益精開胃助氣小兒食之不長蒸暴作
粉食良生食動風氣多食不益脾胃且
難化一云令膈上熱

櫻桃

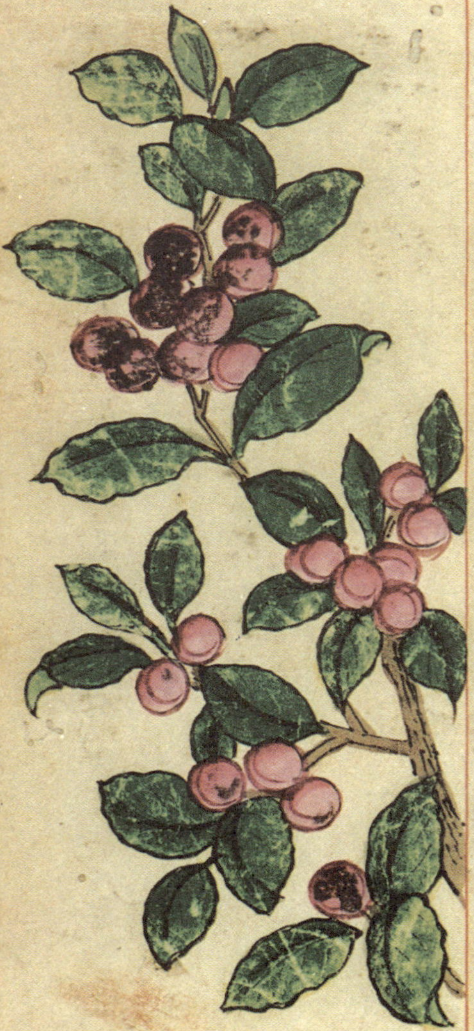

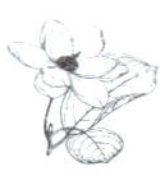

櫻桃味甘温主調中益脾令人好顏色止痢并洩精多食發虛熱丹溪言大熱而發濕日華子言微毒食多令人吐衍義言小兒食之過多無不作熱舊有熱病與嗽喘者食之立病

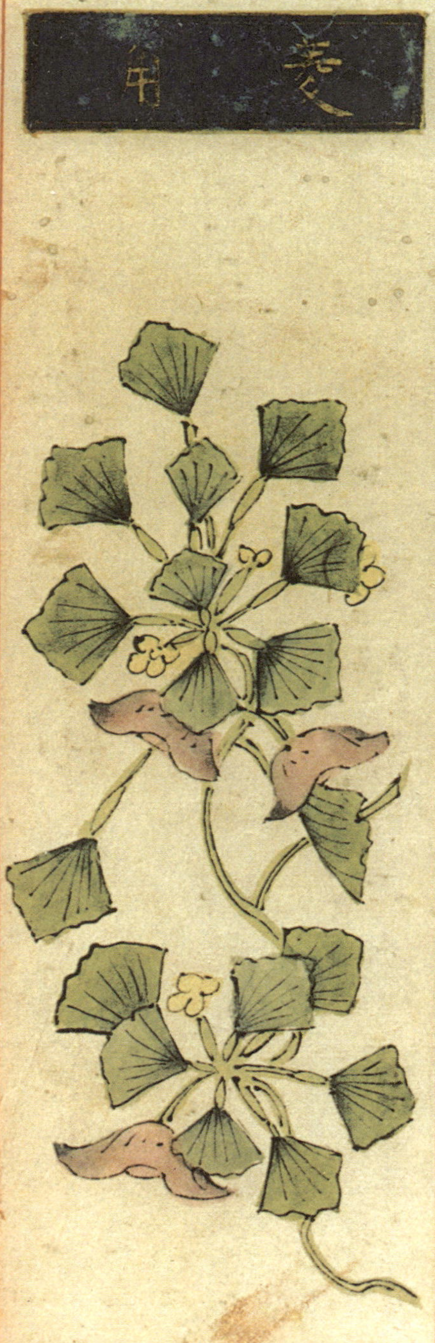

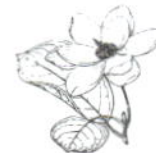

菱角味甘平無毒主安中補五臟不飢輕身四角三角曰芰兩角曰菱又云芰實作粉蜜和食之可休糧此物最不宜人多食令臟腑冷損陽氣陰不強不益脾且難化惟鮮丹石毒生者熟者食致脹滿用薑酒一二盃鮮之不可合白蜜食令生蟲

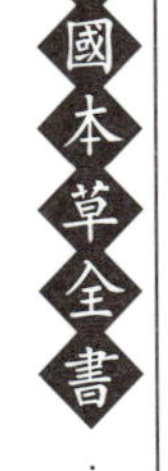

荔枝

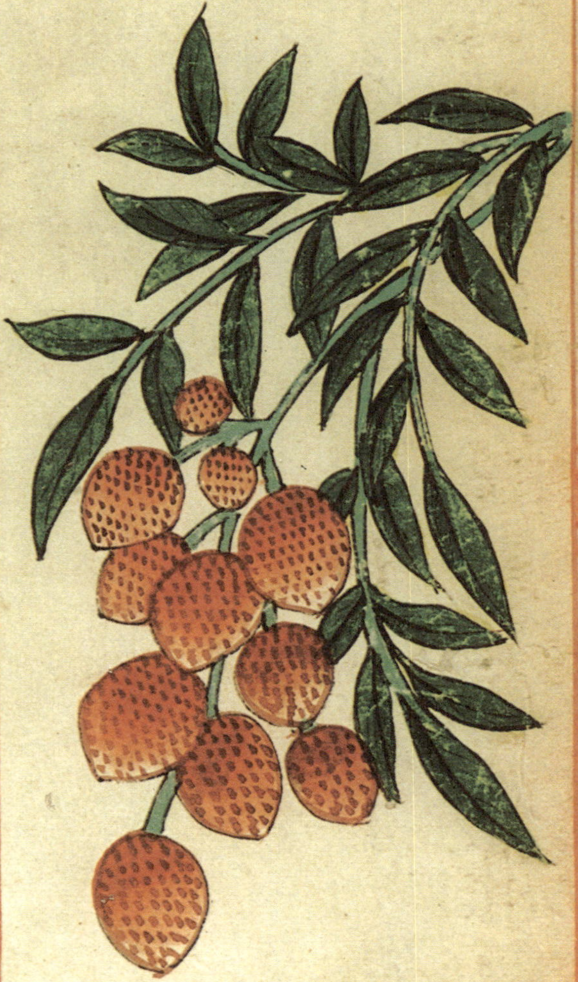

荔枝味甘微酸温無毒止煩渴美顏色通神健脾極甘美益人食之不厭然太多亦發虛熱飲蜜漿一盃即鮮丹溪言曰此果肉屬陽主散無形質之滯氣故能

消瘤癭赤腫以核慢火中燒存性為末酒調服治心痛及小大腸氣

圓眼

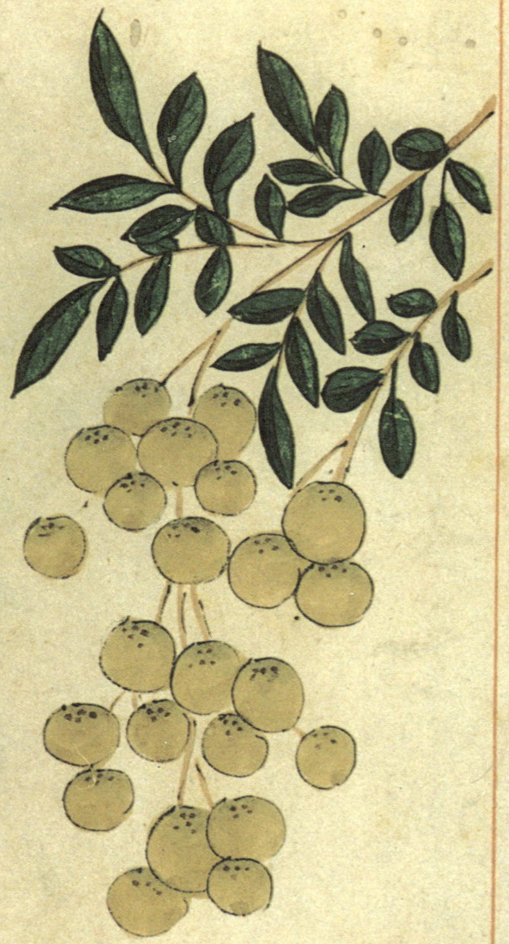

圓眼味甘平無毒主五臟邪氣安志壓食故醫方歸脾湯用之除蠱毒久服輕身

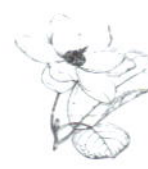

不老通神明一名益智閩中出者味勝生食不及荔枝故曰荔奴

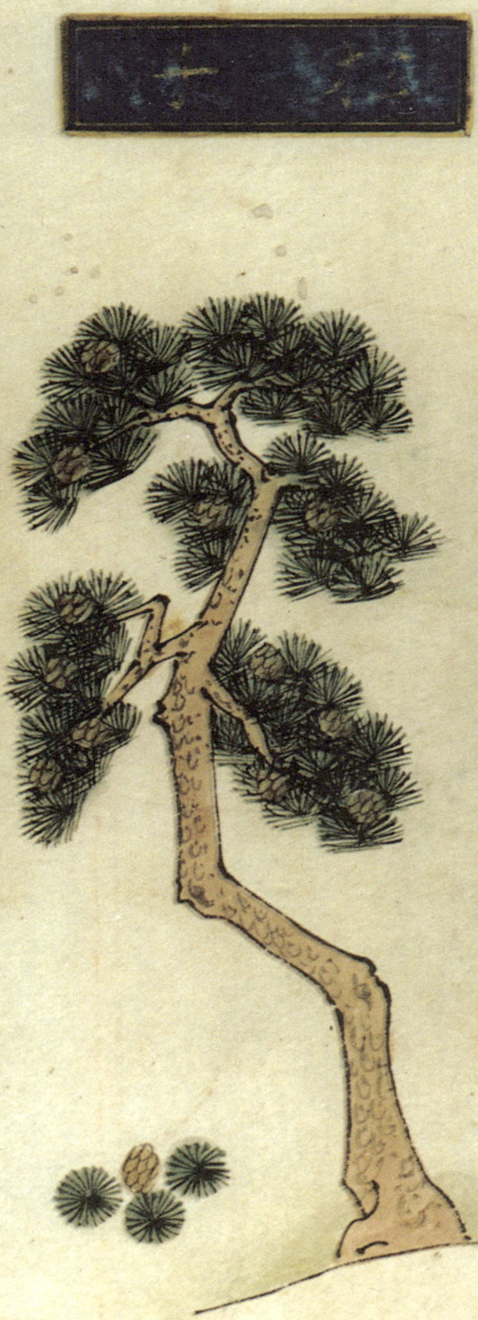

松子味甘溫無毒主風寒氣虛羸少氣補不足服食有法列仙傳言偓佺好食松

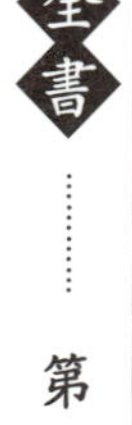

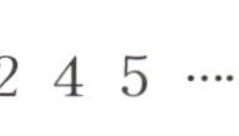

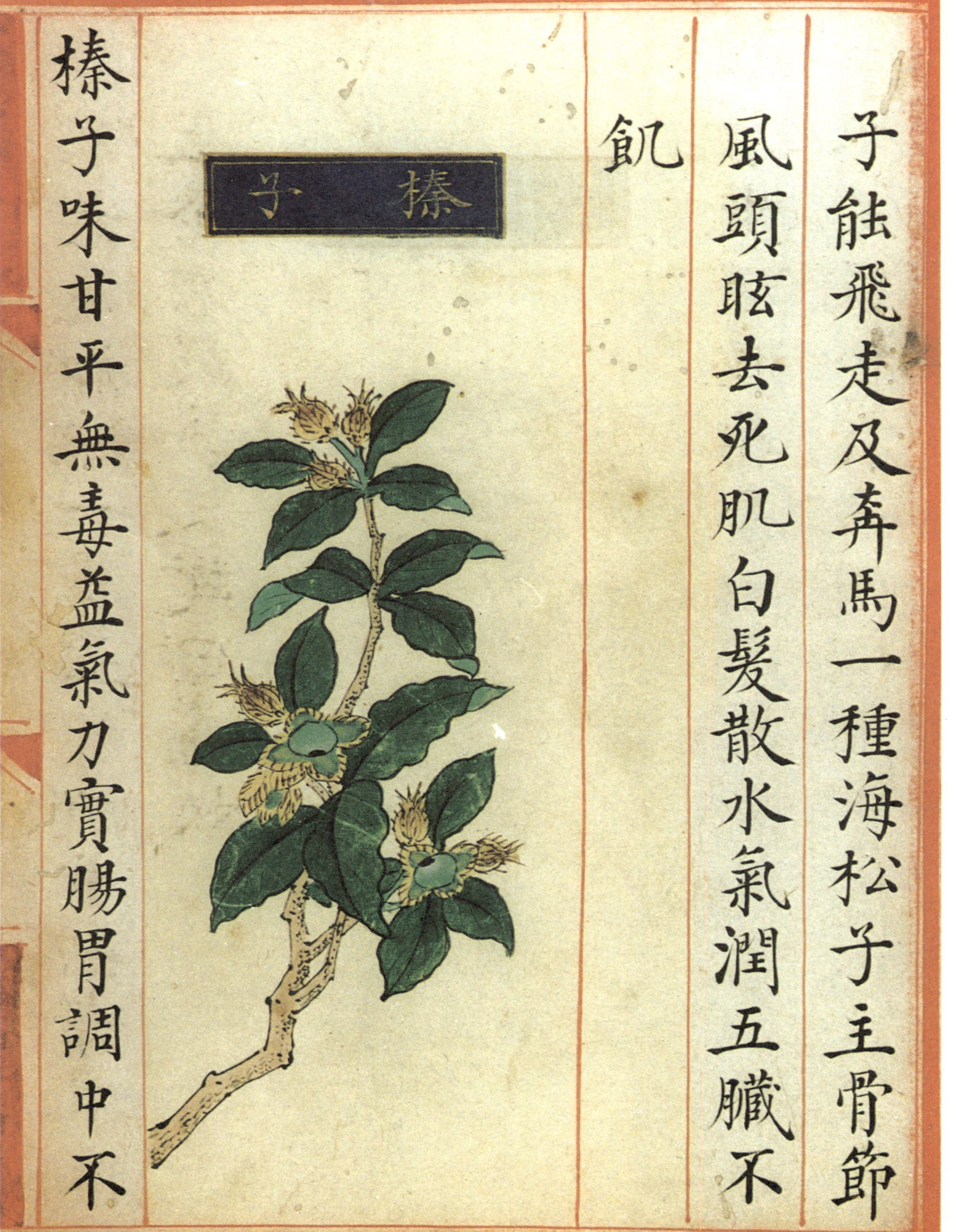
子能飛走及奔馬一種海松子主骨節風頭眩去死肌白髮散水氣潤五臟不飢

榛子

榛子味甘平無毒益氣力實腸胃調中不

飢健行甚驗

檳榔

檳榔味辛溫無毒消穀逐水除痰癖洩滿下氣宣臟腑壅滯墜諸藥下行殺三蟲及寸白多食傷真氣閩廣人取蒟醬葉

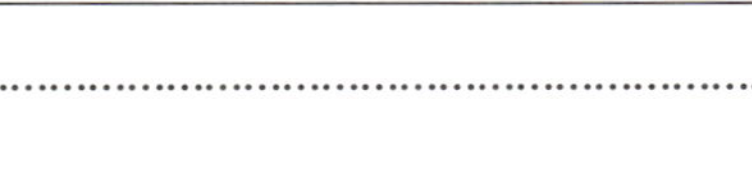

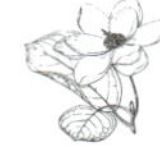

裹檳榔食之辛香膈間爽快加蜆灰更佳但吐紅不雅一名扶留所謂檳榔為命雜扶留是也

黃精

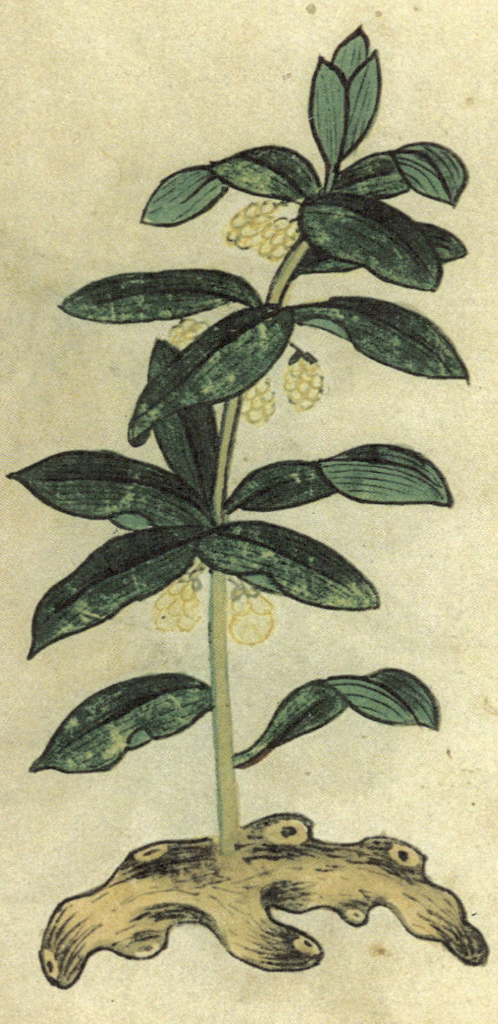

黃精味甘平無毒補中益氣除風濕益脾

潤肺九蒸九暴食之又言餌之可以長生

木瓜

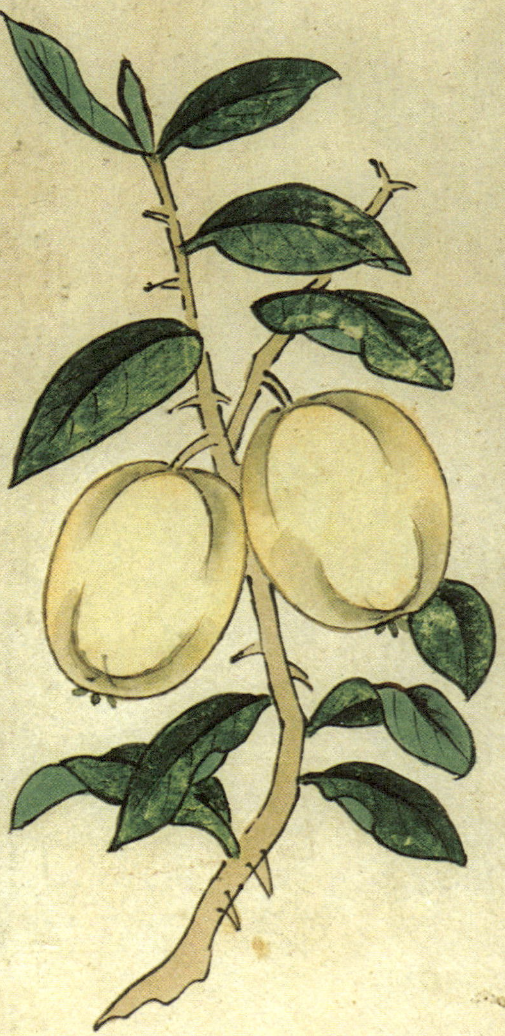

木瓜味酸温無毒主濕痺脚氣霍亂吐下轉筋不止禀得木之正故入肝利筋骨

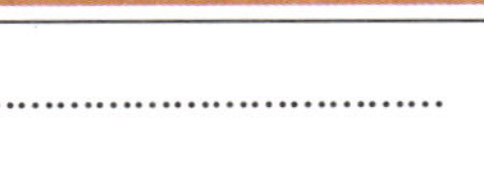

及血病腰腿無力調榮衛助穀氣驅濕滋脾益肺辛香去惡心嘔逆膈痰心中酸水多食酸齼損齒以蜜作煎作糕供湯食佳凡用勿犯刀鐵

橙

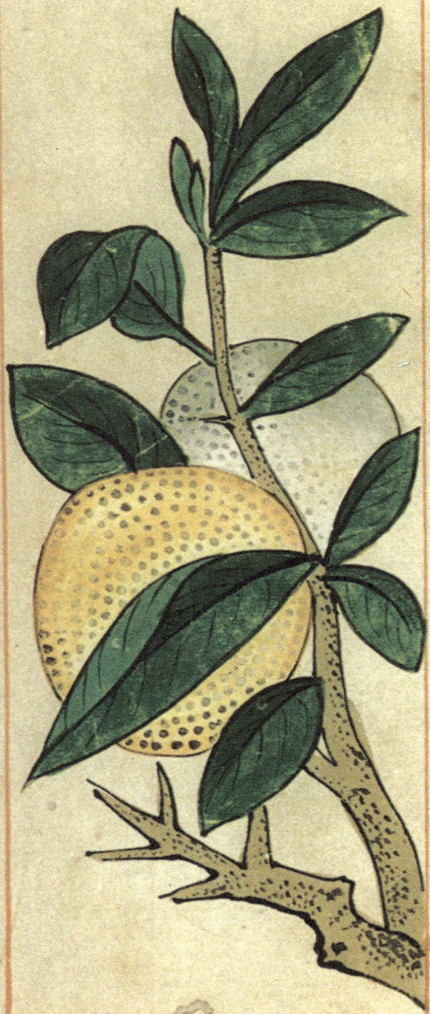

橙皮味苦辛温散腸胃惡氣消食去惡心

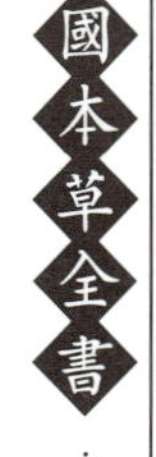

及胸中浮風氣醒宿酒或單食或和塩及蜜食或作醬醋及和五味入魚肉菜中食甚香美且殺蟲魚毒其瓤挼酢水細皮塩蜜煎食去胃中惡氣浮風有

橘

大小二種皮厚皺者佳

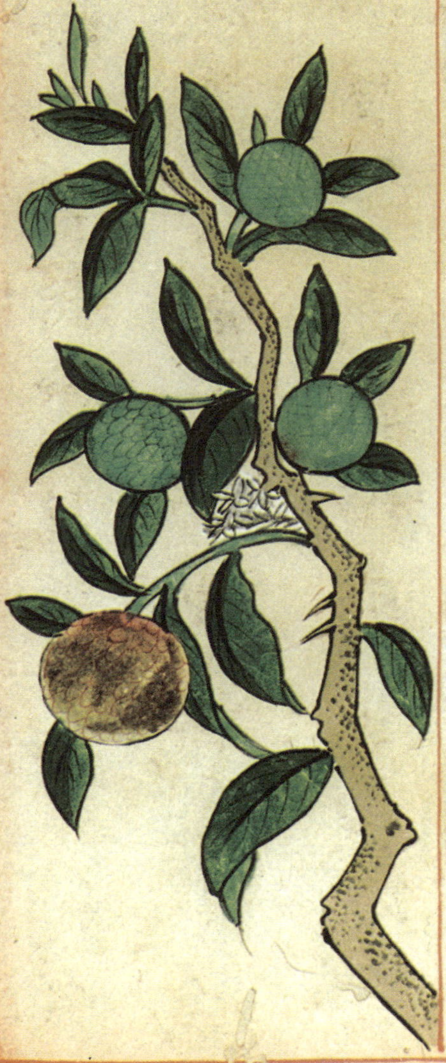

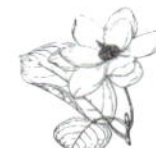

橘味辛苦溫無毒主胸中瘕熱逆氣利水穀除膈間痰導滯氣止嘔欬吐逆霍亂泄瀉久服去臭下氣通神去寸白理肺氣脾胃降痰消食青橘葉導胸脇逆氣行肝氣乳腫痛及脇癰藥中用之以行經核治腰痛膀光氣痛腎冷炒去穀研酒調服青皮味苦辛氣寒足厥陰經陽經藥入手少陽經主氣滯消食破積結

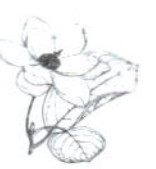

膈氣治小腹痛須用之瀉肝氣治脇痛須醋炒用勿多服損人真氣陳皮治高青皮治低

柑

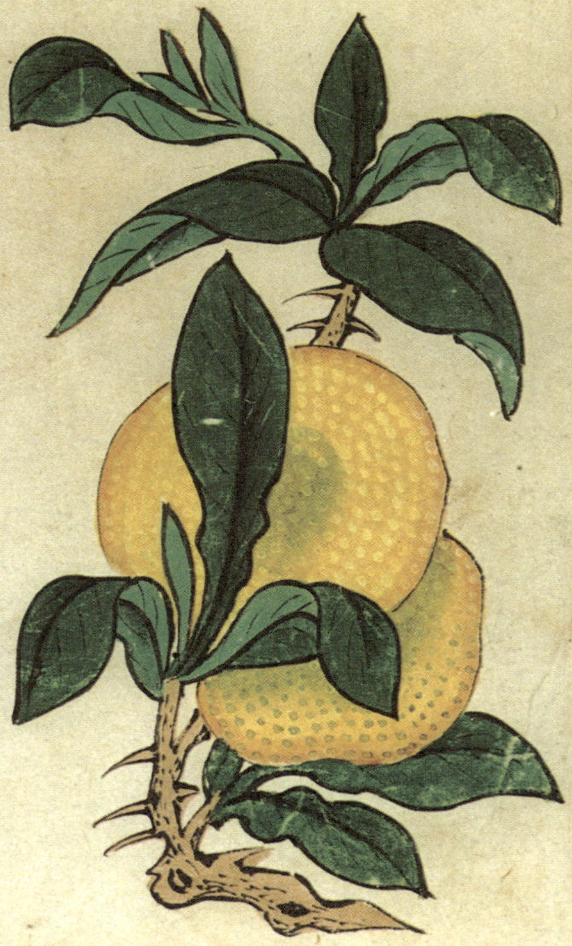

柑味甘大寒主利腸胃中毒熱解丹石止

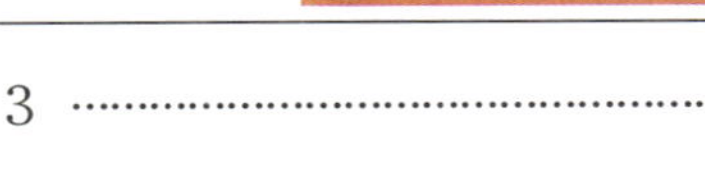

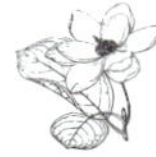

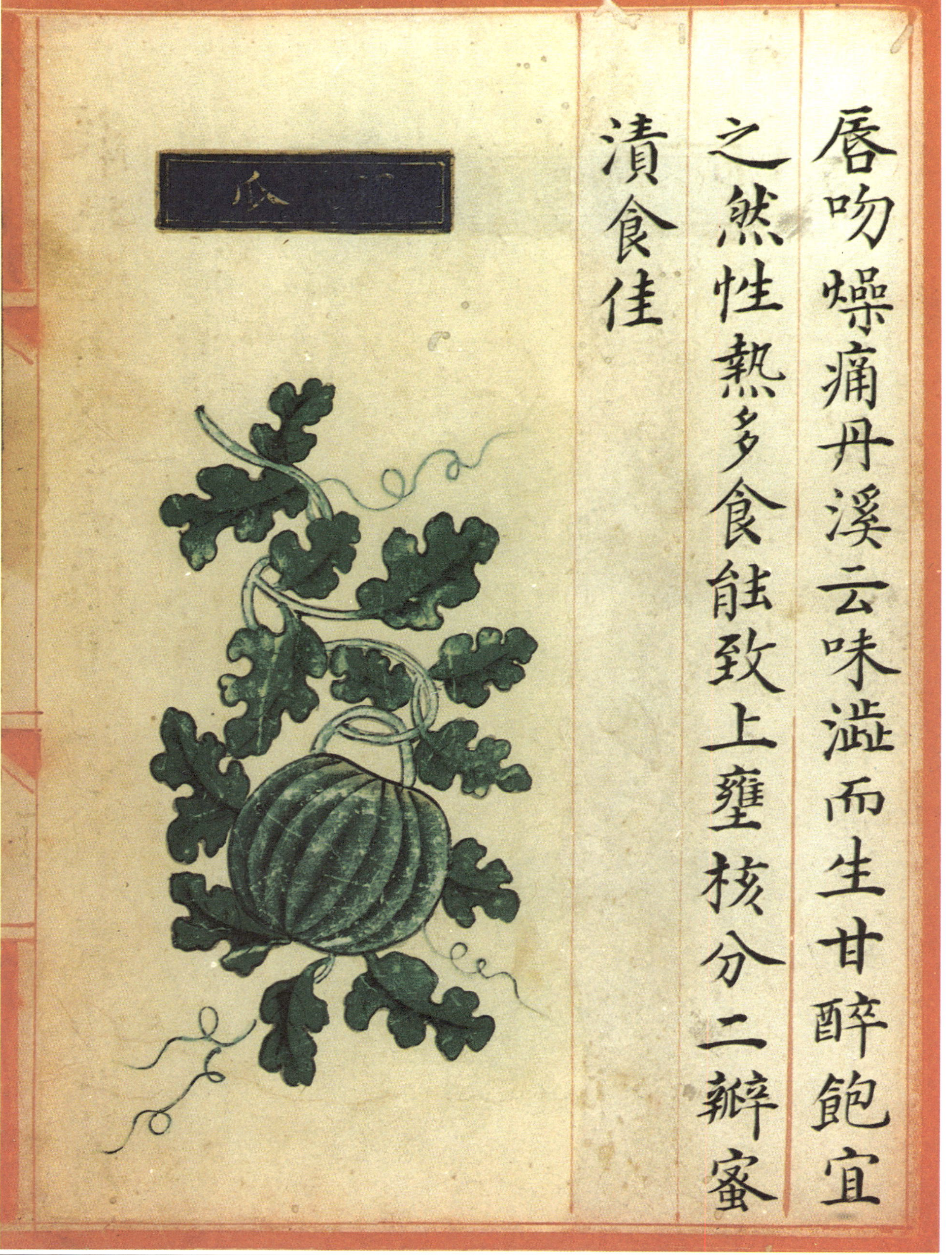

唇吻燥痛丹溪云味澁而生甘醉飽宜之然性熱多食能致上壅核分二瓣蜜漬食佳

楊溪

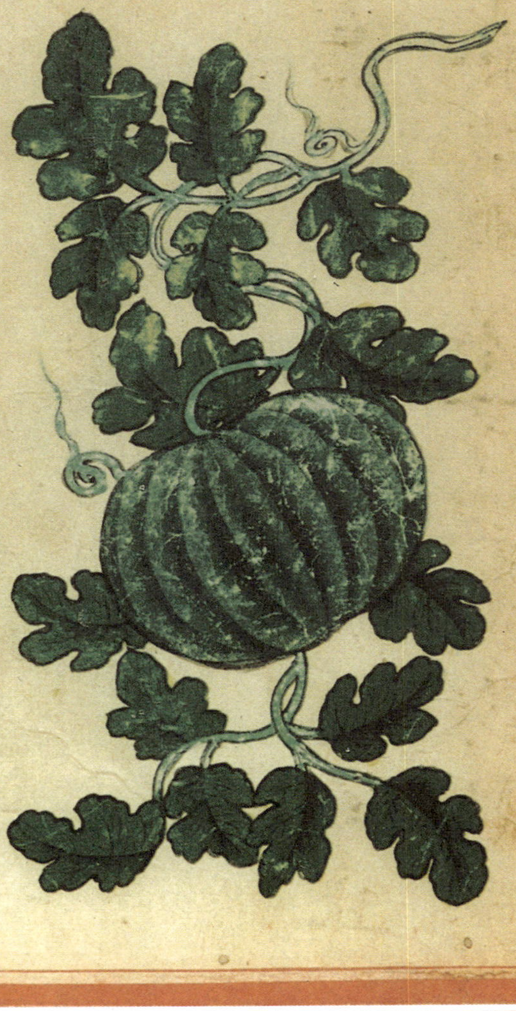

西瓜味淡甘寒壓煩熱消暑毒療喉痺有天生白虎湯之號多食作泄痢與油餅之類同食損胃一種名楊溪瓜秋生冬熟形略長匾而大瓤色臙紅味勝西瓜

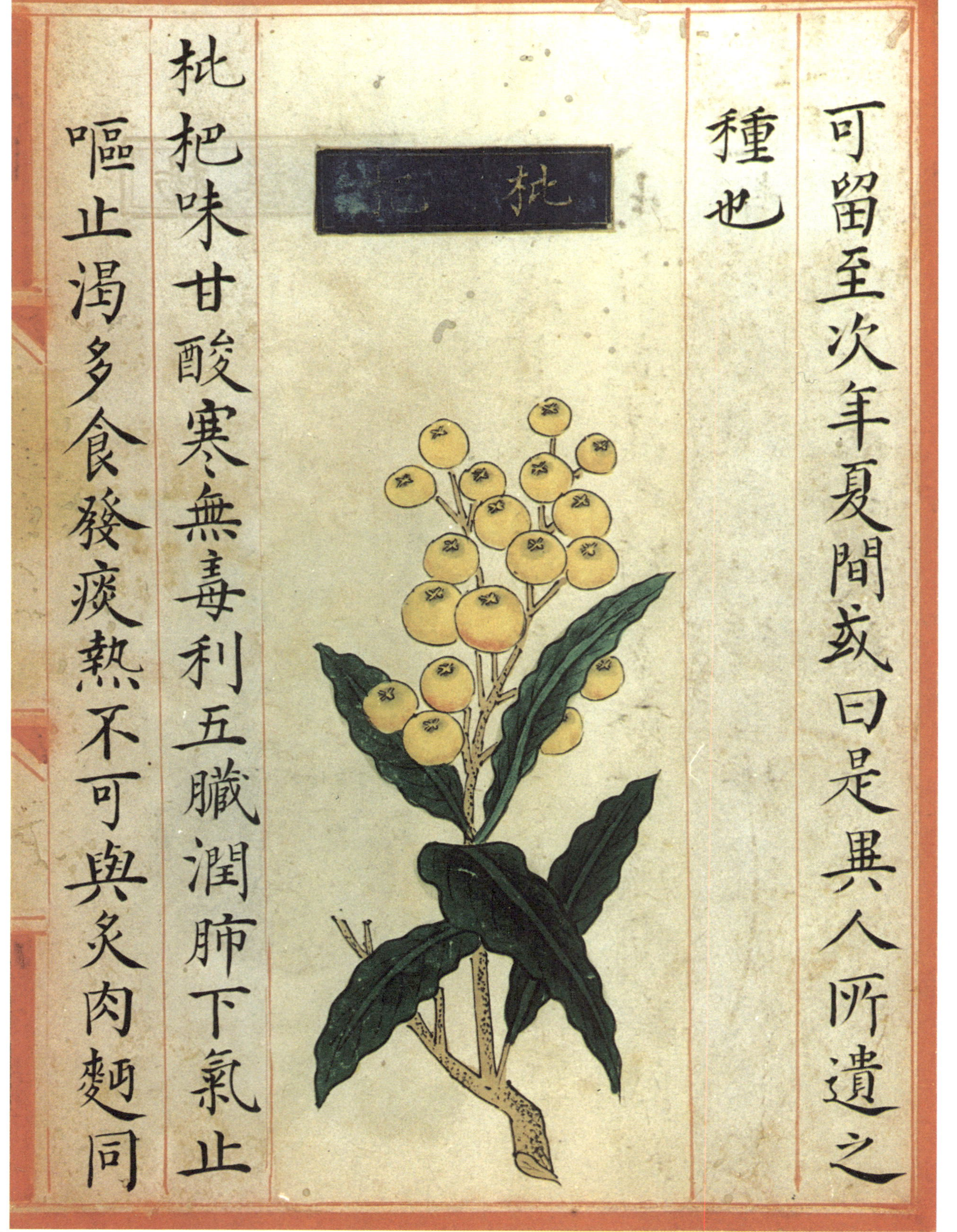

可留至次年夏間或曰是異人所遺之種也

枇杷

枇杷

枇杷味甘酸寒無毒利五臟潤肺下氣止嘔止渴多食發痰熱不可與炙肉麪同

榧子

食令人發黃病葉味苦氣平無毒拂去毛用主卒嘔啘不止不下食治肺熱久嗽并渴疾又療婦人產後口乾其木白皮亦主吐逆不下食

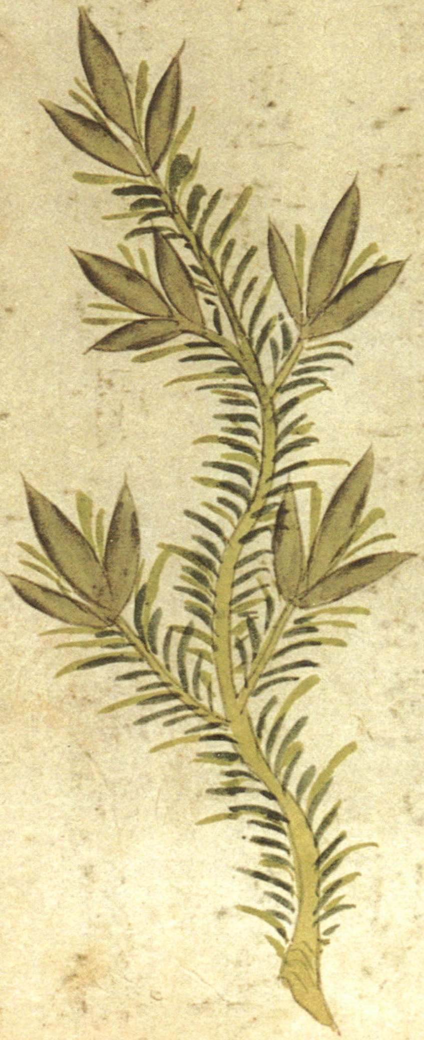

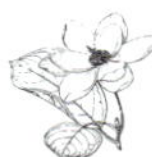

榧子味甘無毒主五痔去三蟲蠱毒鬼疰

令人能食消穀助筋骨行榮衛明目輕

身有患寸白蟲者化蟲為水多食不發

病又云五痔人常食之則愈過多則滑

腸麄榧其木相似但理麄色赤其子稍

肥大僅圓不尖本草有彼子味温有毒

主腹中邪氣去三蟲蛇螫蠱毒鬼疰伏

尸又爾雅云彼當作被木似栢子名榧

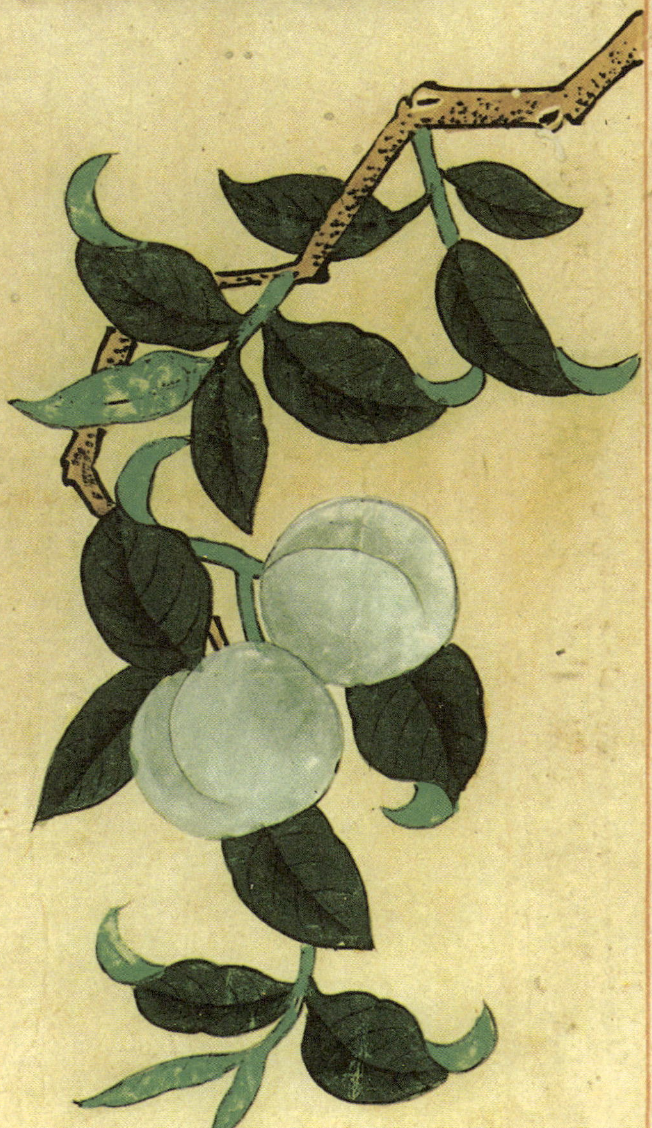

盖柀子即麄榧也丹溪云榧柿家果也火炒食之香酥甘美但引火入肺大腸受傷

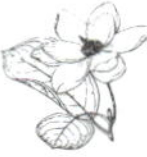

椰子

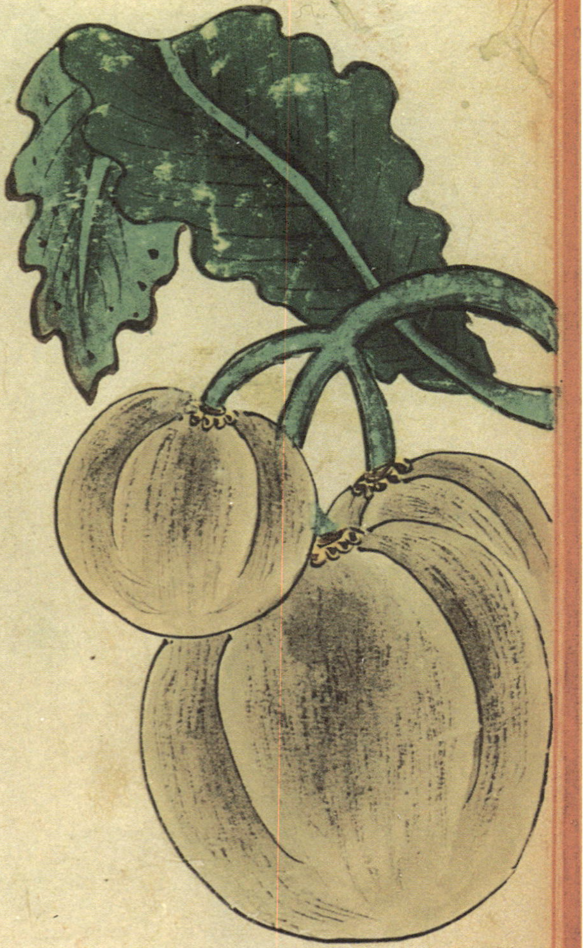

椰子肉益氣治風漿似酒飲之不醉主消渴吐血水腫去風熱塗頭益髮令黑丹溪云椰子生海外極熱之地土人賴此解夏月毒渴天之生物各因其材多食

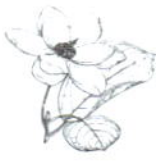

氣動殼為酒器酒有毒則沸起令人或
漆或相殊失其義

櫧

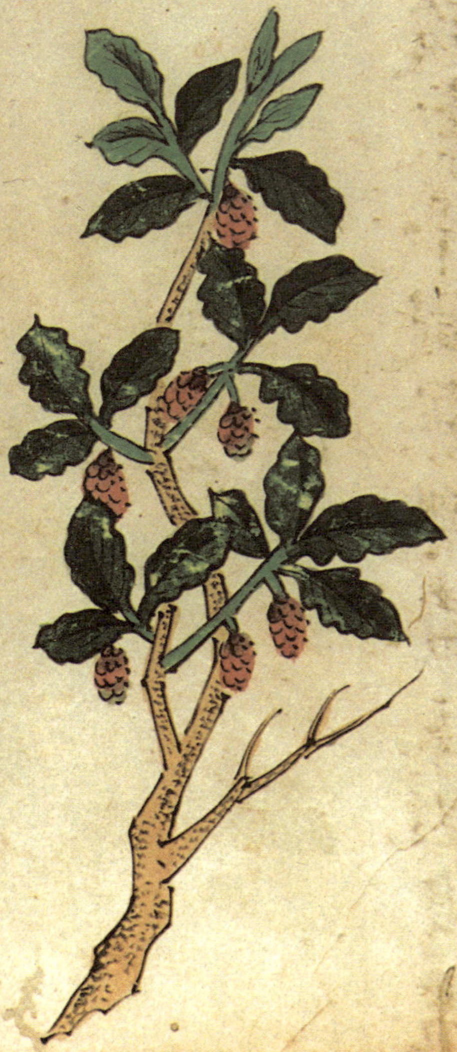

櫧子味苦澁止洩痢破除惡血止渴食之
不飢健行有甜苦二種製作粉食糕食

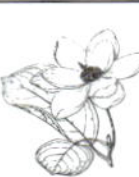

甚佳

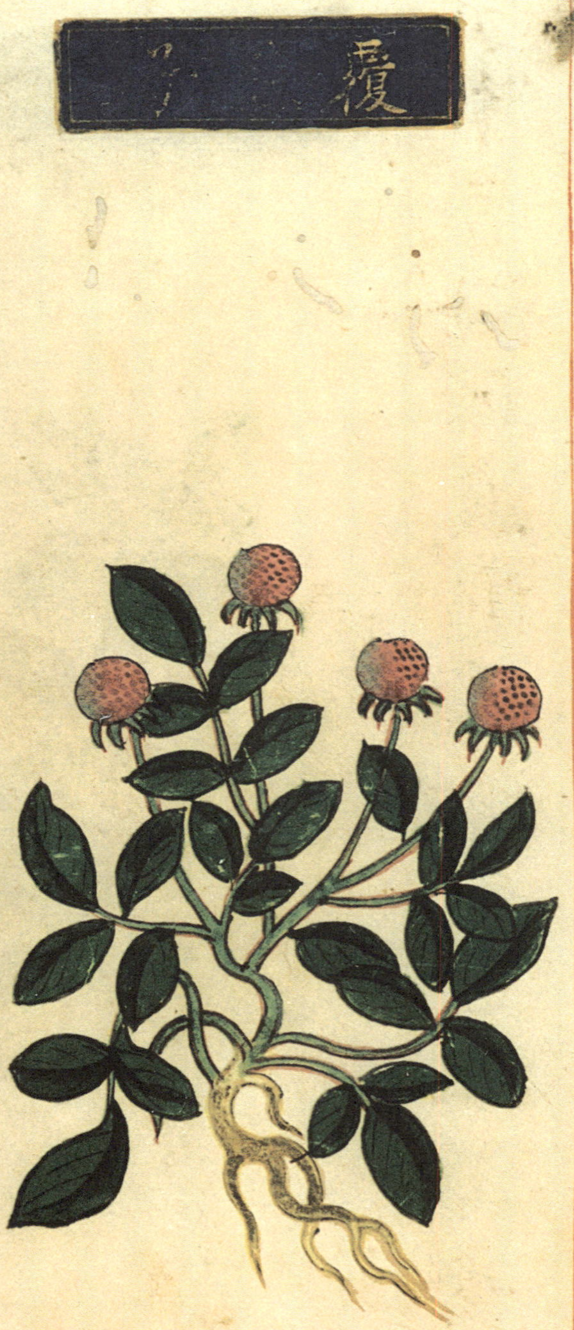

覆盆子味甘酸氣平微熱無毒主輕身益氣令髮不白顏色好又主男子腎虛精竭陰痿女子食之有子熟時軟紅可愛

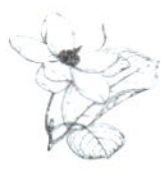

五月採之失採則枝就生蟲製為蜜煎
食更佳

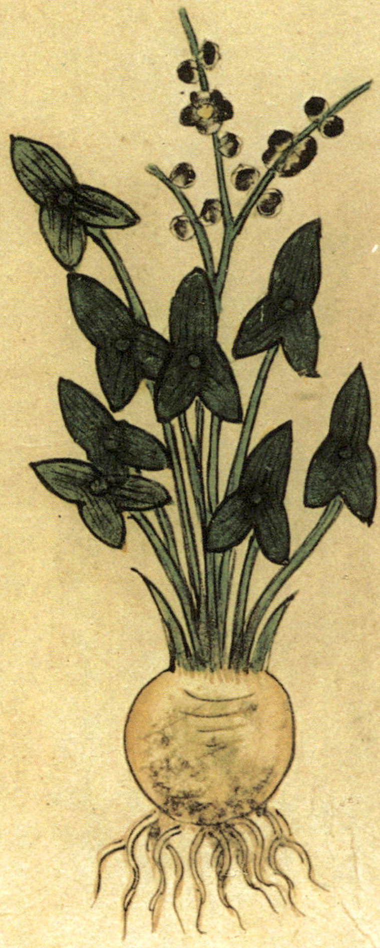

[illegible]

皂茨味苦甘微寒無毒主消渴痺熱溫中
益氣作粉食之厚人腸胃不飢服丹石

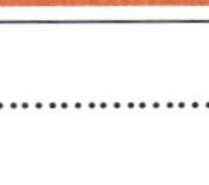

人尤宜又云不可多食相傳謂梟茨性善毀銅着之皆碎未嘗試即令葧臍也

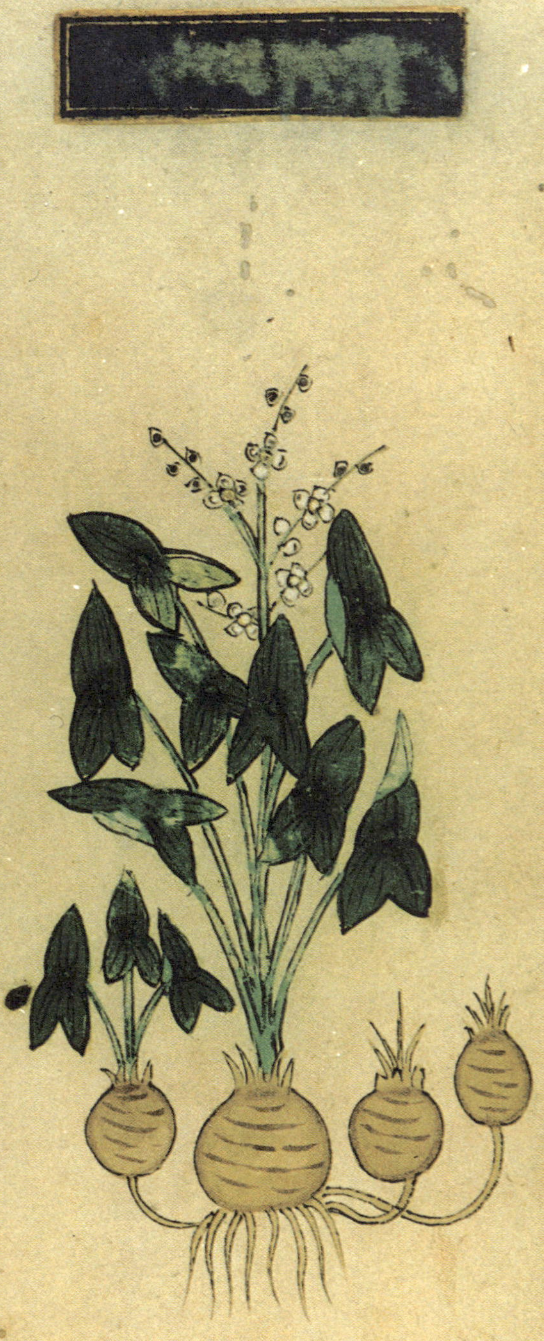

茨菰味甘主百毒產後血悶攻心欲死產難胎衣不出擣汁服之愈多食令人患

脚氣癱緩風損齒令人失顏色皮肉乾燥卒食之令人嘔水

豆蔻味辛温無毒主温中心腹痛嘔去口臭氣鮮食佳也

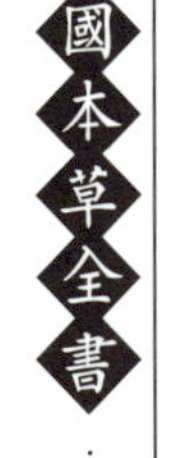

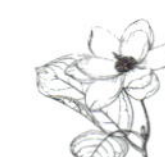

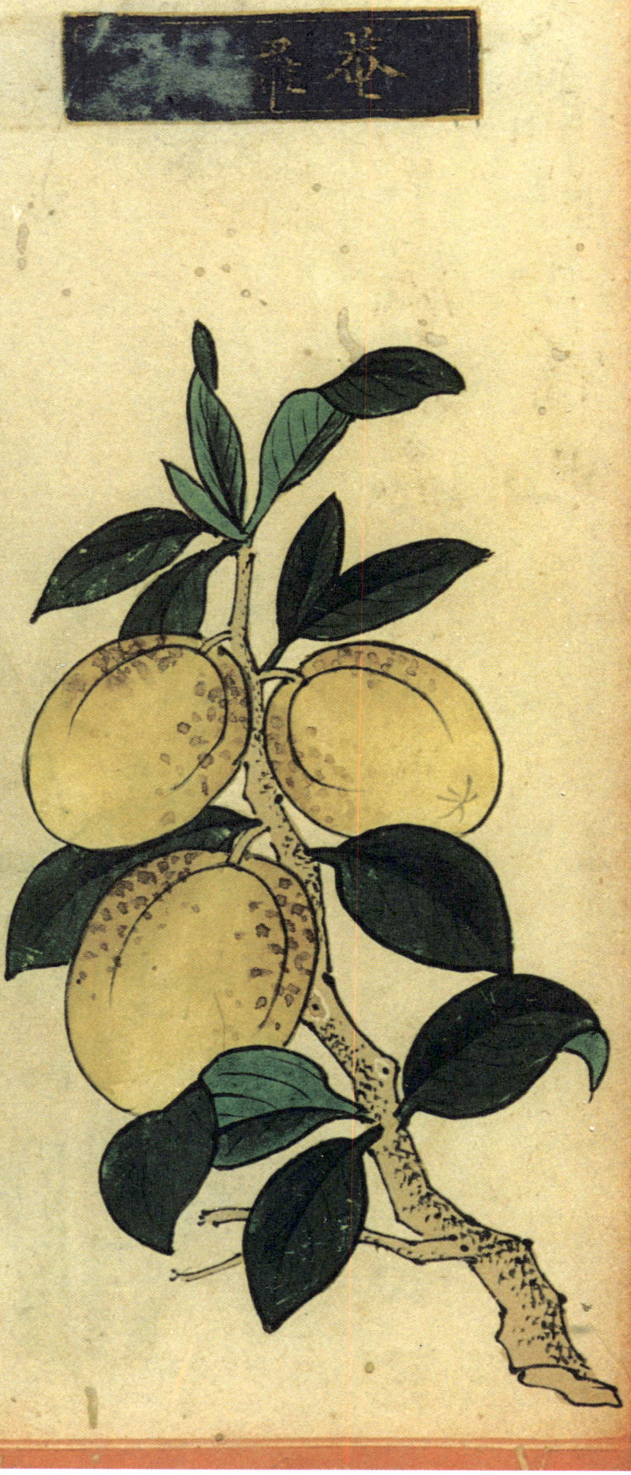

菴羅

菴羅果味甘温食之止渴動風氣時疰及
飽食後不可食又不可與大蒜辛物同
食令人患黃病樹生狀似林檎

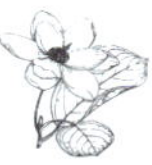

梧桐子

梧桐子四月開淡黃小花如棗花枝頭出絲墮地或油沾衣履五六月結子人收炒作果多食亦動風氣月令所謂清明之日桐始華者即此

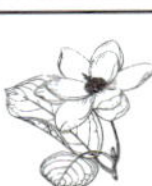

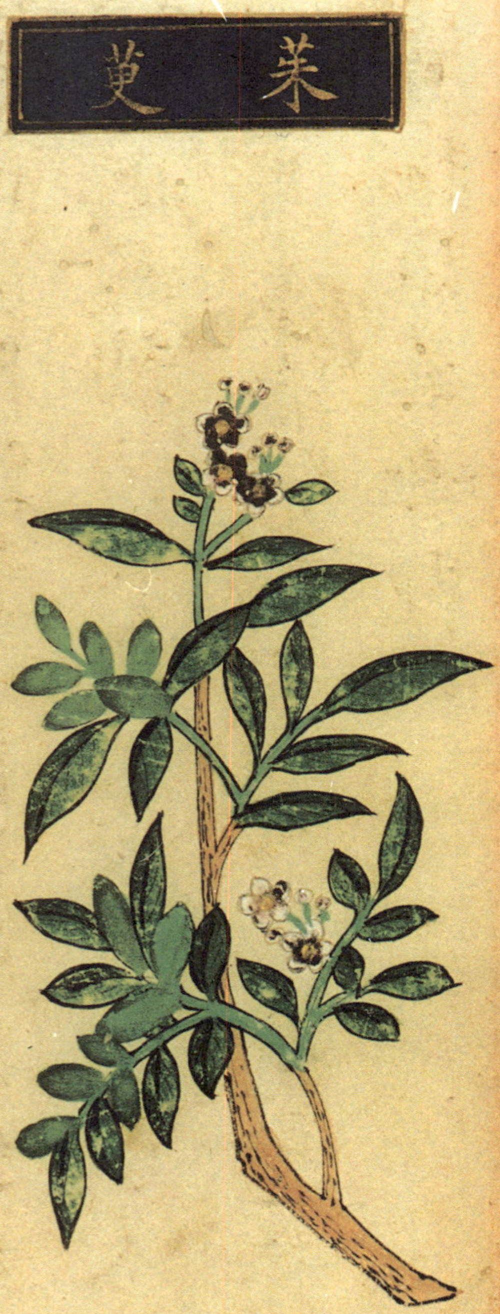

茱萸

茱萸味辛苦大熱無毒又云吳生者味辛温大熱有小毒主温中下氣止痛欬逆寒熱除濕痹逐風邪開腠理去痰冷腹内絞痛諸冷食不消中惡心腹痛逆氣

皂莢子

利五臟又云此物最下氣速腸虛人服之愈甚根殺三蟲治喉痺止洩瀉不消療經產餘血并白癬鄉人一時間倉卒無藥用此多愈山間之至寶也

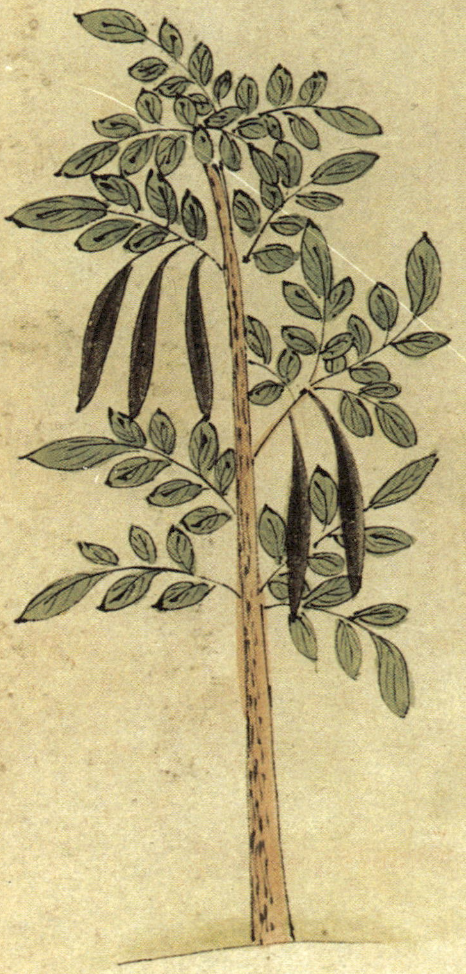

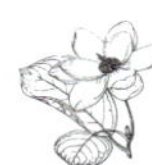

皂荚子炒舂去赤皮仁将水浸軟煮熟以糖蜜漬之甚辣導五臟風熱壅氣辟邪氣瘴氣有驗

榅桲

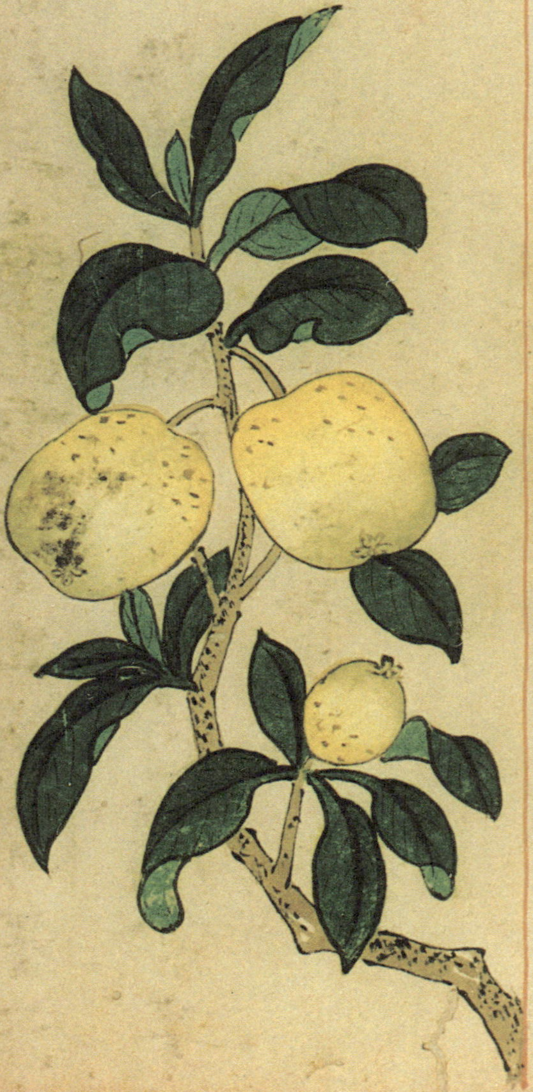

榅桲味酸甘微温無毒主温中下氣消食

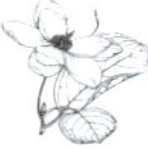

除心間醋水食之須去淨浮毛否則損入肺令嗽

金櫻子

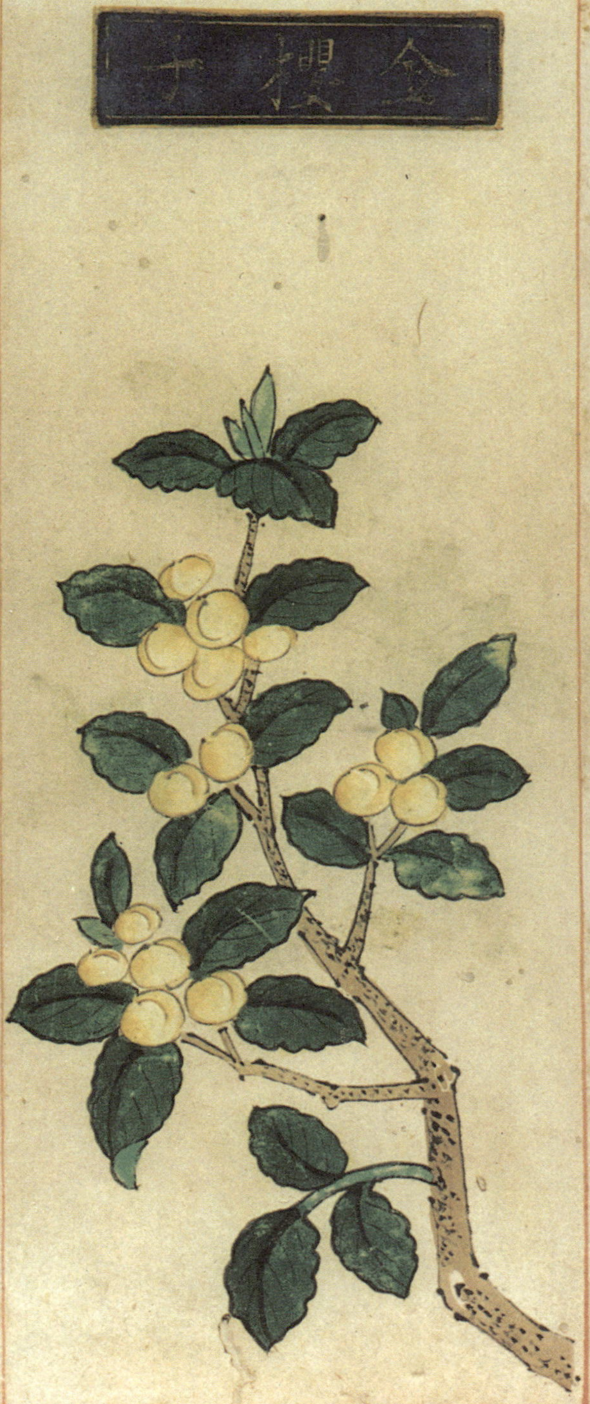

金櫻子味酸澁平無毒療脾洩下痢止小便利澁精久服令人耐寒輕身殺寸白

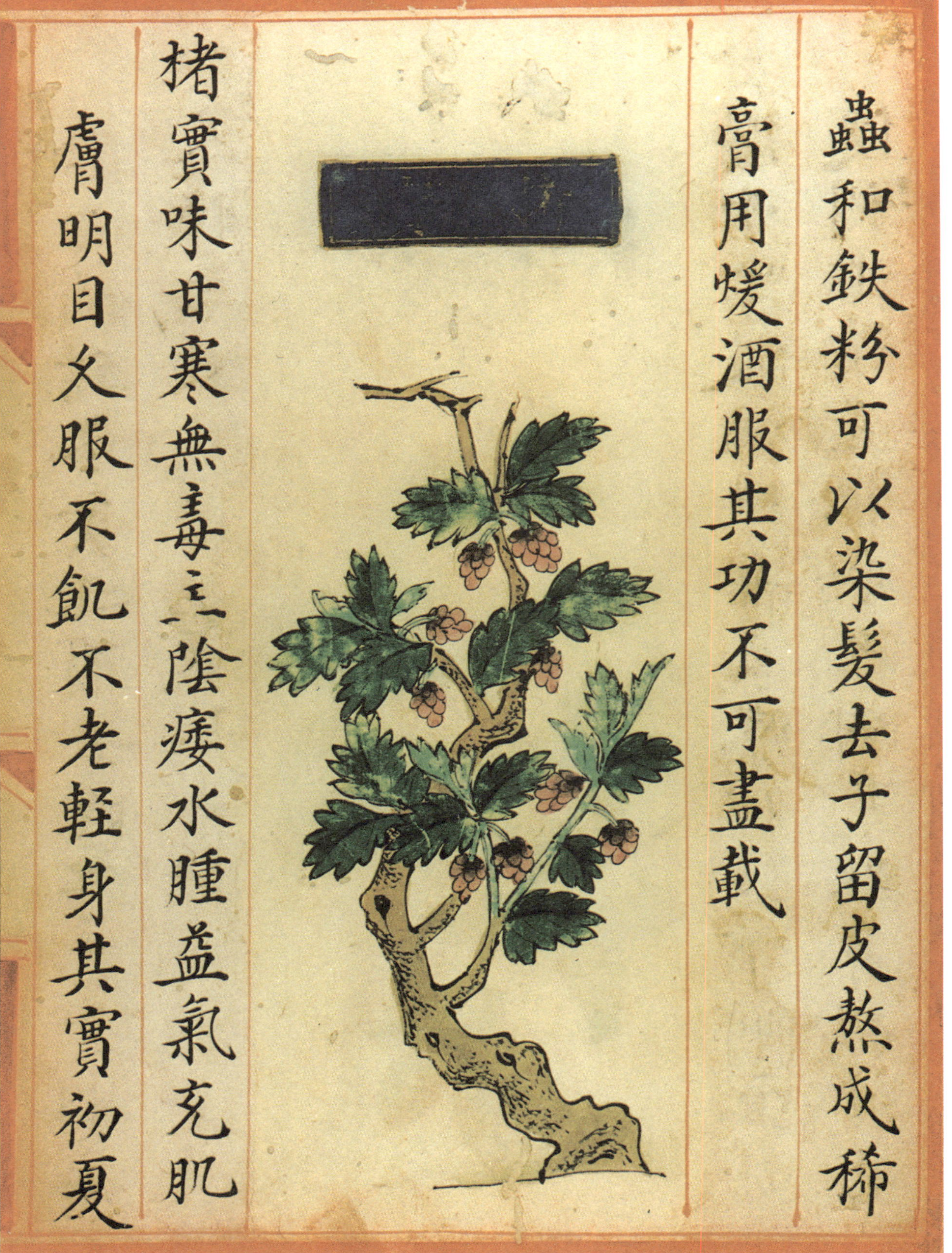
蟲和鉄粉可以染髮去子留皮熬成稀膏用煖酒服其功不可盡載

楮實味甘寒無毒主陰痿水腫益氣充肌膚明目久服不飢不老輕身其實初夏

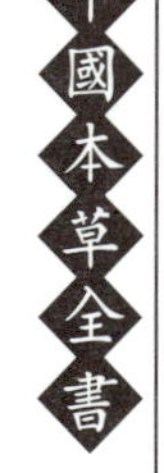
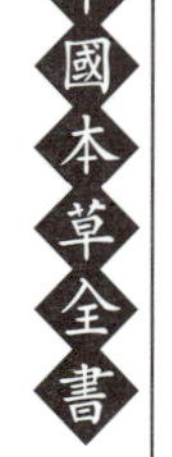

獼猴桃

生彈丸大至六七月漸深紅色成熟可製食之葉主小兒身熱食不生肌可作浴湯又主惡瘡生肉皮間主逐水利小便莖主癮疹痒單用主湯浴汁主塗癬云挼數枚煑肉易爛與栢實皆可食

獼猴桃味酸甘寒無毒止暴渴解煩熱冷脾胃動洩澼壓丹石下石淋熱壅不可多食令人臟寒洩此桃考之本草言藤生附樹葉圓有毛其形似鷄卵大其皮褐色經霜始甘美可食衍義言生則極酸十月爛熟始食

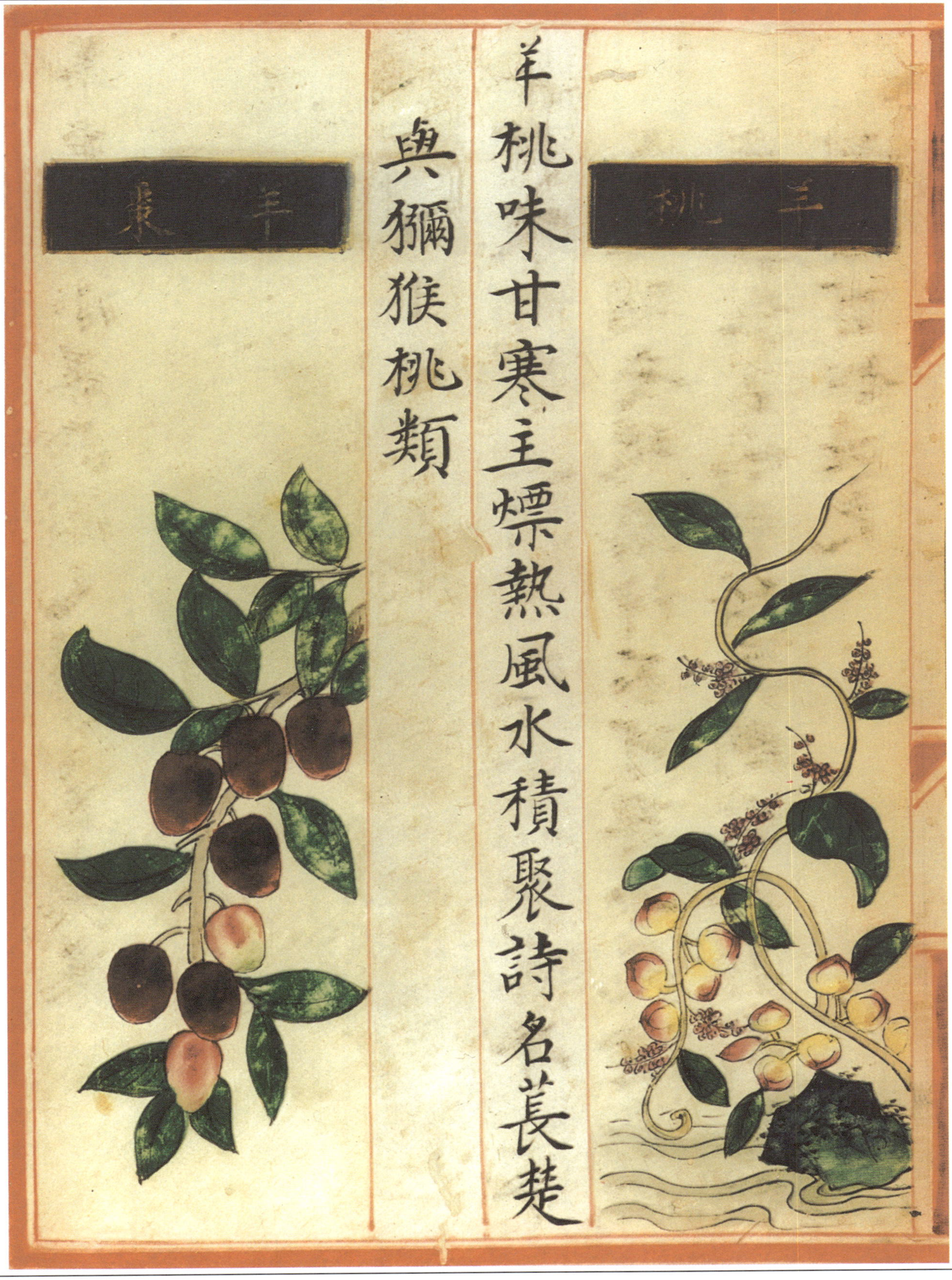

羊桃

羊桃味甘寒主熛熱風水積聚詩名萇楚與獼猴桃類

羊棗

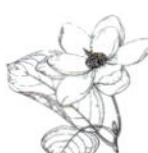

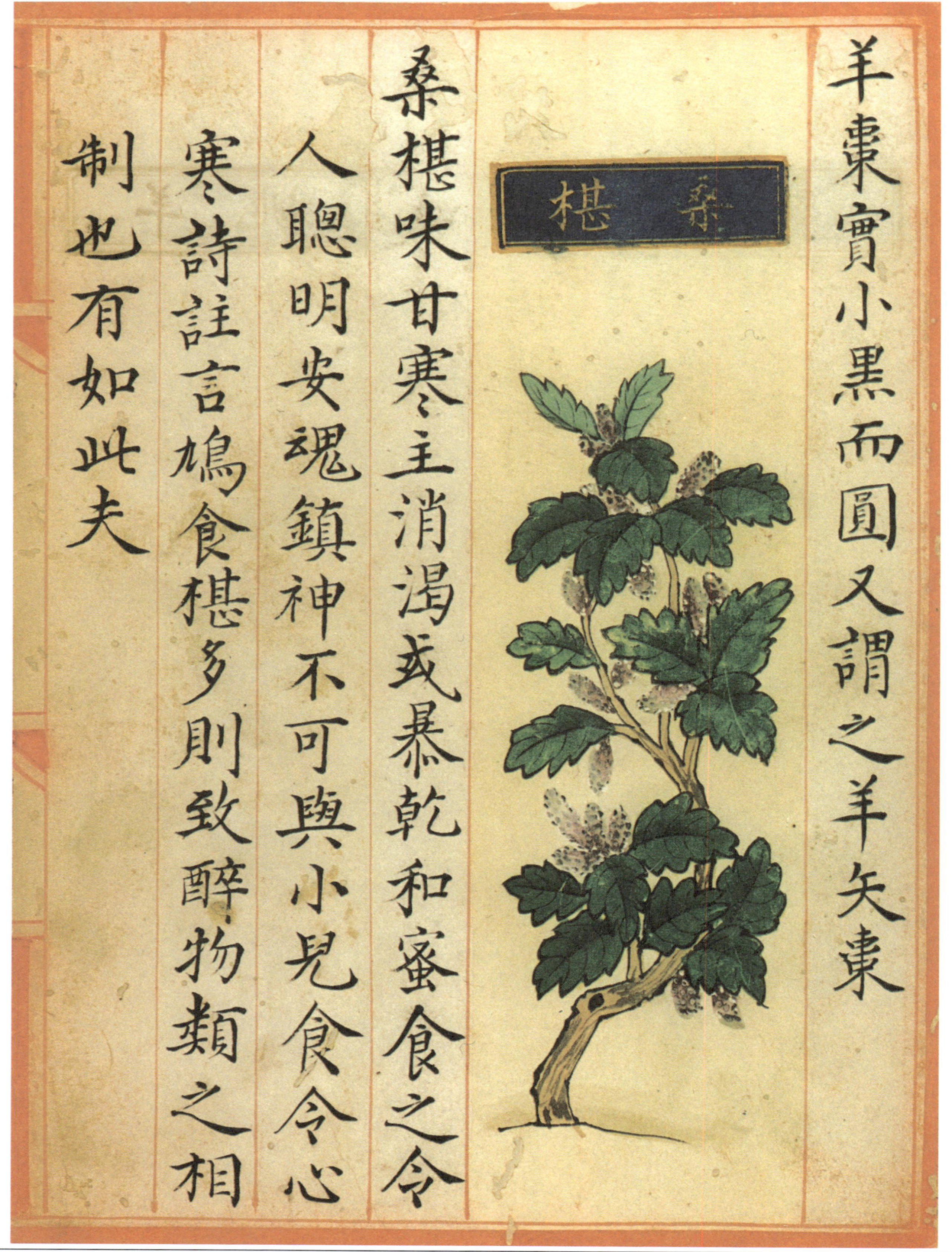

羊棗實小黑而圓又謂之羊矢棗

桑椹

桑椹味甘寒主消渴或暴乾和蜜食之令人聰明安魂鎮神不可與小兒食令心寒詩註言鳩食椹多則致醉物類之相制也有如此夫

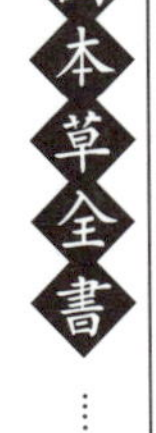

銀杏

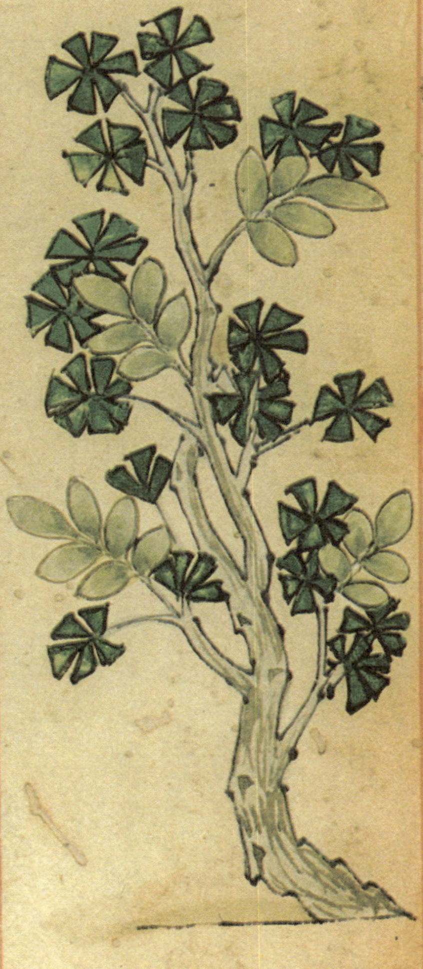

銀杏味甘苦平無毒主痰動風氣與鰻魚同食令人軟風小兒食之發驚

無花果

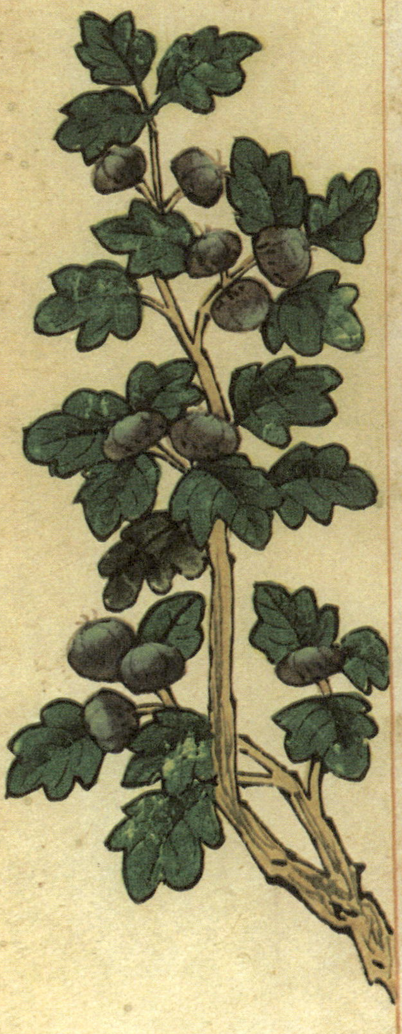

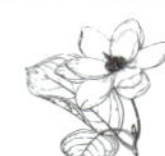

無花果味甘開胃止洩痢色如青李而稍長

柚

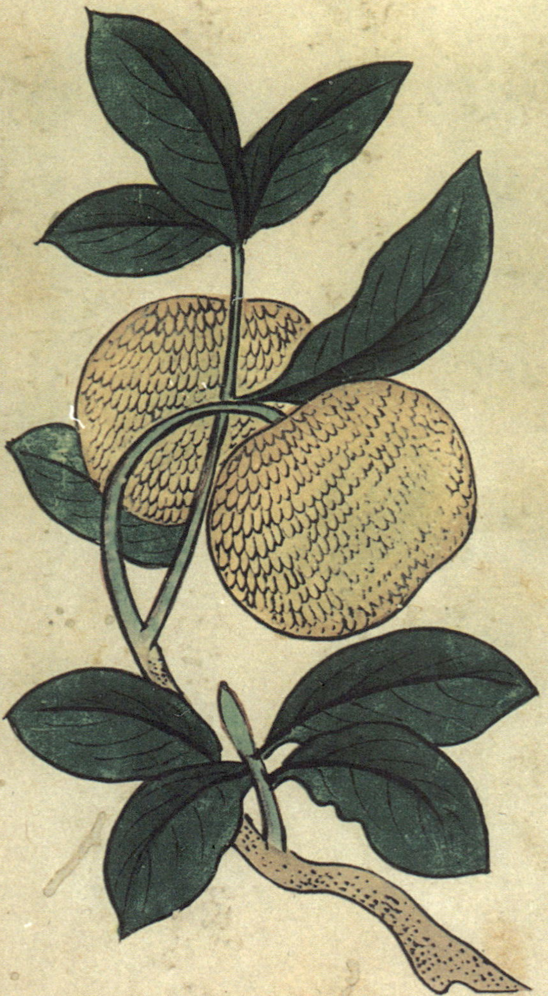

柚橘類本草謂橘柚一物考之郭璞曰柚似橙而大於橘呂氏春秋曰果之美者

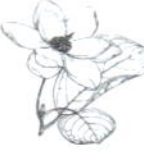

有江渚之橘雲夢之柚楚辭亦然日華子云柚子無毒治姙孕人吃食少幷口淡去胃中惡氣消食去腸胃氣解酒毒治飲酒人口氣柚橘二物分矣附之以俟知者擇焉

右諸果皆地產陰物雖各有陰陽寒熱之分大率言之陰物所以養陰人病多屬陰虛宜食之然果食則生冷

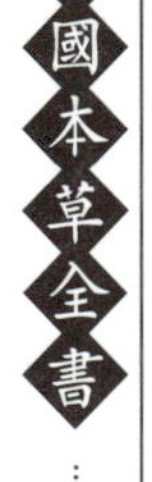
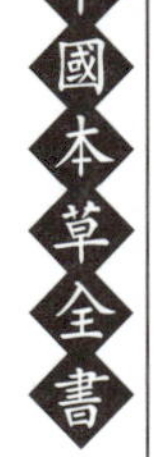

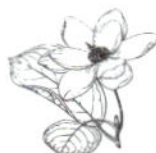

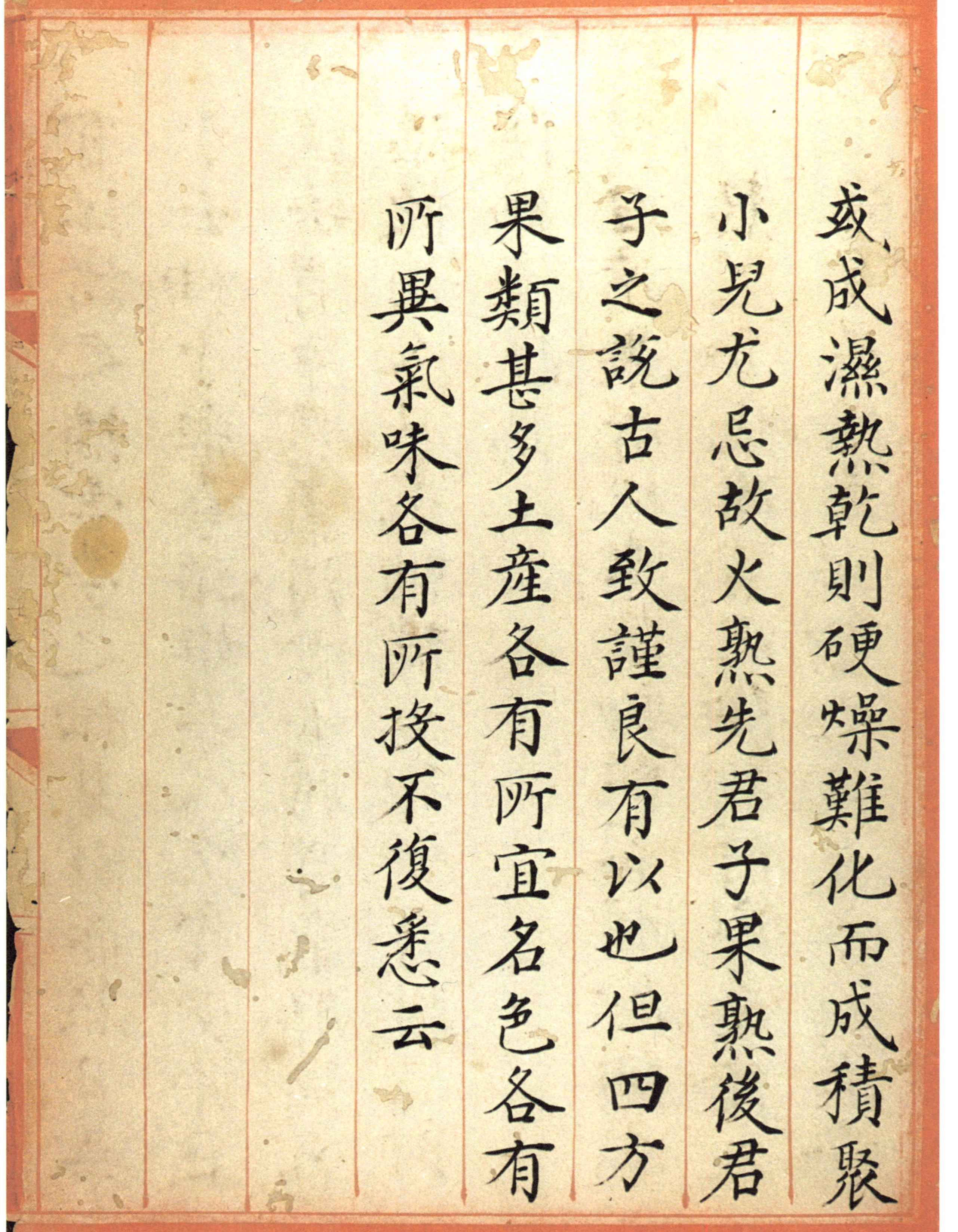

或成濕熱乾則硬燥難化而成積聚小兒尤忌故火熟先君子果熟後君子之說古人致謹良有以也但四方果類甚多土產各有所宜名色各有所異氣味各有所投不復悉云

食物本草卷二

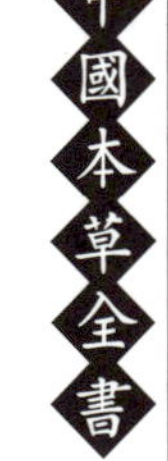

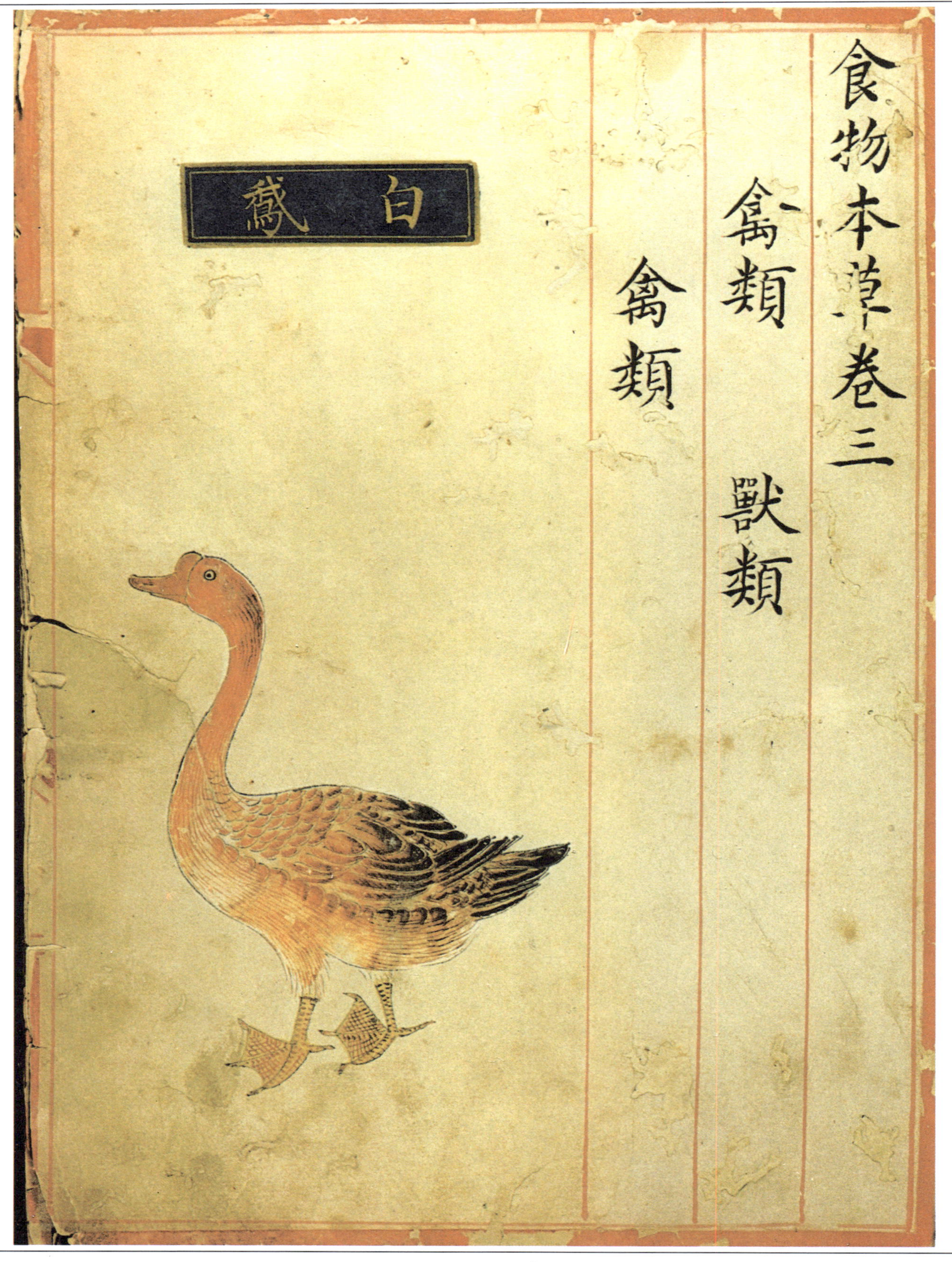
食物本草卷三
禽類　獸類
禽類
白鵞

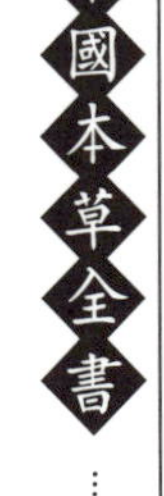

蒼鵝

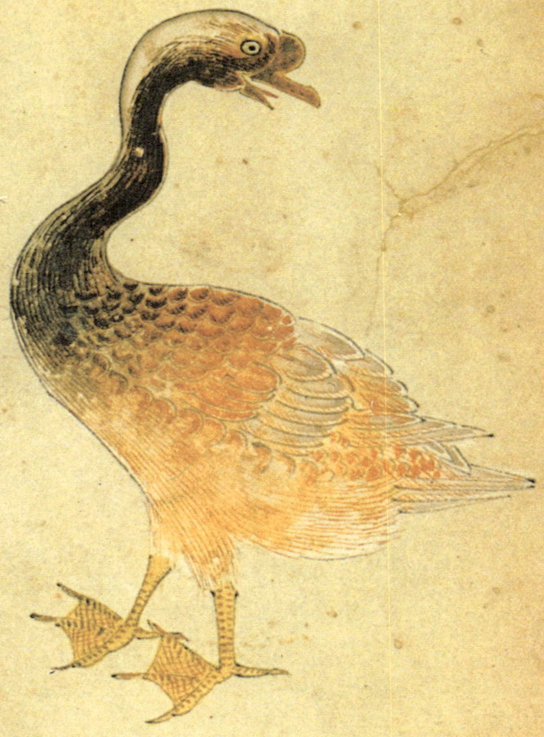

鵝肉利五臟鮮煩止渴白者勝又云性冷不可多食令人霍亂發痼疾白鵝膏氣微寒無毒主耳卒聾以灌之又潤皮膚毛主射工水毒又飲其血及塗身又主

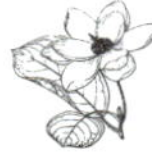

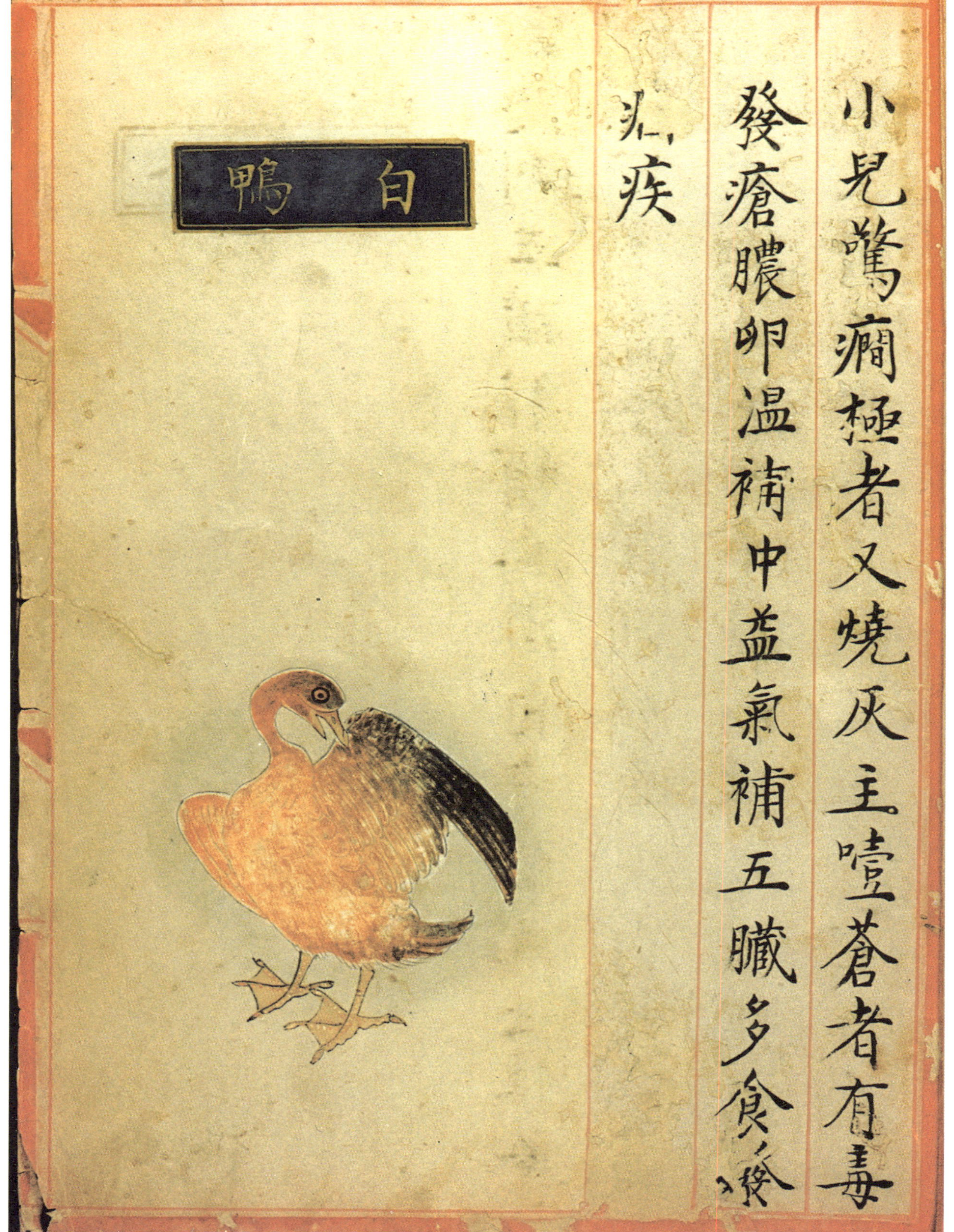

白鴨

小兒驚癇極者又燒灰主噎蒼者有毒
發瘡膿卵温補中益氣補五臟多食發
冷疾

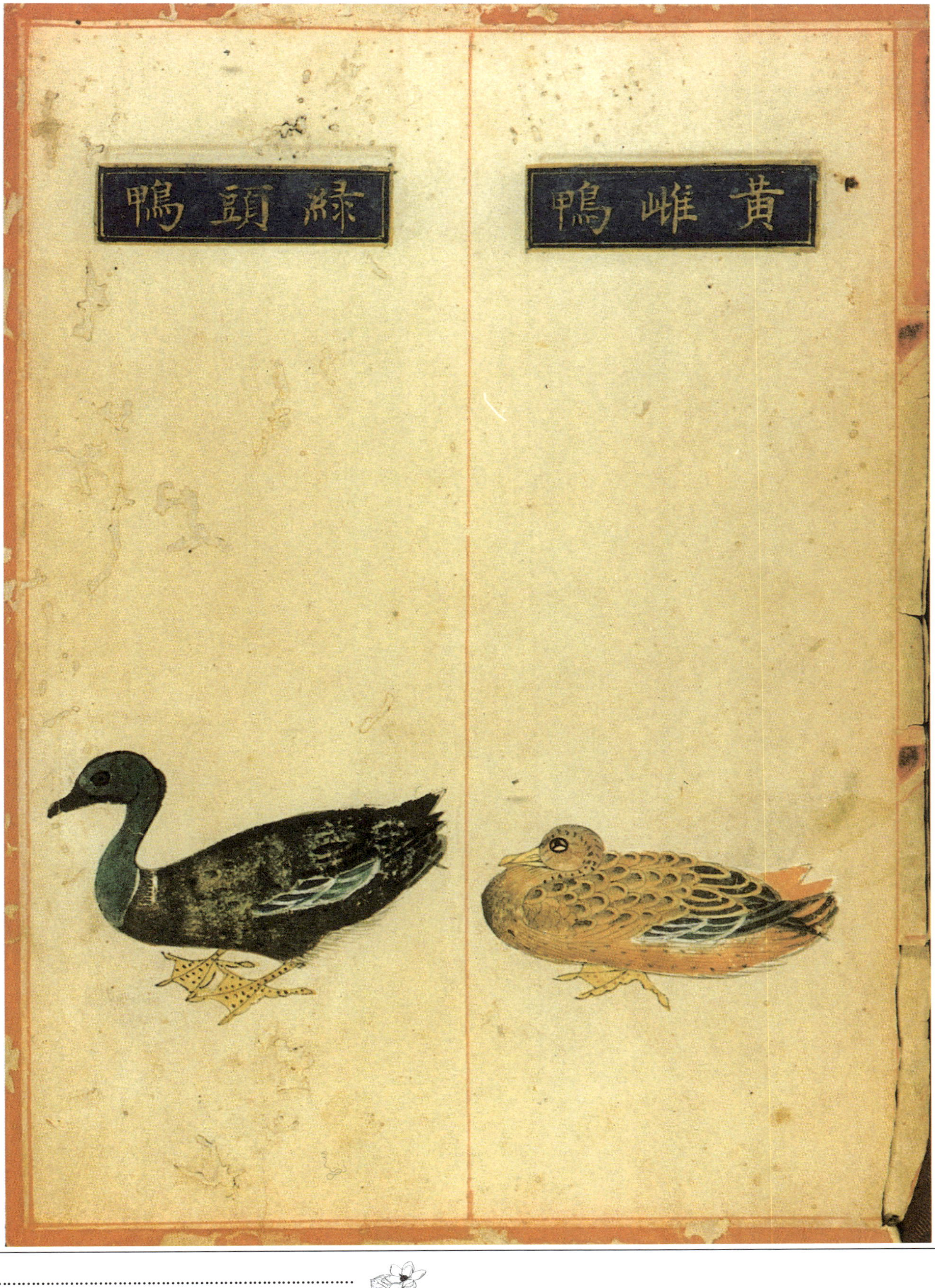

黃雌鴨

綠頭鴨

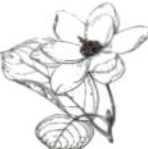

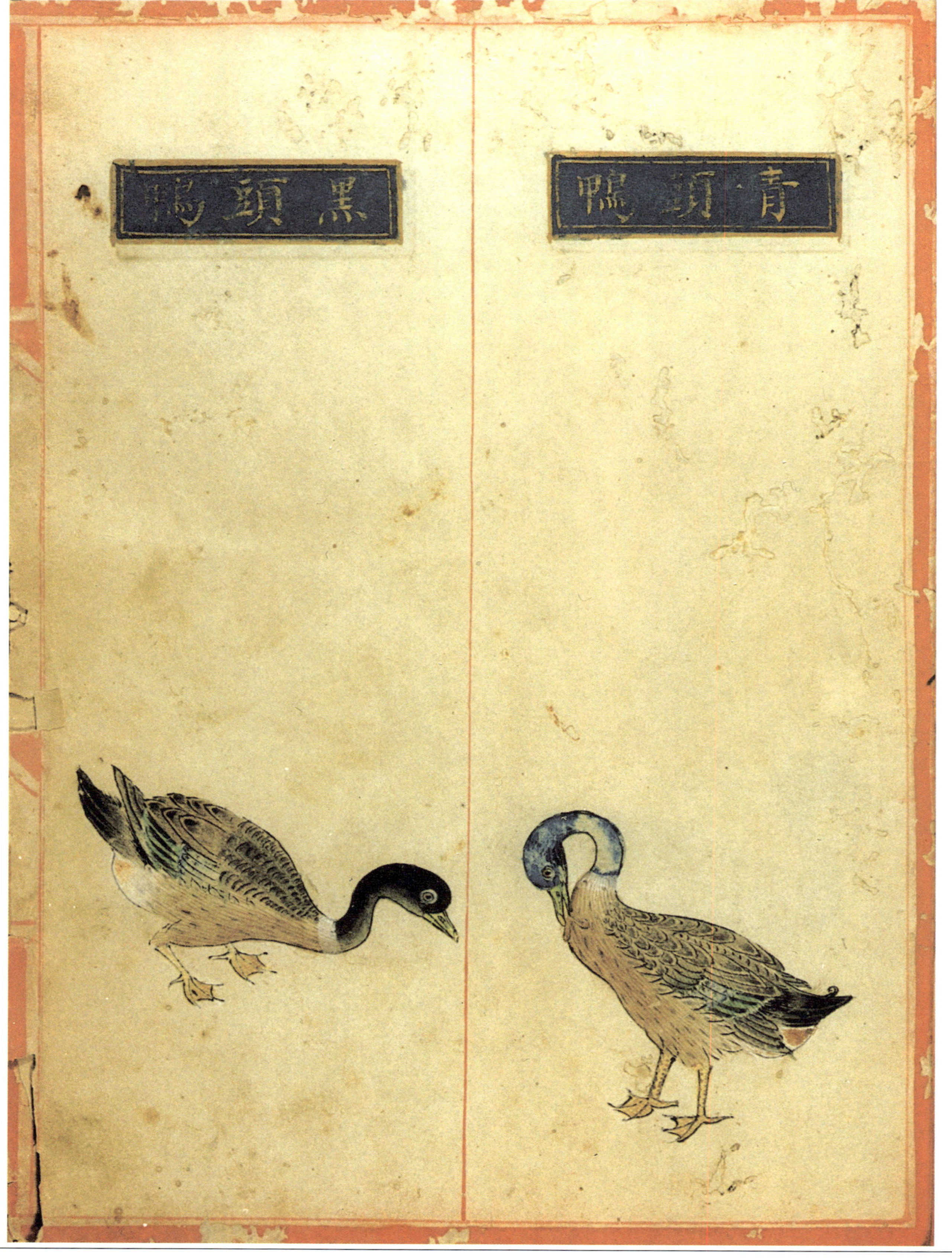

黑頭鴨
青頭鴨

鴨肉補虛除熱和臟腑利水道消脹止驚癎解丹毒止痢血解毒頭治水腫白鴨尤佳屎殺石藥毒解結縛散　熱主熱毒痢為末水調服之熱腫毒瘡和雞卵白傅　又傅蚰蜒咬瘡良黃雌鴨最補綠頭鴨青頭鴨佳黑鴨滑中發冷痢脚氣卵微寒主心腹熱發氣并冷疾小兒食之脚軟皆醃者稍可肉與卵並不可

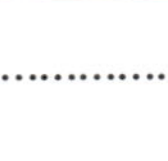

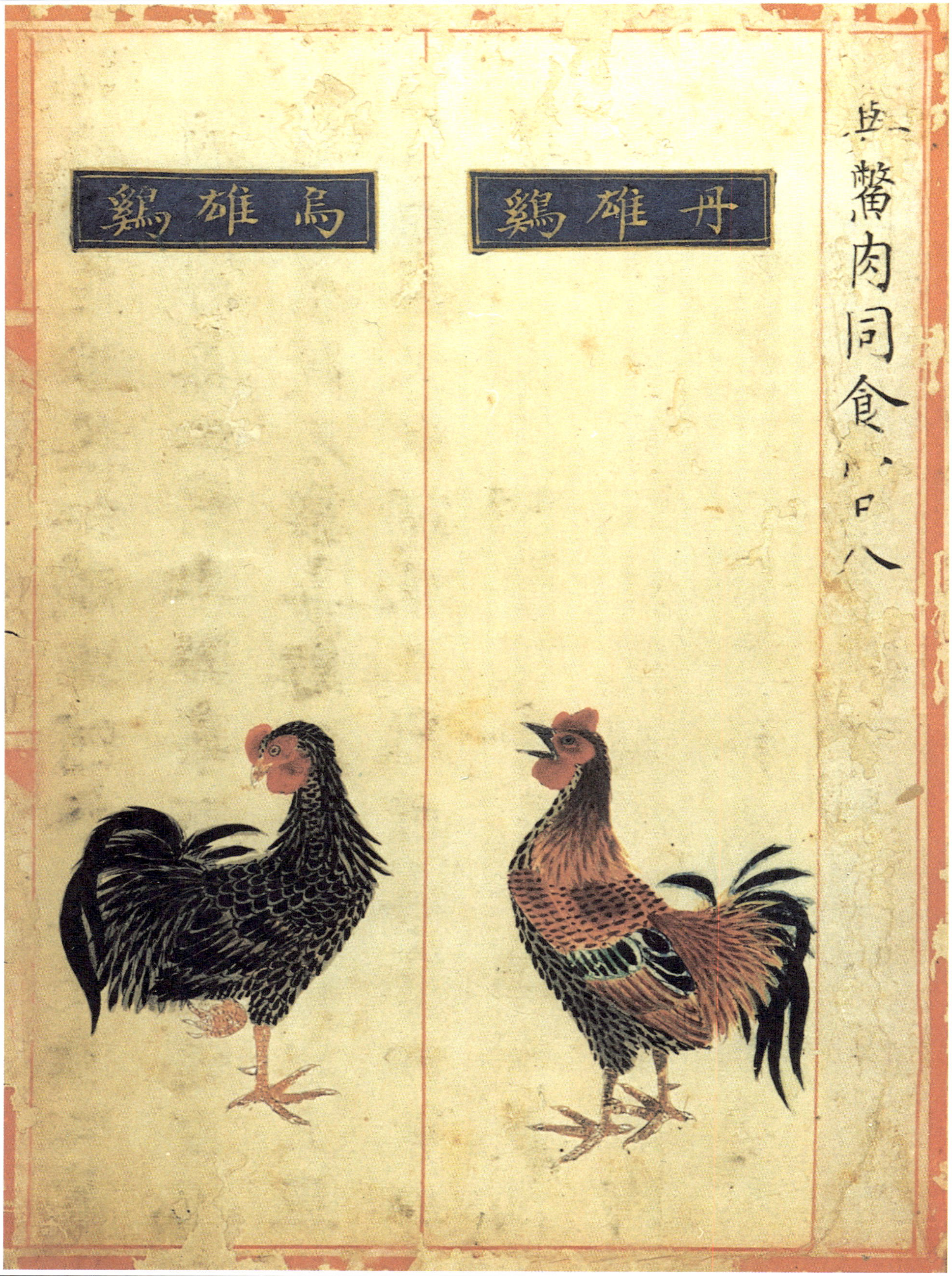

鼈肉同食

丹雄鷄

烏雄鷄

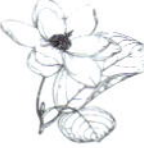

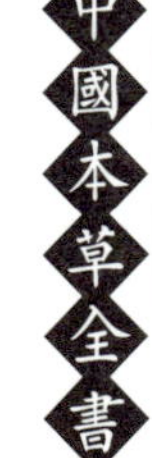

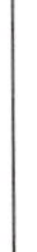

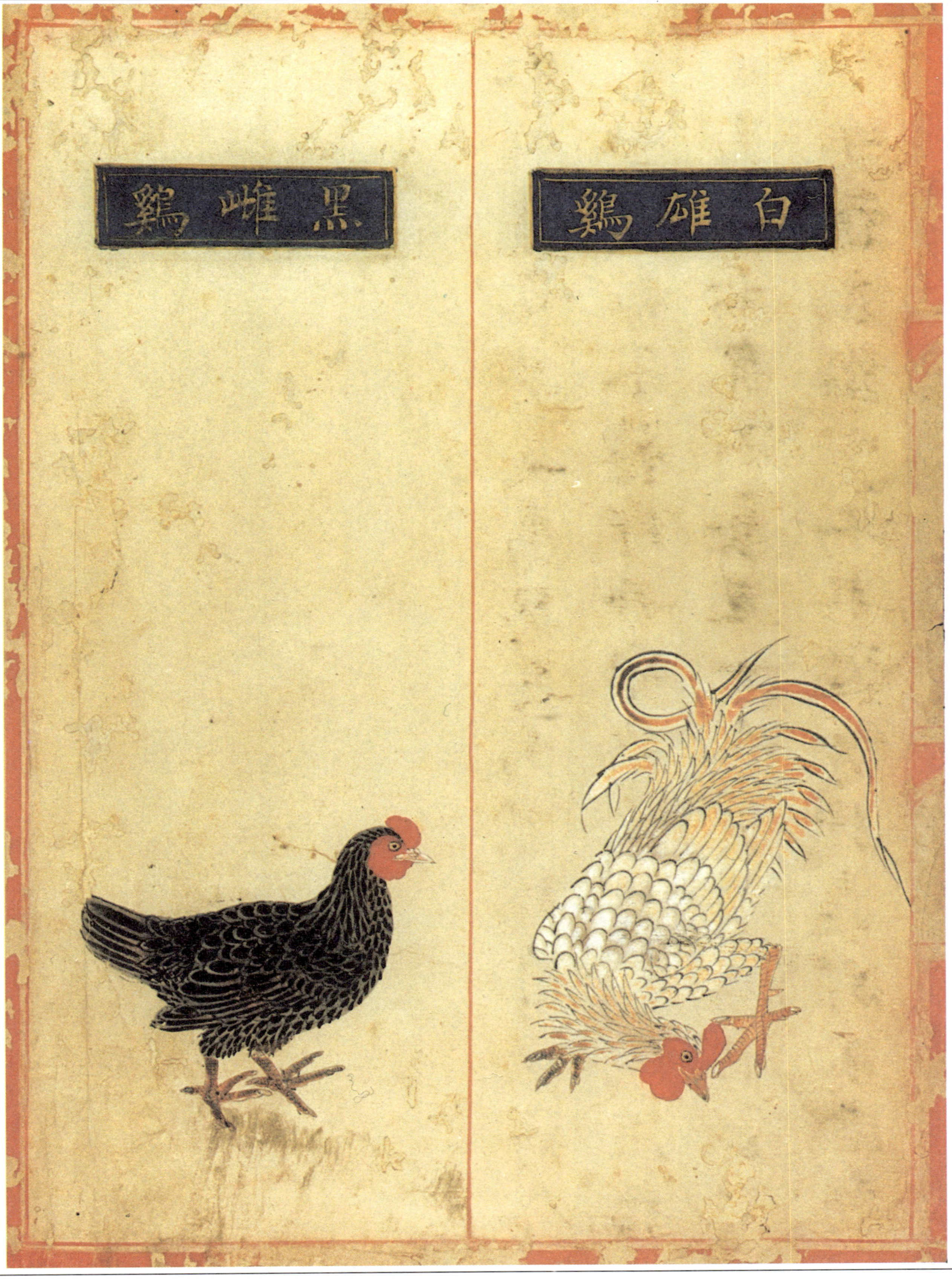

白雄鷄

黑雌鷄

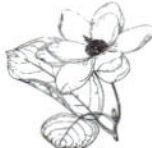

黃雌鷄

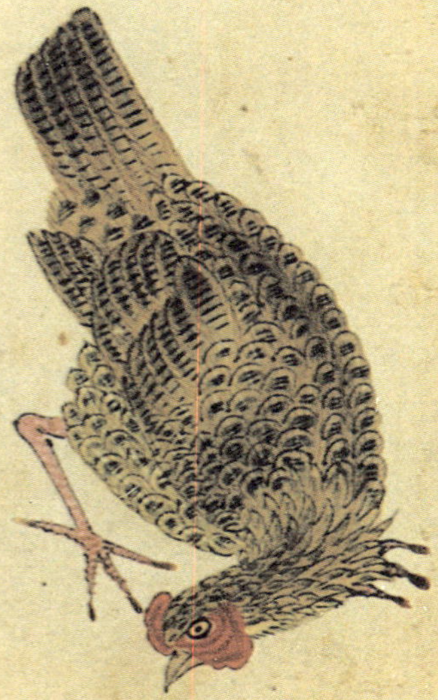

雞補虛羸甚要屬巽巽為風故有風病人食之無不發作丹雄鷄味甘氣微温無毒一云有小毒主女人崩中漏下赤、沃補虛温中止血通神殺毒辟不者刺

血滴口主乳難療白癜風諸瘡人自縊
死心下温烊冠血益氣中男雌女雄百
蟲入耳中滴之即出頭主殺鬼烏雄雞
肉微温無毒主補虛弱止心腹痛安胎
療折傷痺病膽主療目不明肌瘡心主
五邪肝及左翅毛主起陰冠血主乳難
血主踒折骨痛及瘻痺肪主耳聾腸主
遺溺小便數不禁肶胵黄皮微寒主洩

痢小便遺溺除熱止煩并尿血崩中帶
下屎白微寒主消渴傷寒寒熱破石淋
及轉筋瀐癧痕傅風痛白雄雞肉味酸
微温主下氣療狂邪安五臟傷中消渴
調中利小便去丹毒三年者能為神鬼
所使黑雌鷄肉味甘温無毒主風寒濕
痺安胎止産後下血虚羸五緩六急安
心定志除邪辟惡腹痛及瘻折骨痛亂

雞翮羽主下血閉黄雌雞肉味甘酸温平無毒主傷中消渴小便數不禁腸澼洩痢補益五臟續絶傷添精髓止勞劣助陽利水腫筋骨主小兒羸瘦食不生肌雞子主除熱火瘡癇痙可作琥珀神物卵白微寒療目熱赤痛除心下伏熱止煩滿欬逆小兒下洩婦人產難胞衣不出醯漬之療黄疸破大煩熱卵中白

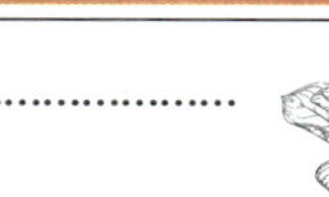

皮主久欬結氣麻黃紫苑和服之立愈
凡鷄以光粉和飲喂之後取食之尤補
益卵黃温卵白微寒黃鷄所下者為最
素問曰陰不足補之以血鷄卵血也卵
不可多食動風氣有毒醋解之抱鷄肉
不可食發疽鷄具五色者勿食與烏鷄
白頭者又不可與蒜薤芥菜李子牛肉
兎肉汁肝腎同食各致病小兒五歲以

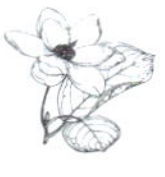

下不可與鷄肉食令生蟲姙娠食亦令子腹内生蟲丹溪言鷄助肝火衍義云雞動風者亦習俗所移然鷄屬土而有金與木火性補故助濕中之火病邪得之為有助而病劇也

鶩肪

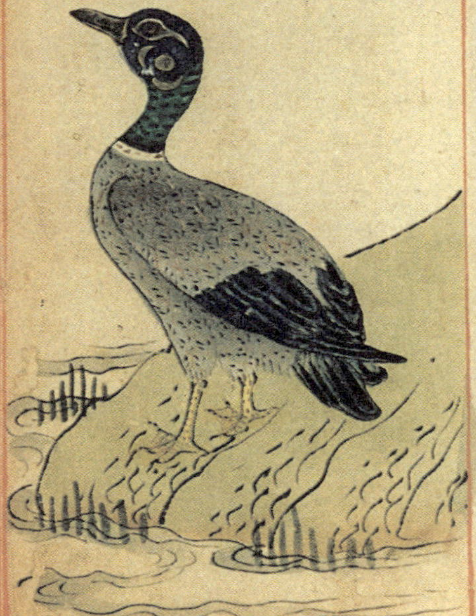

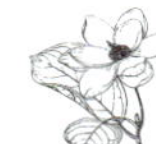

鶩肪味甘無毒主風虛寒熱考之禮云庶人執鶩尸子云野鴨為鳧 鴨為鶩然王勃滕王閣序又謂落霞與孤鶩齊飛則野鴨亦謂之鶩唐本別錄云鴨肪主水腫陶隱居言此鶩為家鴨肪用者擇之

野鴨

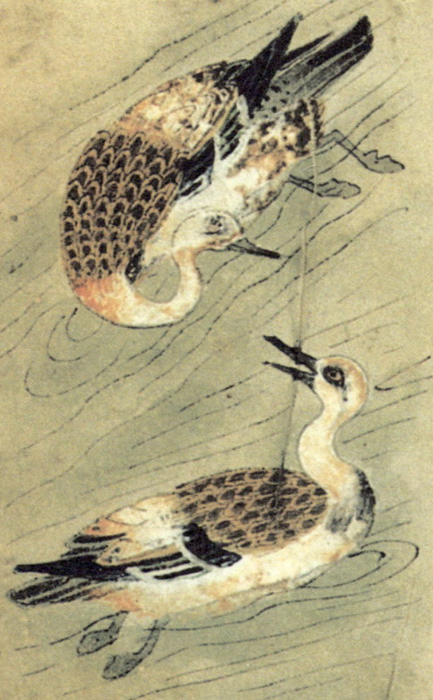

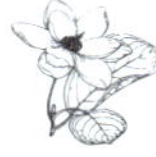

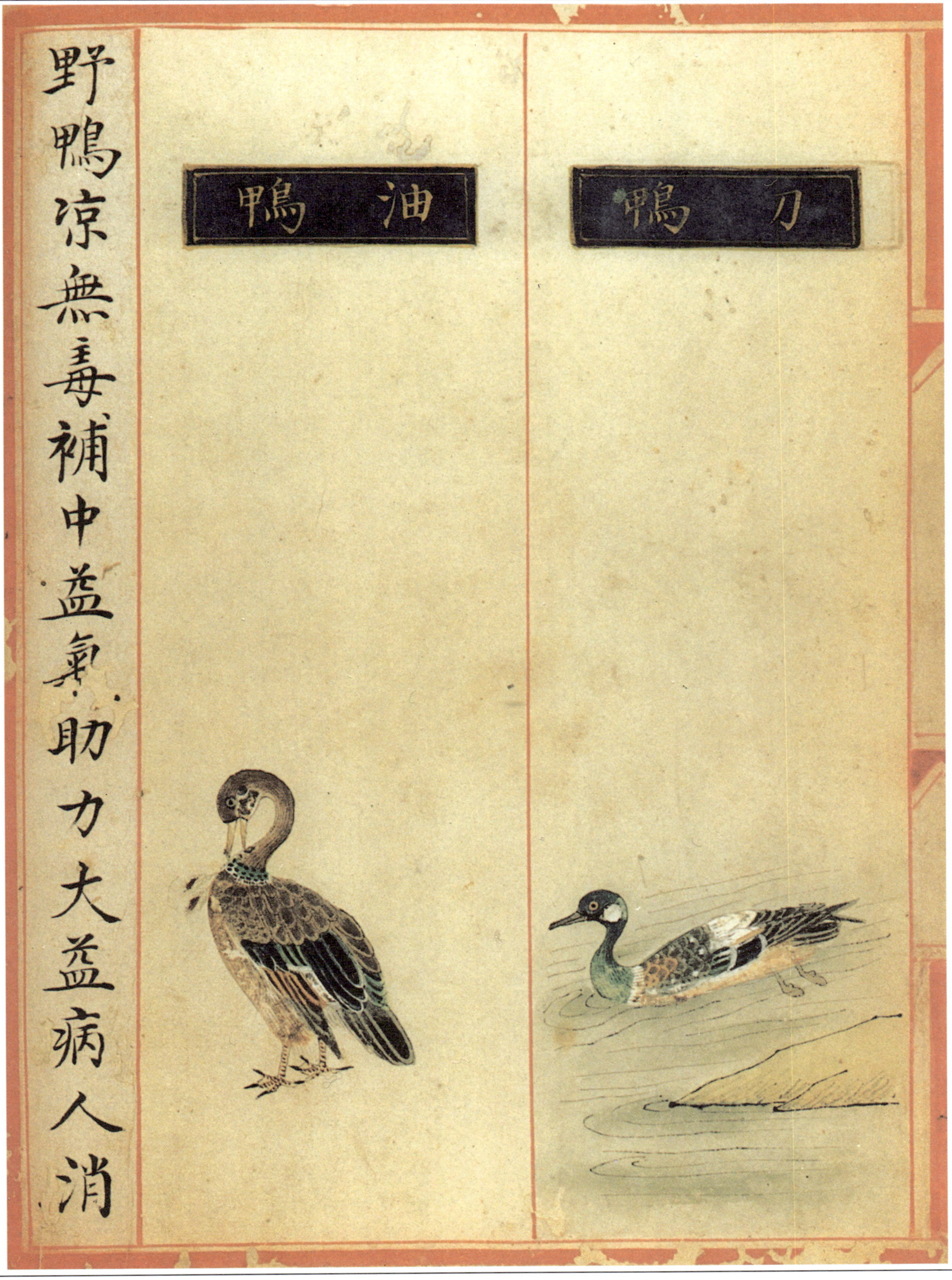

刀鴨

油鴨

野鴨涼無毒補中益氣助力大益病人消

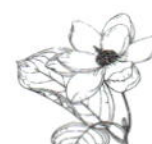

鳩

食穀十二種蟲又多年小熱瘡多食即差一種小者名刀鳩味最重食之更補人虛九月後至立春前食之絕勝鳩可與木耳胡桃豆豉同食又一種名油鳩味更佳

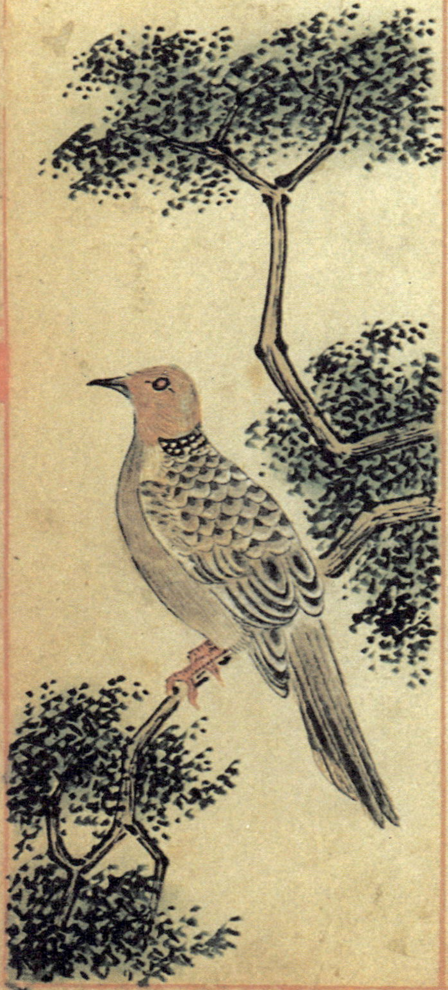

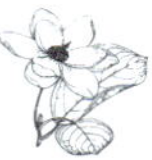

鳩味甘氣平無毒主明目補氣助陰陽有有斑者有無斑者大者小者之不一其用一也詩名鵻又雎鳩水鳥

黃褐侯鳩

黃褐侯鳩類主蟻瘻惡瘡安五臟助氣虛

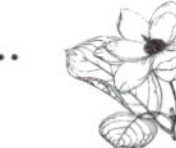

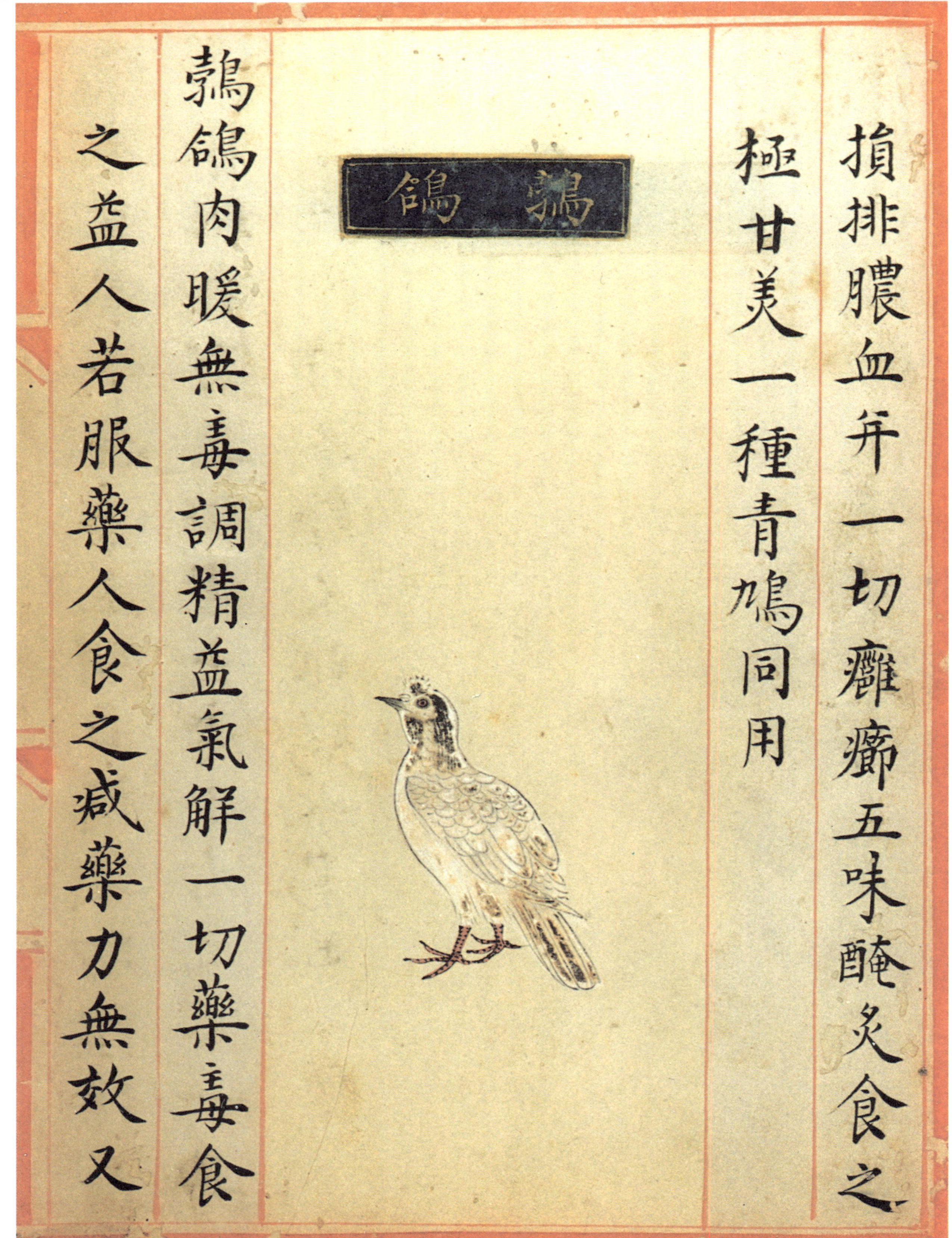

損排膿血并一切癰癤五味醃炙食之極甘美一種青鳩同用

鶉鴿

鶉鴿肉暖無毒調精益氣解一切藥毒食之益人若服藥人食之減藥力無效又

治惡瘡疥癬風瘙白癩癧瘍風炒酒服

之白色者佳

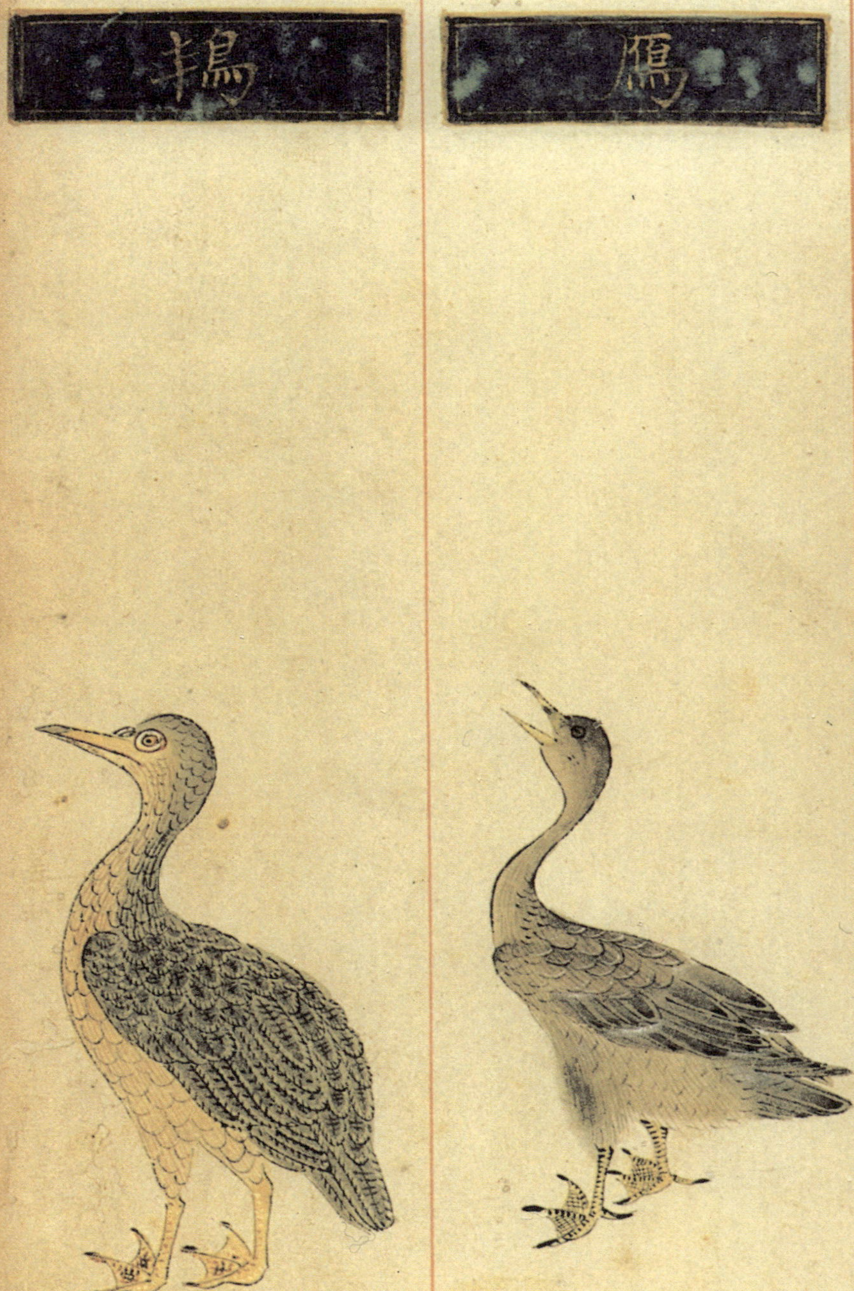

鴈

鴇

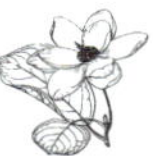

鴈味甘氣平無毒主風攣拘偏枯氣不通利久服益氣不饑輕身耐老六月勿食傷神氣一種鴇無後趾亦鴈頭

鵪鶉

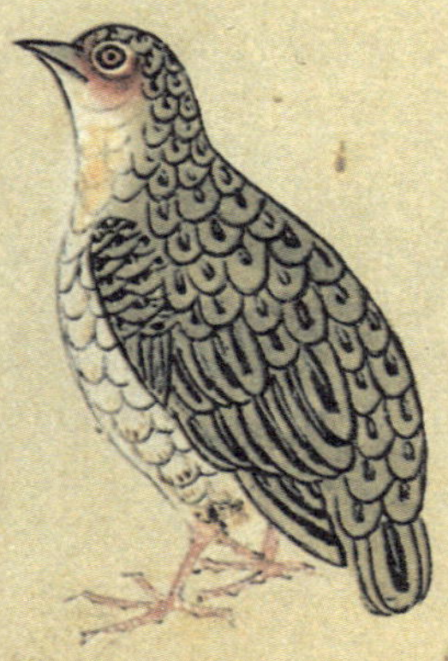

鵪鶉味甘平補五臟益中續氣實筋骨耐寒溫消結熱小豆和生薑煑食之止洩

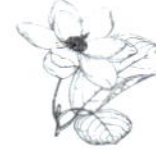

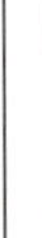

痢酥煎令人下焦肥與猪肉同食令人生小黑子和菌子食發痔小兒患疳及下痢五色旦旦食之有效春月勿食本草言蝦蟆所化素問言田鼠化為鴽即鶉也冦宗奭曰鶉有雌雄卵生非化也

雉

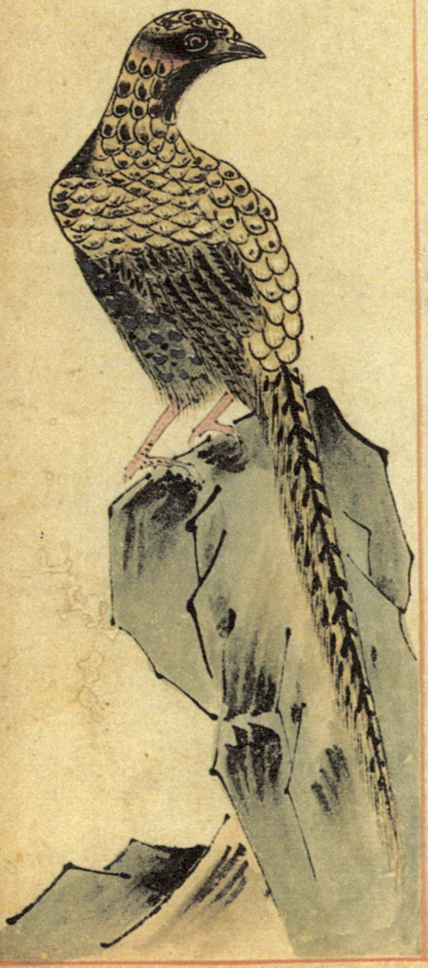

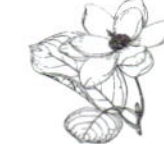

雉肉味酸微寒無毒一云温微毒補中益
氣力止洩痢小便多除蟻瘻又治消渴
飲水無度雉和盐豉作羹食又治脾胃
氣虚下痢日夜不止腸滑不下食良又
云雖野味之貴食之損多益少九月十
一月食之有補餘月有小毒發五痔疥
瘡又不可與胡桃木耳菌蕈同食發痔
疾立下血有痼疾不可食一種微小於

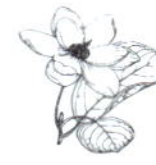

雉走而且鳴詩所謂有集維鷮是也

錦雞

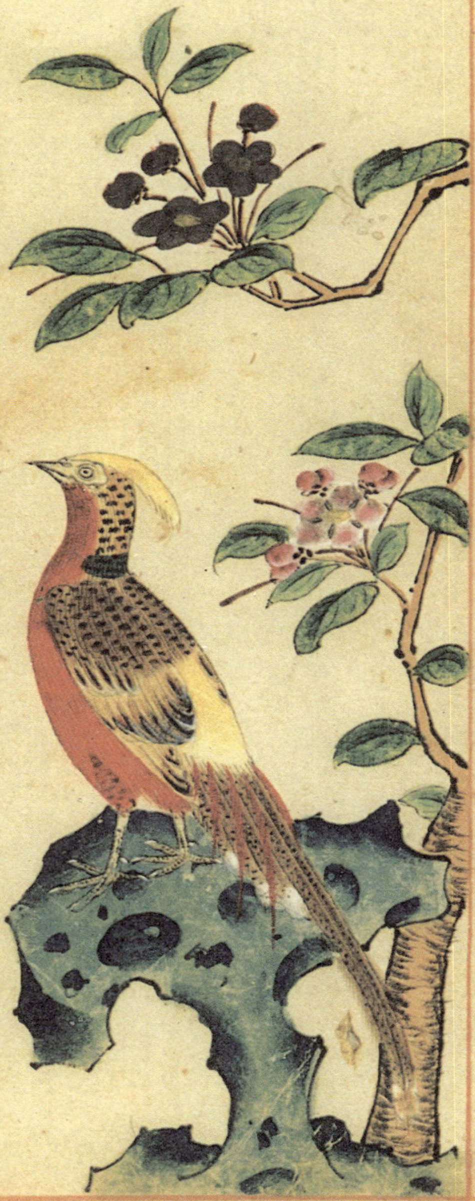

錦鷄肉食之令人聰明文彩形狀略似雄雉毛羽皆作圓斑點尾倍長嗉有肉綬睛則舒於外人謂之吐錦

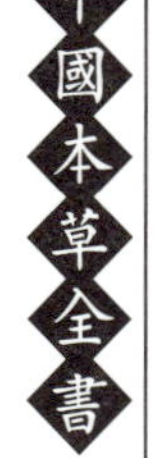

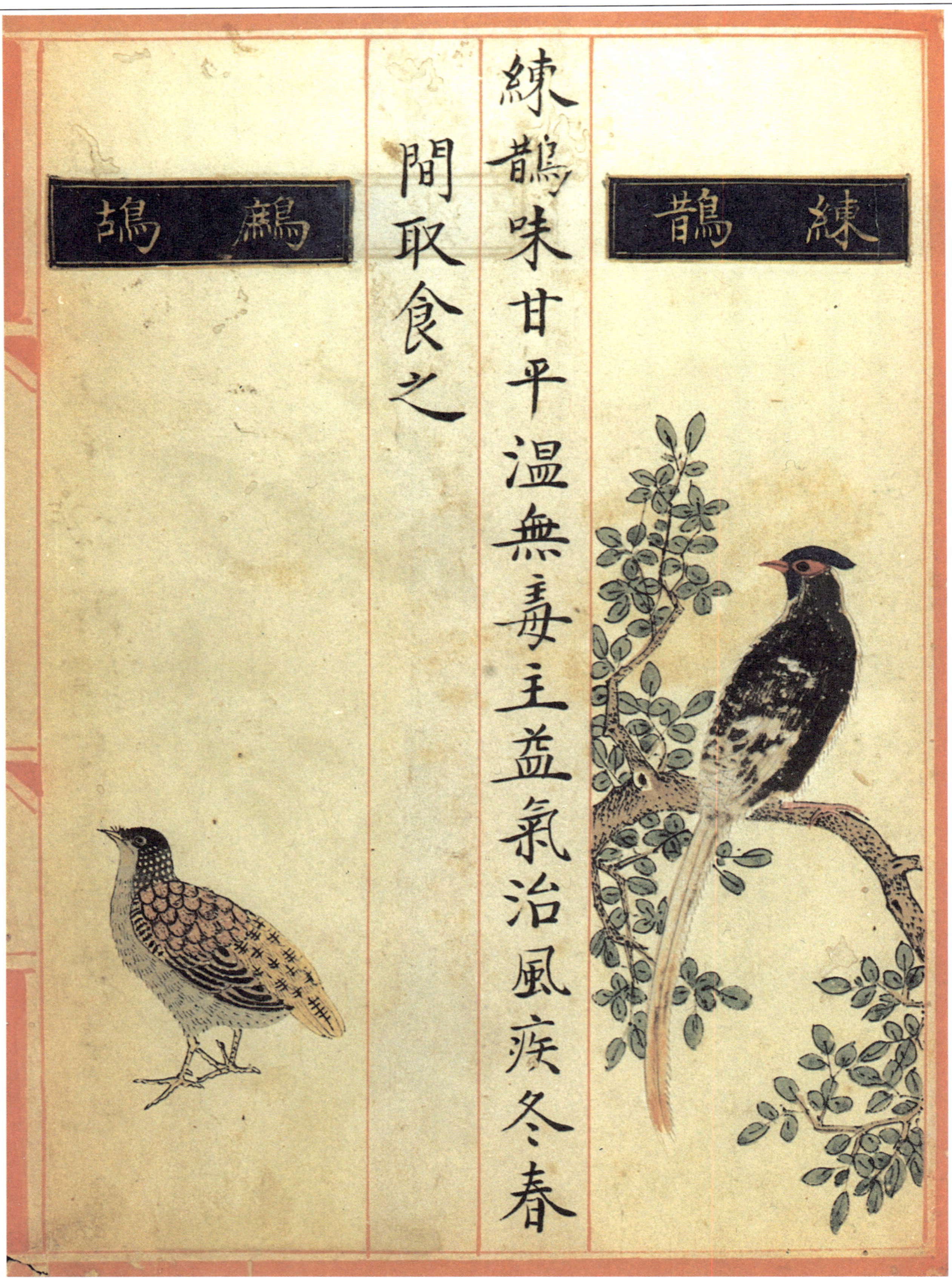

練鵲

練鵲味甘平温無毒主益氣治風疾冬春間取食之

鷓鴣

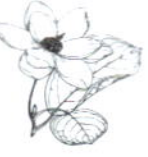

鷓鴣味甘温無毒主補五臟益心力解野葛蛇菌等毒及瘟瘴病久而危者合毛熬酒漬之或生擣汁服良脂澤手不裂

食之忌笋

雀

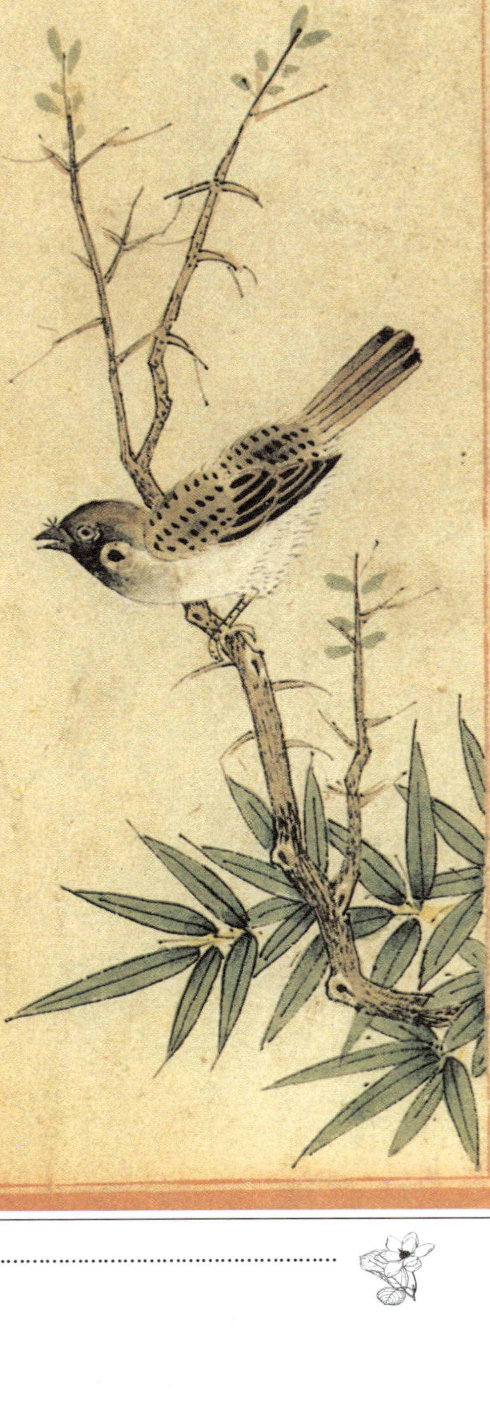

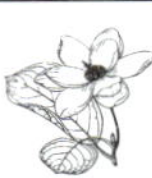

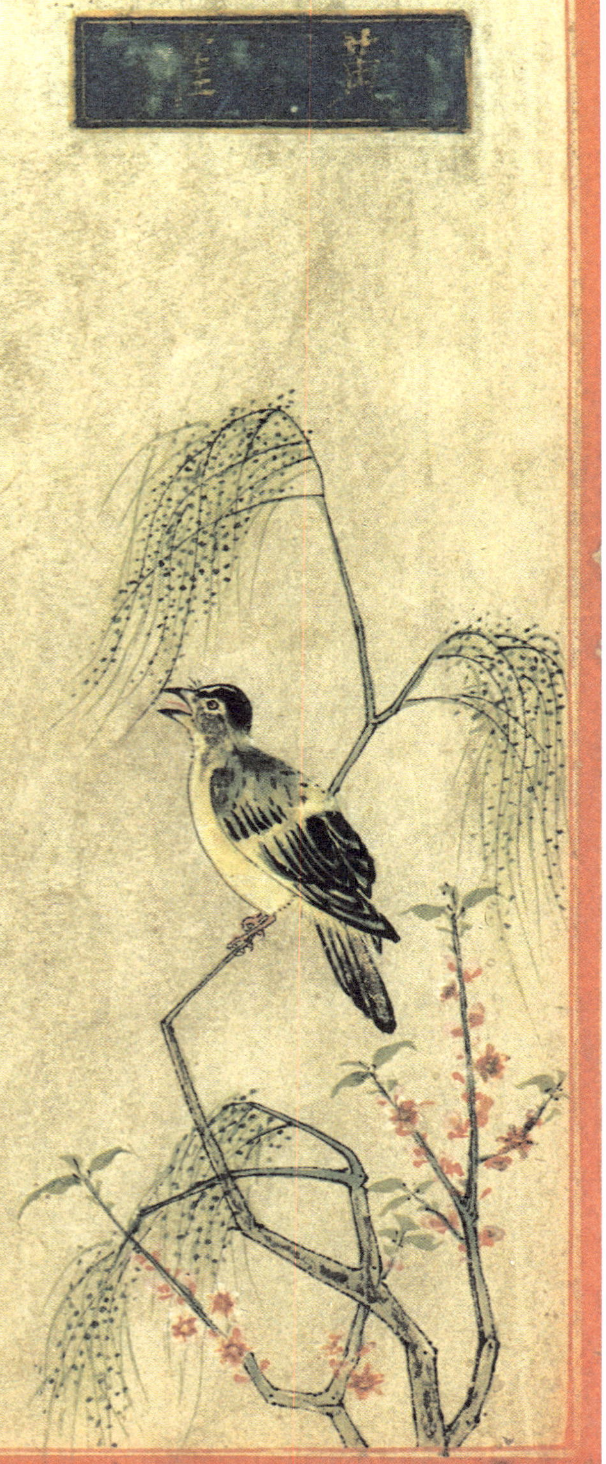

黄雀

雀肉大温無毒起陽道益精髓暖腰膝令有子冬月者良取其陰陽未决也卵味酸氣温無毒主下氣男子陰痿不起强之令熱多精有子腦主耳聾塗凍瘡立

差頭令主雀盲鷄矇眼是也雄雀屎名白丁香丙頭尖者是五月取之良研如粉煎甘草湯浸一宿乾任用療目赤痛生努肉赤白膜赤脉貫瞳用男首生乳和如薄泥點之即消神效決癰癤塗之立潰女下帶下溺不利蜜和丸服又急黄欲危以兩枚研水温服愈齲齒有蟲痛用綿裹塞孔内日一二易之喉痹

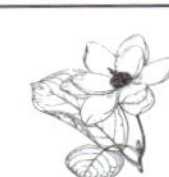

禁研調温水灌之半錢匕又除疝瘕痃
癖諸塊伏梁一種似雀而小八九月内
群飛田間謂之黄雀亦可食用稍不及

蒿雀

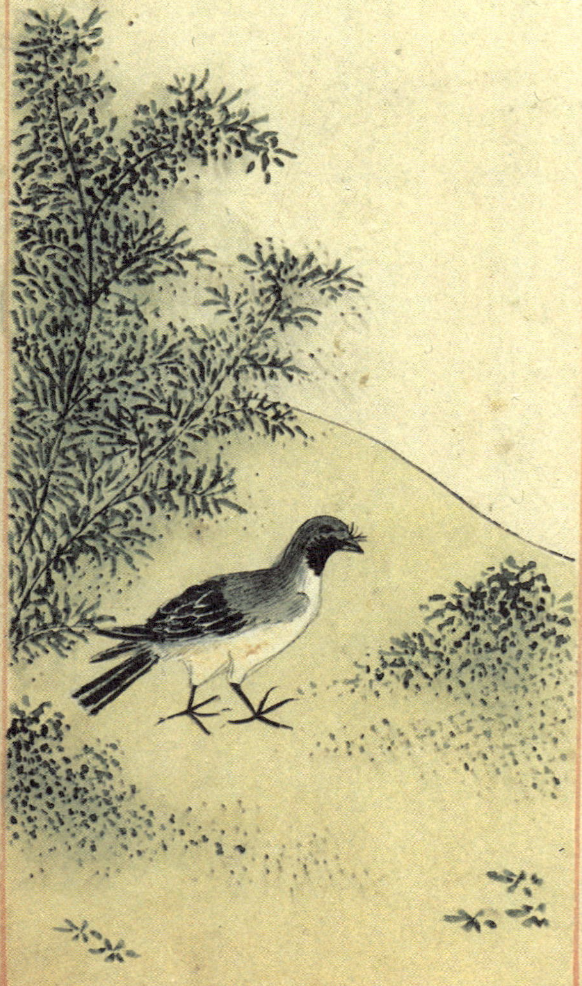

蒿雀味甘温益陽道腦塗凍瘡手足不皸

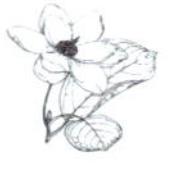

此雀青黑在蒿間坰野彌多食之美於諸雀性極熱最補益人

鵲

鵲一名乾鵲一名喜鵲雄者肉味甘氣寒無毒燒作灰以石投中散解者雄又曰

鴝鵒

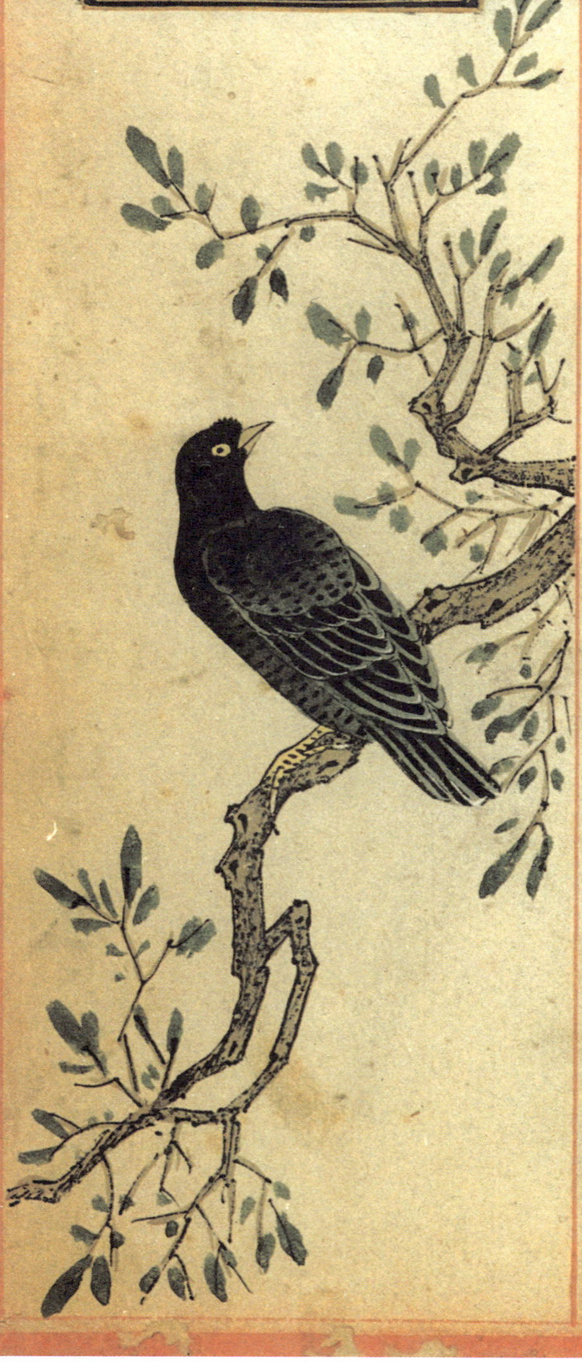

凡鳥左翼覆右者雄右翼覆左者雌雄鵲主石淋消結熱燒作灰淋取汁飲之石即下巢多年者療顛狂鬼魅及蠱毒等燒之仍呼祟物名號亦傳瘻瘡良

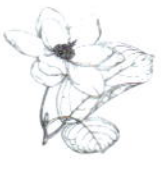

鵓鴿肉味甘平無毒主五痔止血炙食或為散飲服之又治老嗽及吃噫目睛和乳汁點眼中能見煙霄外物

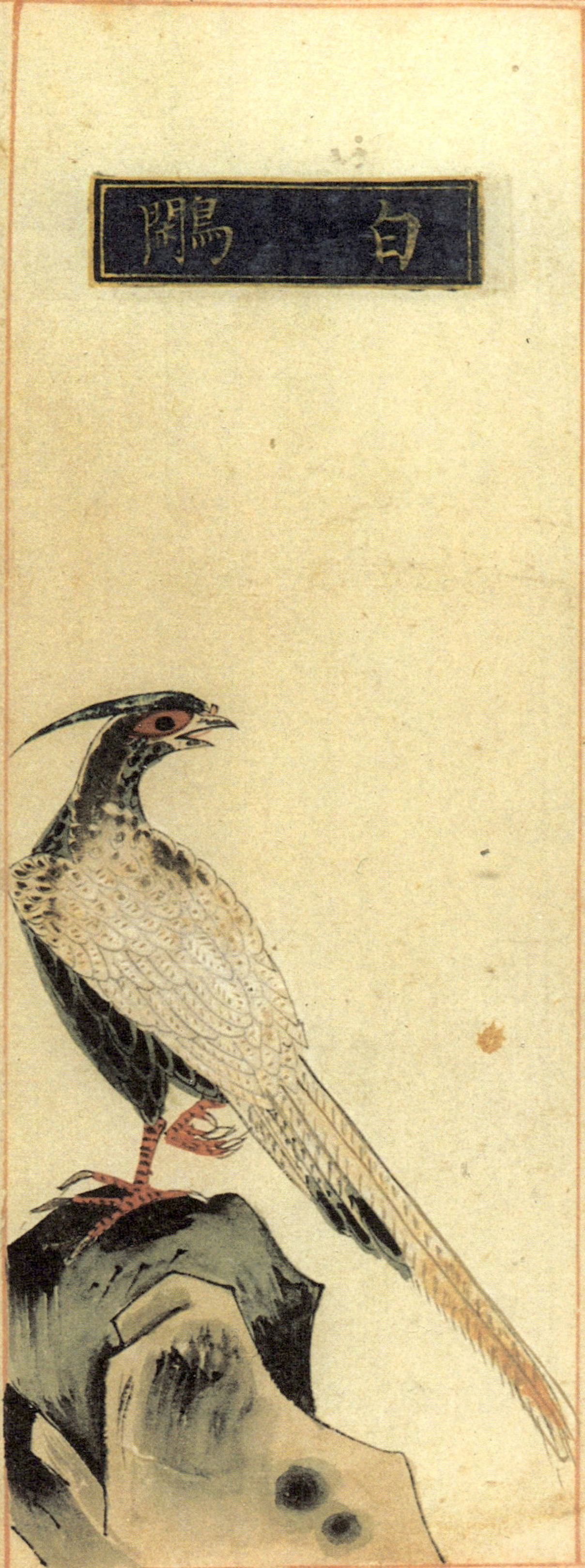

白鷴

白鷴肉可食本草謂其堪畜養或疑即白

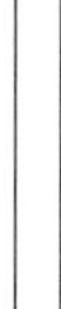

雉也

鷖鶩

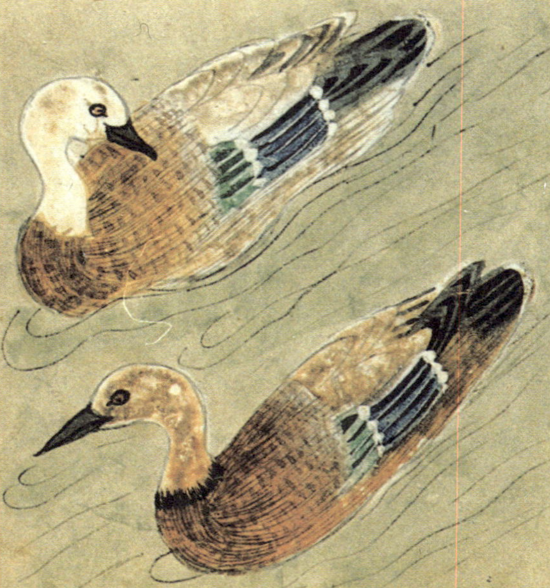

鷖鶩味鹹平有小毒主諸瘻疥癬以酒浸炙熱傅其上令即易一云食其肉令人患大風

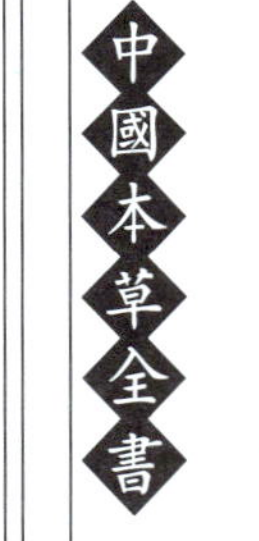

鸂鶒

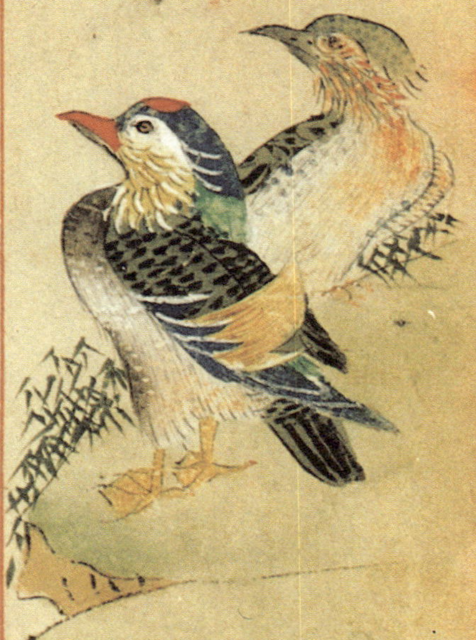

鸂鶒味甘平無毒治驚邪及中水中短狐
疾

鸕鷀

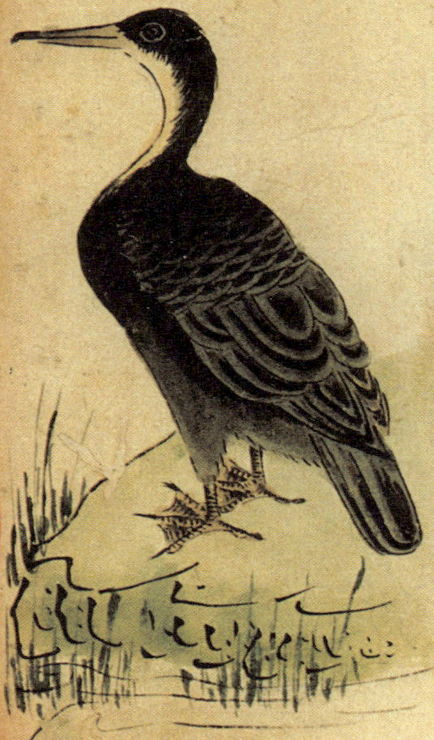

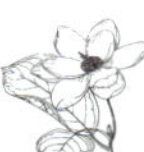

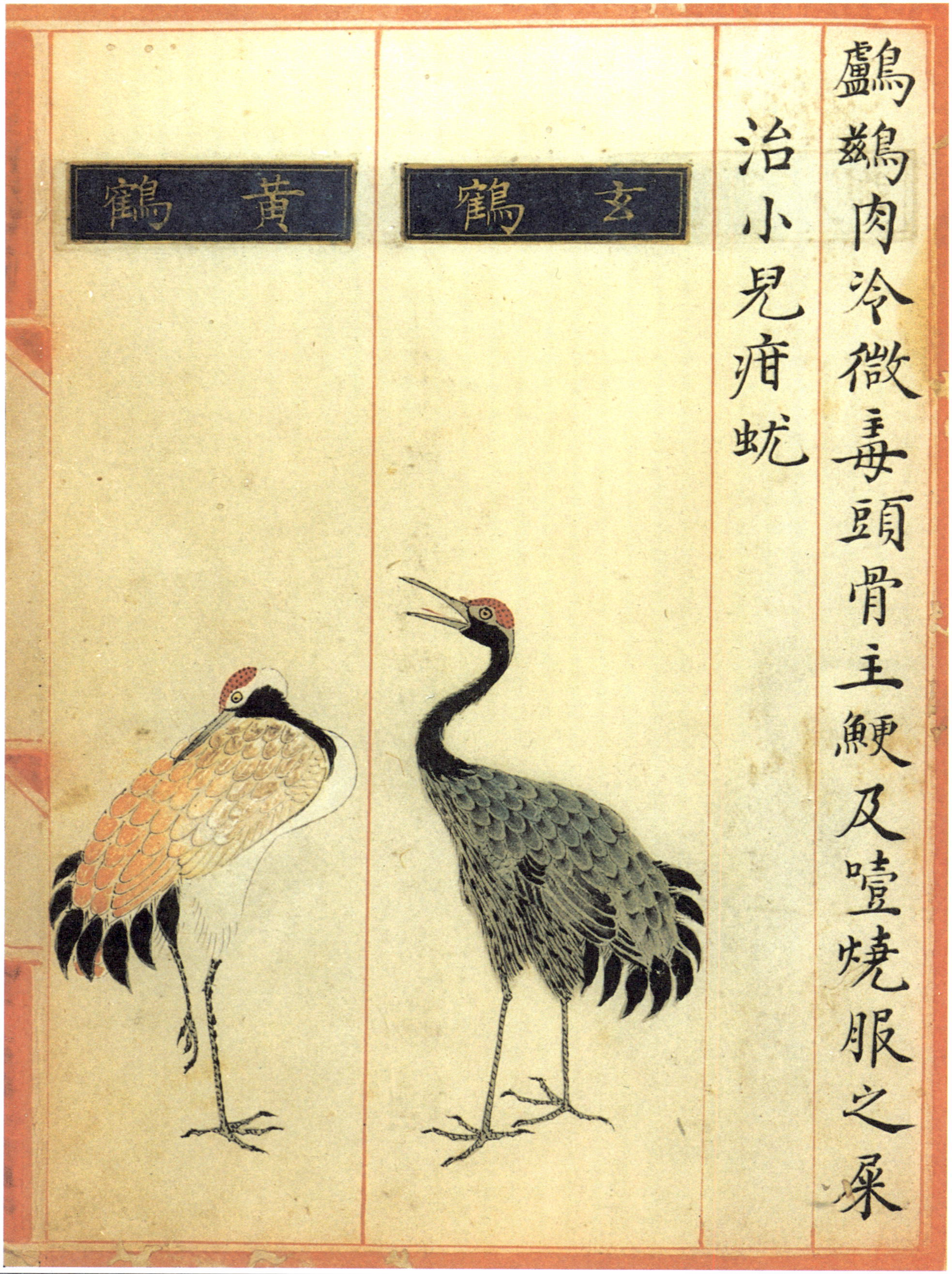

鸕鷀肉冷微毒頭骨主鯁及噎燒服之屎
治小兒疳蚘

玄鶴

黃鶴

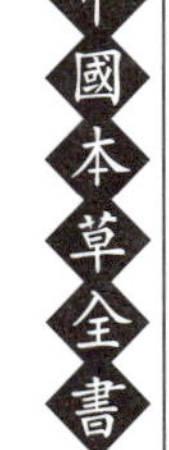

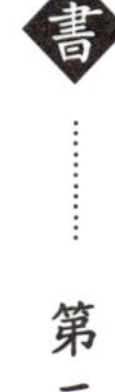

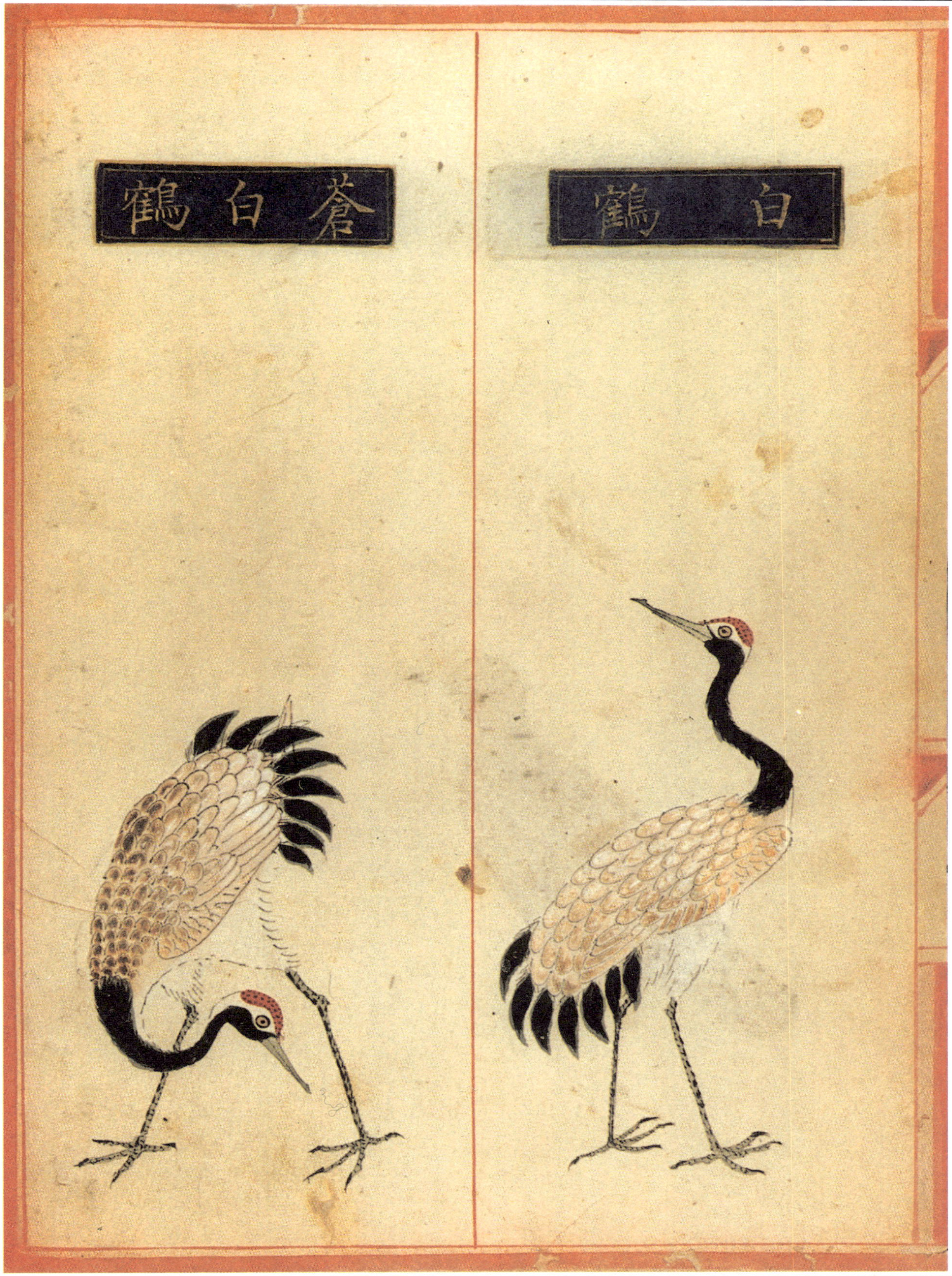

蒼白鶴

白鶴

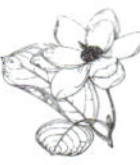

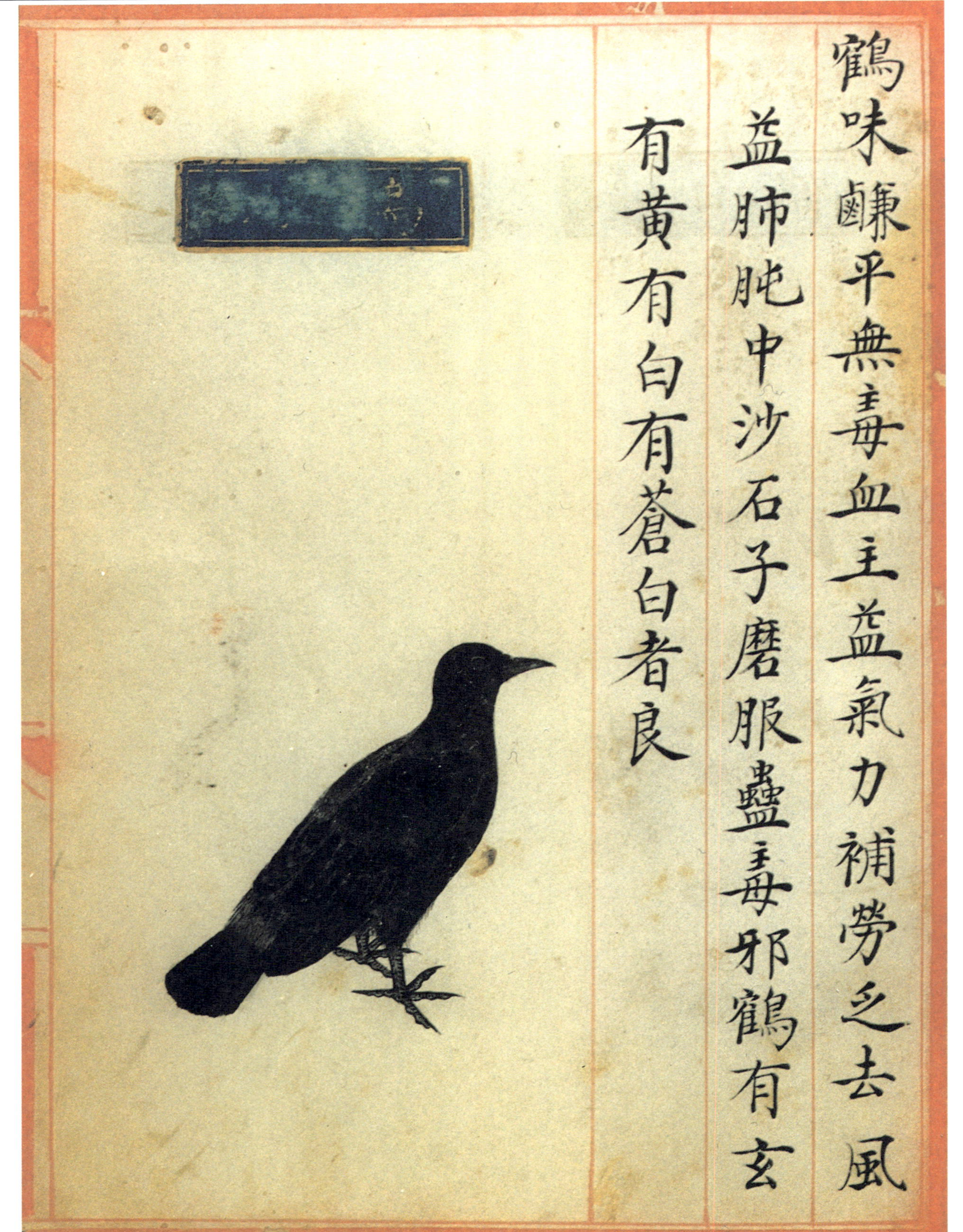
鶴味鹻平無毒血主益氣力補勞乏去風
益肺肫中沙石子磨服蠱毒邪鶴有玄
有黃有白有蒼白者良

慈鴉

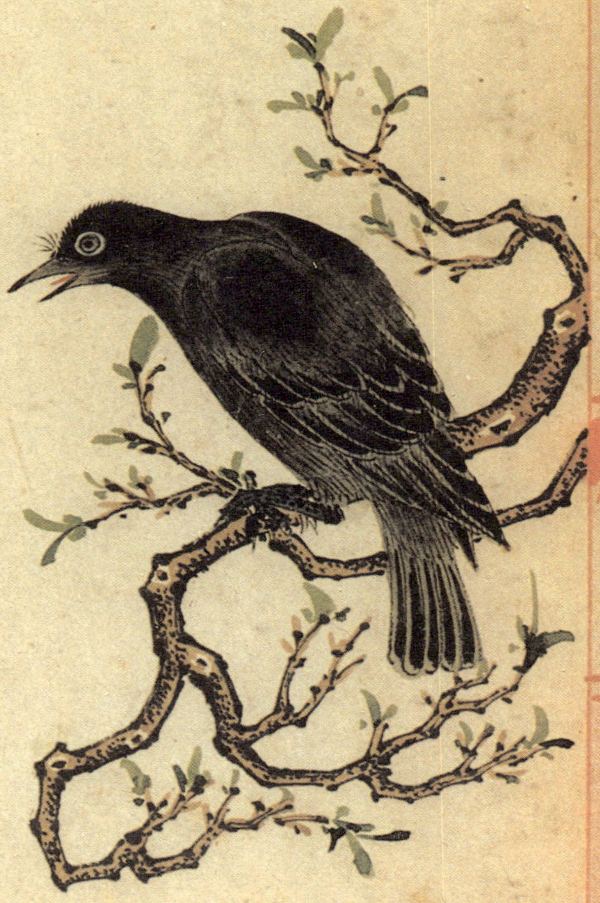

烏鴉平無毒治瘦欬嗽骨蒸勞目睛注目中治目一種慈鴉味酸鹹平無毒用皆同詩謂弁彼鸒斯是也

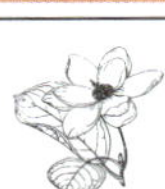

鸛

鸛味甘無毒脚觜主喉痺飛尸蛇虺咬及小兒閃癖大腹痞滿並煮汁服之又云鸛骨大寒治尸疰腹痛炙令黃為末空心暖酒服方寸匕又云有小毒殺樹木

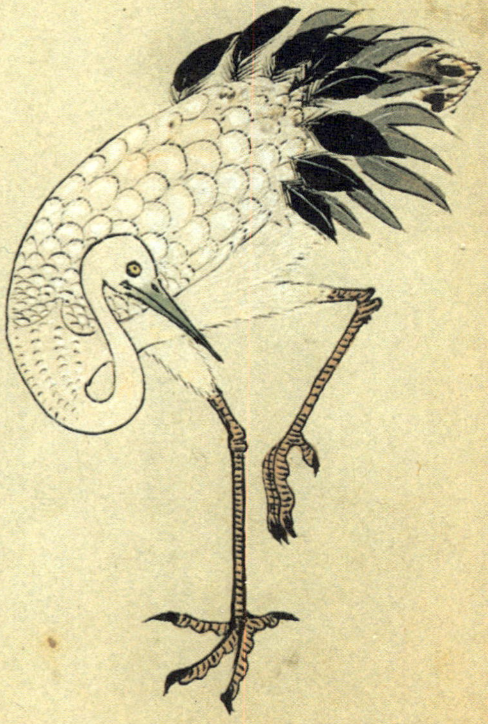

沐湯中着少許令毛髮盡脫更不生入藥用白者良

鷹肉食之主邪魅五痔屎主傷撻滅瘢合殭蠶衣魚為膏甚驗眼和乳汁研之夜

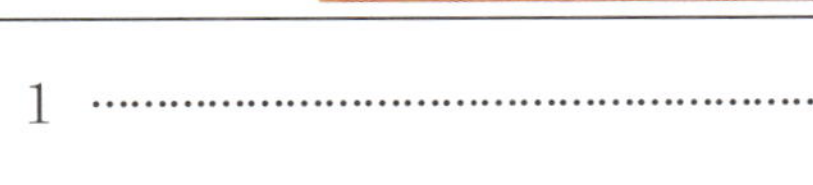

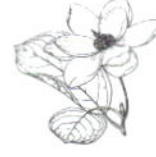

三注眼中三日見碧宵中物一種鷂用
與鷹同詩云鴥彼晨風亦此類顫也

鳶

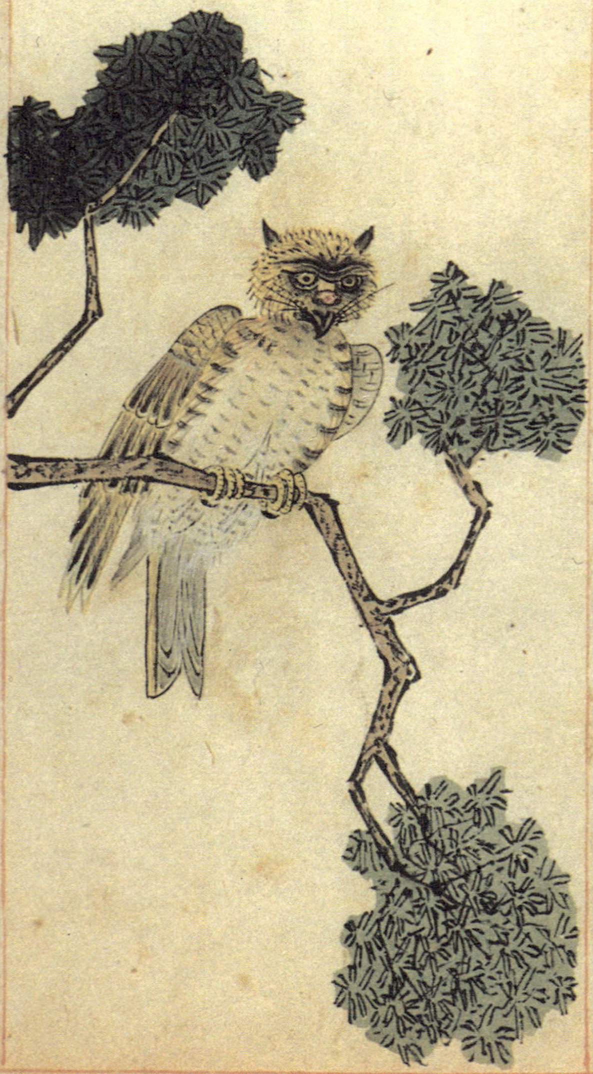

鳶其飛戾於天本草謂之鴟味鹹平無毒
主頭風眩顛倒癇疾得之者宜藏其首

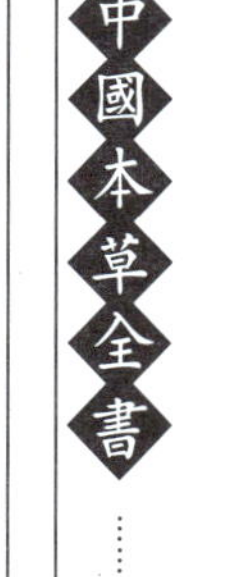

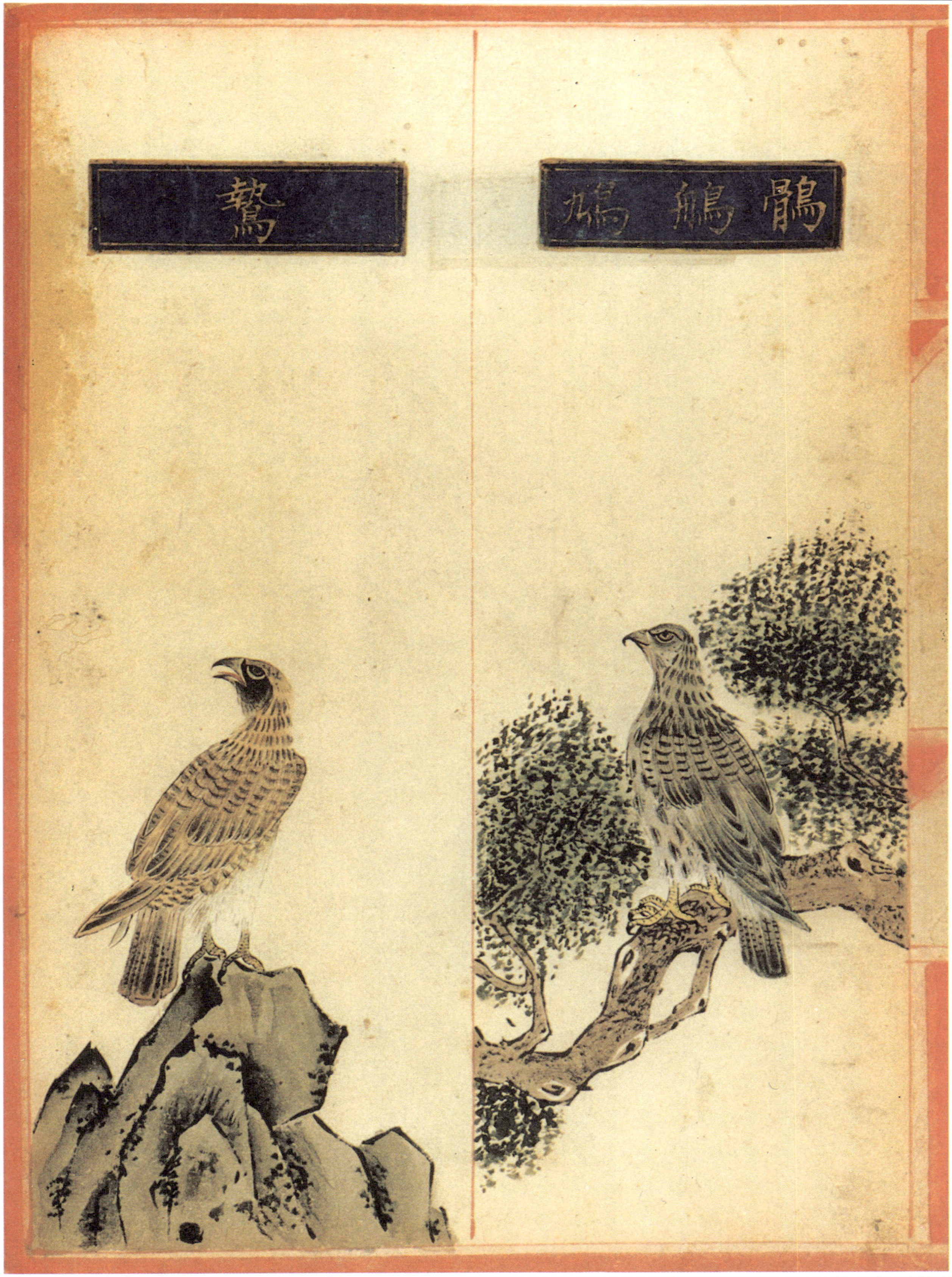

鷲

鶻鵃鳩

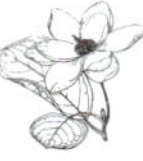

鶻鵃類肉味鹹平無毒助氣益脾胃主頭風眩煮炙食之頓盡一枚至效一種鷙鳥名鶻不同此類

啄木鳥

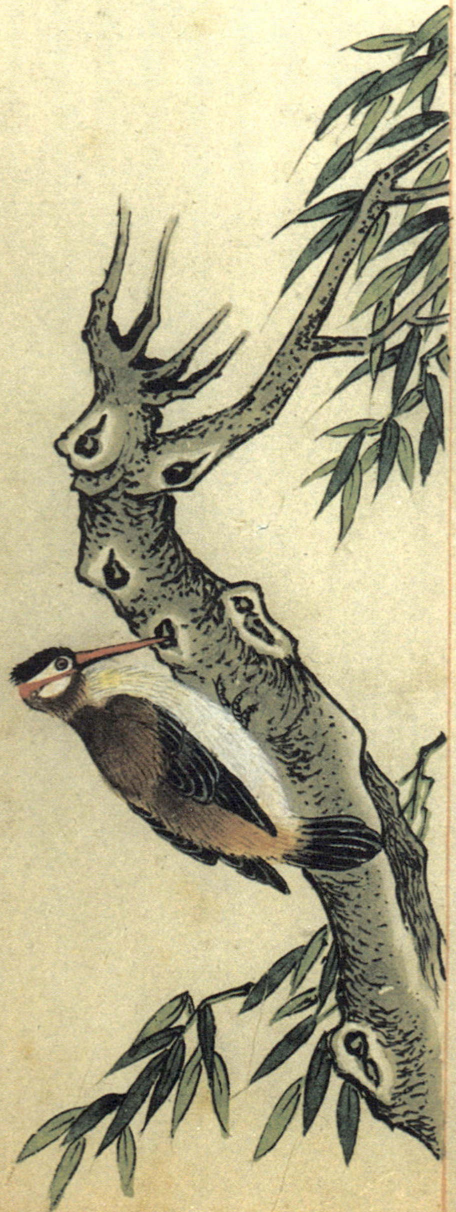

啄木鳥平無毒主痔瘻燒灰酒服之牙齒

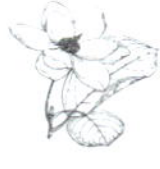

疳䘌蚛牙燒末內牙齒孔中淮南子曰啄木愈齲

黃鳥

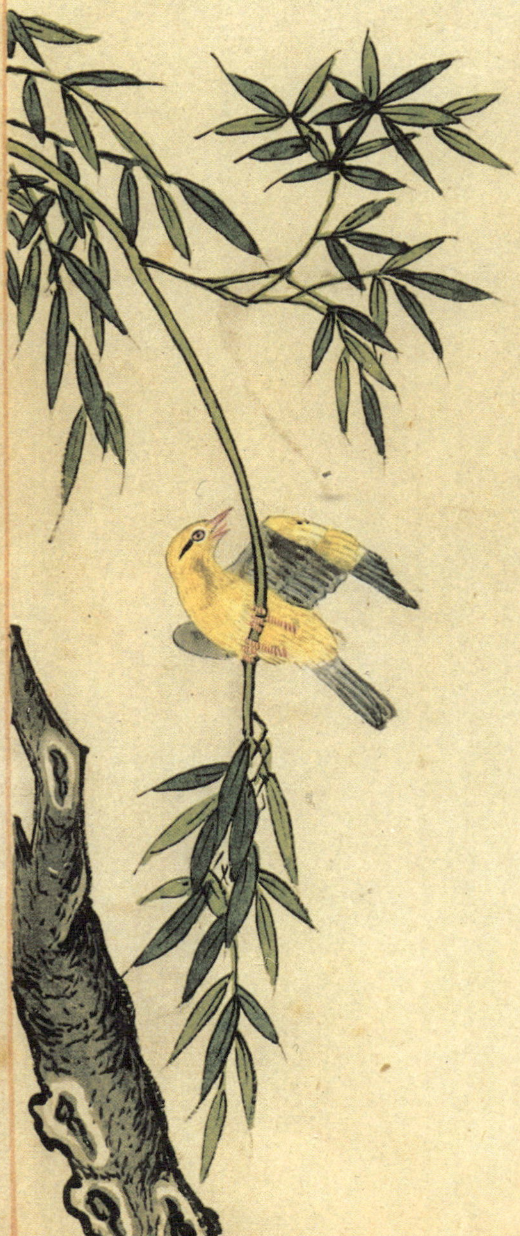

黃鳥味甘温補陽益脾此鳥感陰氣先鳴所以補人

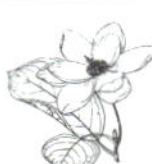

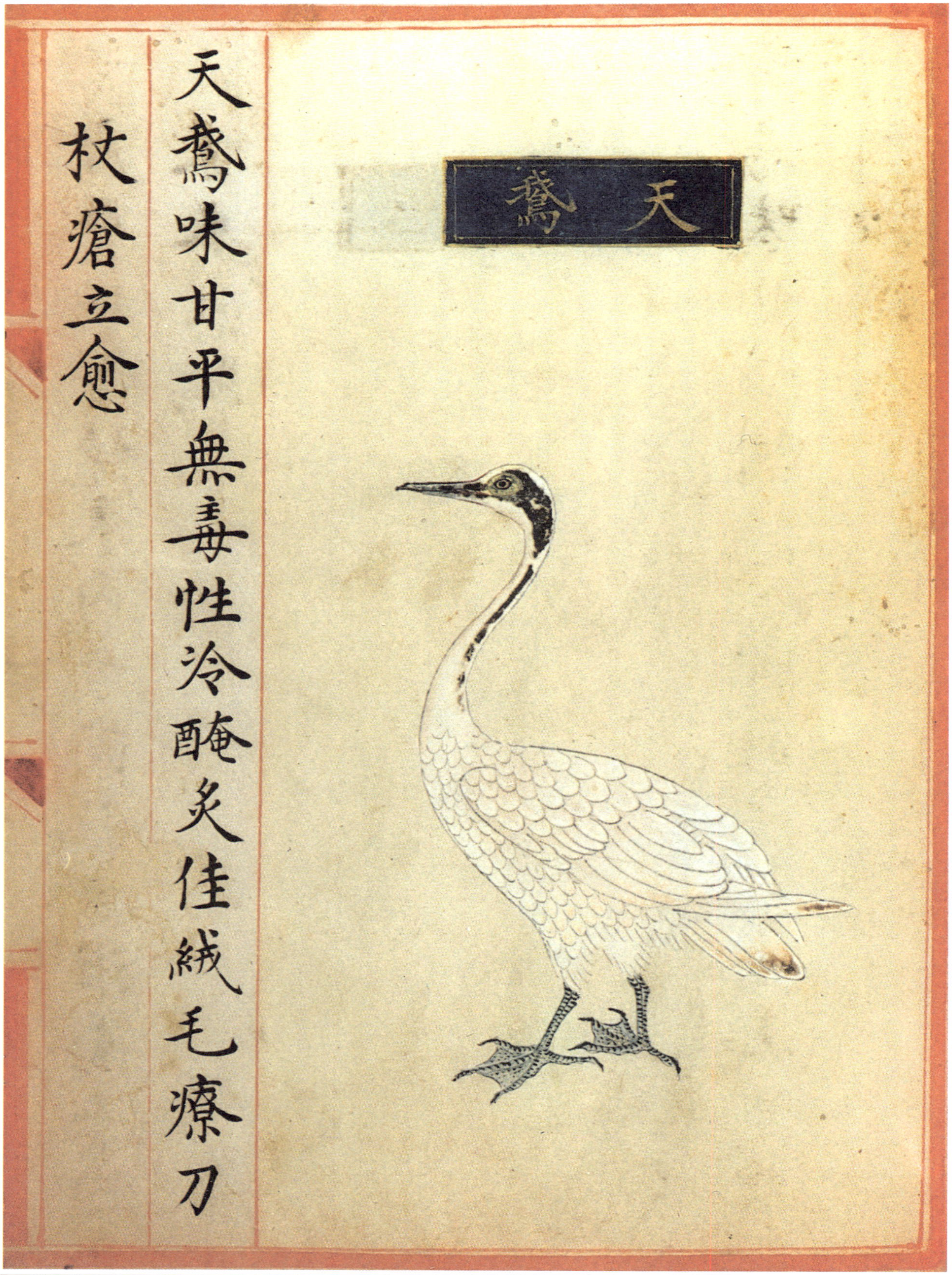

天鵞

天鵞味甘平無毒性冷醃炙佳絨毛療刀杖瘡立愈

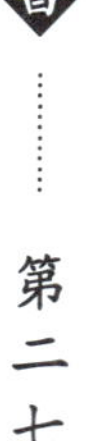

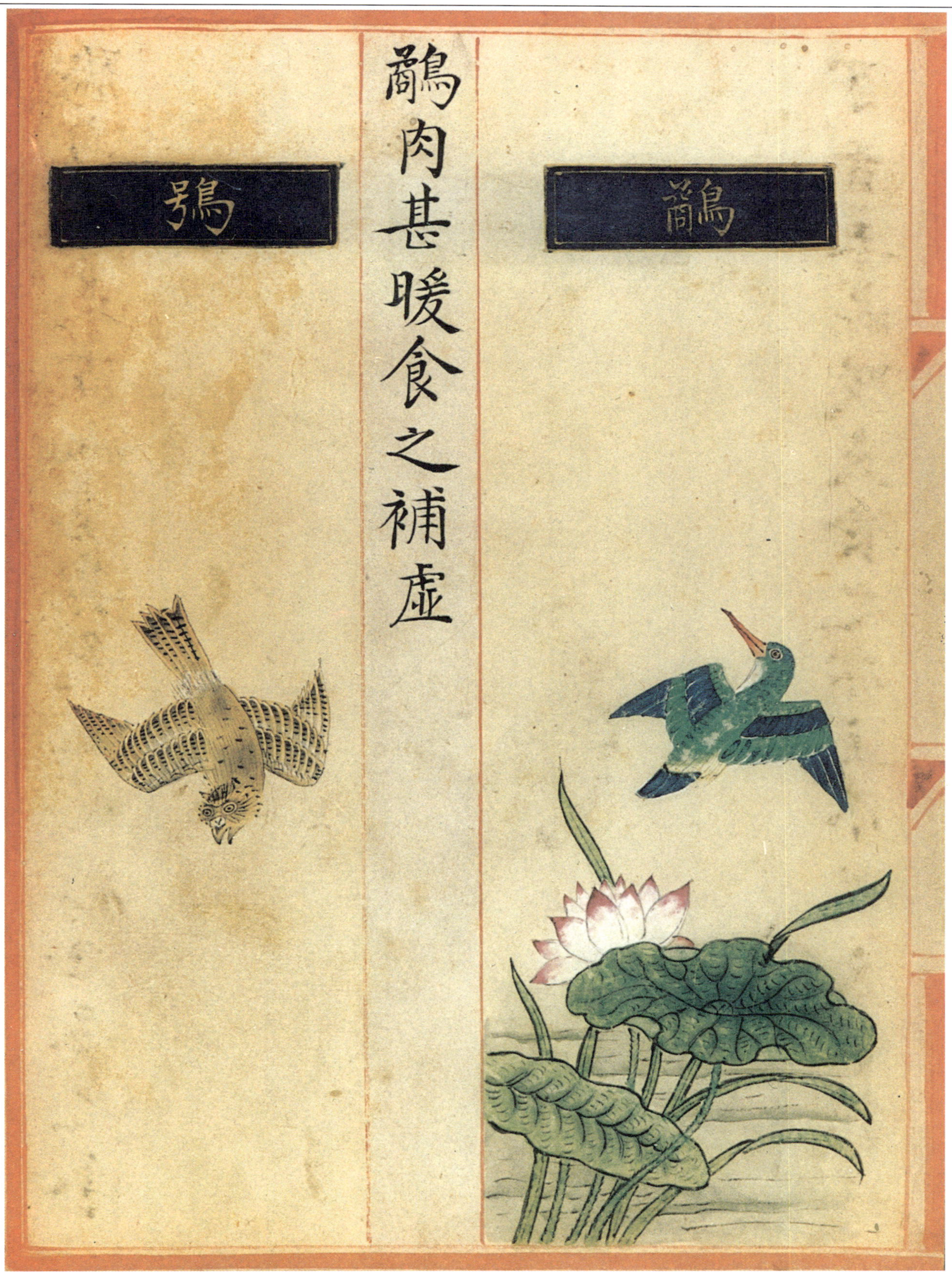

鷸

鷸肉甚暖食之補虛

鴞

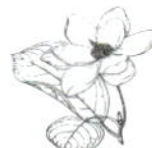

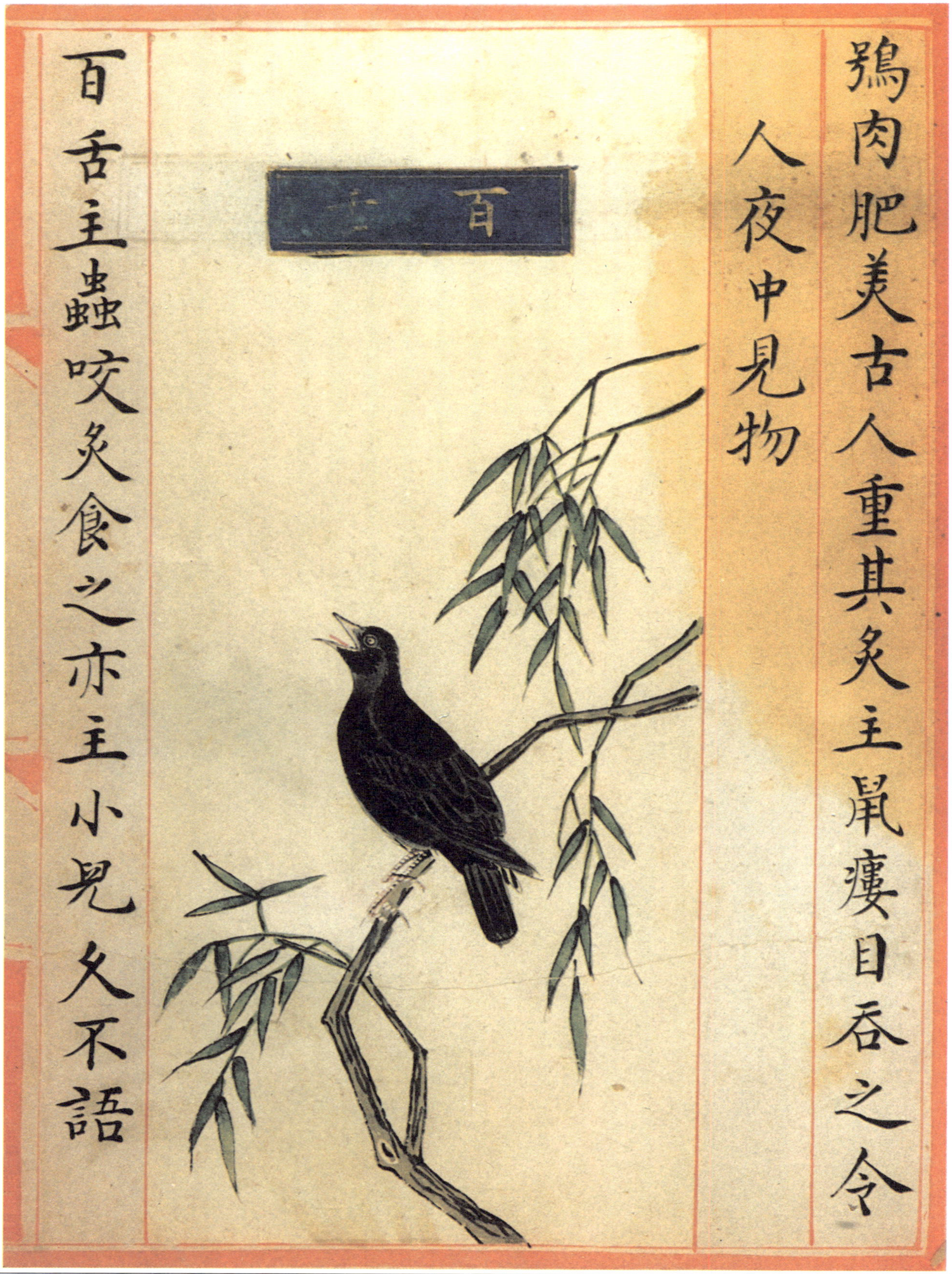

鴉肉肥美古人重其炙主鼠瘻目吞之令
人夜中見物

百舌

百舌主蟲咬炙食之亦主小兒久不語

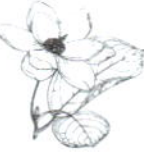

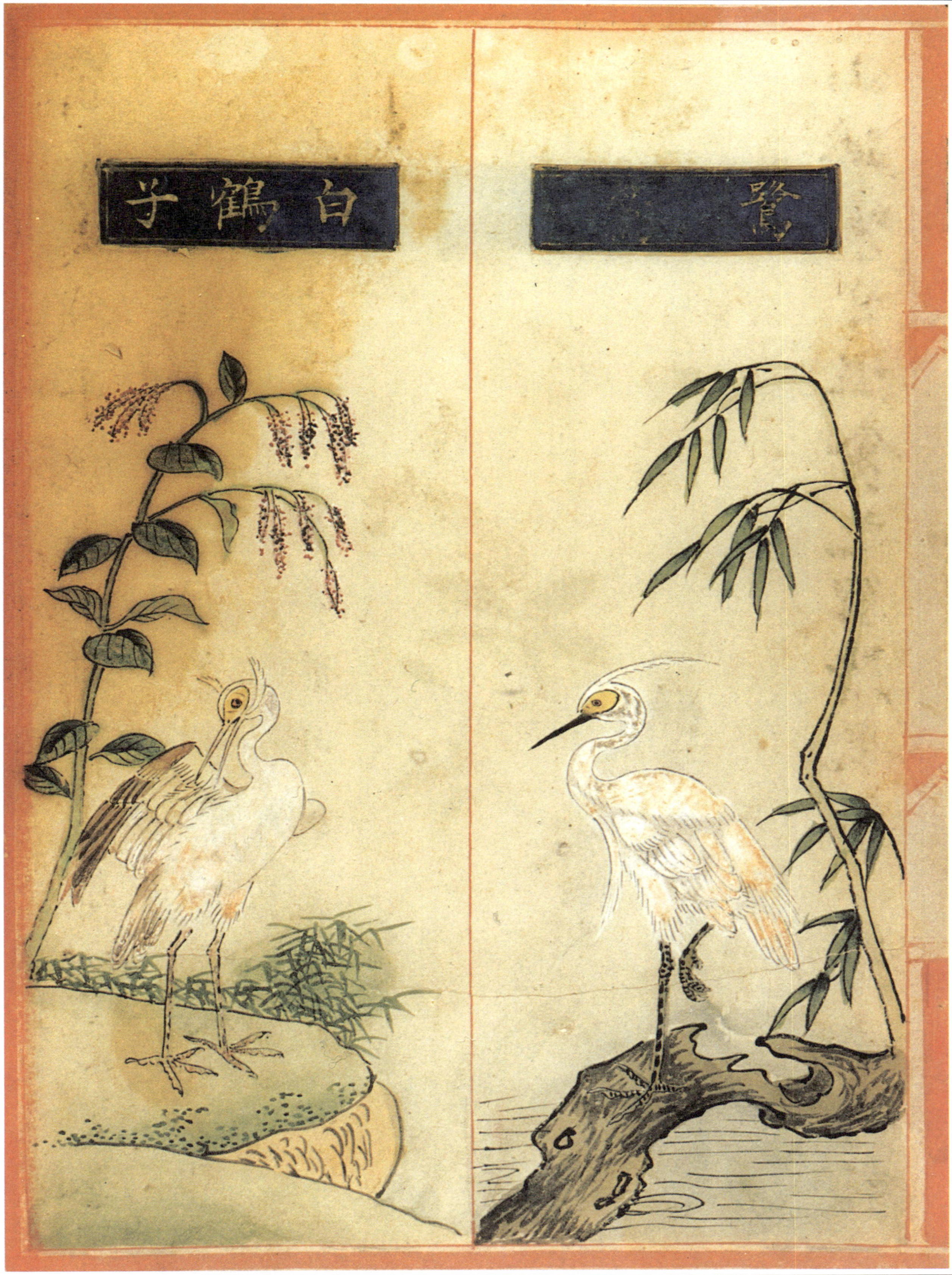

白鶴子

鷺

鷺鷥味鹹平無毒主瘦虛益脾補氣多食之一種白鶴子脚黃形似鷺但頭上無毵毛裊耳又紅鶴形亦相類

山鵲

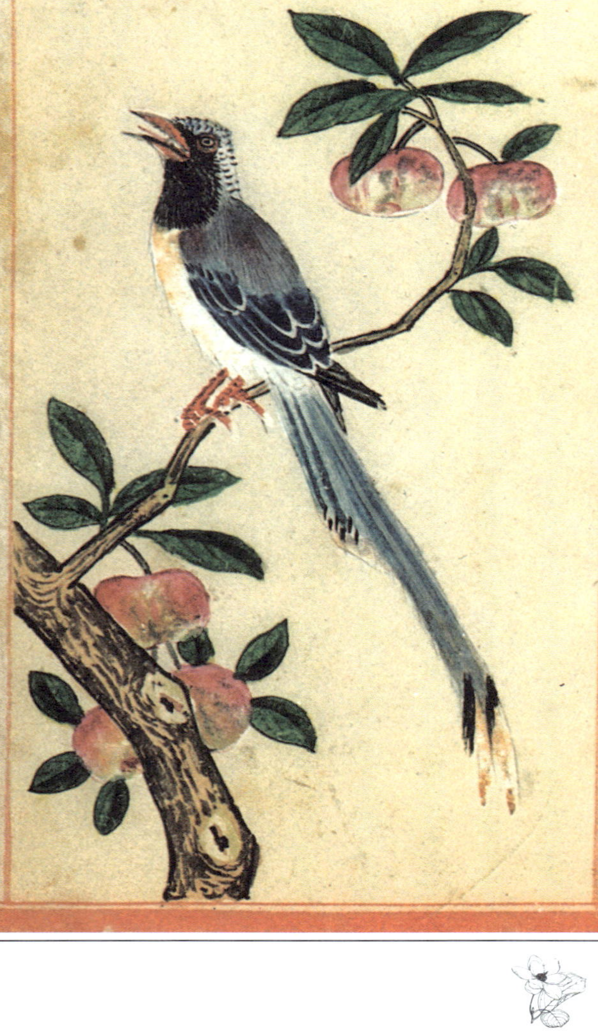

山鵲味甘温食之鮮諸果毒一種陽鵲形

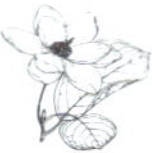

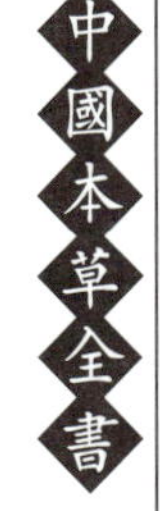

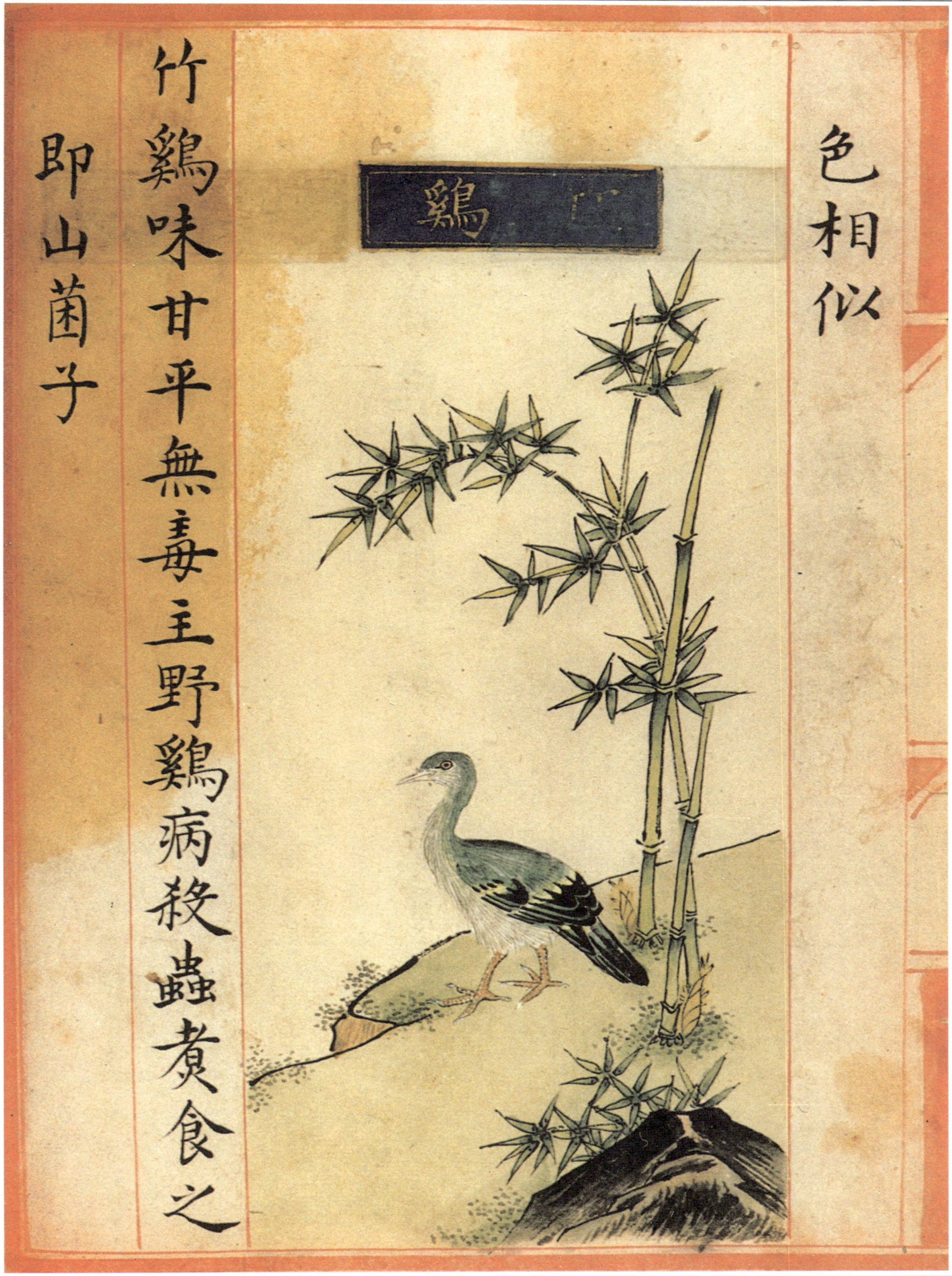

色相似

竹鷄

竹鷄味甘平無毒主野鷄病殺蟲煮食之即山菌子

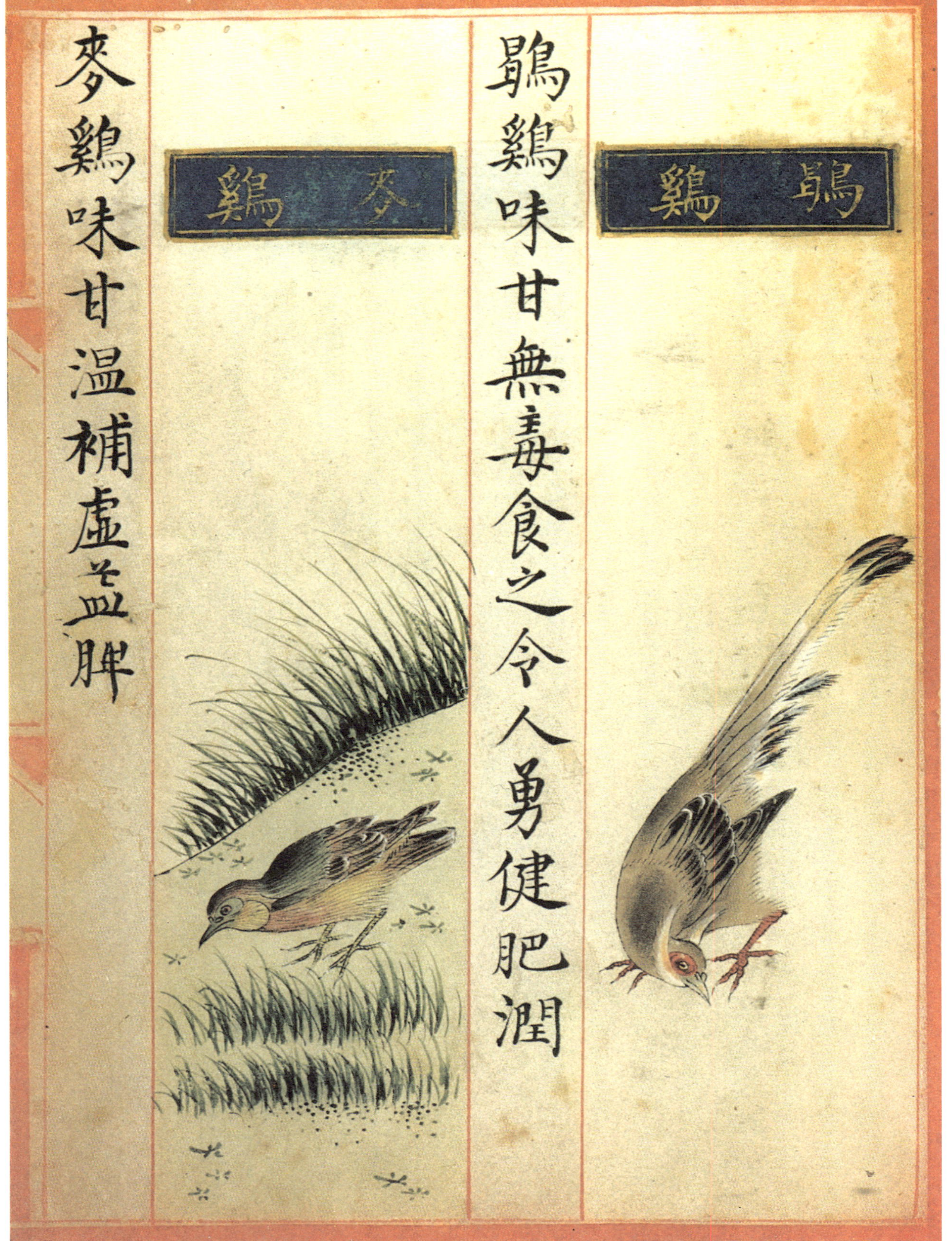

鶡雞
鶡雞味甘無毒食之令人勇健肥潤
麥鷄
麥鷄味甘温補虛益脾

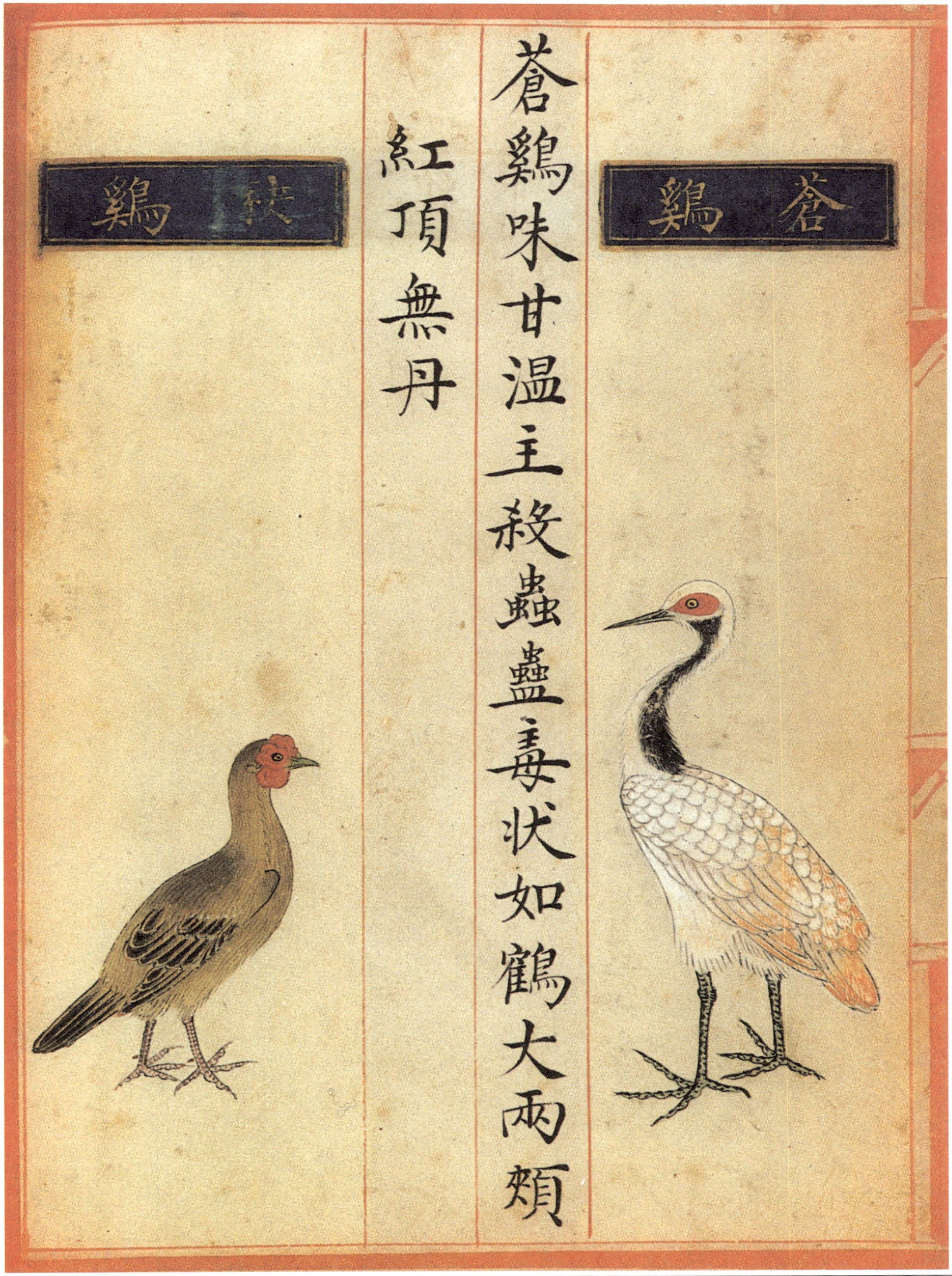

蒼鷄

蒼鷄味甘温主殺蟲蠱毒狀如鶴大兩頰紅頂無丹

秧鷄

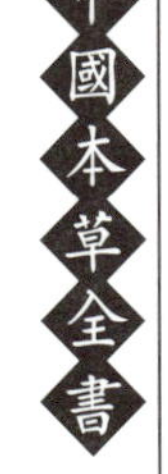

秧鷄味甘温治蟻瘻

英鷄

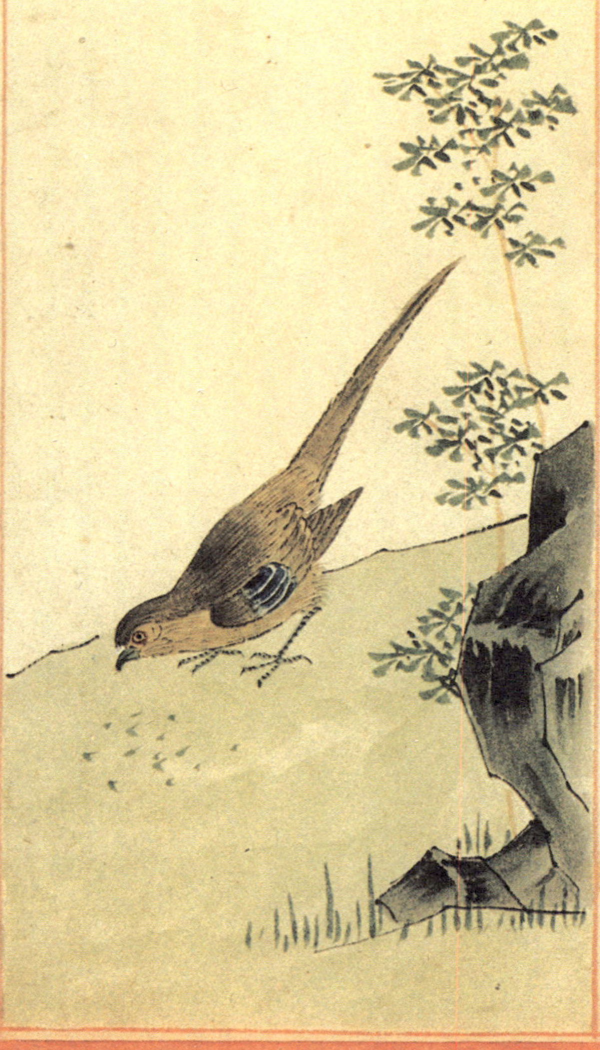

英鷄味甘温無毒主益陽道補虛損令人肥健悅澤能食不患冷常有實氣而不發也

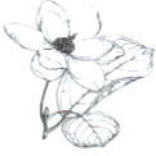

鵜鶘

鵜鶘味鹹平無毒主赤白久痢成疳者觜燒灰為末服方寸匕愈又名淘河俗呼誤為鮀鶴詩所謂維鵜在梁也

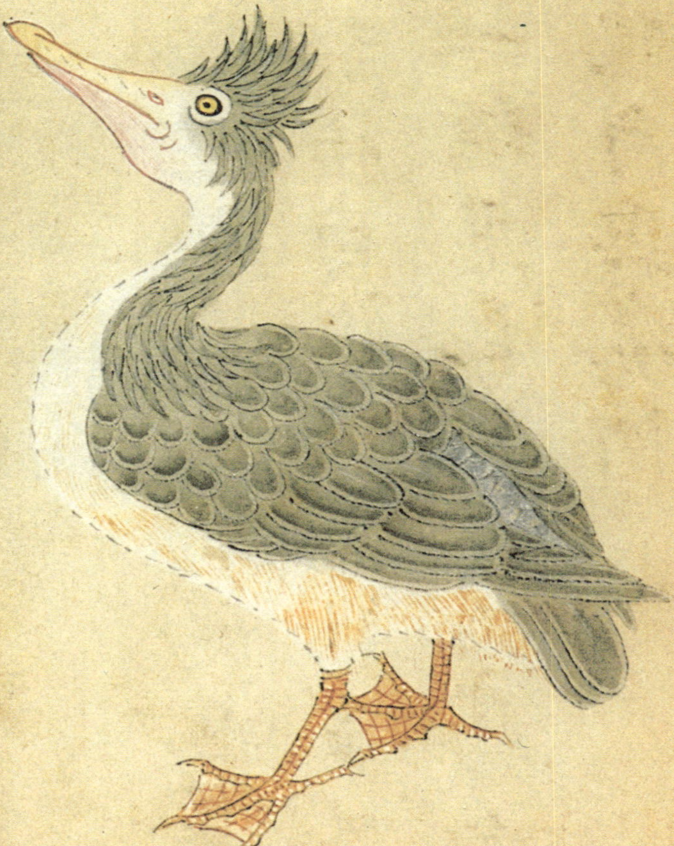

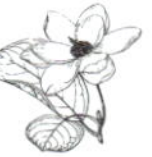

巧婦鳥

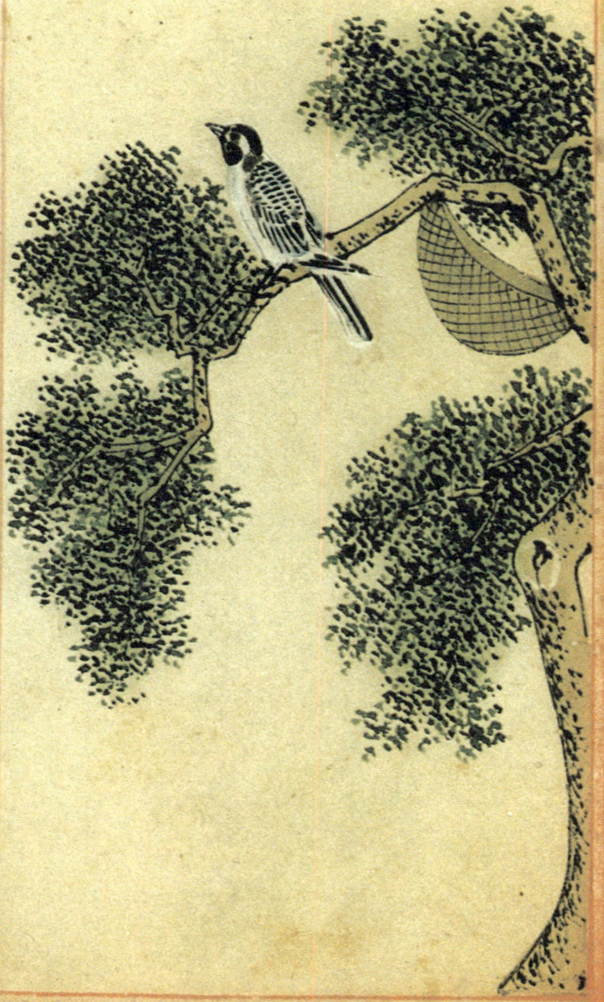

巧婦鳥主聰明炙食之甚美即鷦鷯也其雛化而為鵰故古語曰鷦鷯主鵰言始小而終大也鵰一種黑色食萍似鷹而大善鷙謂之皂鵰用與鷹同

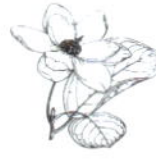

魚狗

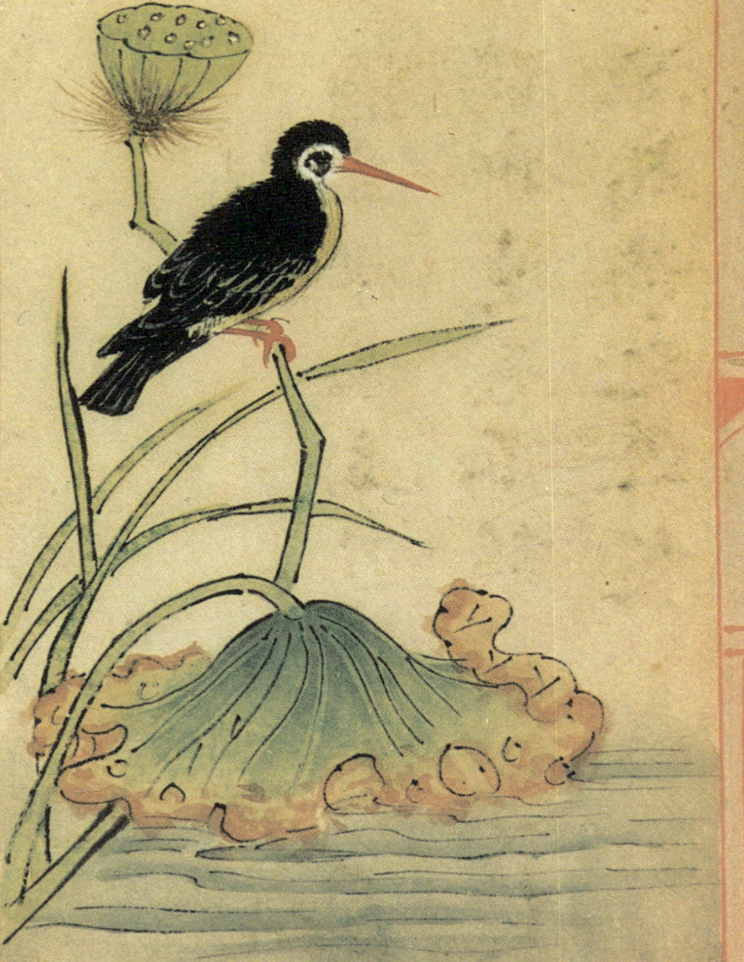

魚狗即翠鳥味鹹無毒主鯁及魚骨刺入肉不可出痛甚者燒令黑為末頓服之煮汁飲亦佳

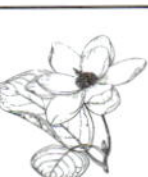

桑鳸

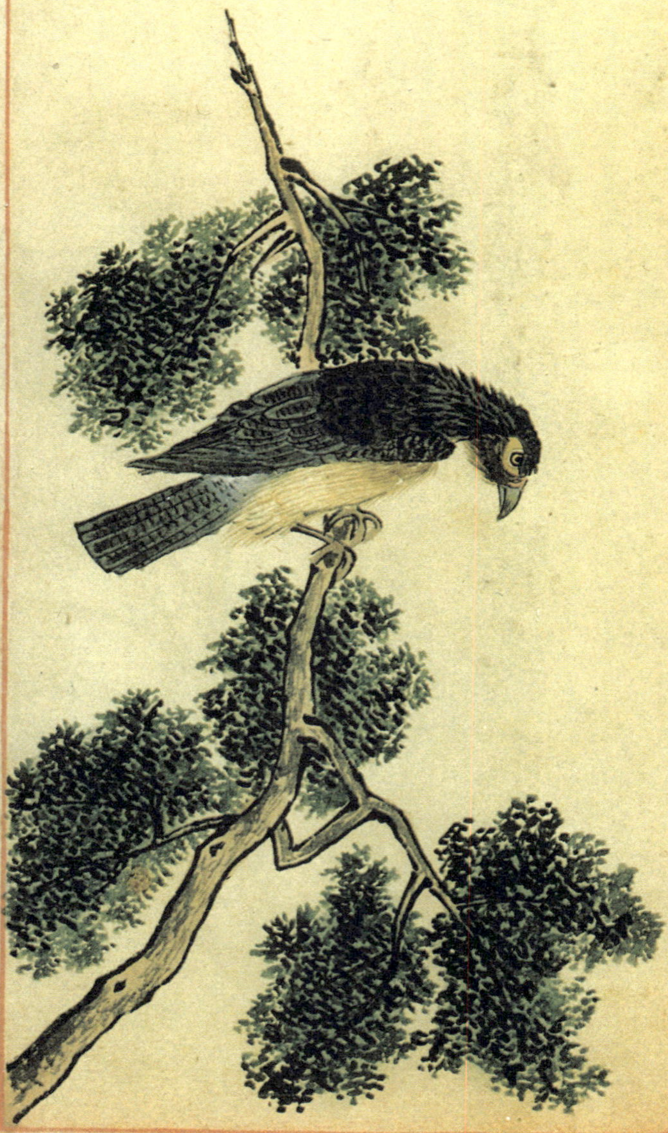

桑鳸味甘温無毒主肌羸虛弱益脾澤膚

此鳥不粟食喜盜膏脂而食之所以於

人有補又名竊脂俗呼青觜

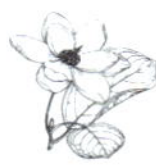

秃鶖

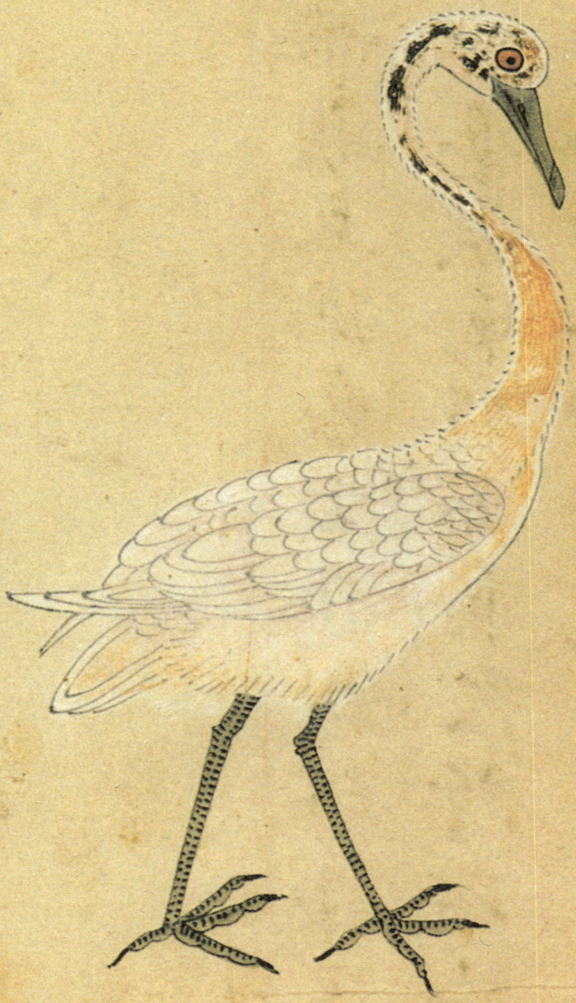

秃鶖味醎微寒主中蟲魚毒兼治魚骨鯁狀如鶴而大長頸赤目頭高六七尺詩謂有鶖在梁是也

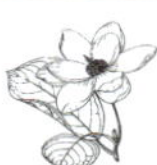

鸊鷉

鸊鷉膏主耳聾滴耳中又主刀劍令不銹

水鳥也如鳩鴨脚連尾不能陸行常在

水中人至即沉或擊之便起

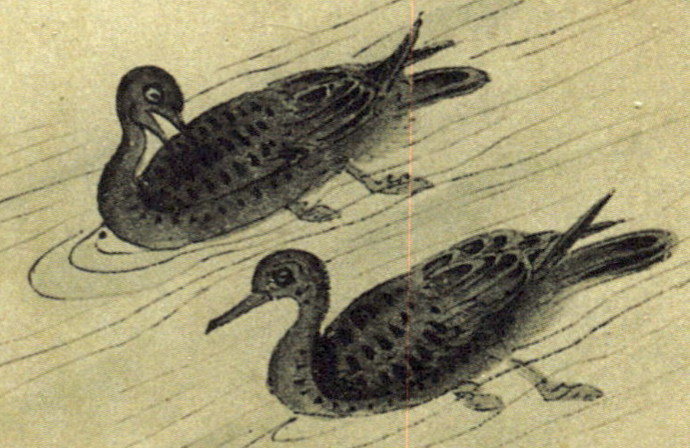

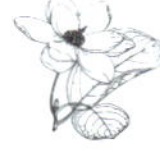

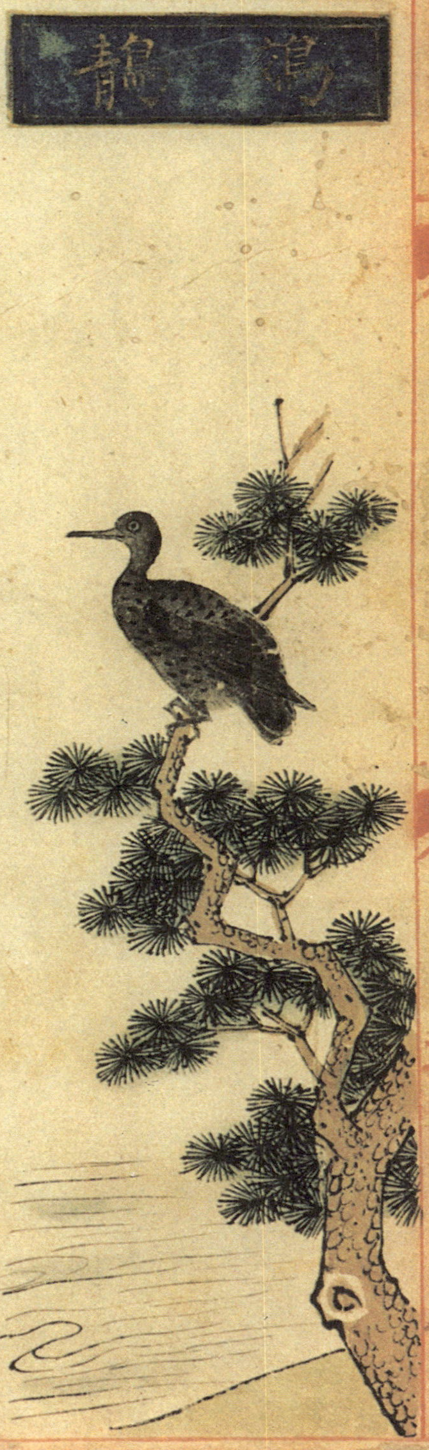

鵁鶄水鳥可食似鴨綠毛相傳人家養以厭火災恐未必

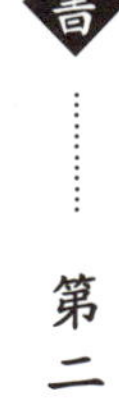

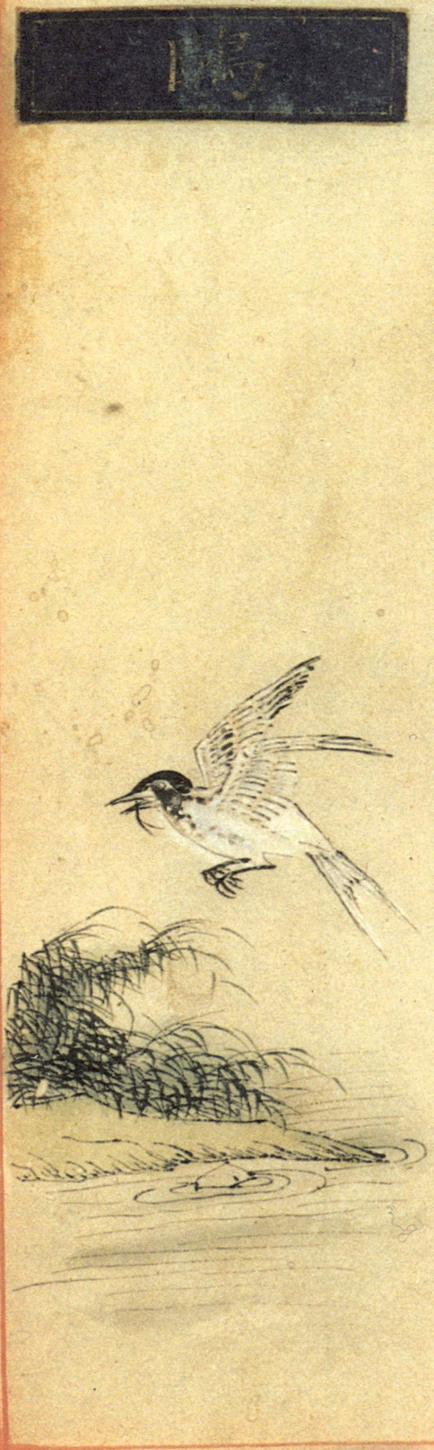

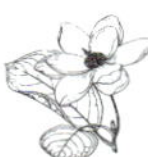

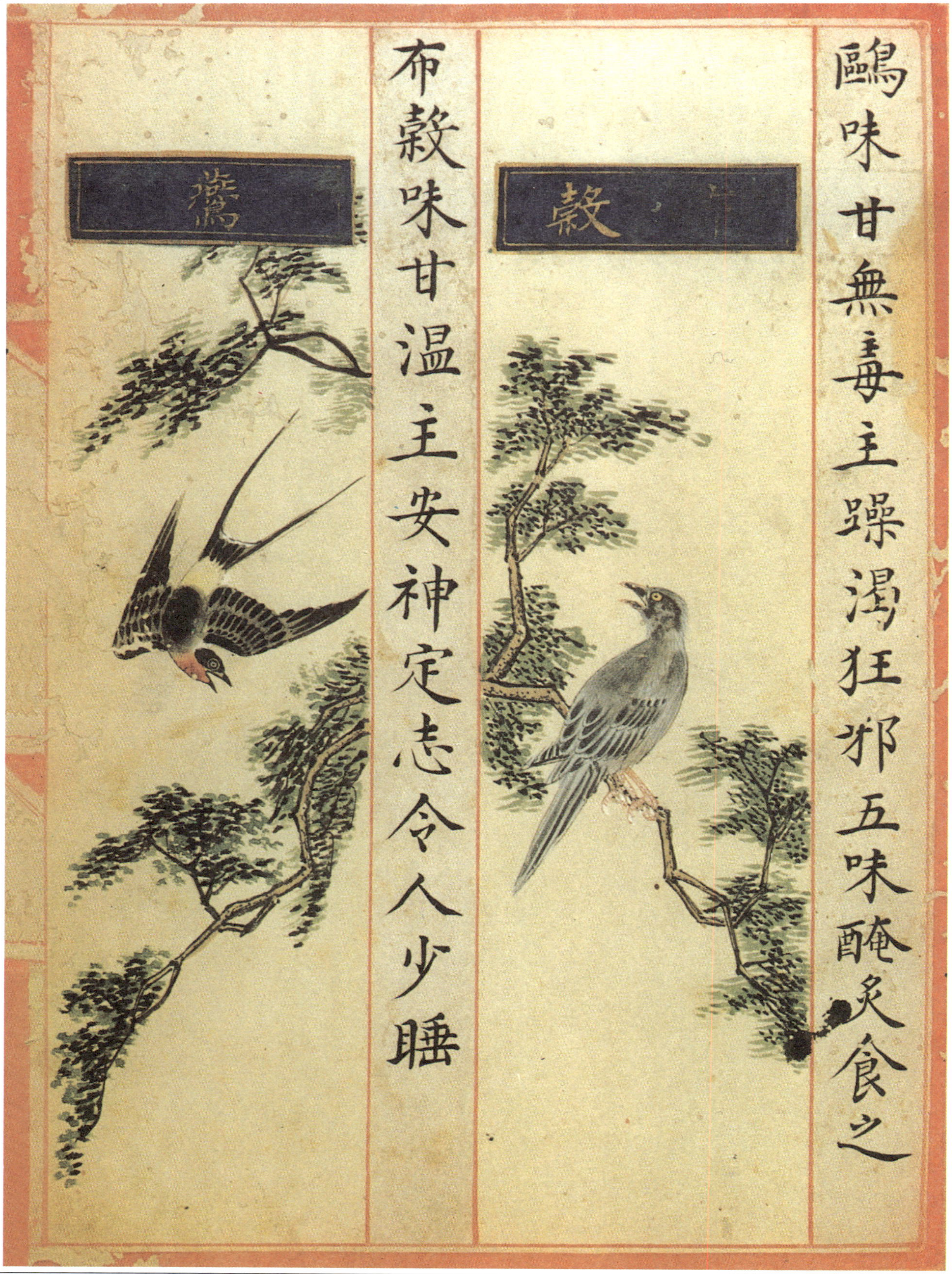

鷗味甘無毒主躁渴狂邪五味腌炙食之

穀

鷰

布穀味甘温主安神定志令人少睡

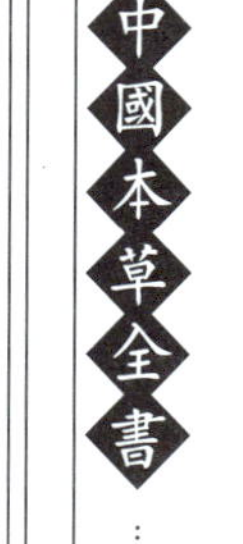

伏翼

鸞屎味辛氣平有　主蠱毒鬼疰逐不祥邪氣破五癃利小便窩與屎同多以作湯浴小兒治驚邪卵主水浮腫肉出痔蟲

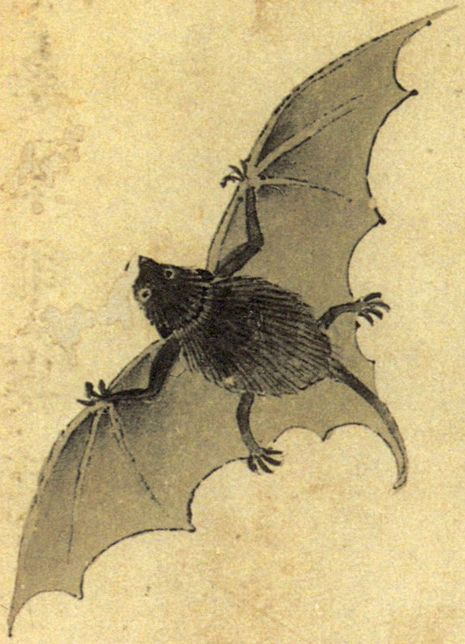

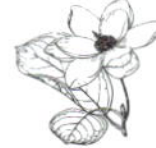

伏翼味鹹平無毒、、目瞑明目夜視有精光又服令人喜樂媚好無憂延壽又治五淋利水道取血滴目令人夜中見物糞名夜明沙味辛寒無毒主面癰腫皮膚洗洗時痛腹中血氣破寒熱積聚除驚悸去面黑皯炒服治瘰癧燒灰酒服方寸匕治子死腹中又小兒無辜熬搗為散以蔥拌飯與食之又、、苷

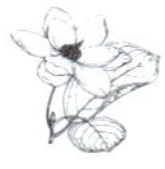

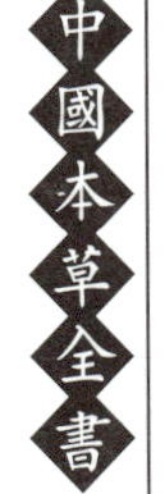

孔雀

孔雀味鹹無毒又云凉微毒解藥毒蠱毒血治毒藥生飲良屎微寒主女子崩中帶下小便不利尾不可入目昏翳人眼此禽因雷聲而孕或言血即鴆毒

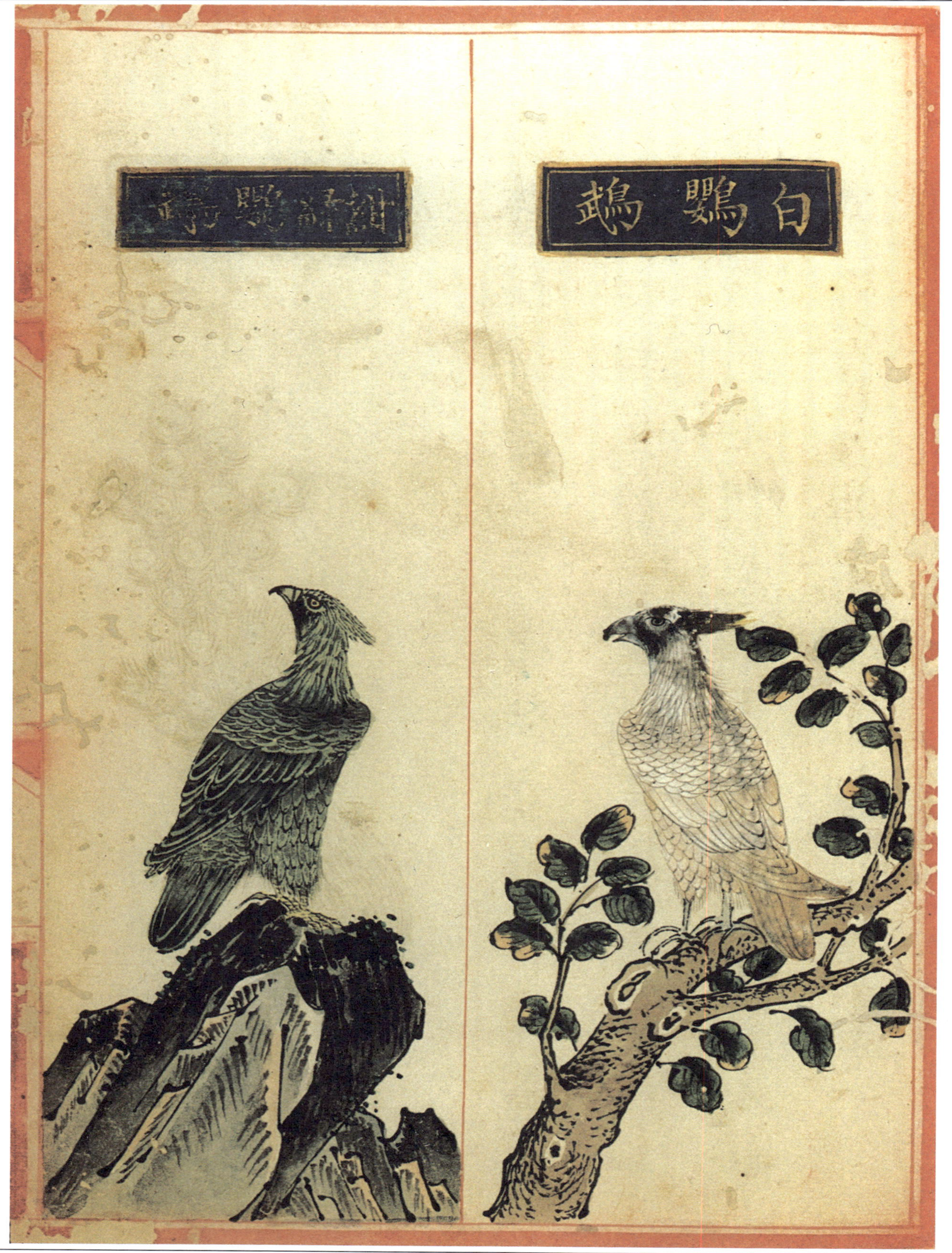
白鸚鵡

蒼黑鸜鵒

鸜鵒味甘温主虚嗽此鳥足四趾齊分兩瞼俱動如人目與衆鳥異有白者紺綠者蒼黑者白者良養久能人言

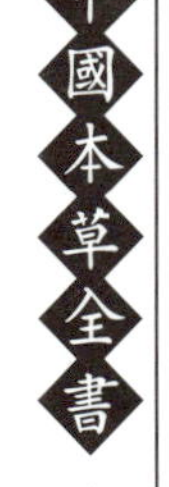

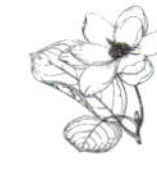

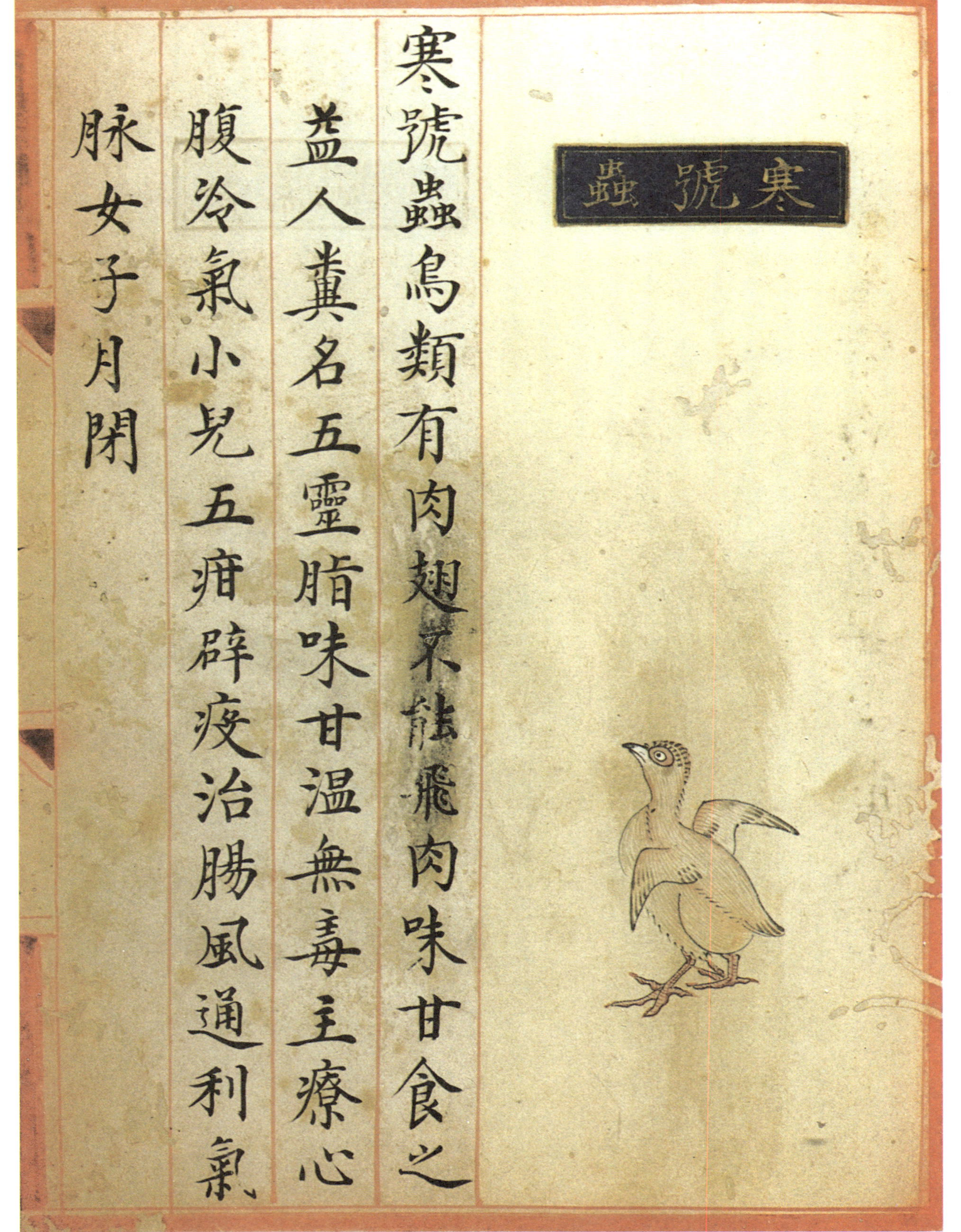

寒號蟲

寒號蟲鳥類有肉翅不能飛肉味甘食之益人糞名五靈脂味甘温無毒主療心腹冷氣小兒五疳辟疫治腸風通利氣脉女子月閉

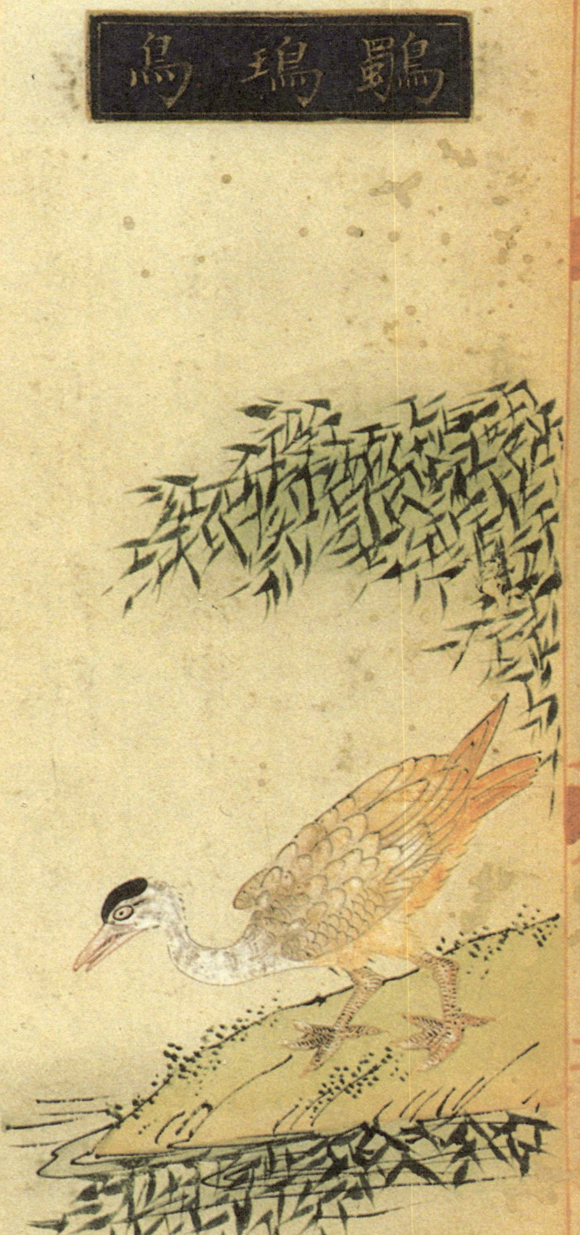

鸂鶒鳥

鸂鶒鳥主溪毒石虱水弩射工蜮等病肉亦可食

右諸禽有毒形色異常白身玄首玄身白首及死不伸足不閉目之類有

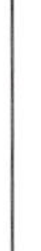

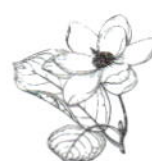

毒記曰天産作陽地産作陰禽獸皆天地生物而禽卵生羽飛又陽中之陽雖氣味各有陰熱之分大槩肉所以養陽然人之身陽常有餘陰常不足陽足而復補陽陰益虧矣丹溪曰諸肉能助起濕中之火久而生病素問曰膏粱之變足生大丁故禽之肉雖益人亦不宜多食也

獸類

鹿

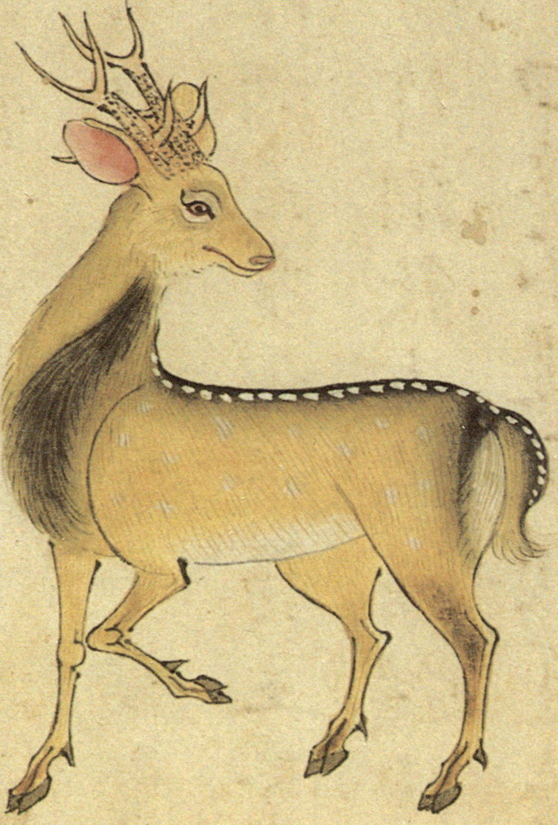

鹿肉温補中強五臟益氣力調血脉生者療中風口偏割薄之左患右貼右患左

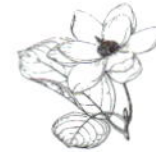

貼正即除之髓味甘氣温主女子男傷
中絶脉筋骨急痛欬逆以酒和服之地黄
汁煎作膏填骨髓蜜煑壯陽令有子頭
主消渴夜夢鬼物及煩懣腎平補腎氣
壯陽安五臟作酒及煑粥服筋主勞損
續絶骨主虛勞作酒飲去風補髓脂主
癰腫死肌温中四肢不隨風頭通腠理
一云不可近陰令痿殊不知鹿性淫樂

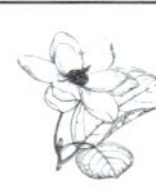

食之起陰何以言痿是令陰不痿也血
主陰痿補虛止腰痛肺痿吐衄崩中帶
下和酒飲之又云諸氣痛欲危者飲之
立止至效茵主留血氣鼠瘻心腸痛骨
味甘微熱無毒安胎下氣殺鬼精物久
服耐老茸味甘酸又云苦辛氣温無毒
主漏下惡血溺血破留血在腹散石淋
癰腫骨中熱疽癢治寒熱驚癇虛勞洒

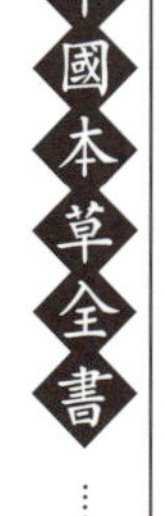
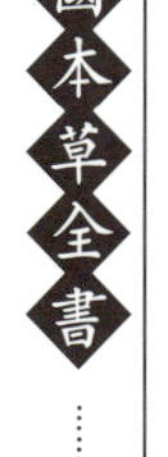

洒如瘴羸瘦四肢酸疼腰脊痛脚膝無
力小便利洩精女人崩中赤白帶下益
氣強志生齒不老角味鹹氣温主惡瘡
癰腫逐邪惡氣留血在陰中小腹血急
痛腰脊痛折傷惡血尿血輕身益氣強
筋骨補絶傷又婦人夢與鬼交者取末
和清酒服即出鬼精鹿之一身皆益人
野族第一品也或脯或煑或蒸俱和酒

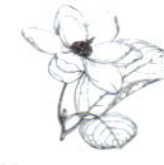

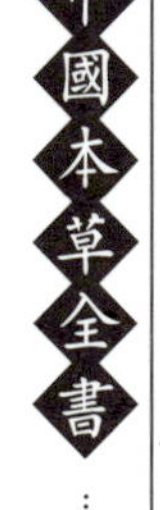
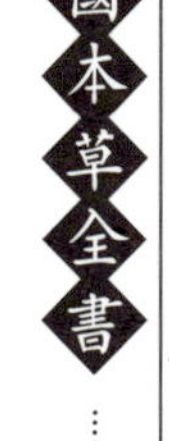

食之良

水牛

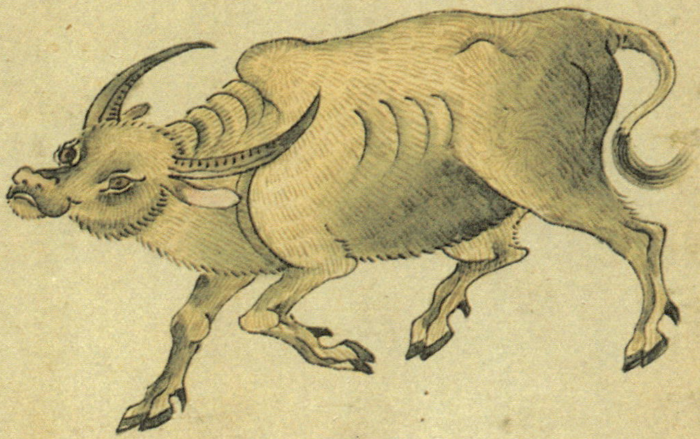

水牛肉味甘平無毒一云冷微毒止消渴并吐洩安中益氣養脾胃心主虛忘肝主

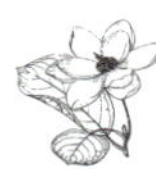

主明目腎主補腎氣益精齒主小兒牛癇髓味甘温主安五臟平三焦温骨髓補中續絶傷益氣止洩痢消渴以酒服之良角療時氣寒熱頭痛牛角䚡味苦氣温性澁無毒下閉血瘀血疼痛女人帶下血崩不止膽味苦氣大寒可丸藥又除心腹熱渴利口焦燥益目精屎寒主水腫惡氣用塗門戶著壁上者燔之

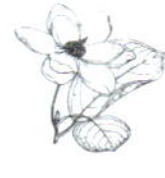

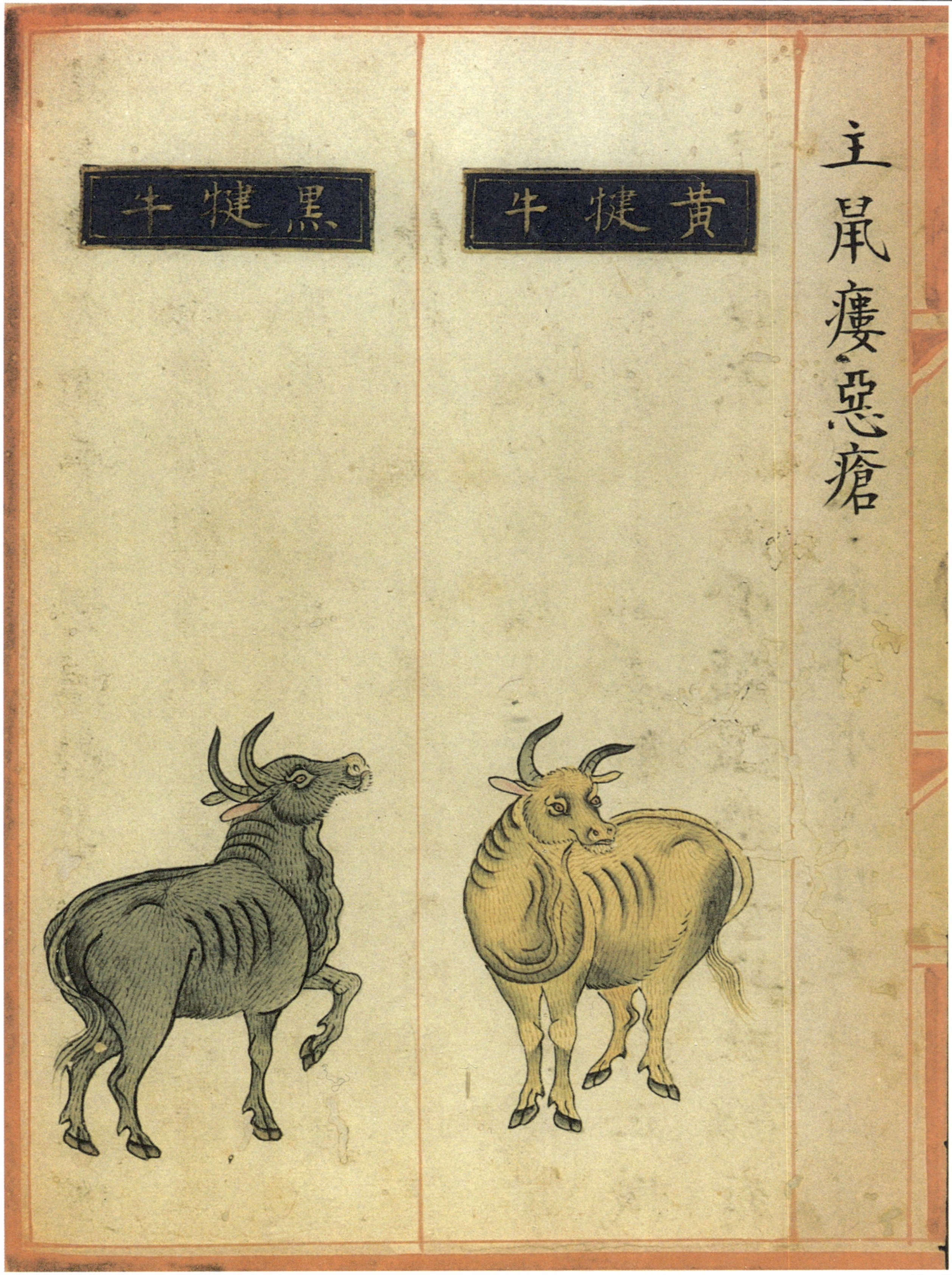

主鼠瘻惡瘡

黃犍牛

黑犍牛

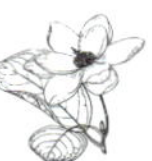

犍

牛黄者肉平一云温無毒一云微毒消水腫除熱氣補虚損益脚腰強筋骨壯健人亦發藥動病黑者尤甚俱不如水牛佳頭蹄主下熱風水氣大腹腫小便澁患冷人勿食腦主消渴風眩肝及百葉主熱氣水氣丹毒觧酒勞弃痢五臟主五臟平三焦骨髓温無毒止吐衄崩中帶下腸風下血弃水瀉肚主消渴風

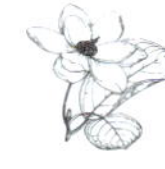

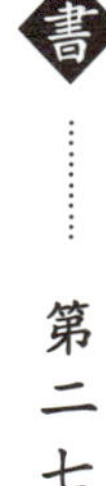

痃補五臟腎補腎髓安五臟平三焦温中鼻通乳汁塗主漏下婦人赤白帶下無子牝牛不及牡牛黑牛不及黄牛獨肝及自死者并瘧病後皆不可食又不可與黍米韭薤同食

羚羊

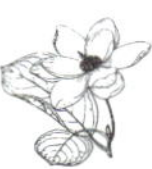

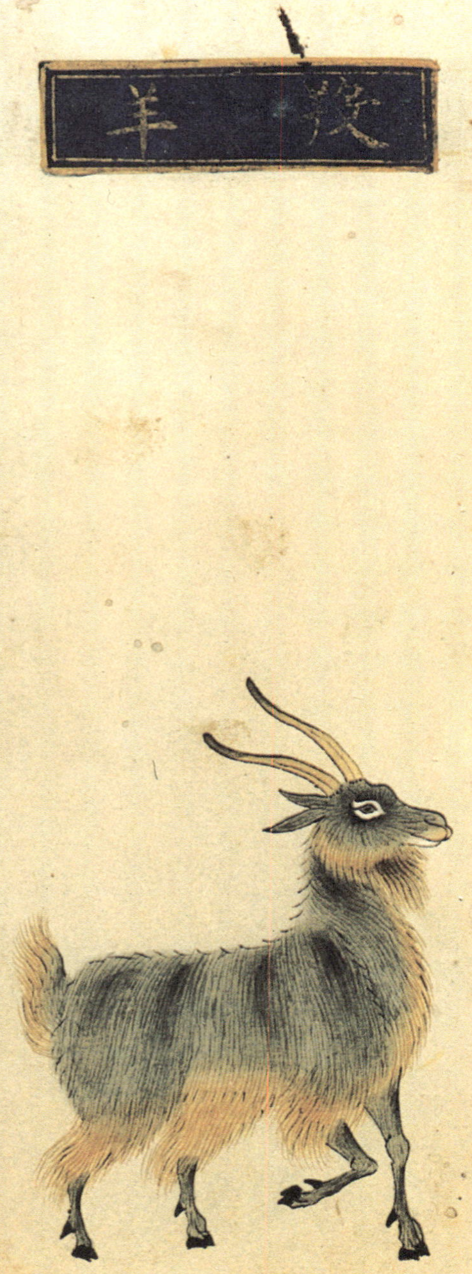

羖羊

羊肉味甘大熱無毒主緩中字乳餘疾頭腦大風汗出虛勞寒熱開胃補中益氣肥健人安心止驚又云羊肉比人參黃耆參耆補氣羊肉補形頭肉涼主骨蒸

腦熱緩中安心止驚熱病後宜食冷病人不宜食腦發風若和酒食則迷人心五臟溫平五臟肺補肺主欬嗽止渴小便數心止憂恚膈氣補心肺有孔者勿食肝明目主肝風虛熱目赤睛痛腎補腎氣益精髓壯陽健胃補虛損止小便盜汗耳聾髓味甘溫主男女傷中陰氣不足利血脉益經氣以酒服之齒主小

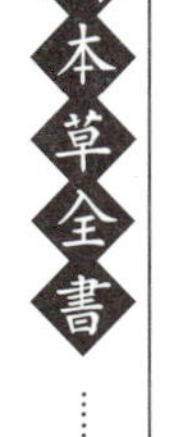

兕羊癇寒熱膽主青盲明目又療時行
熱燥瘡并淋濕又點眼中赤障白膜風
淚又解毒蠱皮補虛勞去一切脚中虛
風血主女人產後血虛悝脛骨治牙齒
踈䍩羚羊角味鹹苦氣寒無毒屬木入
厥陰經主明目益氣起陰去惡血注下
辟蠱毒惡鬼不祥安心氣常不魘寐療
傷寒時氣寒熱熱在肌膚温風注毒伏

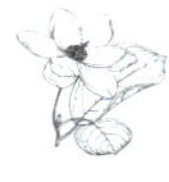

在骨間脐邪氣驚夢狂越僻謬小兒驚癎治山瘴散產後血衝心煩悶燒末酒服之又治食噎不通久服強筋骨輕身益氣利丈夫羖羊角用同此羊謂北地青羊也若南羊則多受濕濕則有毒又山中吃毒草故不堪用若言其味則浙東一種山羊味甚甘美諸家謂南羊味淡或見之未悉南人食之甚補益但以

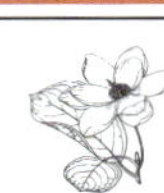

其䏶發病者皆不可食犯之即驗此其不及北羊也北地一種無角大白羊食之甚勝又同華之間𦚧沙細肋角低小者供饌在諸羊之上醫家諸湯丸用之即效

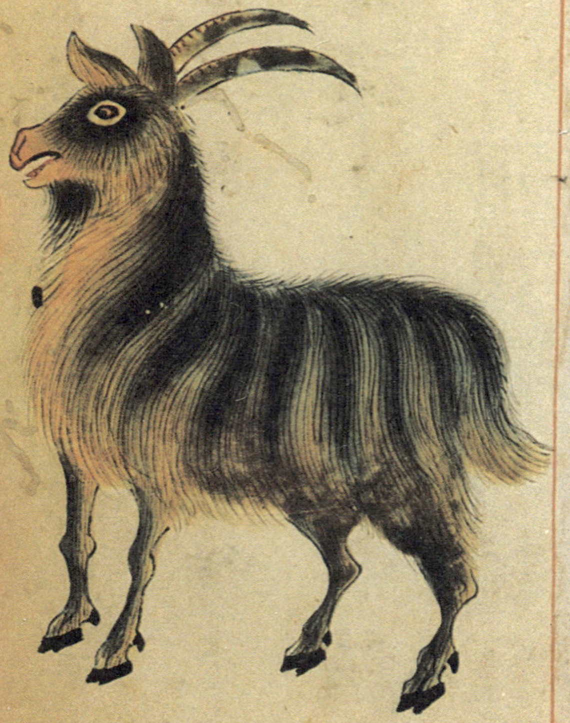

山羊

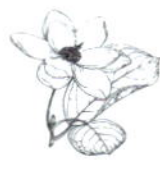

白狗

山羊爾雅謂之羱羊有觔力甚能陟險峻生深山谷穴中皮可製靴履味甘於家羊用亦如之又野外黃羊同

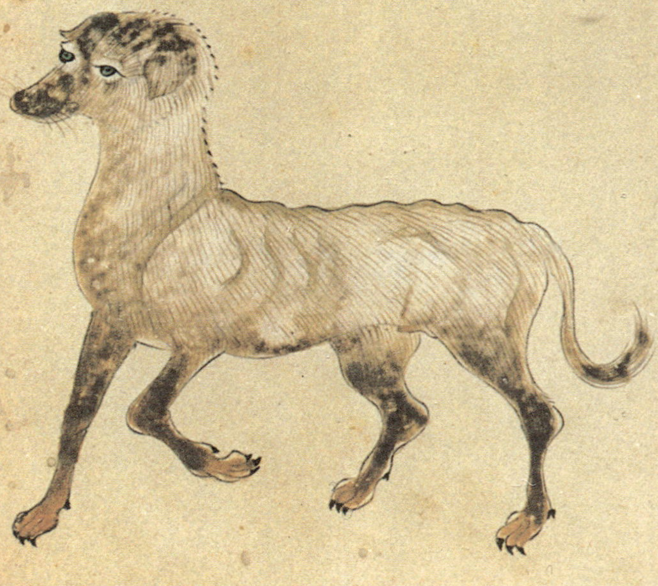

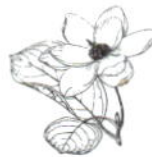

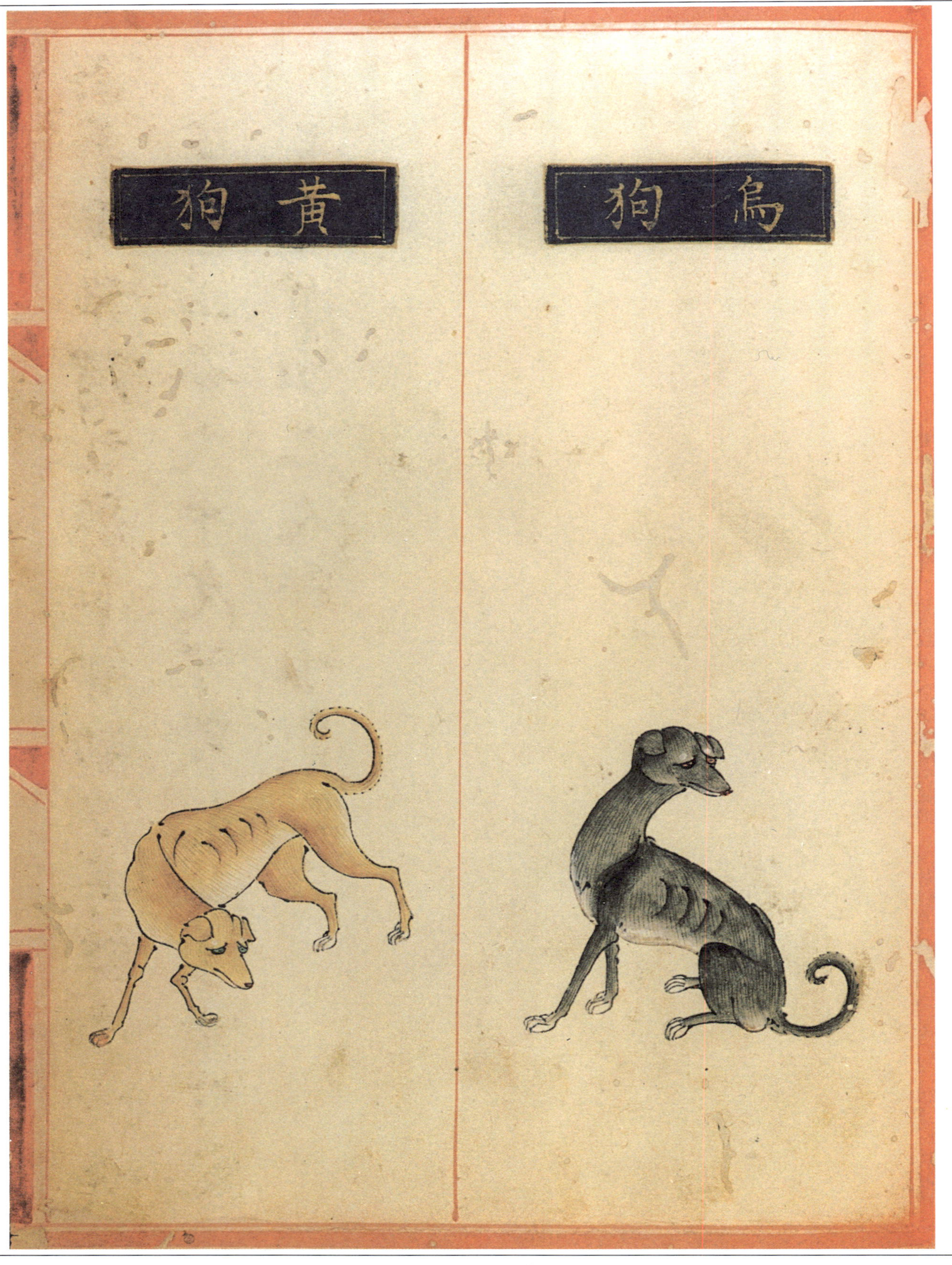
黃狗
烏狗

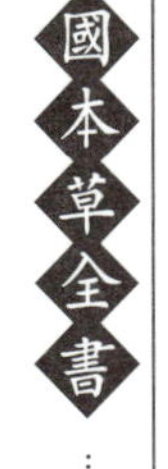

狗肉味鹹酸温主安五臟補絶傷輕身益氣力血脉厚腸胃實下焦暖腰膝填精髓一云所補在血去血不益人心主憂恚氣除邪腦主頭風痺下部䘌瘡鼻中身肉頭骨主金瘡止血膽主明目痂瘍惡瘡脚蹄主下乳齒主癲癇寒熱卒風沸乳汁主青盲取白犬生子目未開時汁注目中療十年盲犬子目開即差牡

狗陰莖味鹹平無毒主傷中陰痿不起令強熱大生子除女子帶下十二疾白狗烏狗入藥牡者勝又云黄狗大補白黒次之餘者微補犬欲顛者不可食陰虚發熱人與妊娠勿食不可炙食致消渴又不可與蒜同食頓損人嘗見人食犬者多致病南人為甚大抵人之虚多是陰虚犬肉補陽世俗往往用此不知

其害審之

山狗

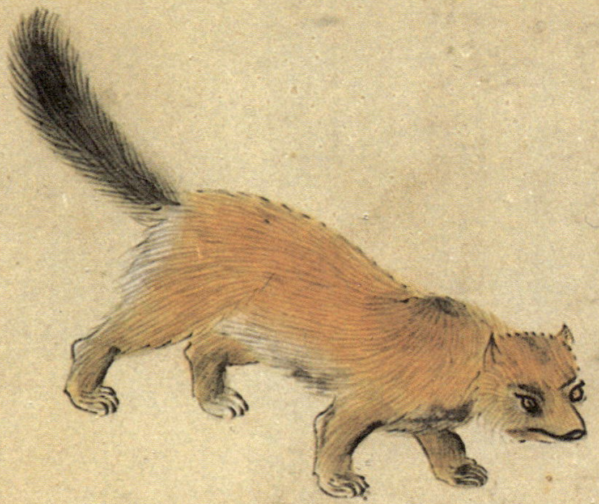

山狗玃形如家狗脚微短好鮮食果食味甘美皮可為裘有數種在處有之蜀中出者名天狗

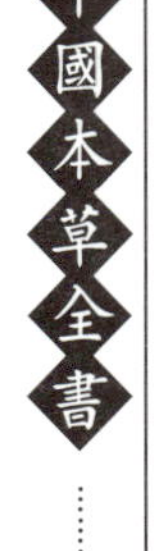

猪

猪肉味苦微寒主閉血脉弱筋骨發痰令人少子食之暴肥以其風虚故也瘧病金瘡勿食不可同牛肉食生寸白蟲同蕎麥食患熱風脫鬚眉豚卵味甘温無

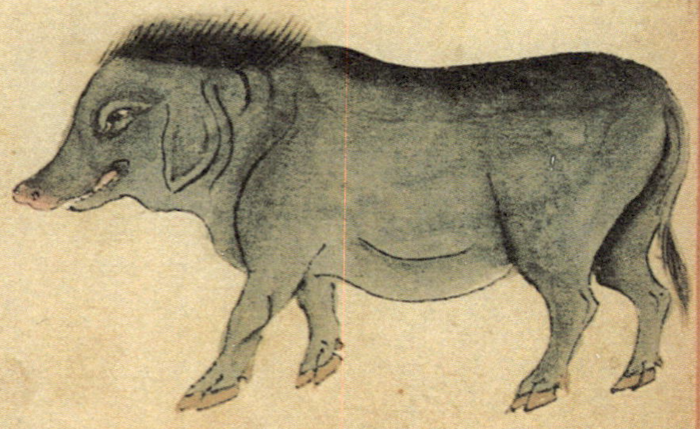

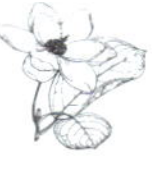

毒主驚癎疾鬼疰蠱毒除寒熱奔豚五
癃邪氣攣縮懸蹄主五痔伏熱在腸腸
癰內蝕四足主傷撻諸敗瘡下乳汁心
主驚邪憂恚血不足補虛勞多食耗心
氣不可同茱萸食肚微溫補中益氣止
渴利主骨蒸熱勞殺勞蟲補羸助血脉
止痢四季宜食肺微寒⿰飠去補肺不可同
白花菜食令滯氣發霍肝溫主腳氣冷

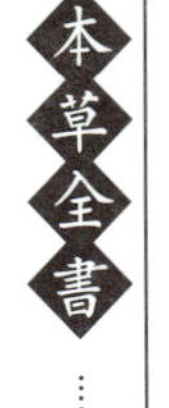

淺赤白蔵虛不可同魚子食腎冷和理

腎氣通利膀胱補虛勞消積滯冬不可

食損真氣發虛癰脾主脾胃虛熱舌健

脾補不足令人能食頭補虛乏去驚癎

五痔煑極熱食之腦不可食髻脂主生

髮脂膏生惡瘡利血脉鮮風熱皮膚風

潤肝鮮斑猫芫青毒臘月者殺蟲忌食

烏梅皮味甘寒猪水畜其氣先入腎鮮

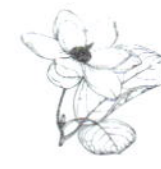

少陰客熱加白蜜食潤燥除煩加米粉益氣斷痢腸臟主下焦虛竭大小腸風熱宜食之

野猪

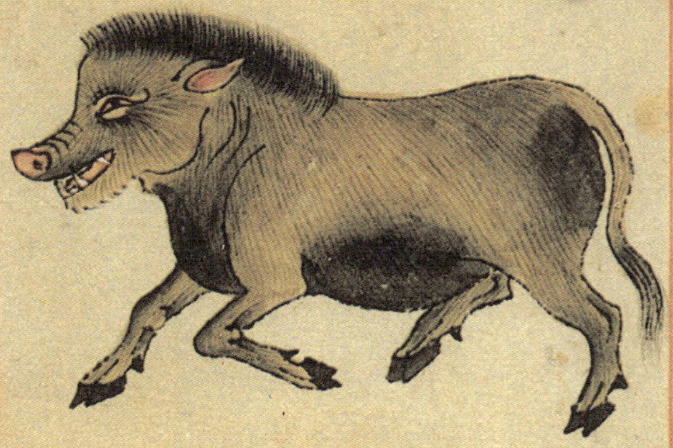

野猪肉味甘補肌膚令人肥臟補五臟止

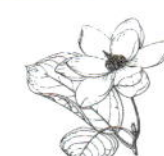

腸風下血及顛癇灸不發風氣尚勝家

猪又云微動風雌者尤美青蹄者勿食

肪膏酒浸食之令婦人多乳連進十日

可供三四孩兒本来無乳者亦有三歲

者胆中有黄黄味辛甘氣平無毒主金

瘡止血生肌療顛癇及鬼疰此物多是

射而得之射藥之毒中入其肉不可不

八

麂味甘平無毒主五痔病燥出以薑醋進之大有效多食動痼疾一云涼有毒能墮胎發疥瘡

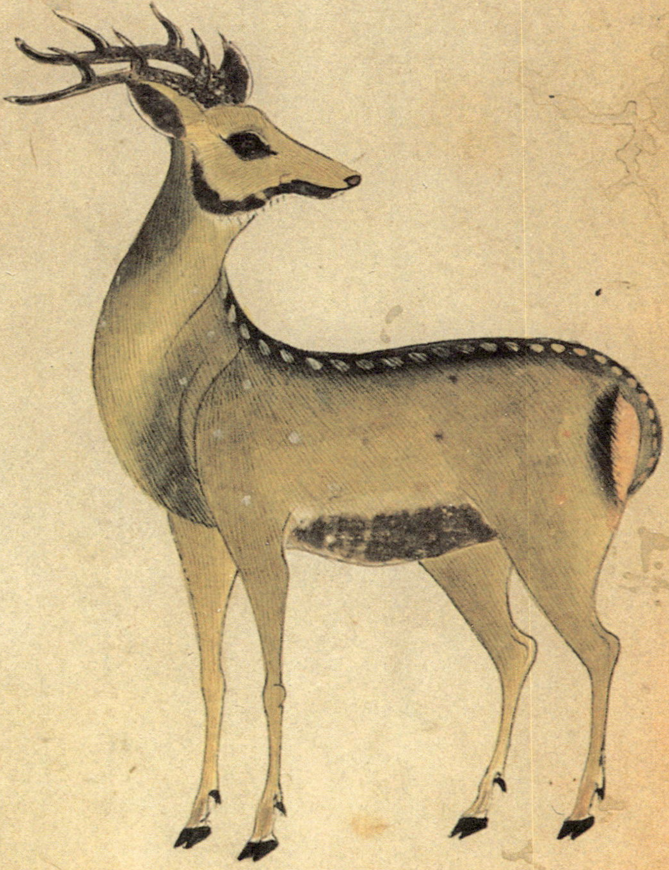

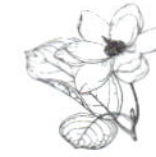

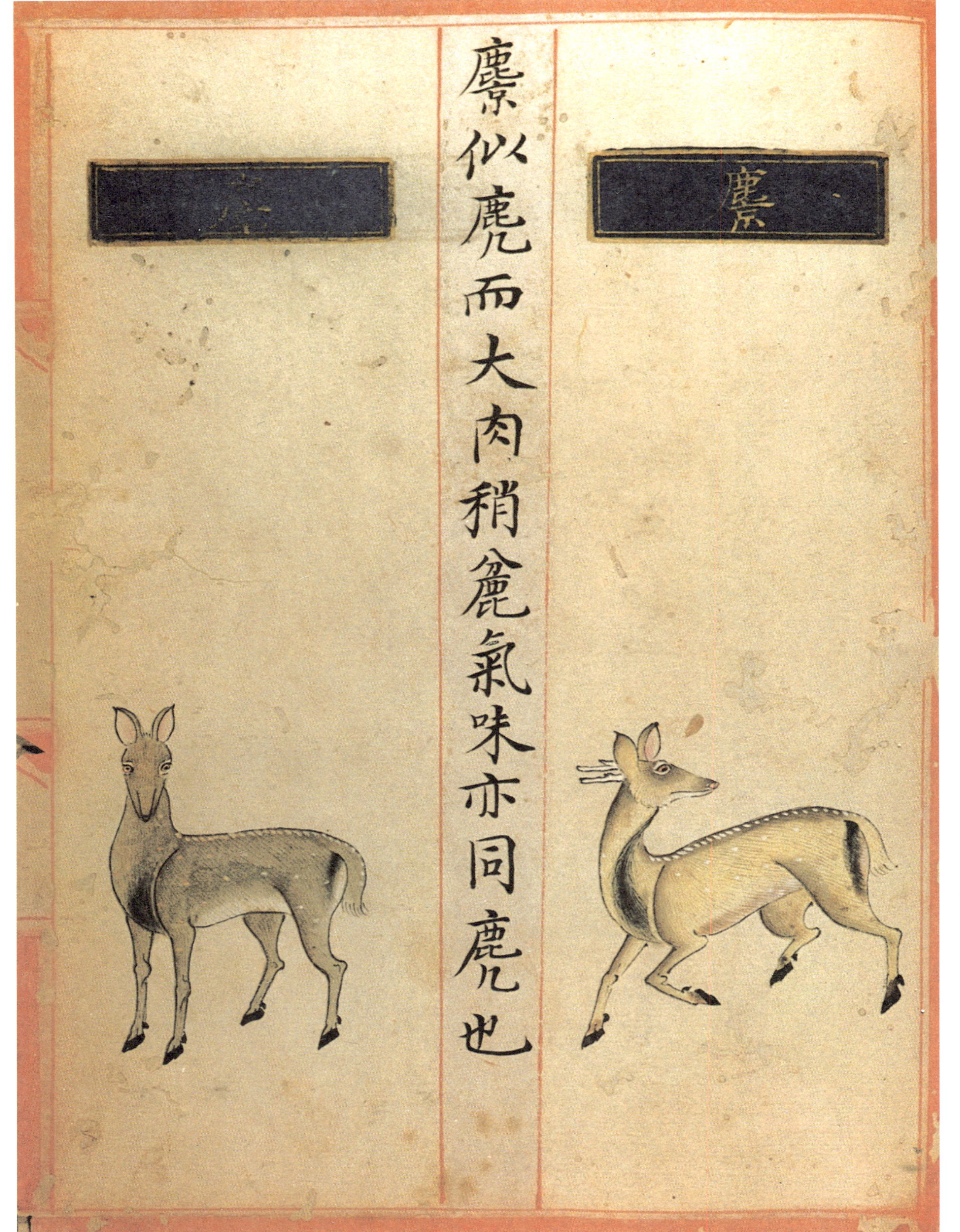
麞
麞似鹿而大肉稍麄氣味亦同鹿也

麞肉味甘温無毒補益五臓八月至十一月食之甚美餘月食之動氣又瘦惡瘡者食之發痼疾心麄豪人宜食之戢其性胆小人食之愈怯與鴿食成癥髓益氣力潤澤人面臍下麝香味辛氣温無毒主辟惡氣殺鬼精物瘟瘧蠱毒癇痓去三蟲療諸凶邪鬼氣中惡心腹暴痛脹急痞滿風毒婦人産難墮胎療蛇毒

麋

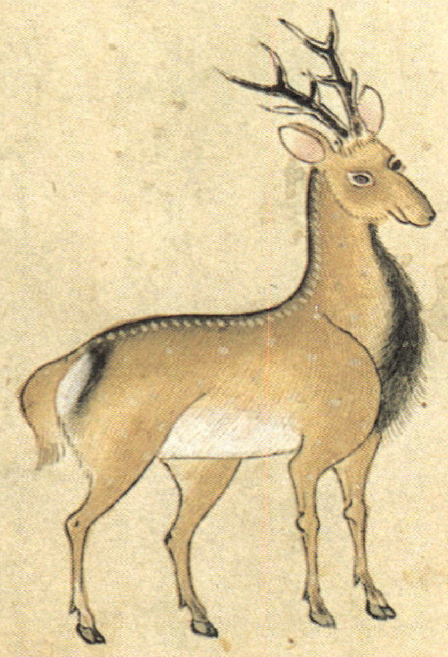

麋肉益氣補中治腰脚一云微補五臟不足多食令人弱房事發脚氣不可近陰令瘦夫麋性與鹿性一同淫樂又辛温補益之物是令陰不痿也意當時寫本

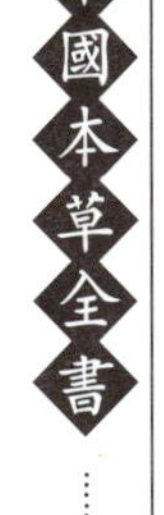

草者逸其字以訛傳訛大率類此孟子言盡信書則不如無書是矣用者酌之脂辛温主瘡腫死肌寒風濕痺四肢拘緩不收風頭腫氣通腠理角味甘主脾止血補虚勞益氣力填骨髓煖腰膝壯陽道茸尤良按月令冬至一陽生麋角解夏至一陰生鹿角解麋茸利補陽鹿茸利補陰不可合鰕及生菜梅李果實

同食

獾猪

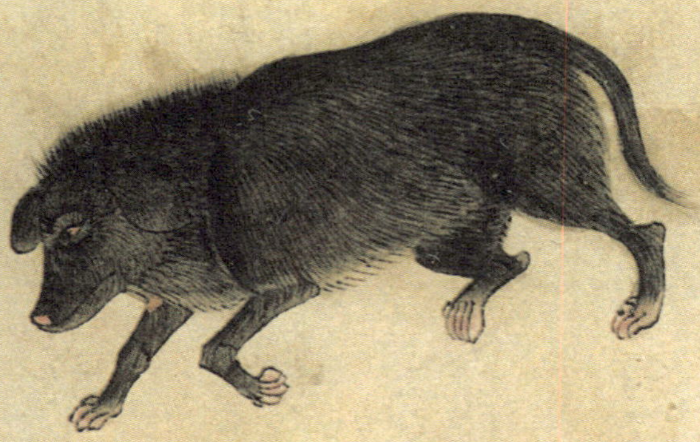

獾猪肉甘美作羮臛食之下水腫大效又云味酸平主丹石熱及久患赤白痢瘦人食之長肌肉肥白脂主傳屍鬼氣肺

痿氣急酒食之胞吐蠱蟲

毫猪

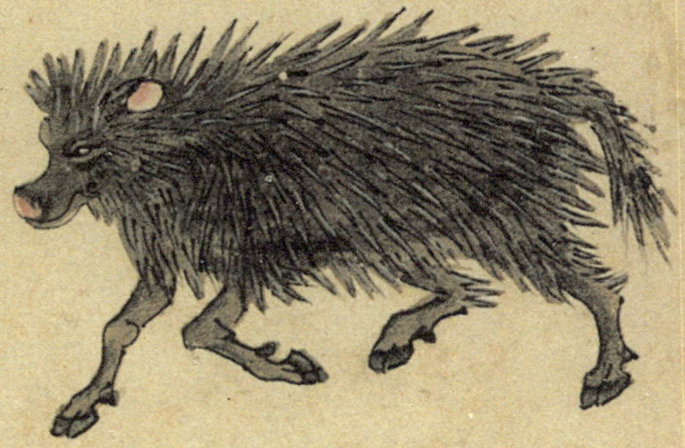

毫猪肉甘美多膏利大腸不可多食發風氣令人虛

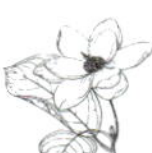

兔

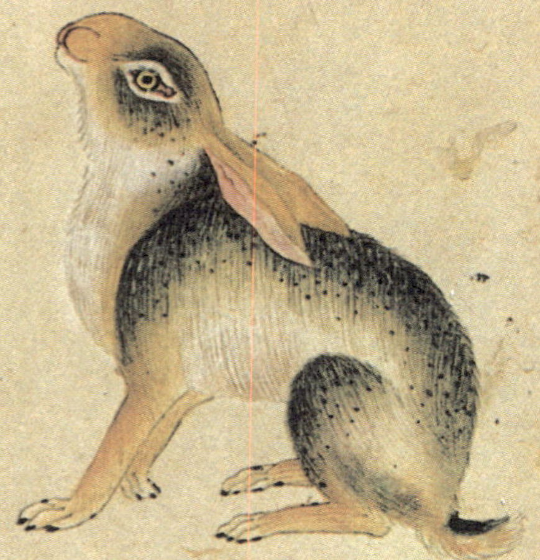

兔肉味辛平無毒主補中益氣又云寒主熱氣濕痺治消渴久食弱陽損元氣血脉令人陰痿與薑同食令心痛姙娠不可食令子缺唇頭骨主頭眩痛顛疾骨

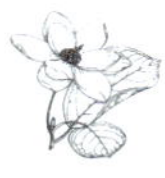

主熱中消渴肝主目暗不可與鷄肉菜
芥胡桃柑橘同食

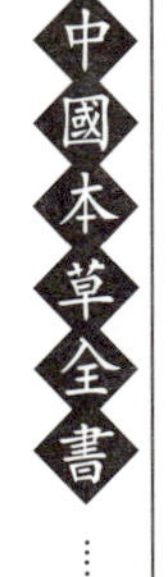

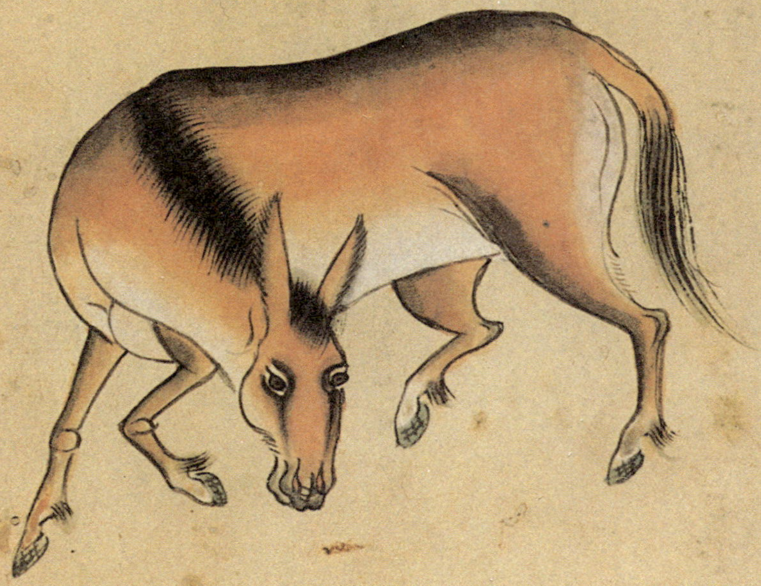

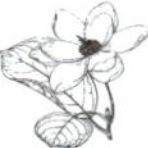

驢肉凉無毒主風狂憂愁不樂能安心氣烏驢佳一云食之動風脂尤甚屢試驗諸家云治風恐未可憑其用烏驢者盖因水色以制熱則生風之意凡腹内物

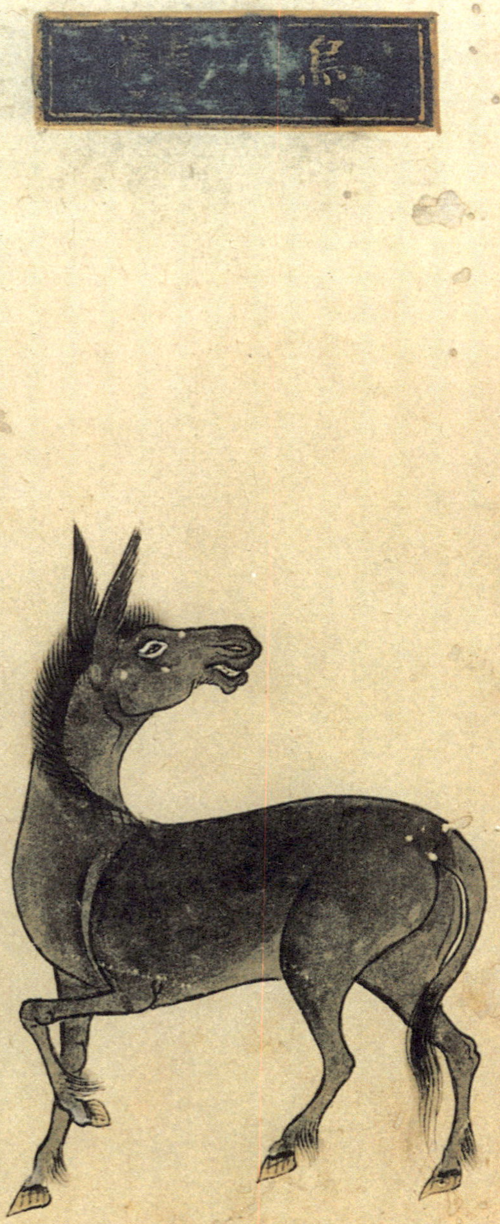

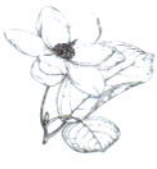

食之皆令筋急尿屎皆入藥

虎

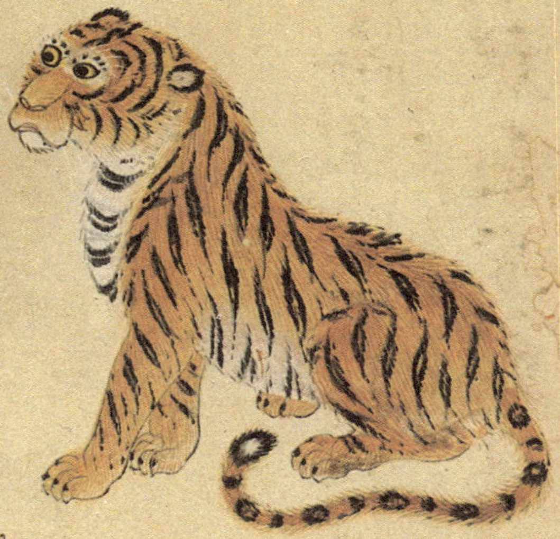

虎肉味酸平主惡心欲嘔益氣力治瘧又食之入山虎畏之辟三十六種精魅藥箭射毒入骨肉食之不可不慮

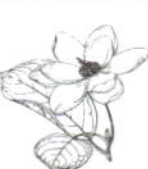

熊

熊肉味甘寒微温無毒主風痺筋骨不仁五臟腹中積聚寒熱羸瘦頭瘍白秃面皯皰久服強志不飢輕身有痼疾者食

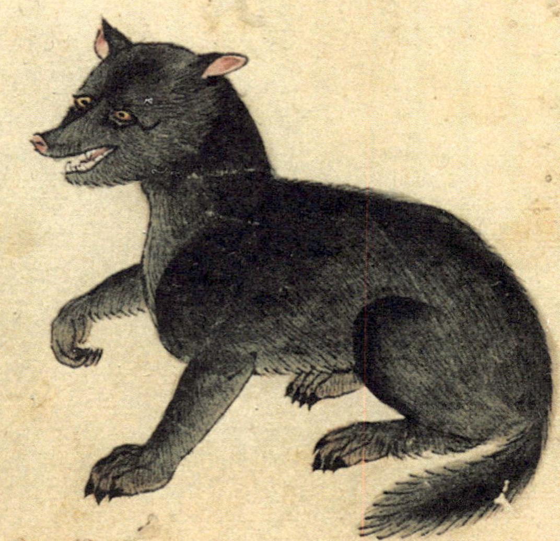

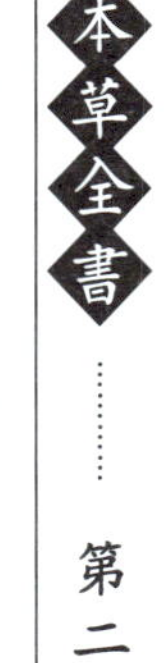

之終身不能除膽味苦氣寒主時氣盛熱變為黃疸小兒驚癇五痔殺蟲治惡瘡又久痔不差塗之神效其膽春在首夏在腹秋在左足冬在右足此獸能舉木引氣冬蟄不食飢則自舐其掌故其美在掌久食之可禦風寒諸疾宜孟子取之

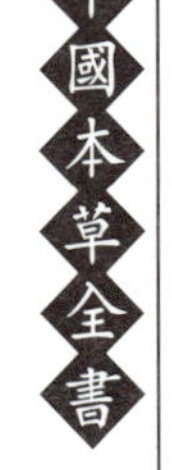

白馬

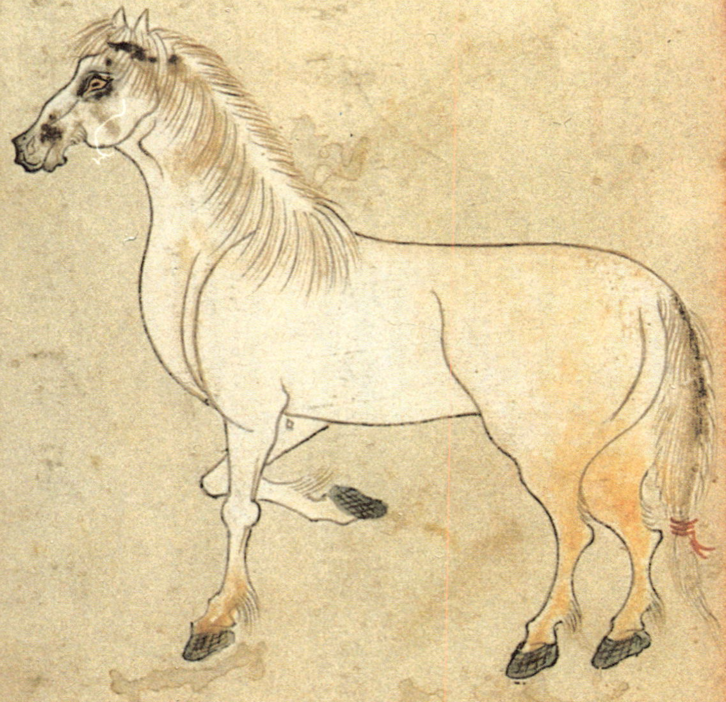

白馬肉味辛苦冷主熱下氣長筋強腰脊壯健強志輕身不飢又云有小毒主腸中熱凡用須以水挼洗數次去淨血再

以好酒洗方煑之更入酒烹熟可食飲好酒數盃鮮之乃佳莖味甘鹹平無毒主傷中絕脉男子陰痿不起堅長益氣長肌肉肥健生子小兒驚癇陰乾入藥肝主寒熱心主喜忘恚痢人勿食眼主驚癇腹滿瘧疾懸蹄主驚邪瘈瘲乳難衄血內漏崩碎惡氣鬼毒蠱疰不祥齒主小兒馬癇水磨服頭骨主令人不睡

鬐毛主女子崩中赤白膏主生髮睛潦
寒熱瘻痹溺味辛微寒主消渴破癥堅
積聚男子伏梁積疝婦人瘕疾銅器盛
飲之又治鱉瘕又洗頭瘡白秃屎名馬
通微温主婦人崩中止渴及吐下血鼻
衄金瘡止血肝大毒食而死者多矣故
曰食馬留肝凡馬肉與蒼耳同食十有
九死與生薑同食生氣嗽又不可與倉

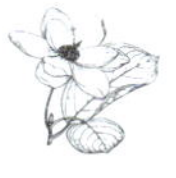

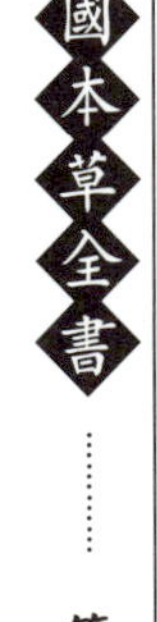

米同食倉米恐是蒼耳也姙婦并有瘡疥者不可食白馬黑蹄頭青蹄黑脊而斑凢形色異常者皆不可食牡馬并各色馬諸書不載大率一類而不及白牡馬也

豹

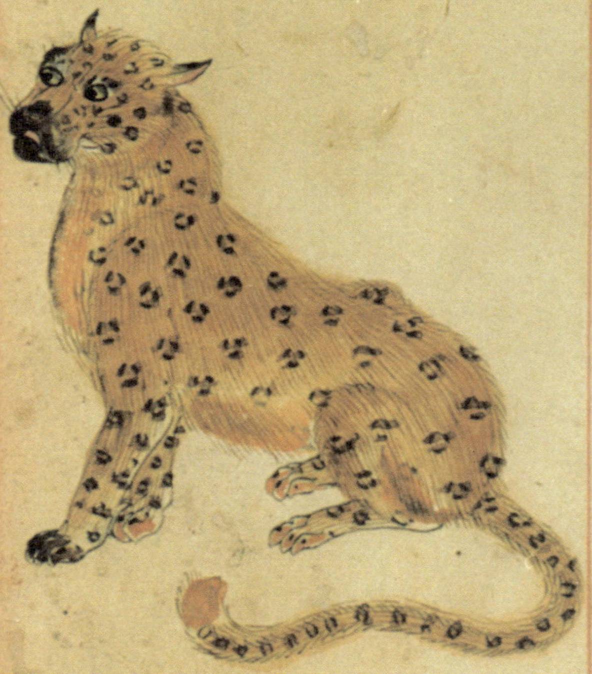

象

肉味酸、平、無毒，主安五臟，補絶傷，輕
益氣，久服利人，耐寒暑。脂合生髮膏，朝
塗暮生。齒骨極堅，人詐為佛牙。

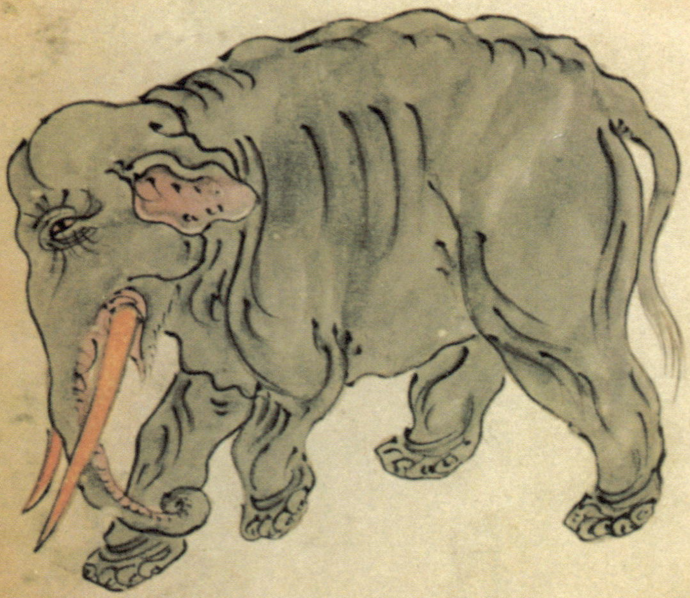

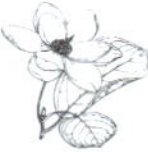

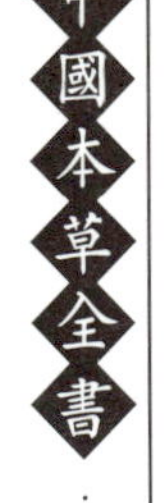

象肉味淡多食令人體重牙無毒主諸鐵及雜物入肉刮取屑細研和水傅刺上即出身具百獸肉惟鼻是其本肉膽隨四時所在四腿春前左夏前右秋後左冬後右主目疾和乳滴目中又云喉中刺痛用舊牙梳屑研水飲之小便不通生煎服之小便多燒灰飲下

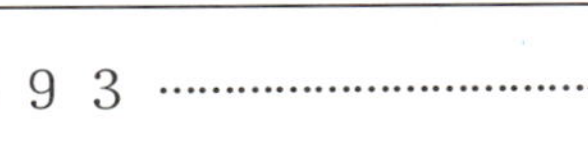

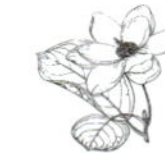

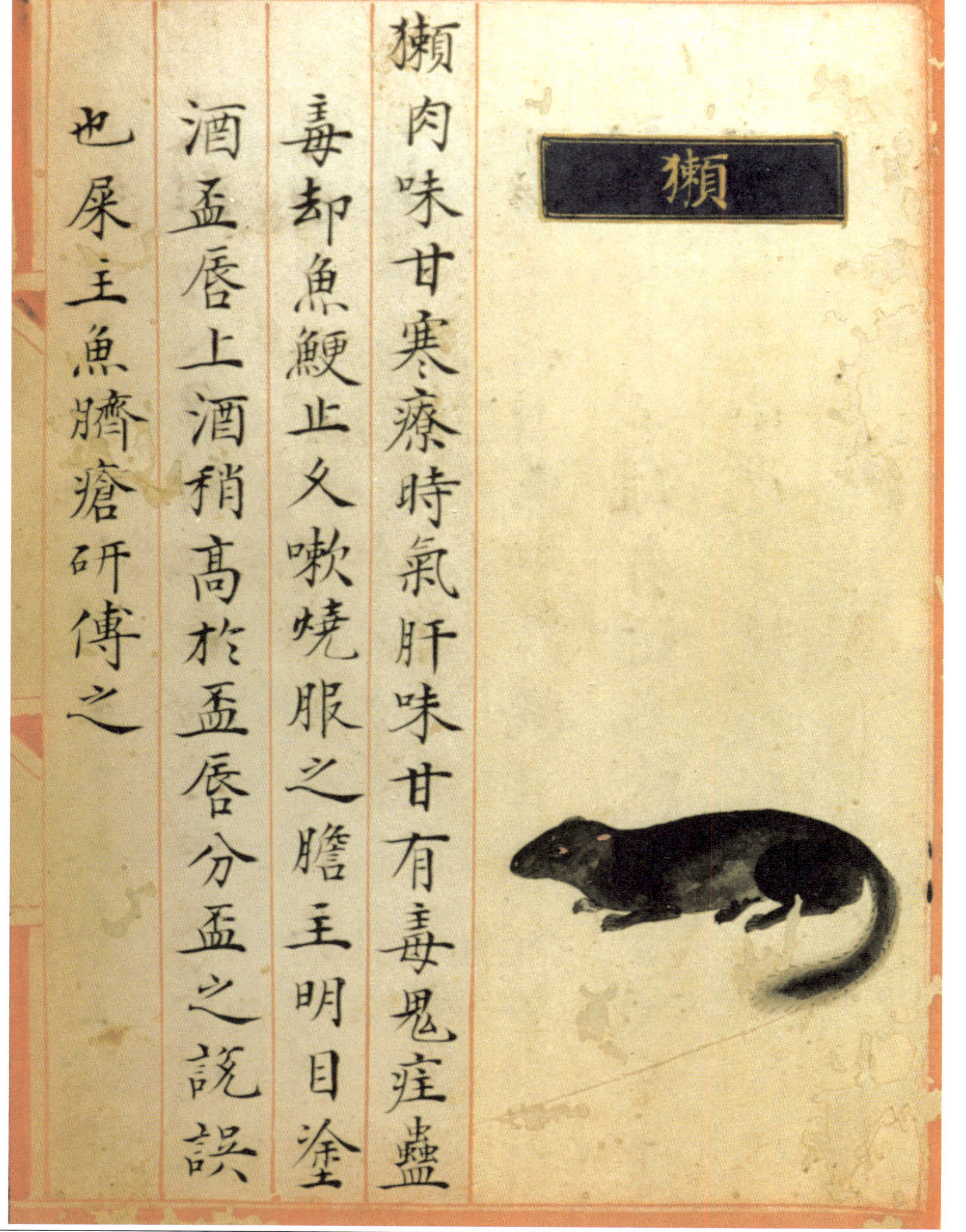

獺

獺肉味甘寒療時氣肝味甘有毒鬼疰蠱毒却魚鯁止久嗽燒服之膽主明目塗酒盃唇上酒稍高於盃唇分盃之說誤也屎主魚臍瘡研傅之

豺

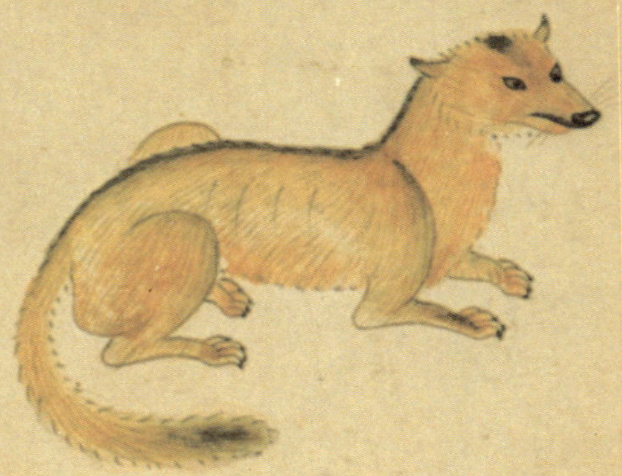

豺肉味酸食之無益皮性熱主冷痹脚氣炙纏病上即差

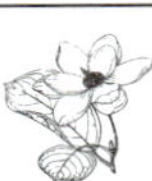

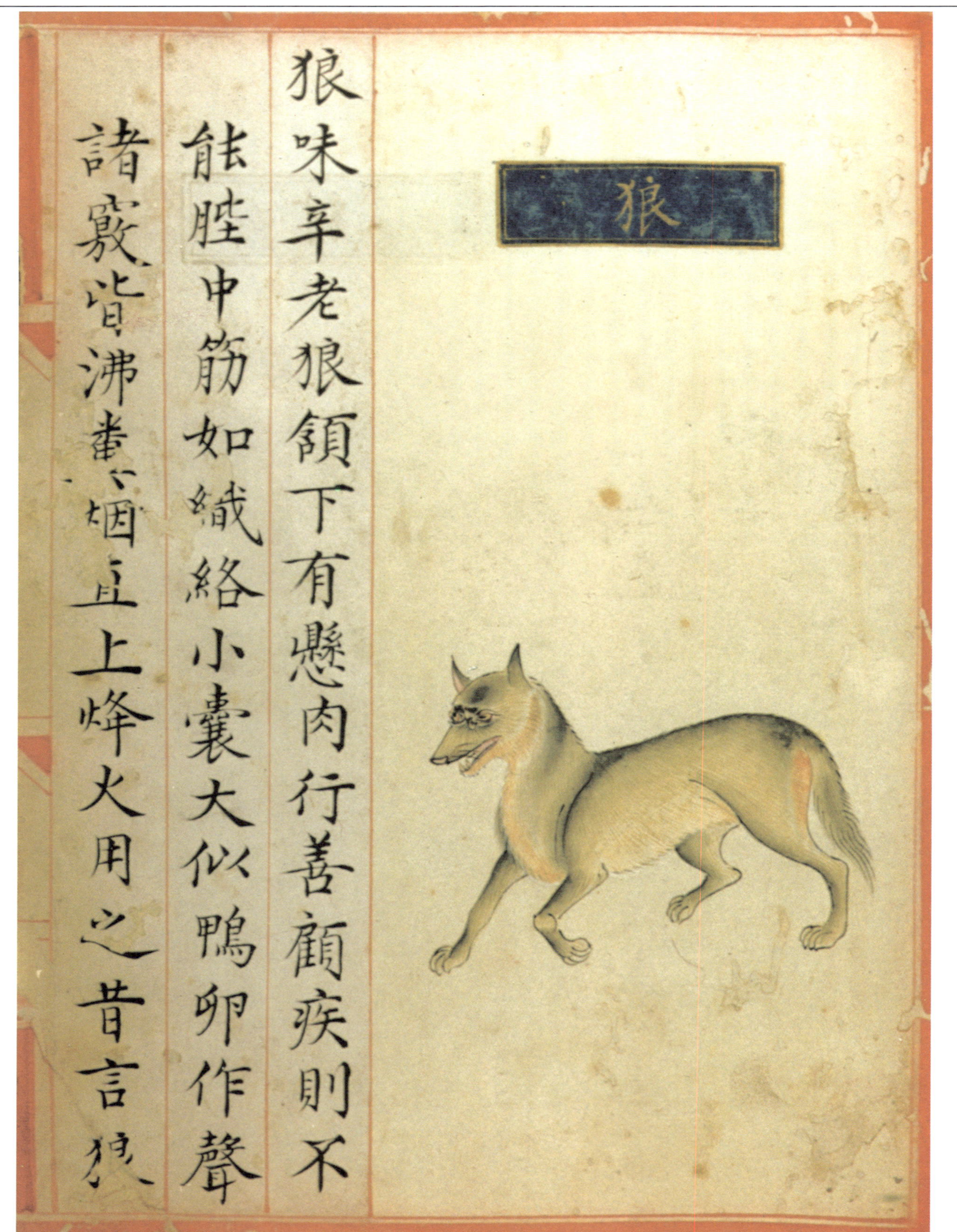

狼味辛老狼頷下有懸肉行善顚疾則不能胜中筋如織絡小囊大似鴨卵作聲諸竅皆沸糞烟直上烽火用之昔言狼

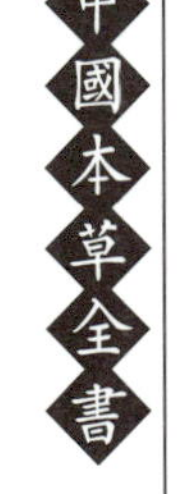

狽

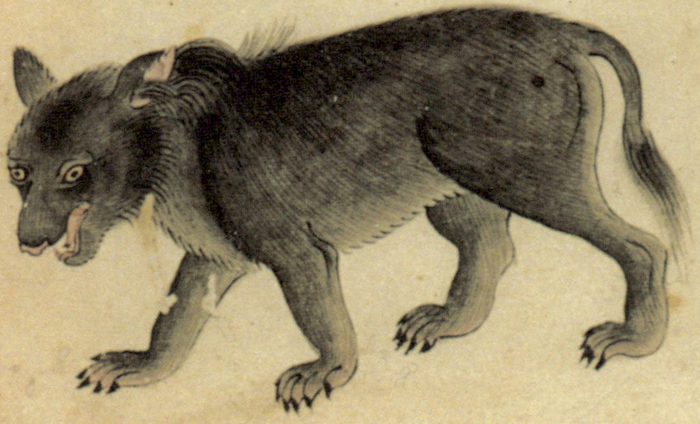

狽是二物狽前二足絕短先知食之所在指以示狼狼負以行匪狼不能動肉皆可食

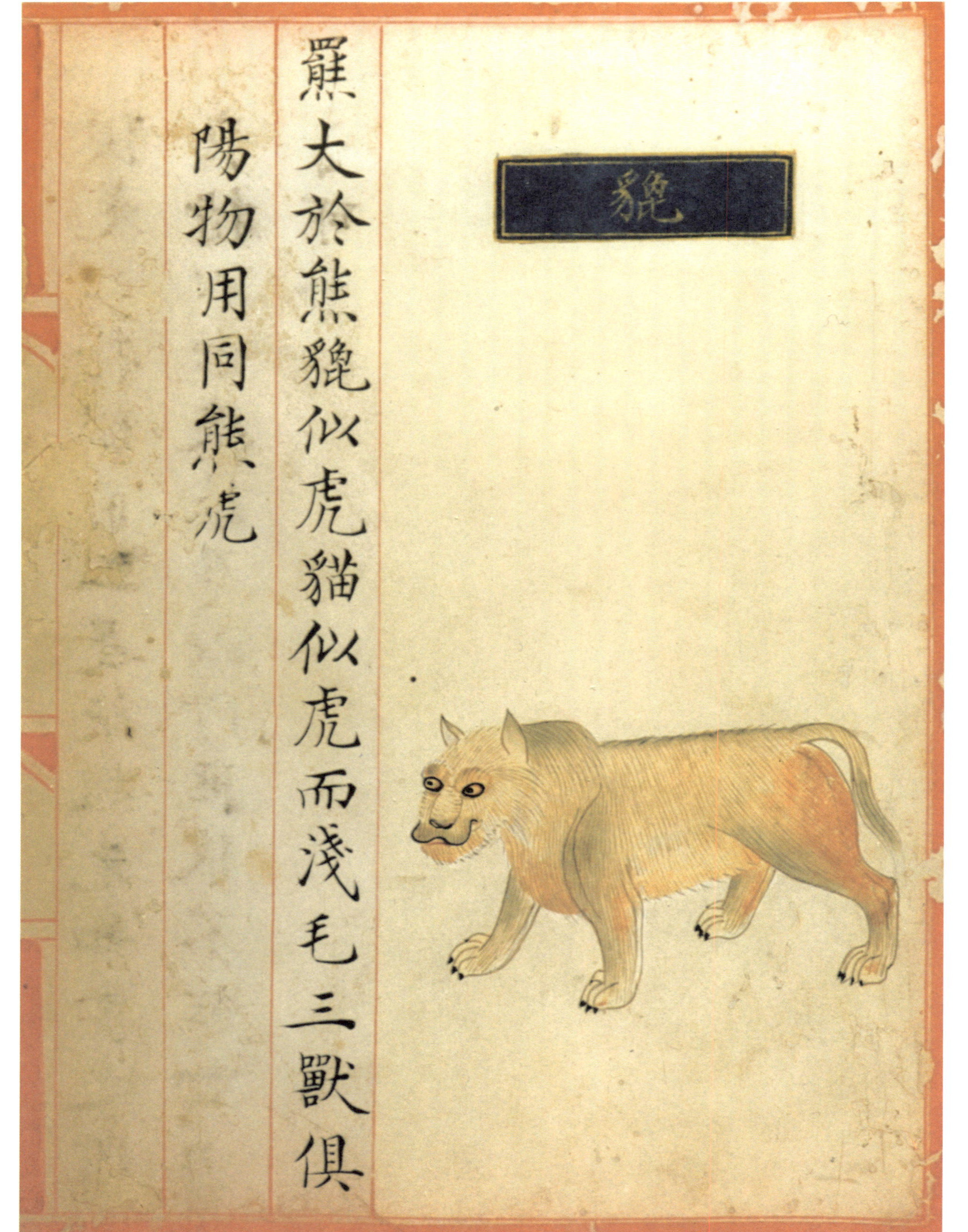

貔

羆大於熊貔似虎貓似虎而淺毛三獸俱陽物用同熊虎

狐

狐味甘寒有毒主補虛勞治惡瘡疥作臛食之陰莖味甘有毒主女子絕產陰痒小兒陰癩卵腫雄狐糞燒之辟溫疫惡病頭燒以辟邪心肝生服治妖魅干燒

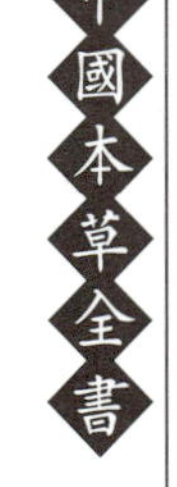

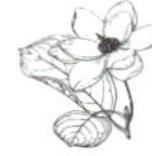

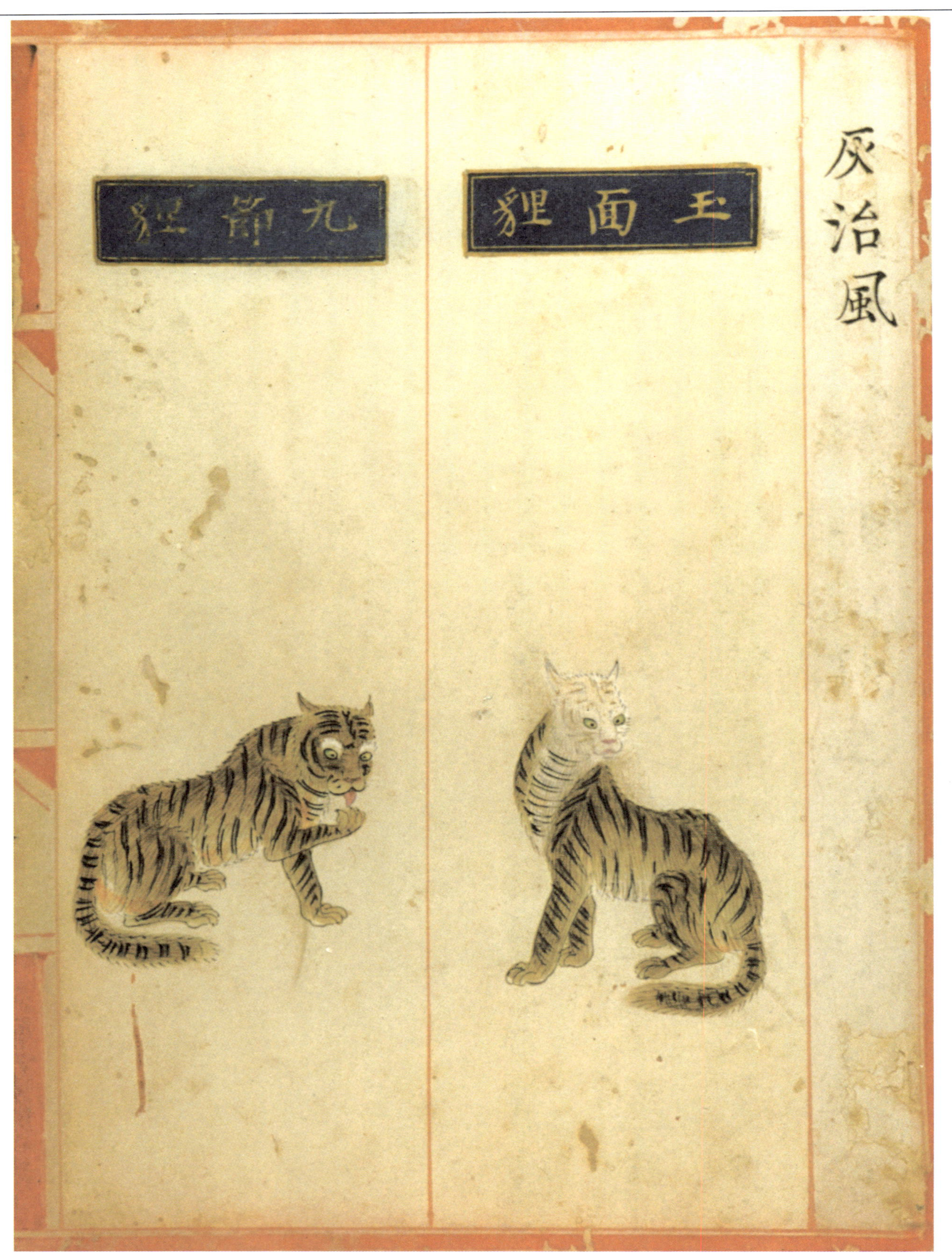
灰治風
玉面貍
九節貍

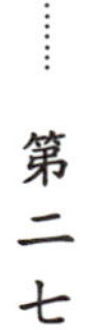

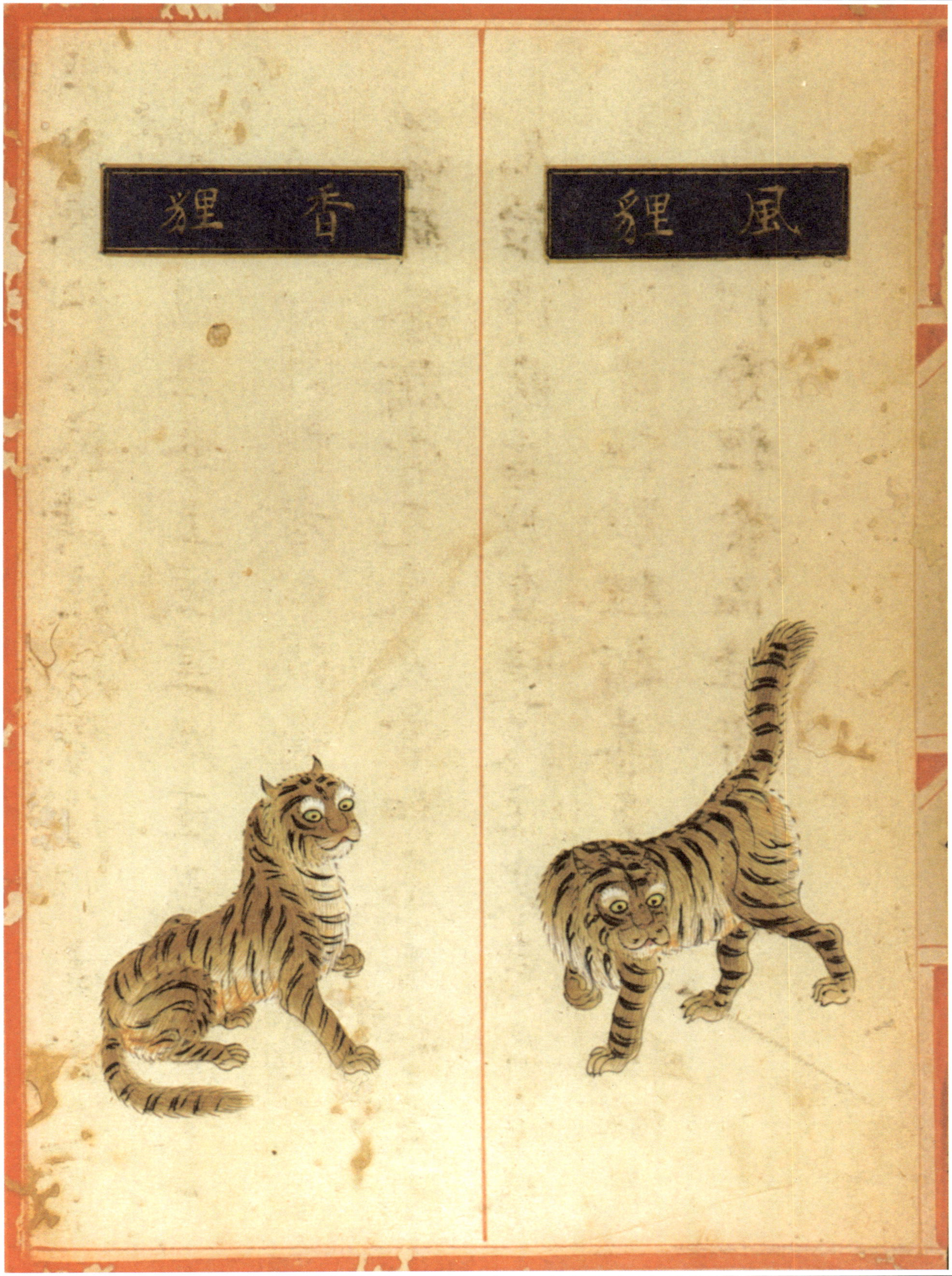

風狸

香狸

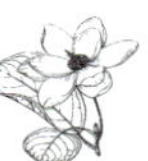

狸肉味似狐療諸疰五痔作臛羹食之骨味甘溫無毒主風疰尸疰鬼疰在皮中淫躍如針刺者心腹痛走無常處及鼠瘻惡瘡頭骨尤良炙骨和麝香雄黃為丸治痔瘻甚效糞燒灰主寒熱鬼瘧發無期度者極驗狸類甚多有玉面狸九節風狸香狸食品佳者也

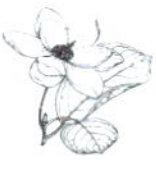

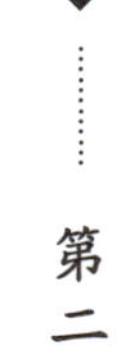

猯

猯肉胞膏味甘平無毒主上氣乏氣欬逆酒和服之又水脹不差者以肉作羹臛食之胞乾磨服吐蠱毒並效

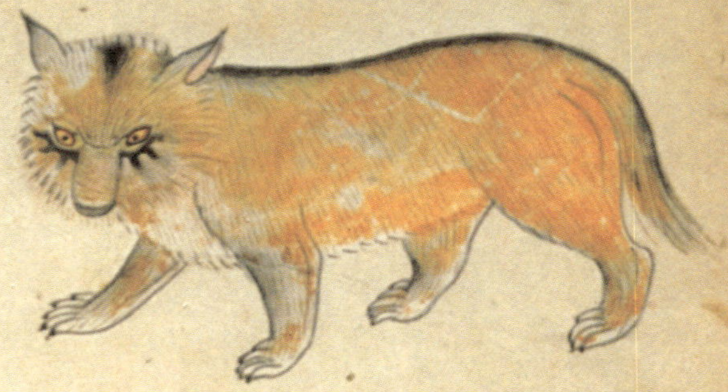

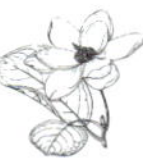

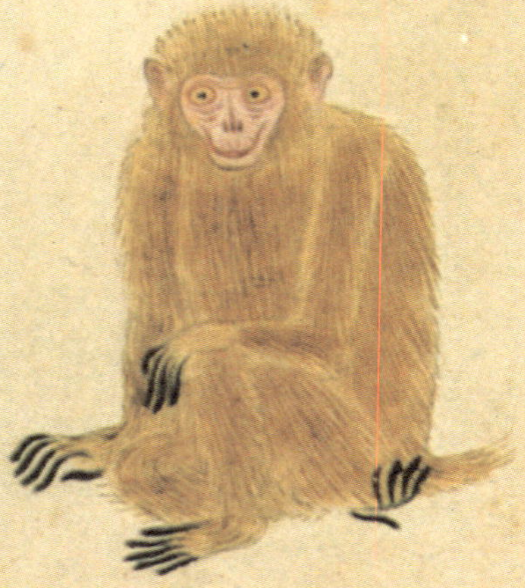

猴

猴肉味酸平無毒主諸風勞釀酒彌佳乾脯主久瘧頭骨主瘴瘧手主小兒驚癇口噤米主蜘蛛咬皮主馬疫氣

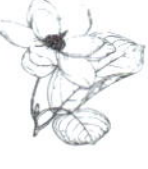

麈

麈肉味如牛脂甘過之皮可為靴尾能辟

麈山牛也

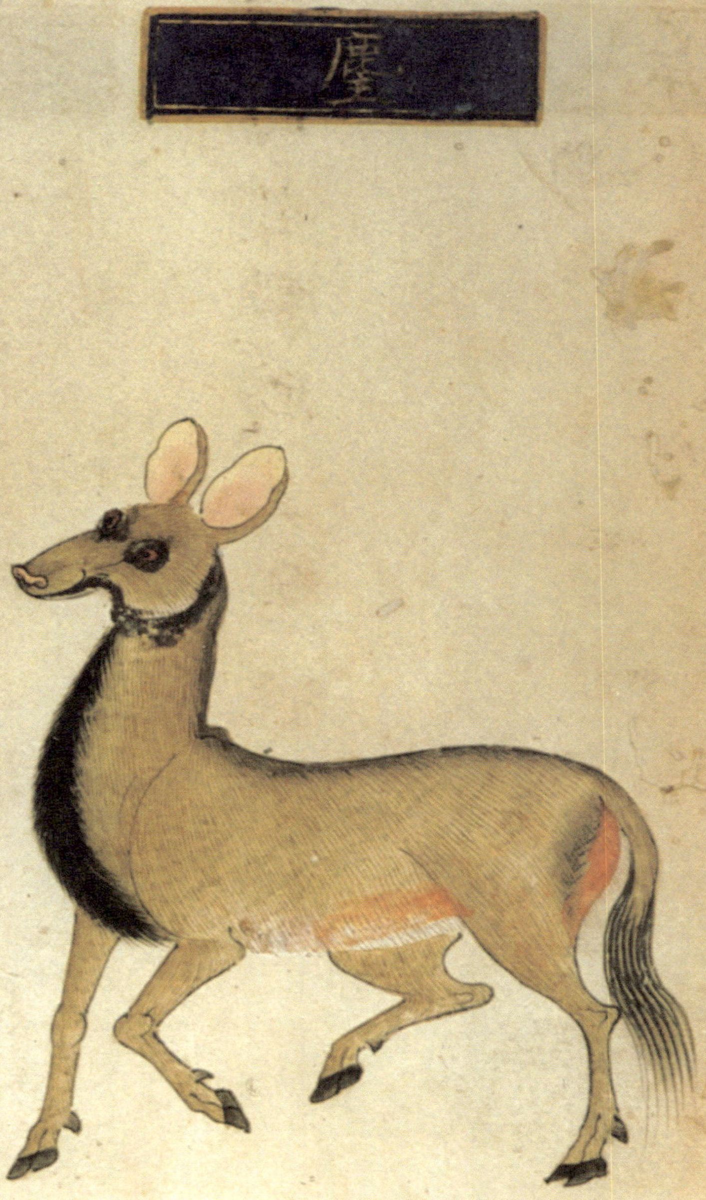

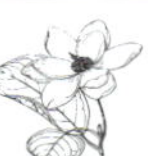

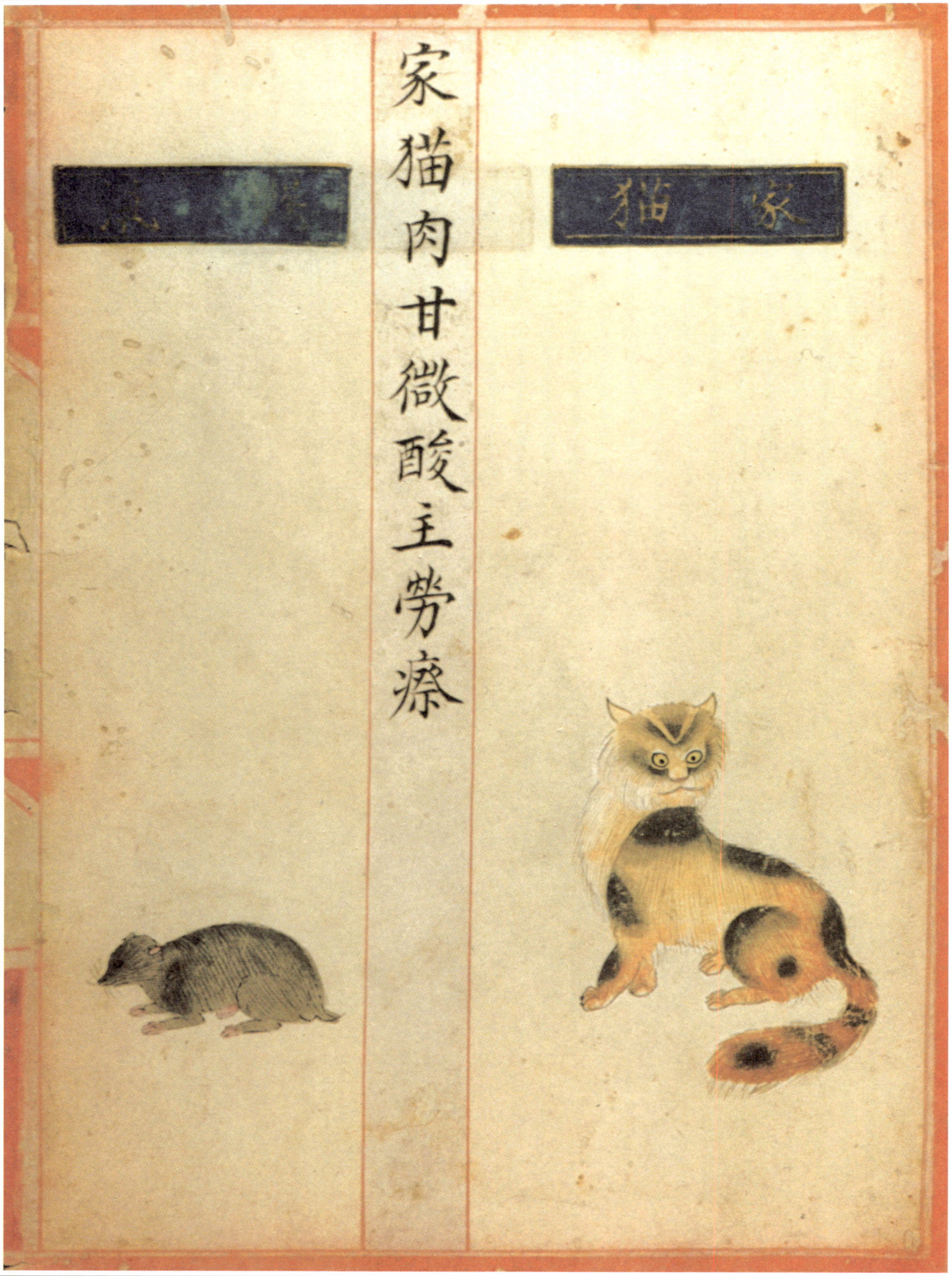

家猫

家猫肉甘微酸主勞瘵

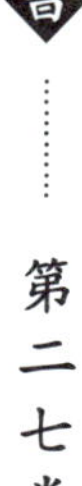

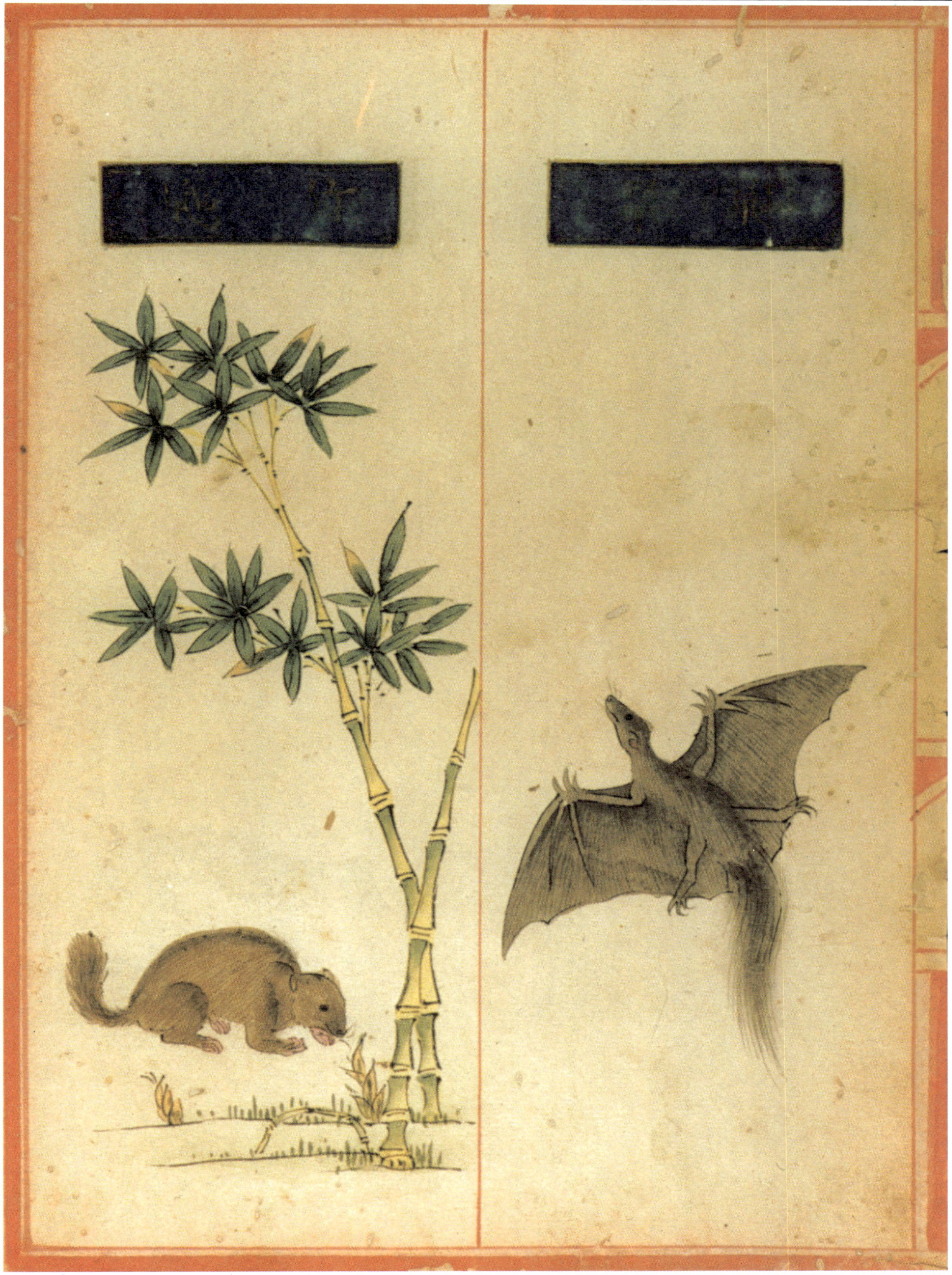

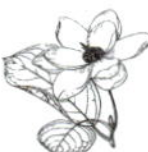

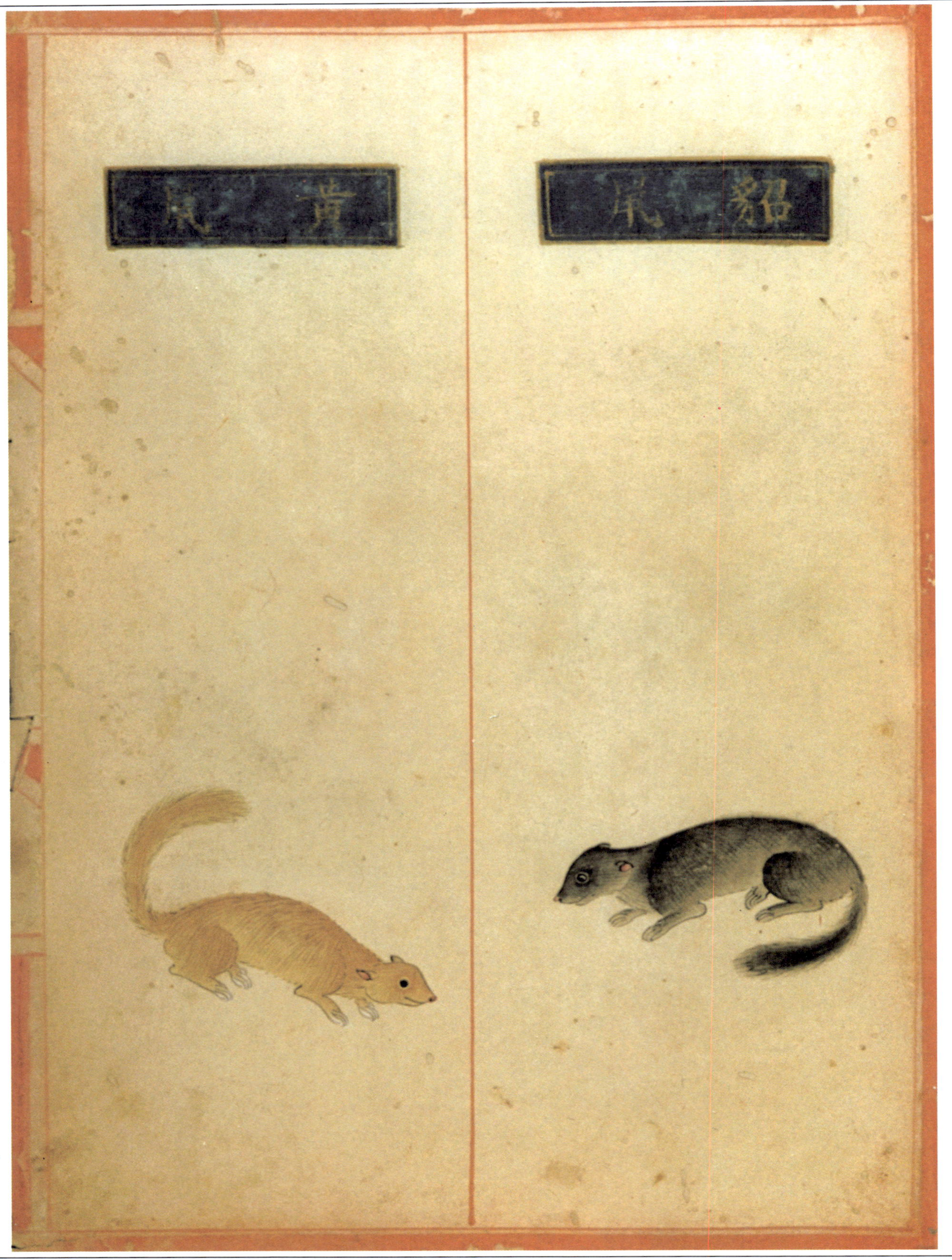
貂鼠
黄鼠

果然

鼹鼠味鹹無毒主瘑疽諸瘻蝕惡瘡陰䘌爛瘡鼺鼠主墮胎易產一種竹䶉食筍味佳它如貂鼠黃鼠狼俱入藥又云鼠膽治耳聾但取而不得耳

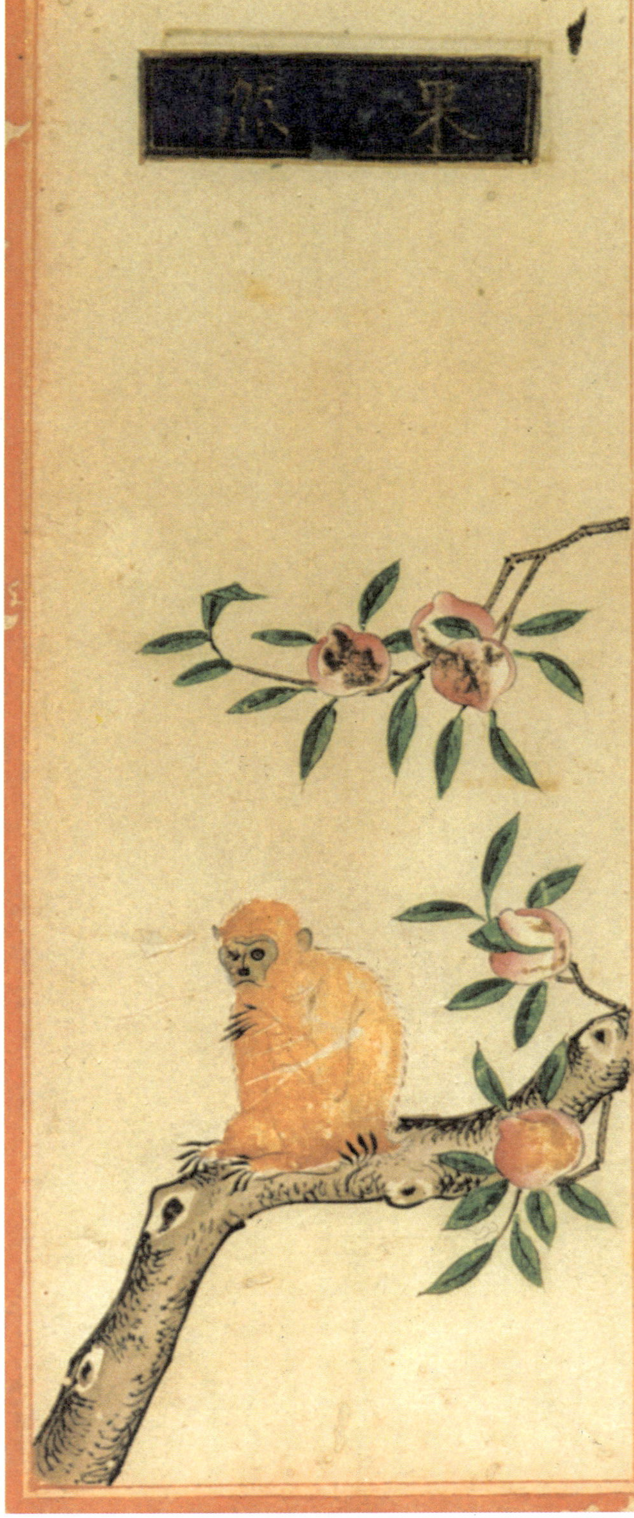

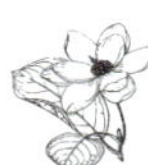

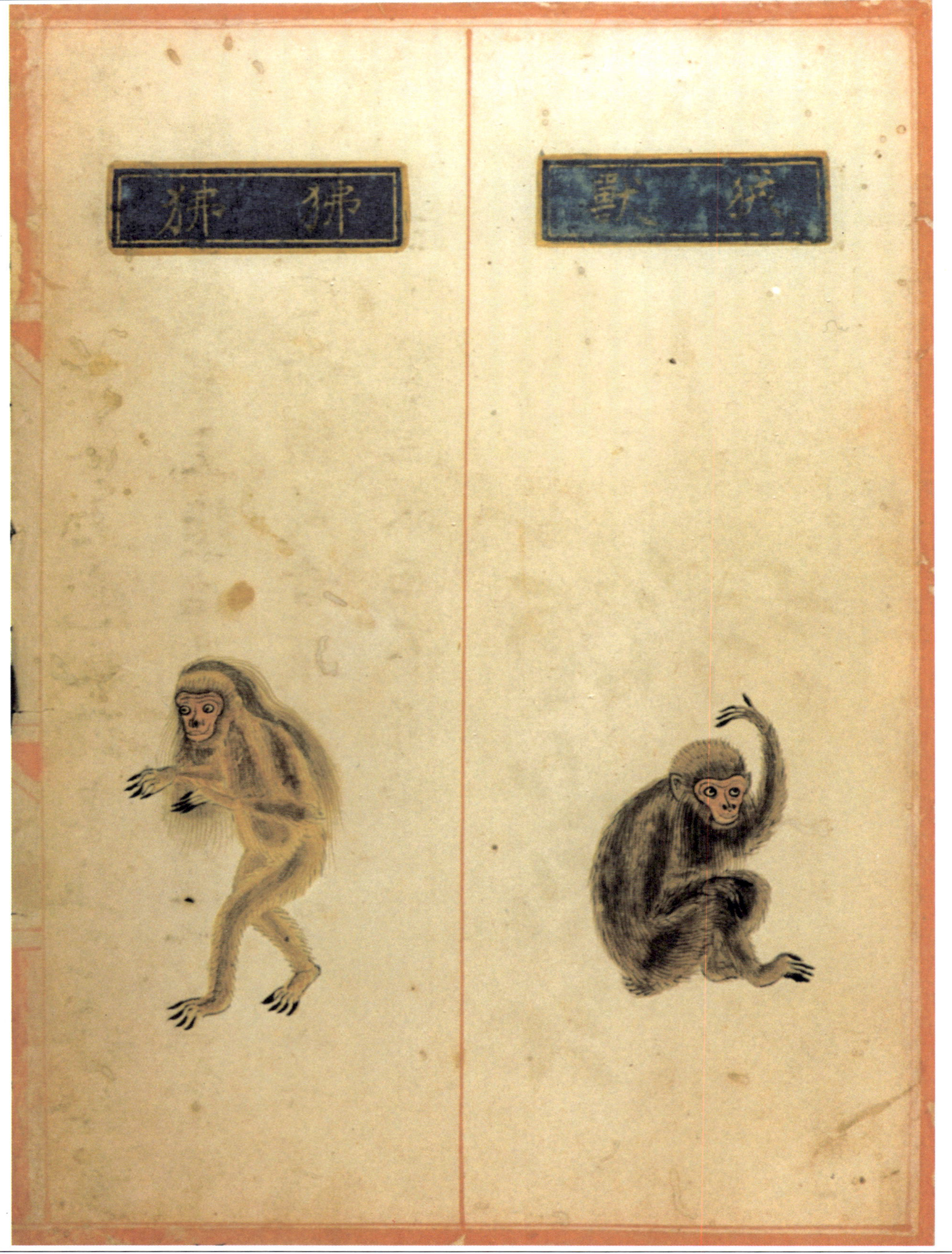
狒狒

果然肉味酸無毒主瘴瘧寒熱煮食之猴獸主五野鷄病狒狒血飲之可見鬼三種皆類猴而用稍異故並録之

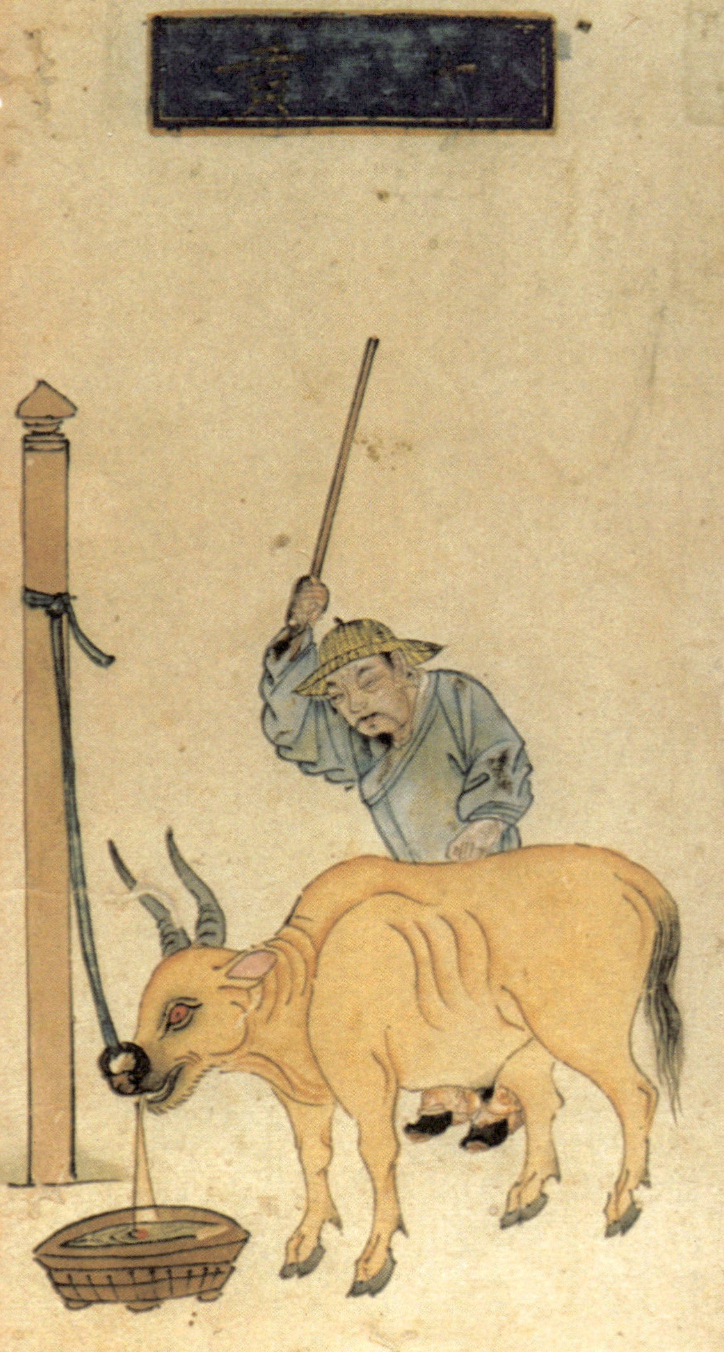

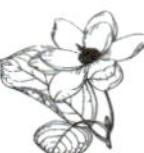

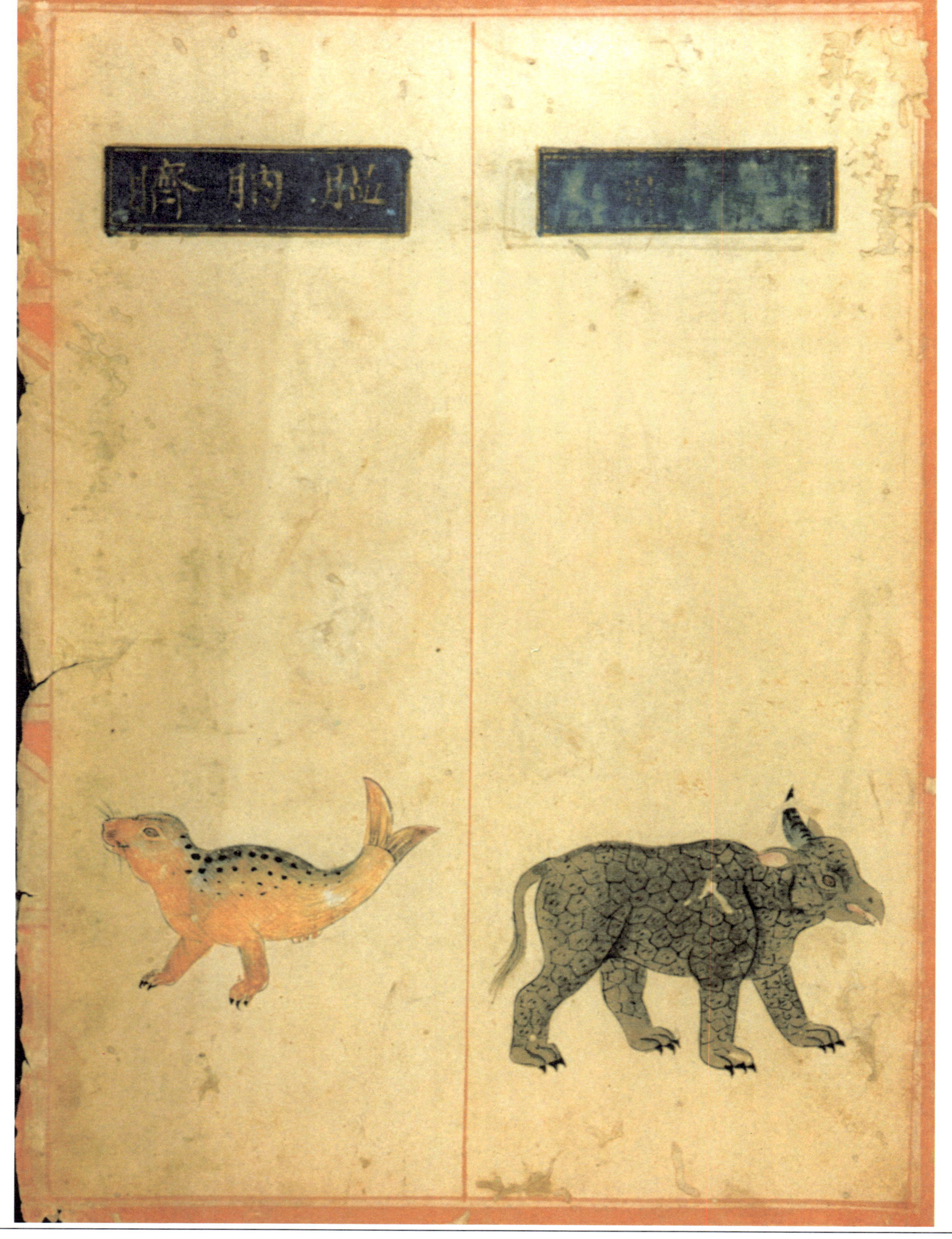
膃肭臍

牛黃犀角膃肭臍貊澤膏罕有真者雖有亦不多用者慎焉彼麒麟騊虞神龍之肉入亦豈易得而醢之哉

一右諸獸肉如熱血不斷落水浮及形

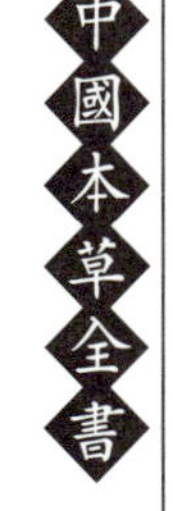

色異常之類者皆有毒不可食孔子色惡不食臭惡不食不時不食是也又曰肉雖多不使勝食氣蓋人食以穀氣為主一或過焉適足以傷人非養生之道矣况望其有所補乎夫人雖不如孔子之聖而自昧昧於飲食之節以自戕其生尚亦不慎何哉宜合禽[illegible][illegible]觀之

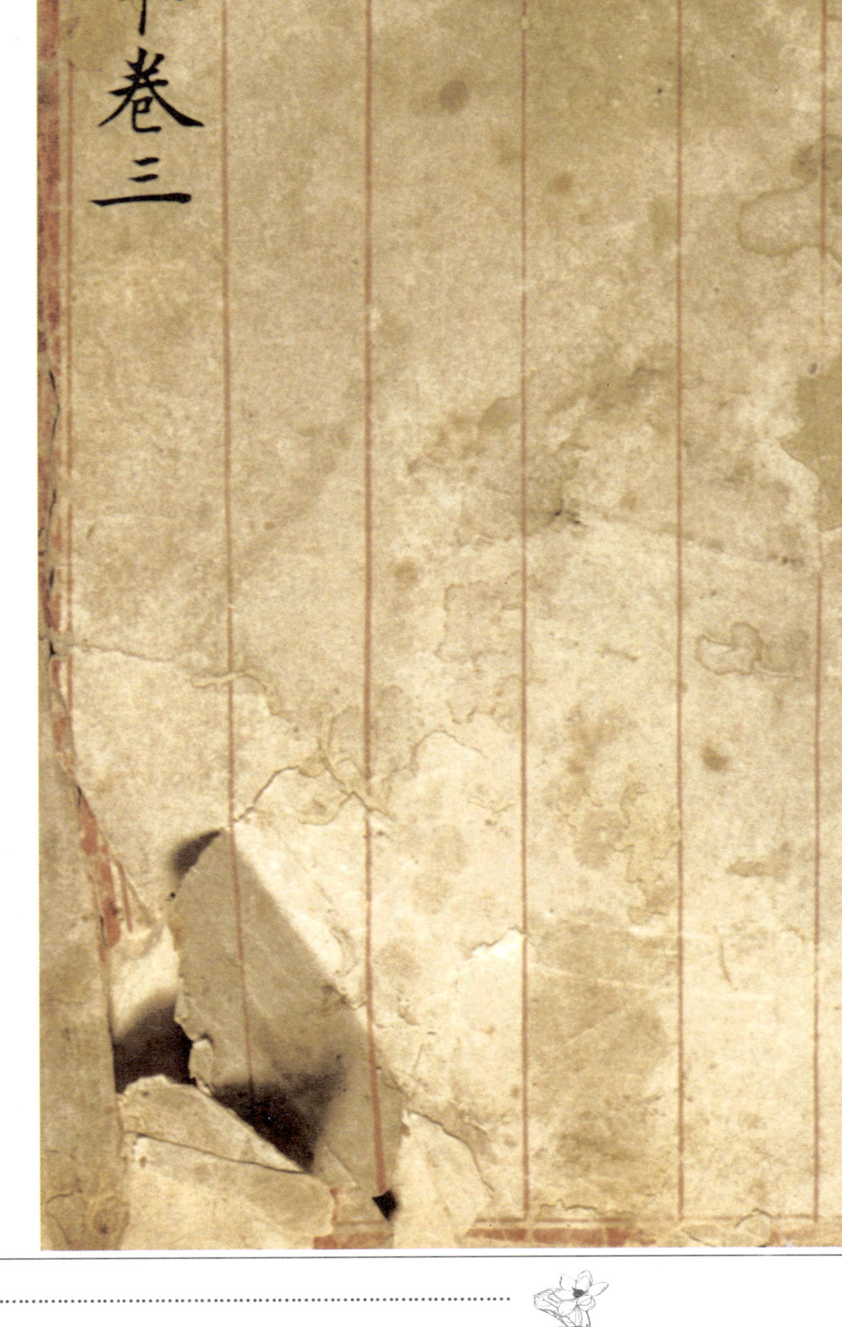

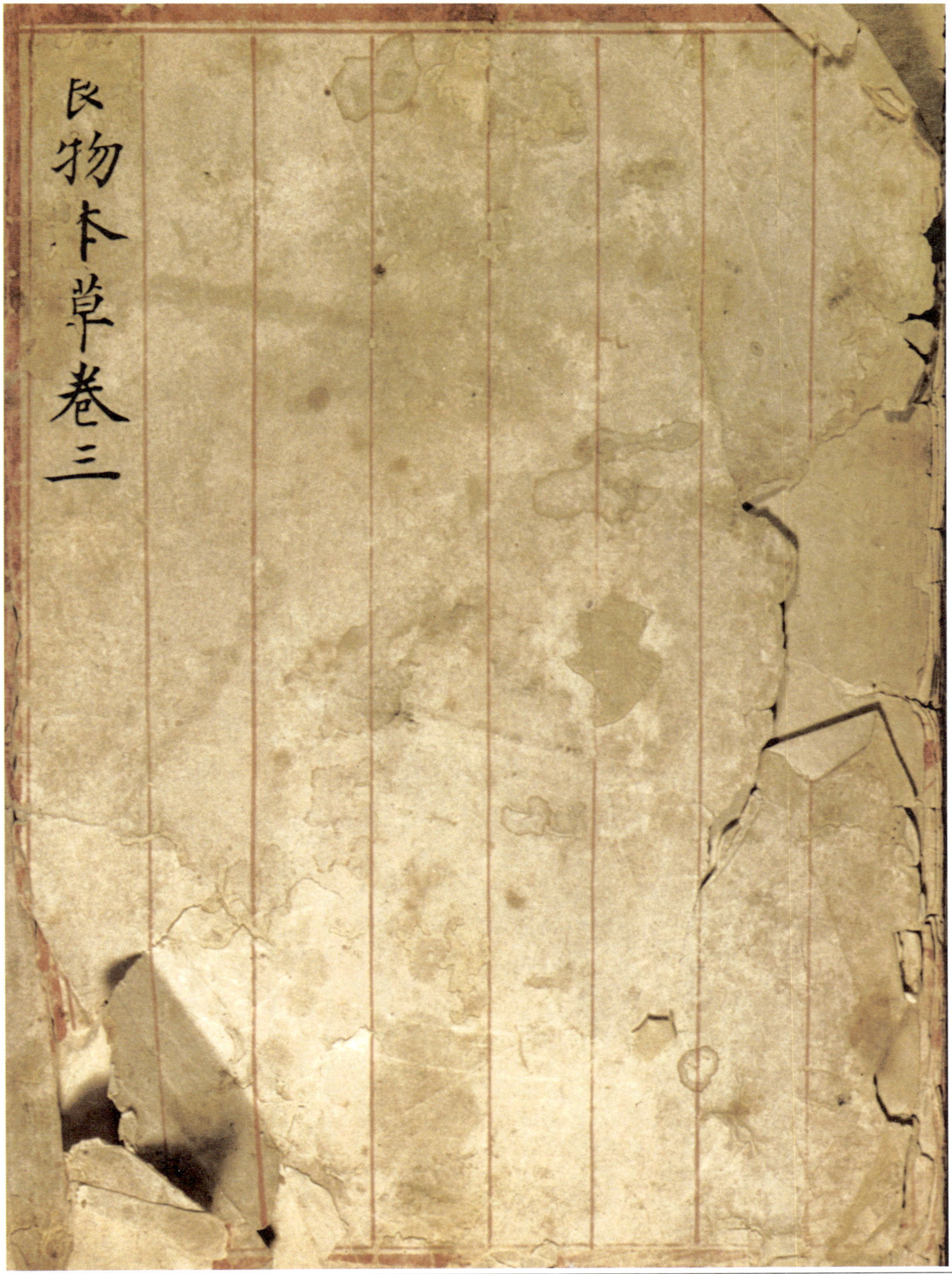

食物本草卷三

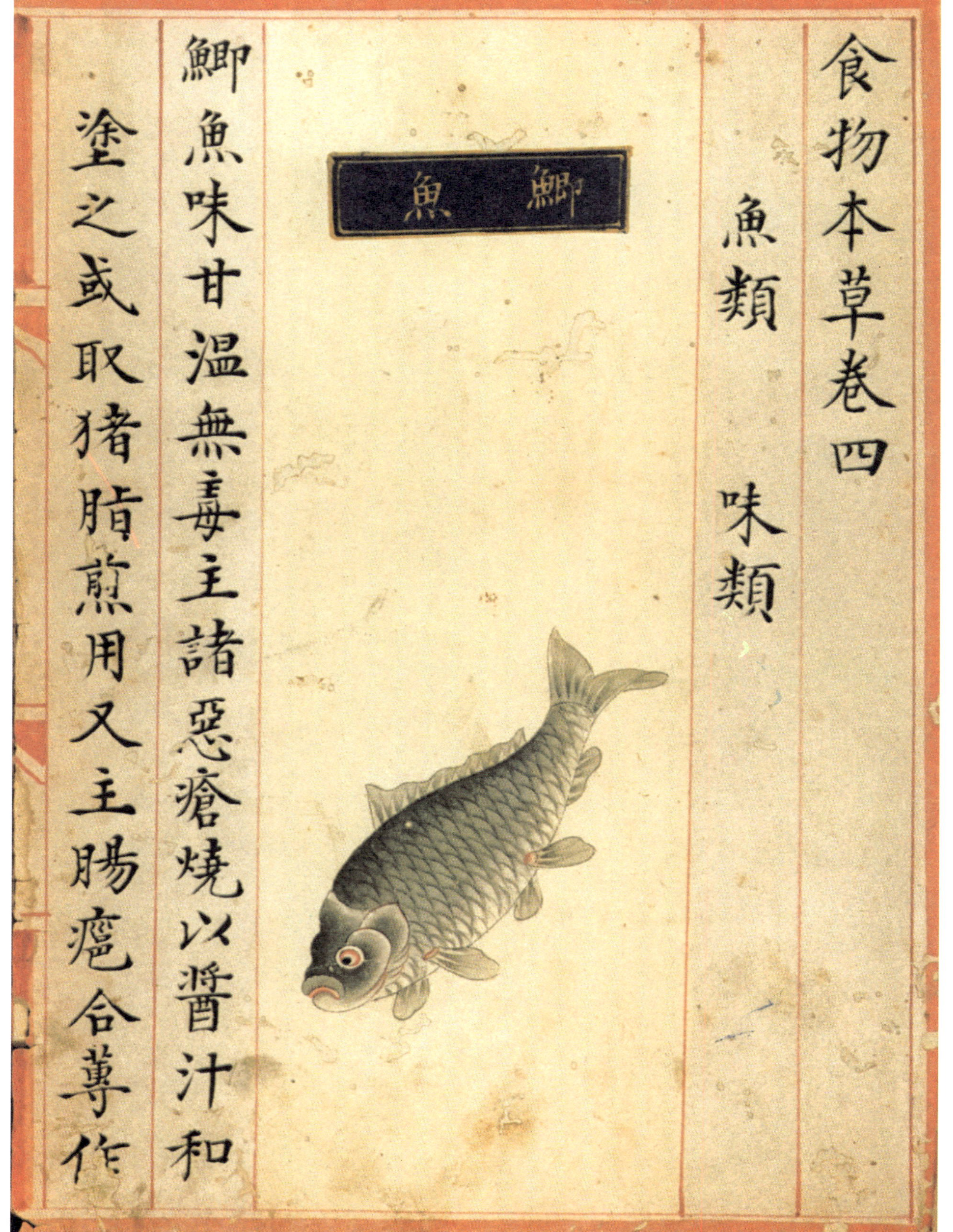

食物本草卷四

魚類　味類

鯽魚

鯽魚味甘温無毒主諸惡瘡燒以醬汁和塗之或取猪脂煎用又主腸癰合蓴作

羨主胃弱不下食調中下氣補虚作膾

主腸澼水穀不調及赤白久痢又釀白

礬燒灰治腸風血痢又開其腹内少莖

燒之治齒痛丹溪云諸魚皆屬火惟鯽

魚屬土故能入陽明有調胃實腸之功

多食亦能動火不可與沙糖蒜芥猪肝

雞肉同食

鯉魚

鯉魚味甘寒無毒肉燒灰治欬逆氣喘煮食之療水腫脚滿下氣女子安胎治懷姙身腫又天行病後與原有癥疾人皆

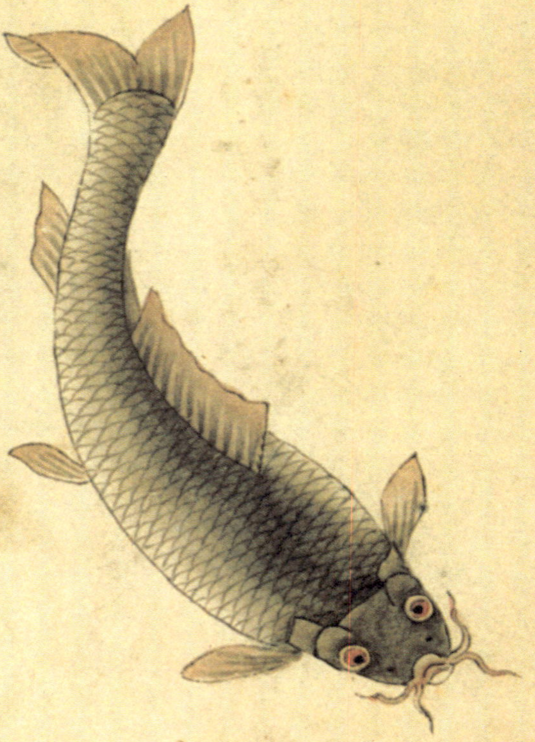

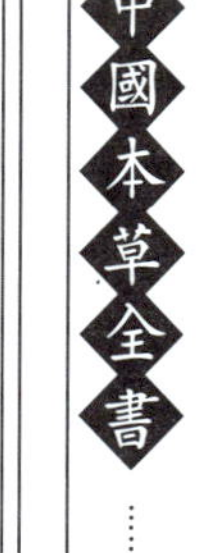

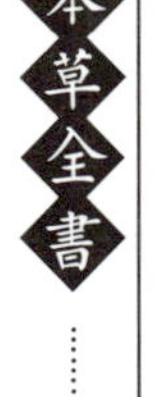

不可食肉忌葵菜子忌猪肝同食俱害人頭有毒膽主目熱赤痛青盲明目久服強悍益志氣滴耳聾小兒熱腫塗之

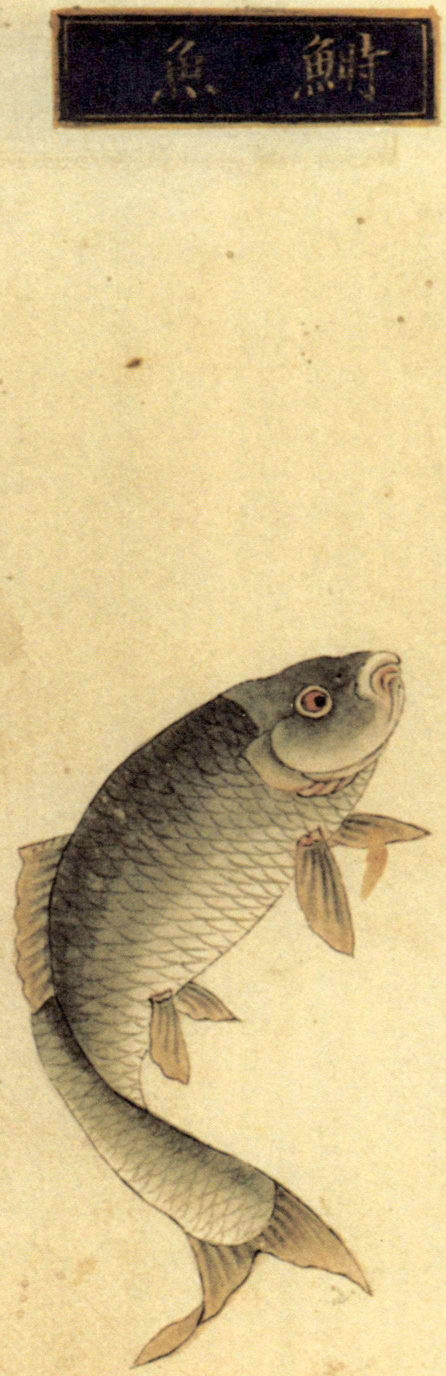

鰣魚

鰣魚平補虛勞稍發疳痼

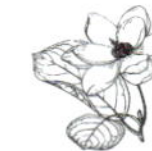

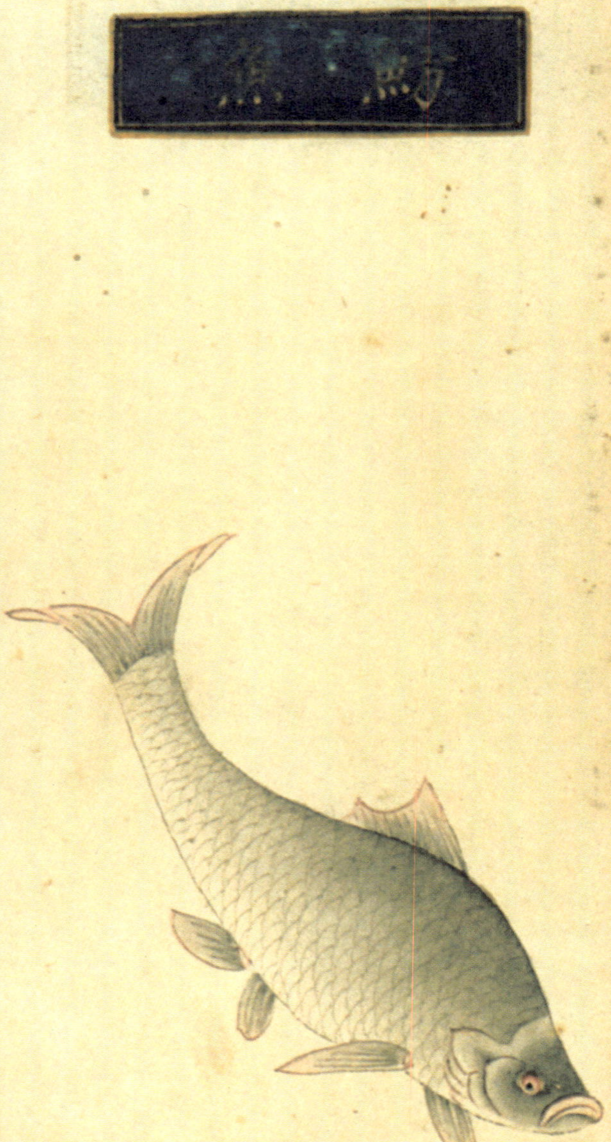

魴魚

魴魚調胃氣理五臟和芥子醬食之助肺氣去胃家風消穀不化者作鱠食助脾氣令人能食作羹臛食宜人

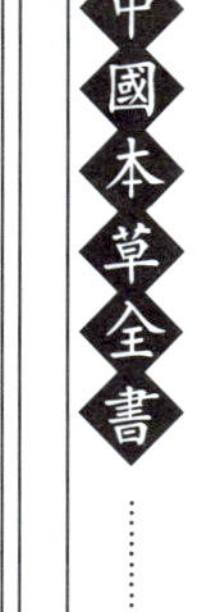

鱘魚

鱘魚味甘平益氣補虛肥健人其子肥美
殺腹內小蟲

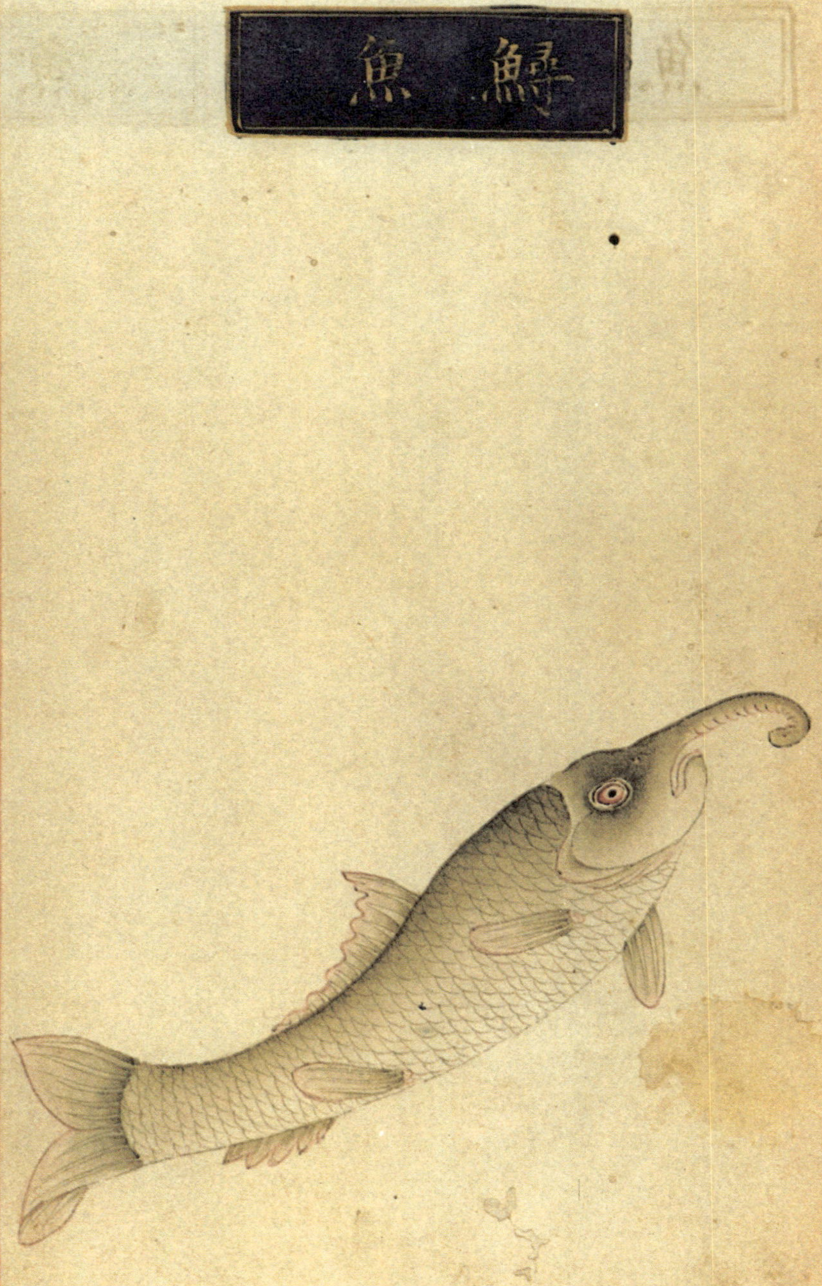

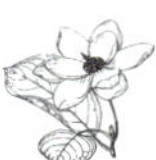

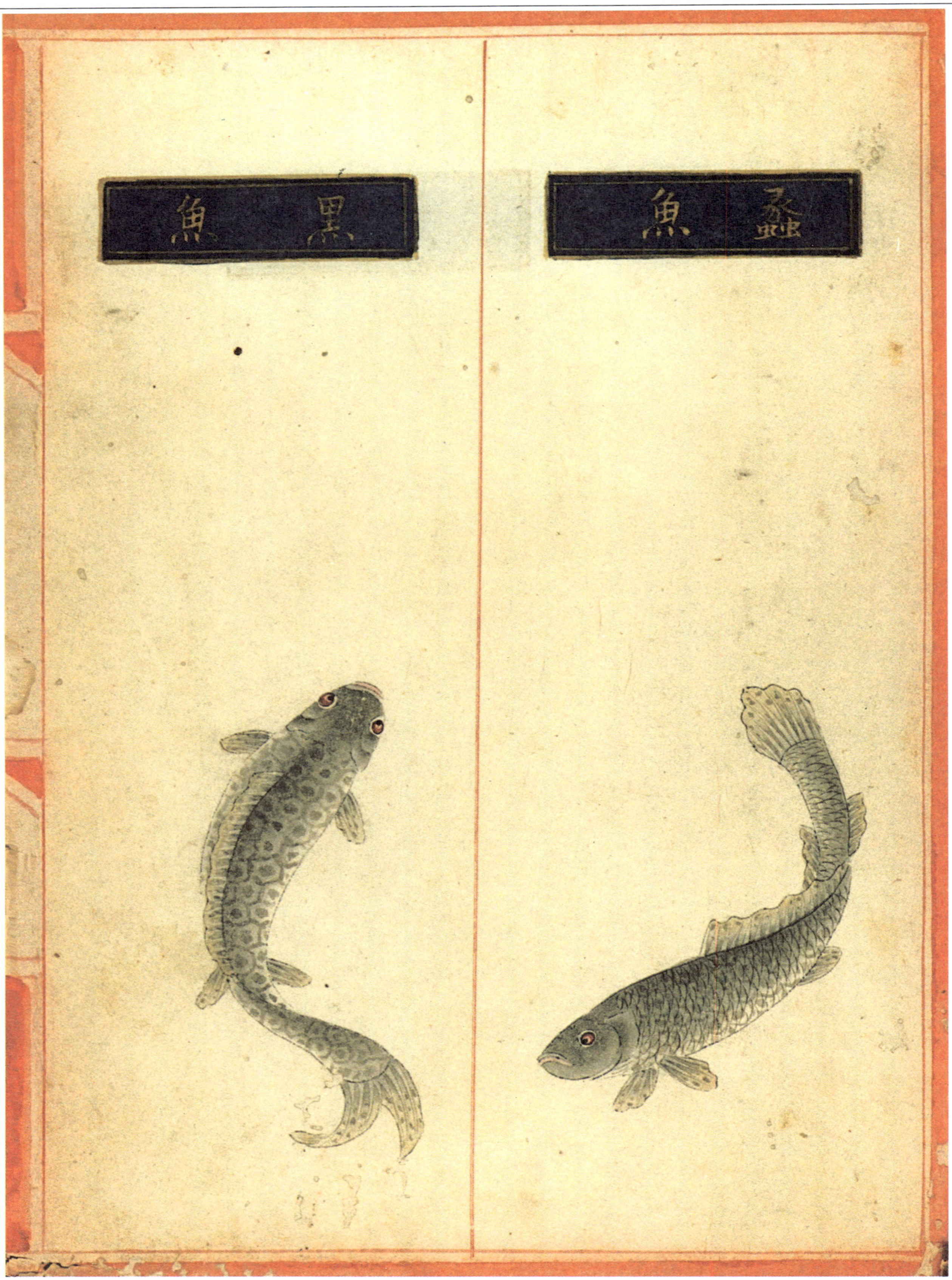

蠡魚

黑魚

蠡魚味甘寒無毒主濕痺面目腫脹大小便擁塞療五痔出血取魚腸以五味炙令香以綿裹内穀道中食頃蟲即出又脚氣風氣作膾食之良丹溪癩疾用此魚以代蛇之或缺是亦去風古方有單用黑蠡湯安胎是姙娠亦可食也一云亦發痼疾諸魚膽皆苦惟此膽甘可食

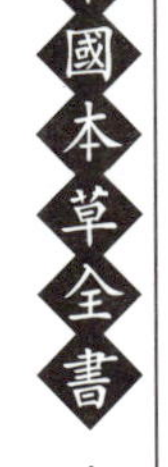

鯦魚

鯦魚味平甘無毒開味利臟久食肥健此魚食泥不忌藥

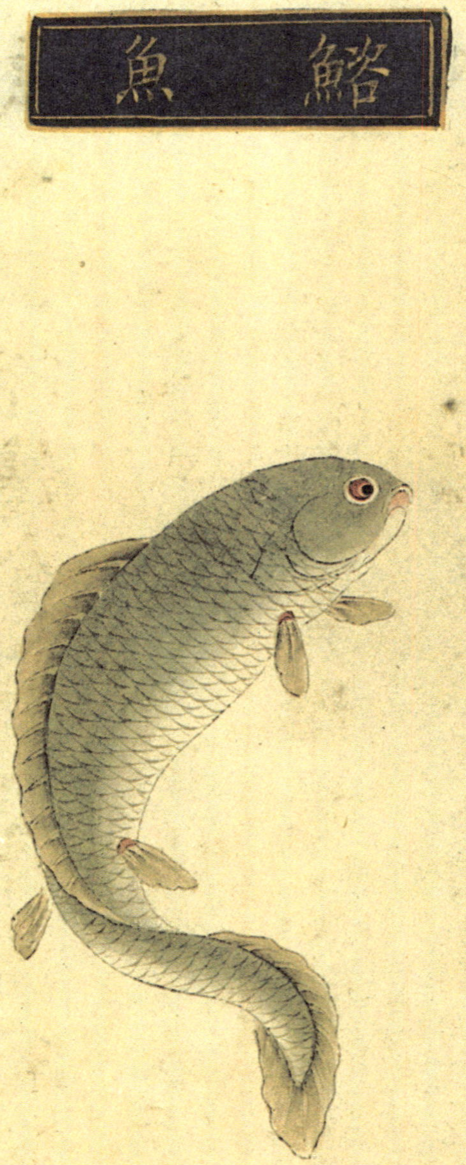

鱸魚

鱸魚平補五臟益筋骨和腸胃安胎治水氣食之宜人作鮓尤良暴乾甚香美雖有小毒不致發病一云發痃癖及瘡腫不可與乳酪同食中毒以蘆根汁解之

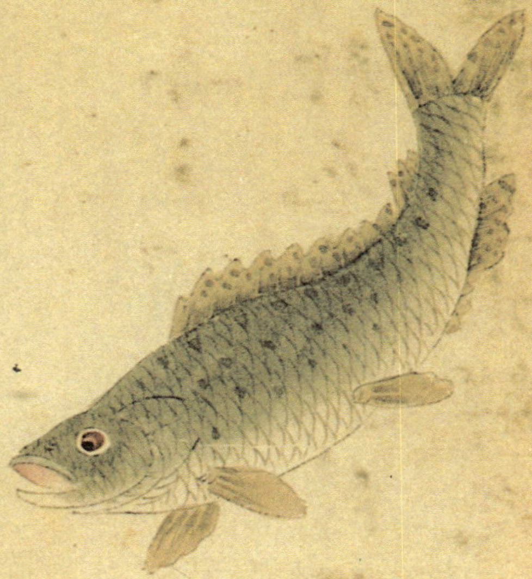

河鮀魚

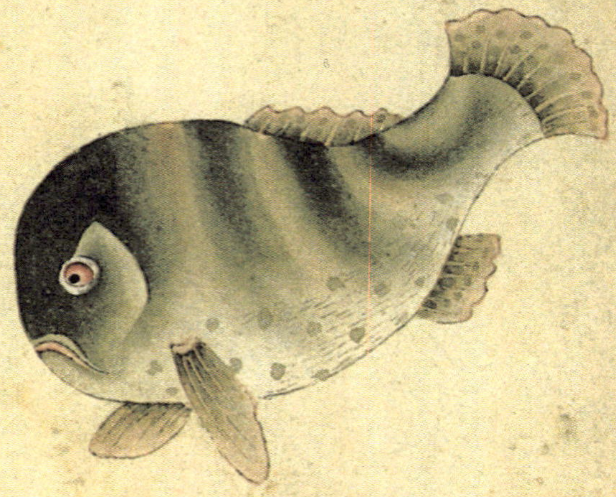

河鮀魚味甘温有大毒主補虚理腰脚痔疾殺毒其味極美肝尤毒然修治不法食之殺人橄欖蘆根糞水解之

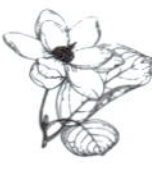

石首魚

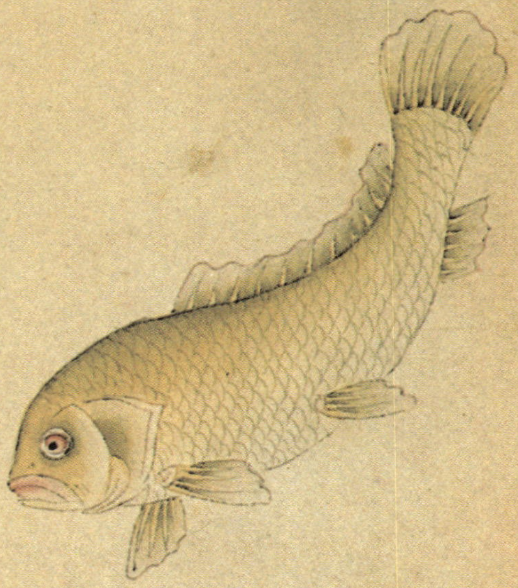

石首魚味甘無毒開胃益氣乾者為鮝魚消宿食消瓜成水主中惡暴痢用大麥稈包不露風陳久愈好否則發紅失味又云魚首有石如碁子磨服治淋

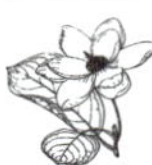

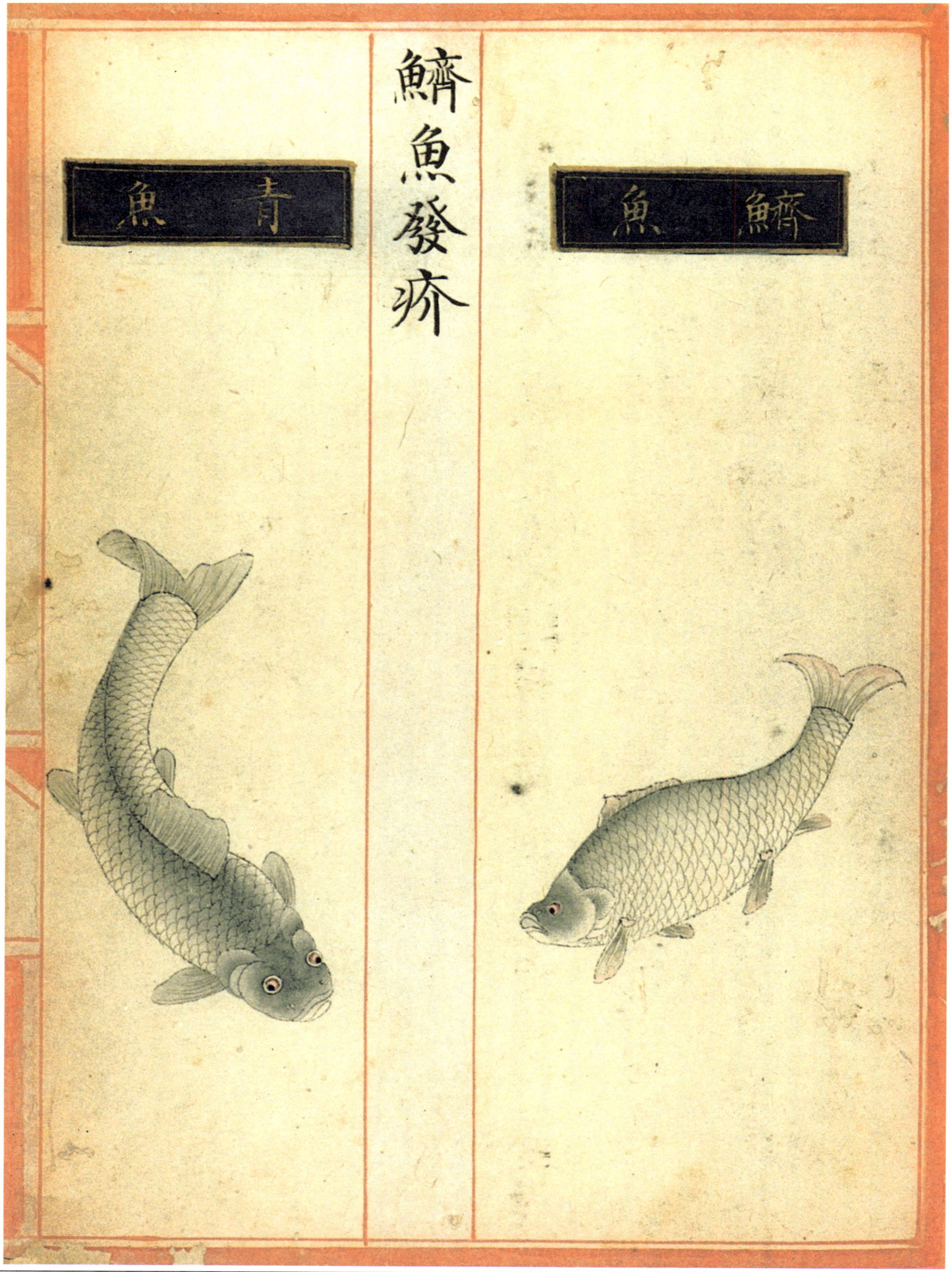

鱭魚

鱭魚發疥

青魚

鮎魚

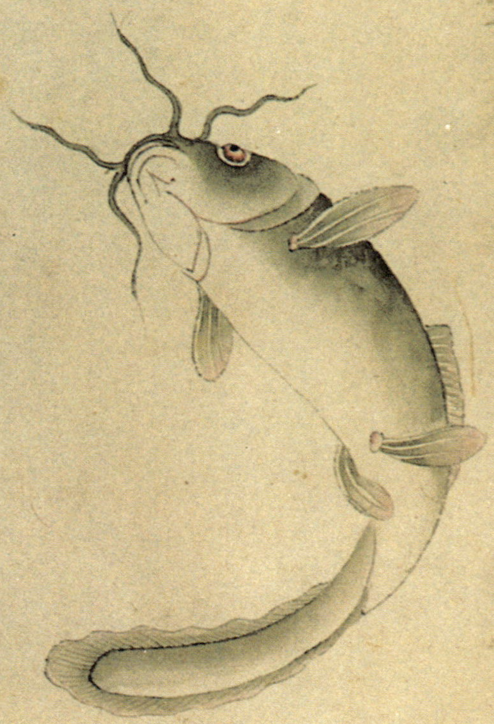

青魚甘平無毒微毒主濕痺脚氣弱煩悶
益氣力忌蒜葵

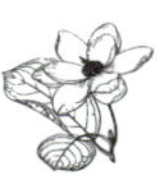

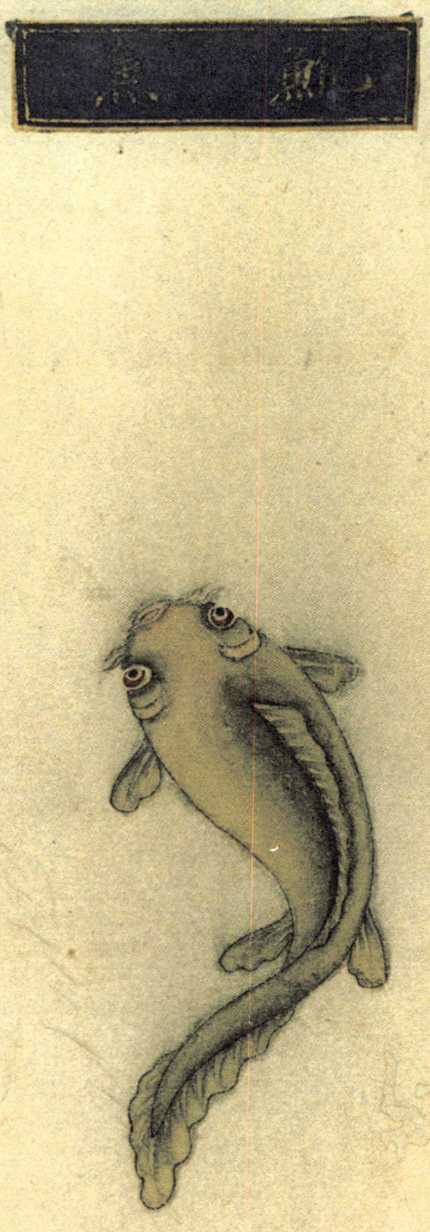

鮎魚

鮎魚甘無毒一云有毒主水浮腫病利小便忌牛肝鮠魚似鮎美且益人下膀胱水動痼疾不可與野猪野雉同食赤目赤鬚無腮者不可食二魚寒而有毒非

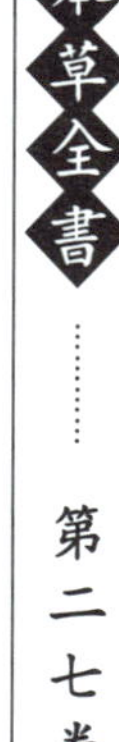

嘉物也

白魚

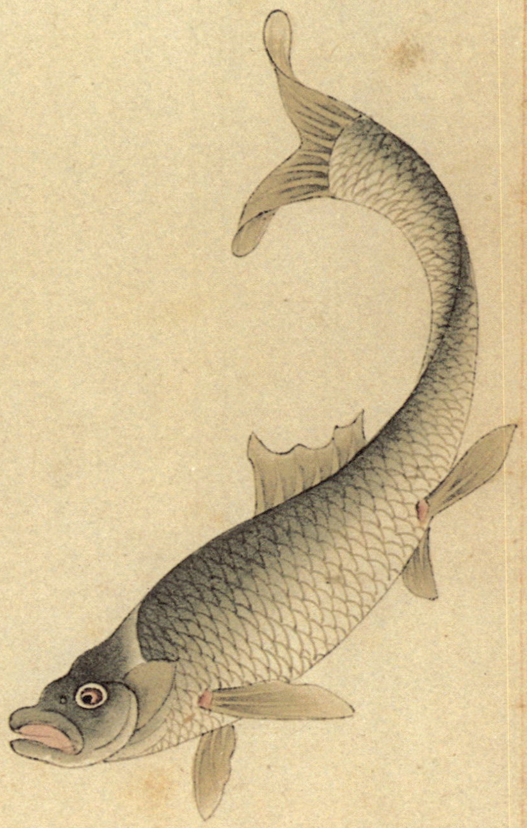

白魚味甘平無毒主開胃助脾消食補肝明目去水氣令人肥健五味蒸煮食之良若經宿食之腹冷生病或醃或糟皆

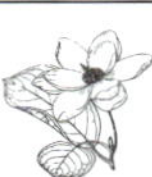

鰻鱺魚

可人患瘡癬食之甚發膿灸瘡食之不發

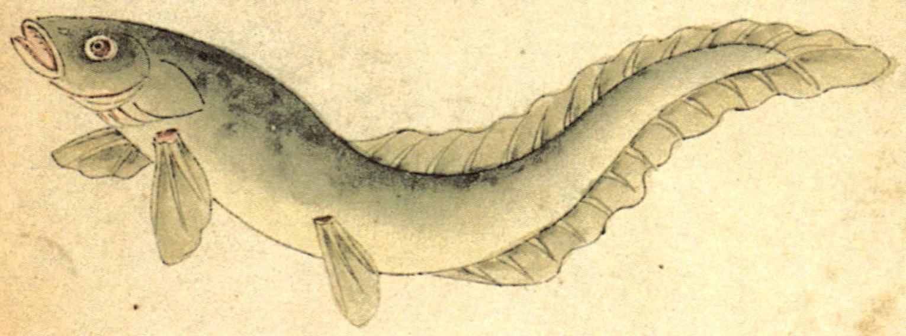

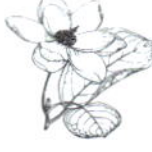

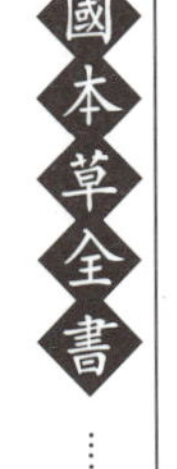

鰻

鰻鱺魚味甘有毒一云平微毒主五痔瘡瘻腰背濕風痺常如水洗及濕脚氣一切風瘙如蟲行者殺猪蟲諸草石藥毒勞瘵人食之殺蟲昔有女子患傳尸勞其家以之活釘棺中棄之江流以絶此病流至金山有人引岍開視之女人尤活因取置漁舍多得鰻鱺食之病愈後爲漁人妻此說事見稽神錄

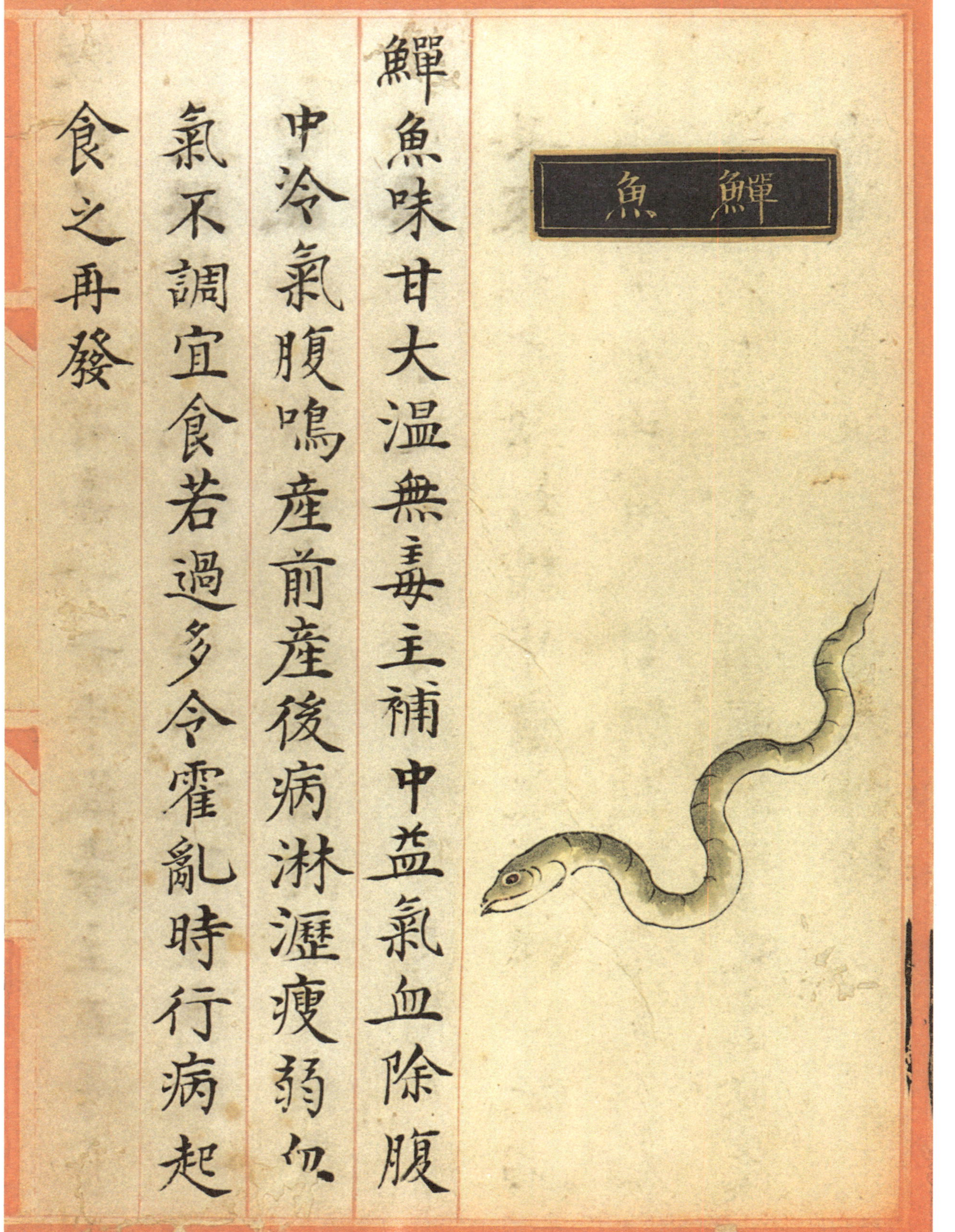
鱓魚

鱓魚味甘大温無毒主補中益氣血除腹中冷氣腹鳴產前產後病淋瀝瘦弱血氣不調宜食若過多令霍亂時行病起食之再發

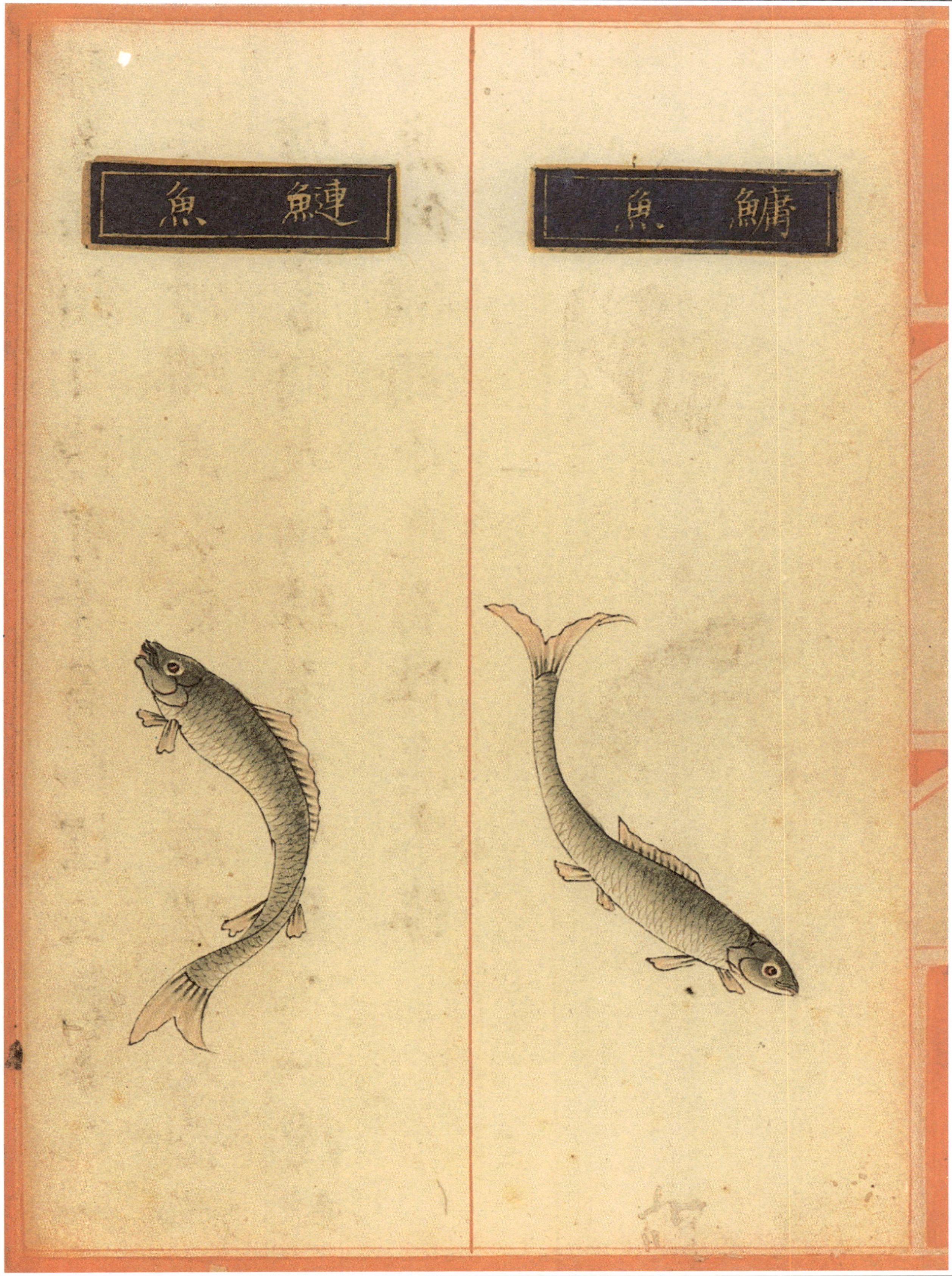

鰱魚

鱅魚

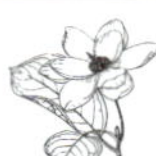

鱅魚格額目傍有骨名乙禮云魚去乙一云東海鰫魚也食之别無功用又云池塘所蓄頭大細鱗者甘平益人一種鰱魚似鱅頭小色白性急味勝

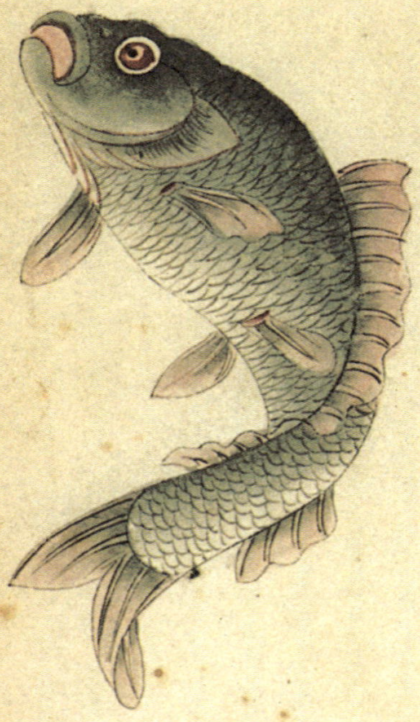

鯇魚

鯇魚無毒膽最苦治喉痺飛尸

鱖魚

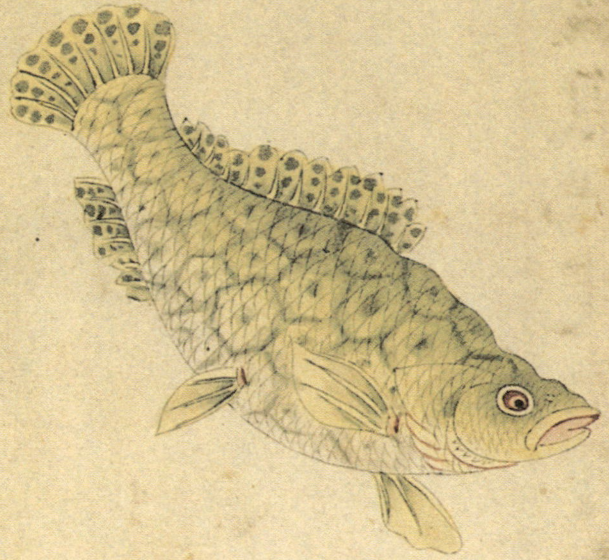

鱖魚味甘無毒去腹内惡血及小蟲益氣力令人肥健一云平稍有毒益脾胃

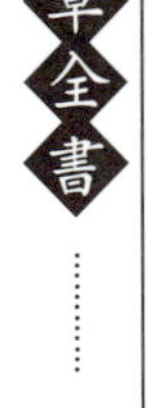

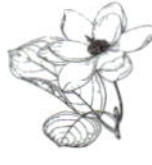

昌侯魚

昌侯魚味甘平無毒益氣肥健子有毒令人痢下

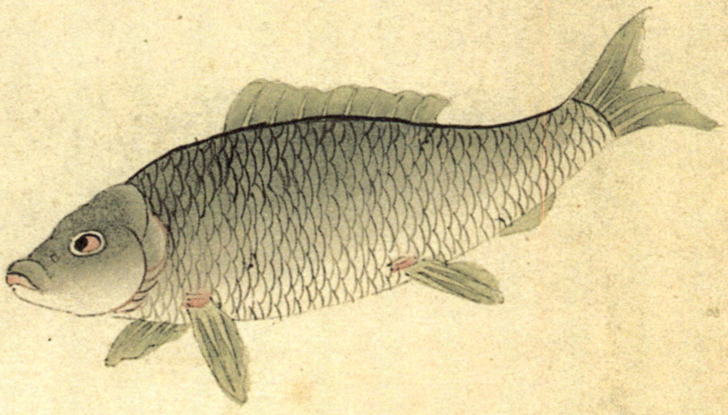

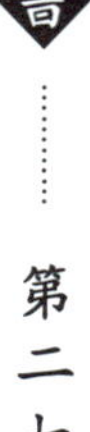

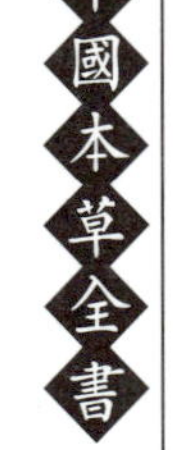

鯮魚

鯮魚平補五臟益筋骨和脾胃多食宜人作鮓尤佳暴乾甚香美不毒亦不發病

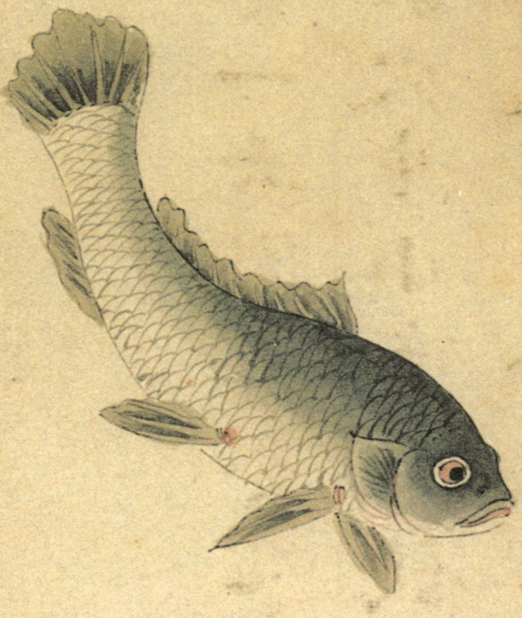

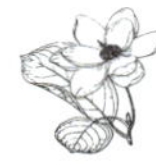

嘉魚

嘉魚味甘温無毒一云微毒食之令人肥健悦澤此乃乳穴中小魚常飲乳水所以益人味甚珎美力強於乳詩所謂南有嘉魚註言出於沔南之丙穴是也

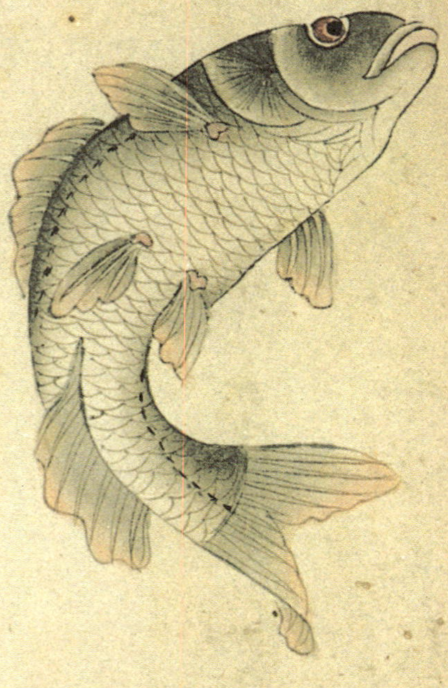

烏賊魚

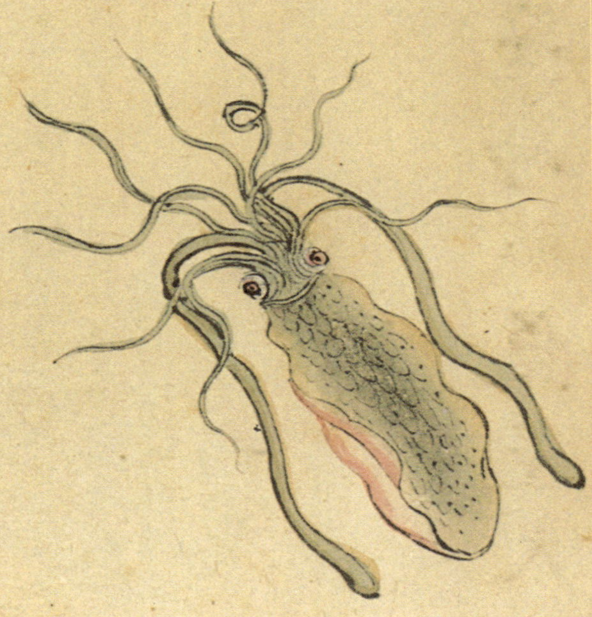

烏賊魚味鹹平主益氣強志通月經素問云主女子血枯

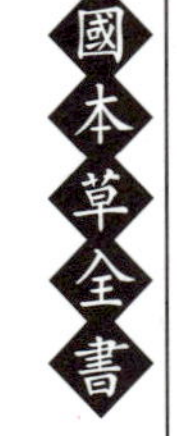

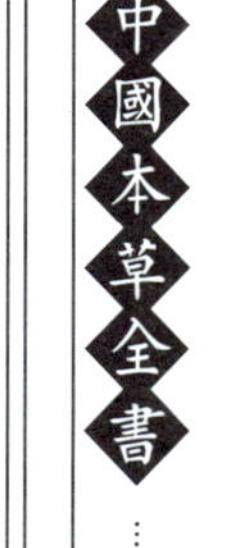

章舉魚

章舉魚一名石矩比烏賊魚差大味更珎好

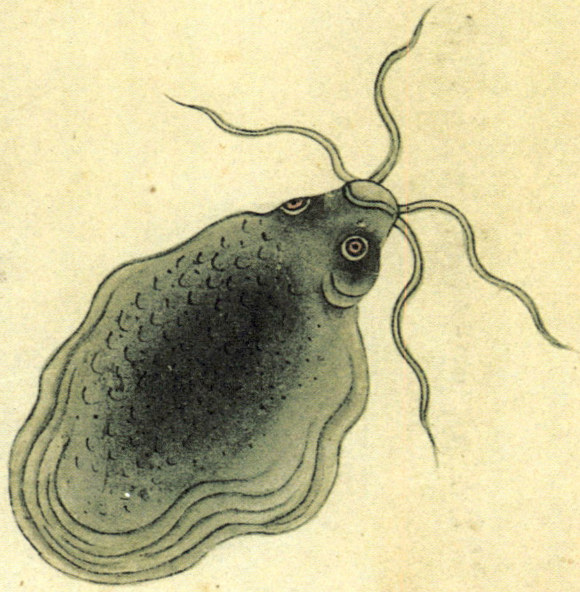

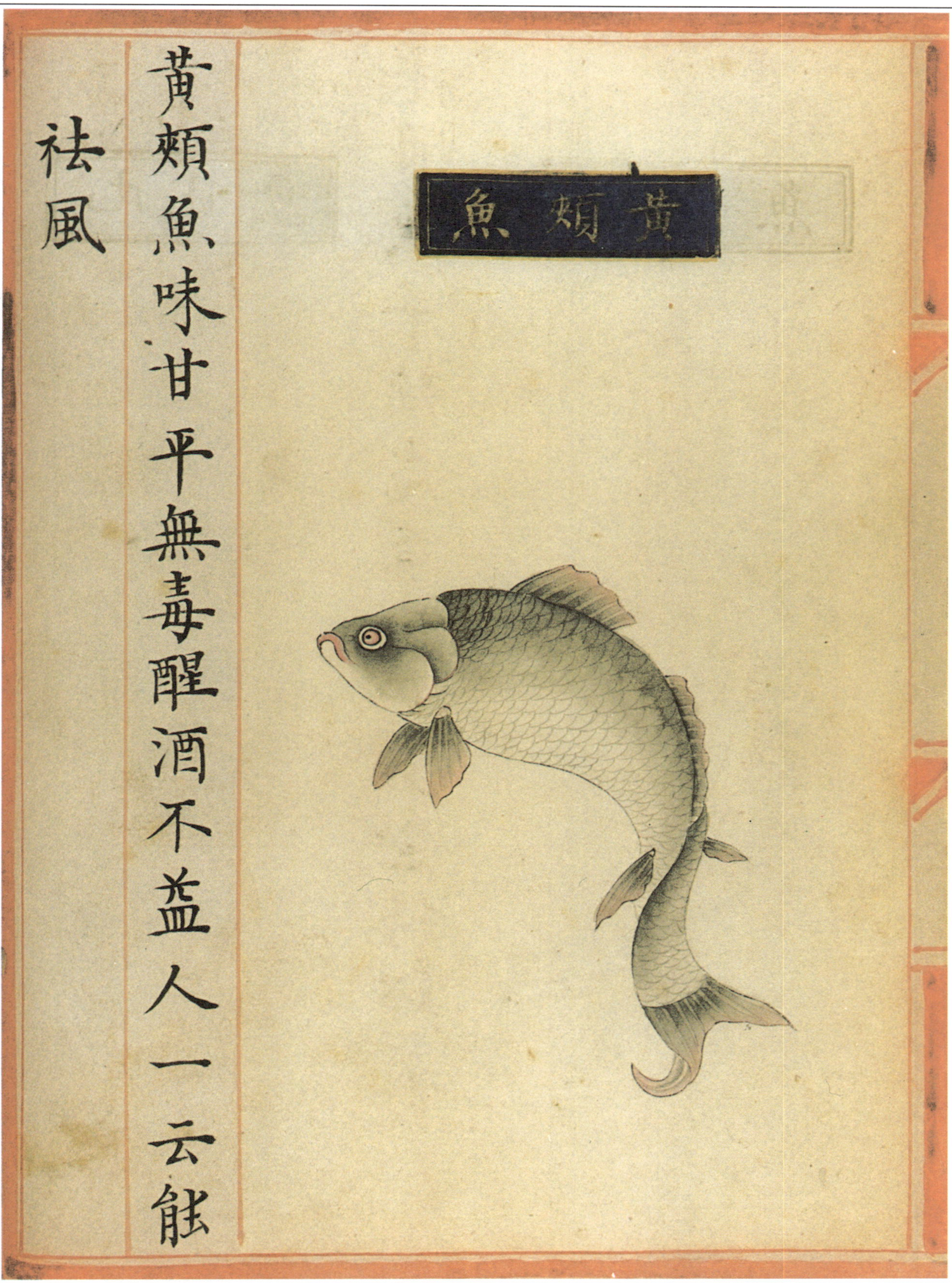

黃頰魚

黃頰魚味甘平無毒醒酒不益人一云能祛風

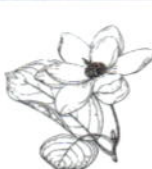

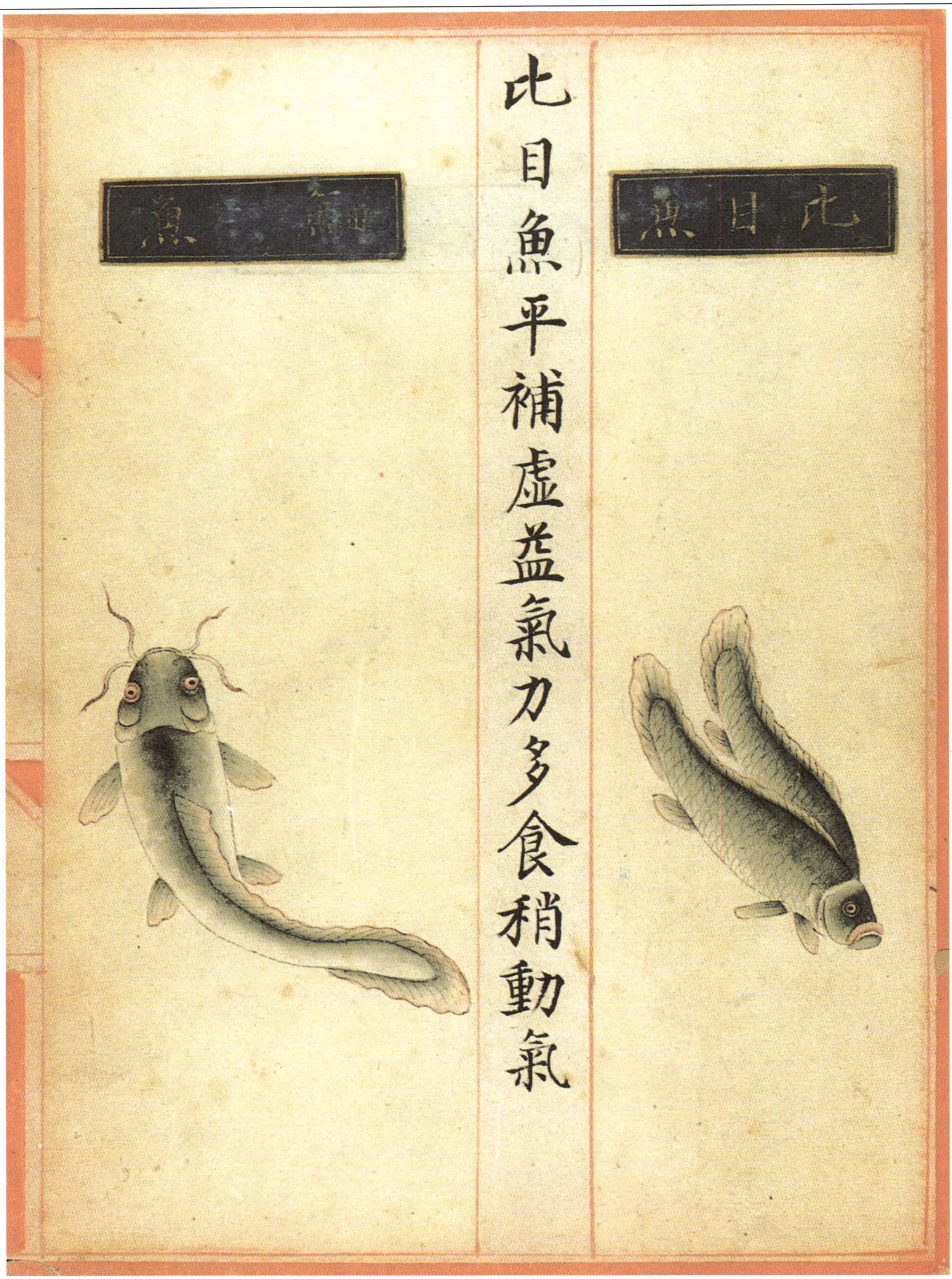

比目魚

比目魚平補虛益氣力多食稍動氣

鮎魚

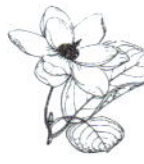

鮰魚味美鰾可作膠與鱁鮧魚白相似

邵陽魚

邵陽魚有毒主瘴瘧尾有刺人犯之至死

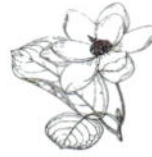

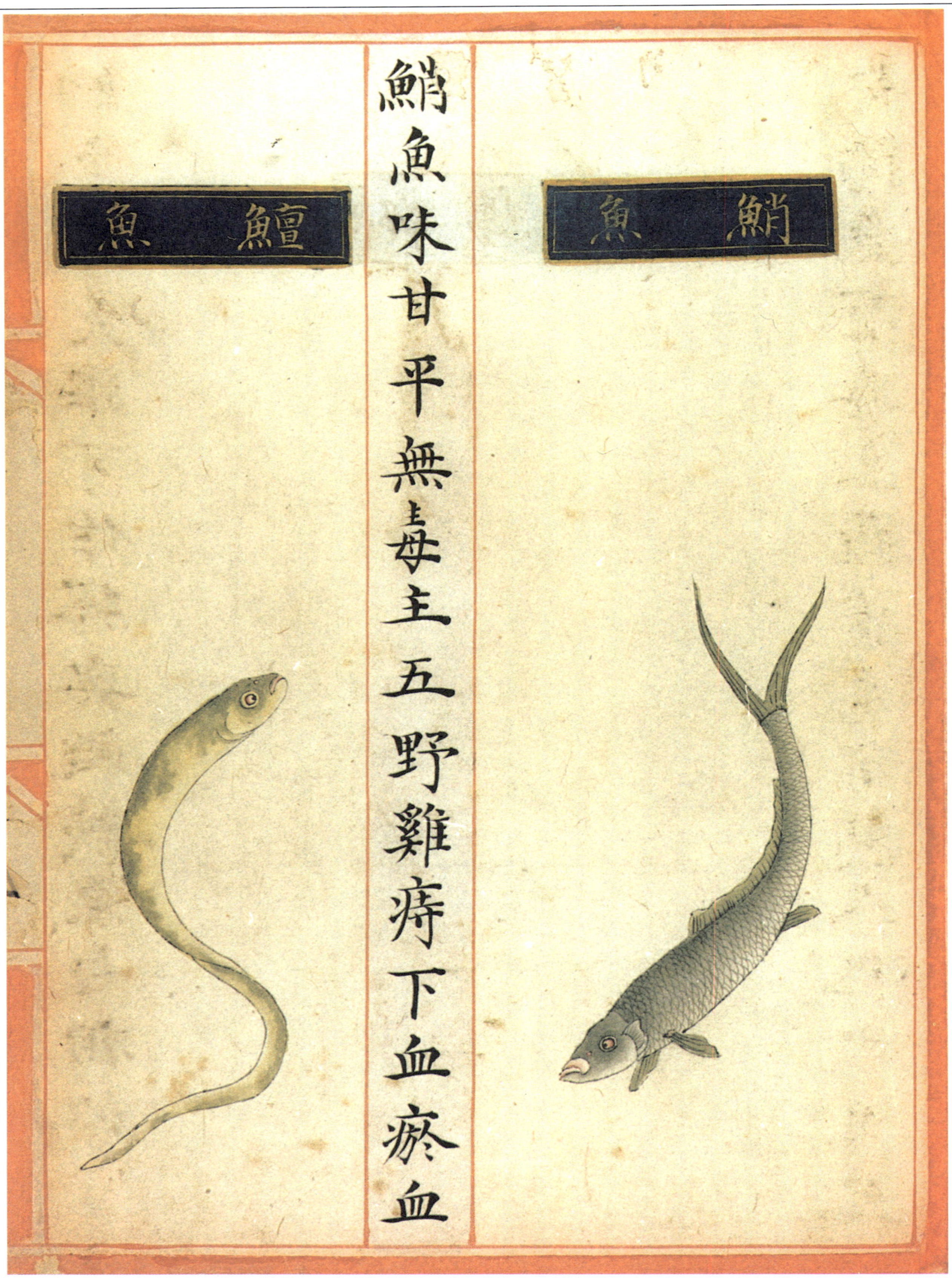

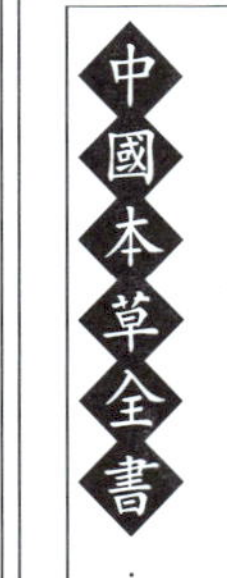

鮹魚

鮹魚味甘平無毒主五野雞痔下血瘀血

鱣魚

鱣魚無毒肝主惡瘡疥癬詩言鱣鮪發發即今之鰉魚也

鱑魚

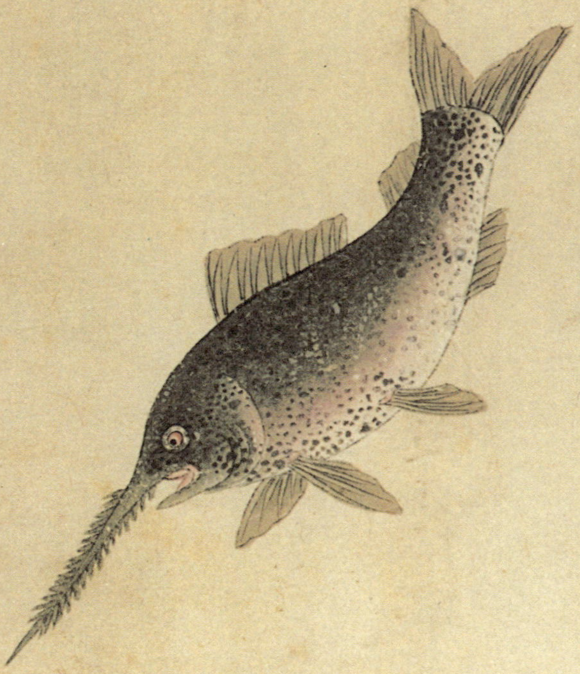

鱑魚平補五臟主蠱氣蠱痊與鮫同

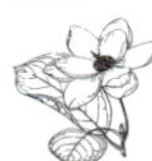

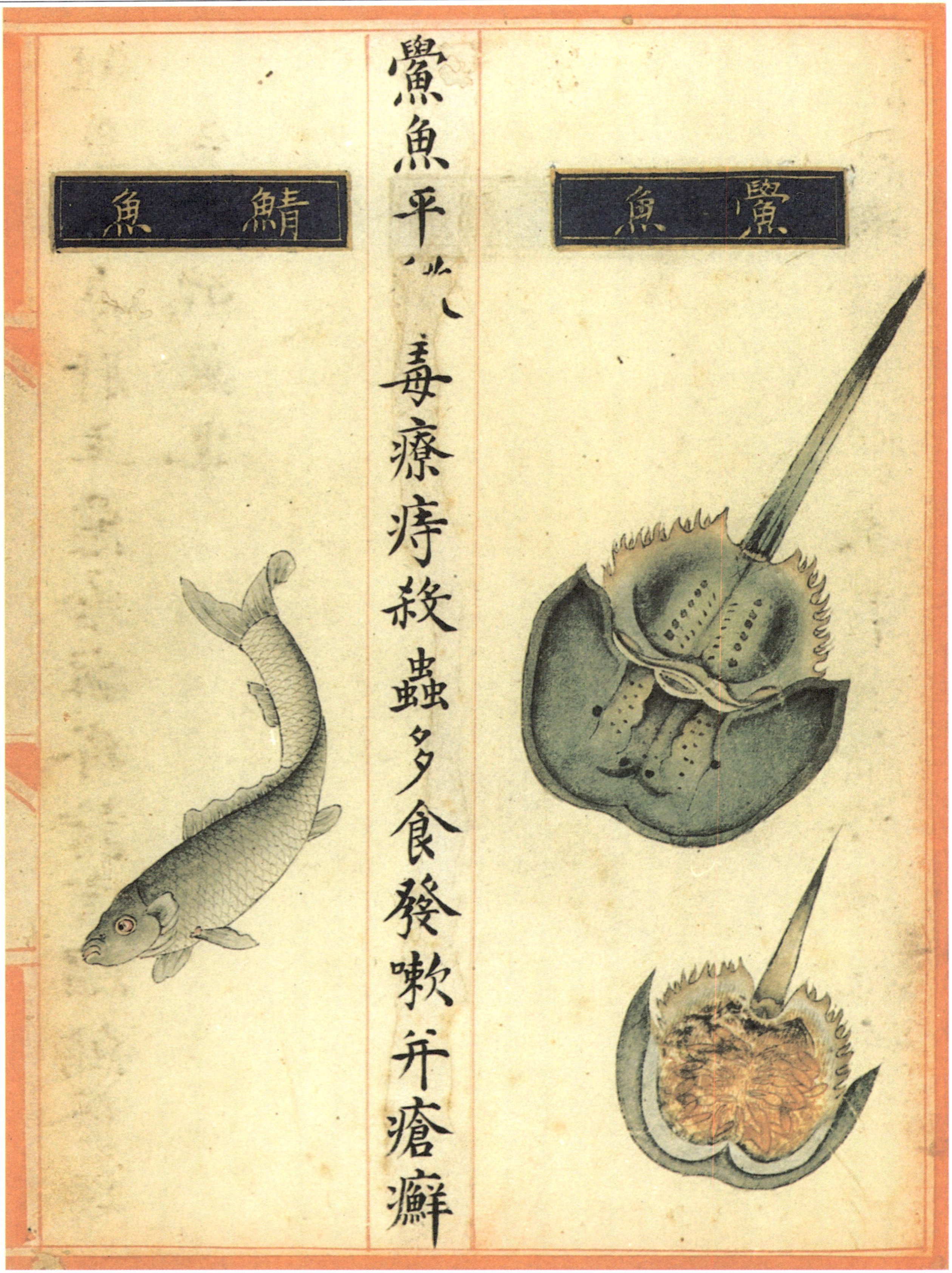

鱟魚

鱟魚平微毒療痔殺蟲多食發嗽并瘡癬

鯖魚

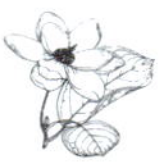

蠘⿰虫鮮

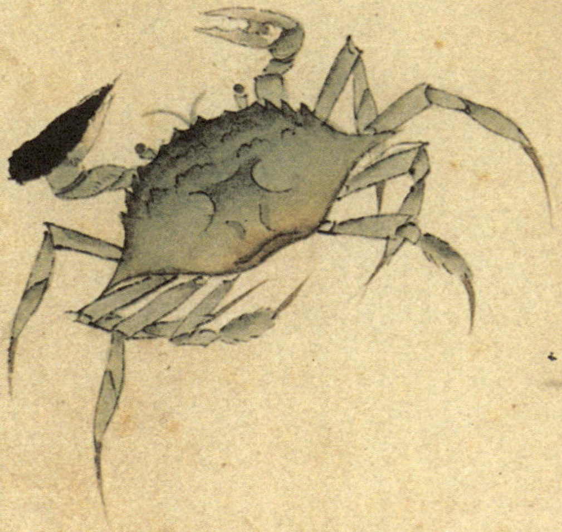

鯖魚味甘平無毒肉主脚氣濕痺眼睛主能夜視頭中枕磨服主心腹痛膽主目暗幷塗惡瘡貫礬主喉痛立效

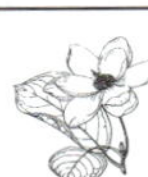

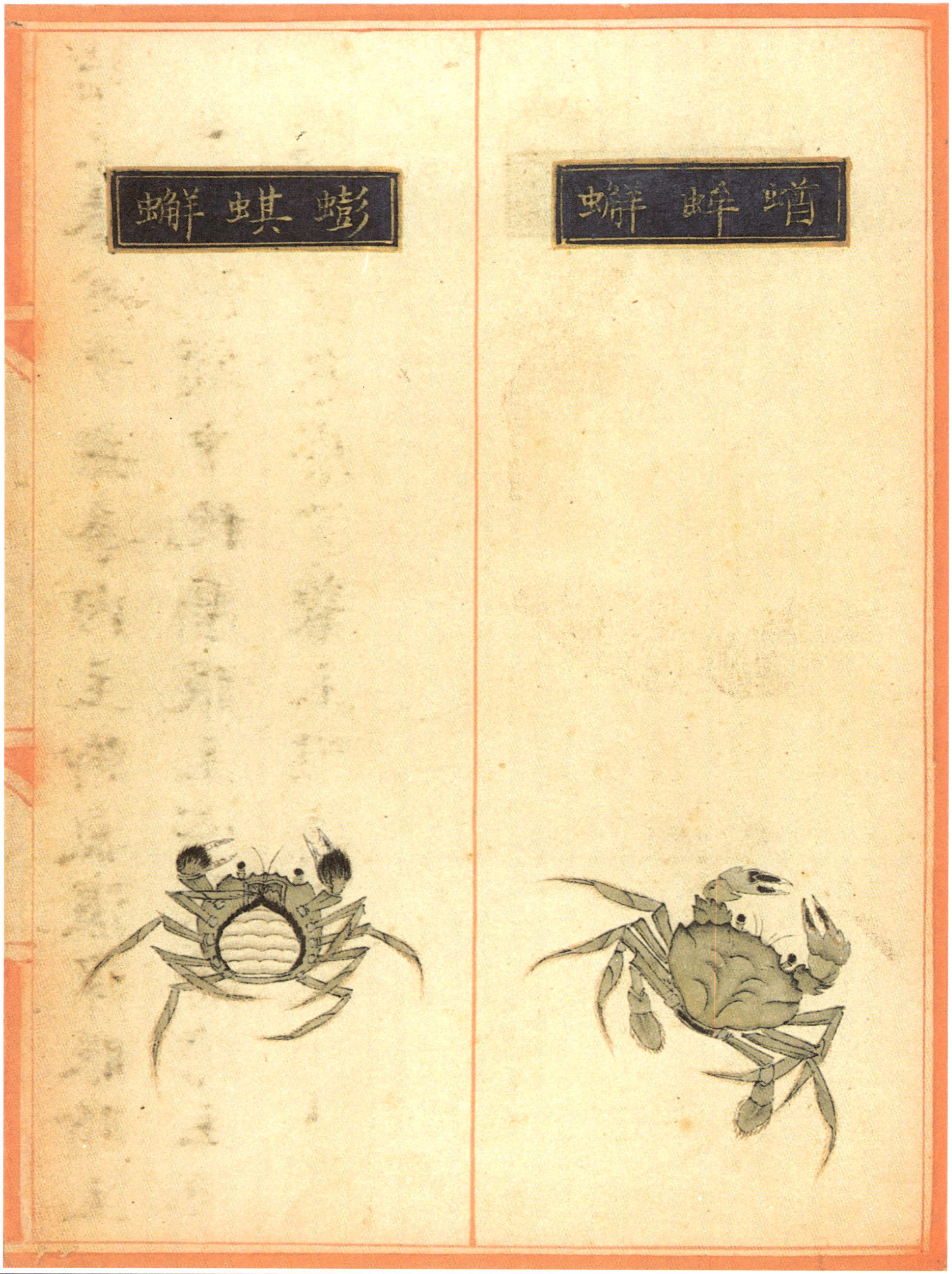

蝤蛑蟹

蟛蜞蟹

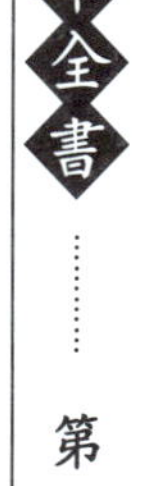

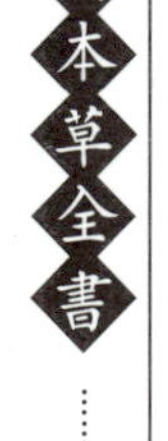

擁劍蠏

蟹類甚多螃蟹味甘寒有毒一云凉主胸中熱鮮結散血愈漆瘡養筋益氣理經脉乃食品之佳味最宜人須是八月一日蟹吃稻芒後方可食霜後更佳已前

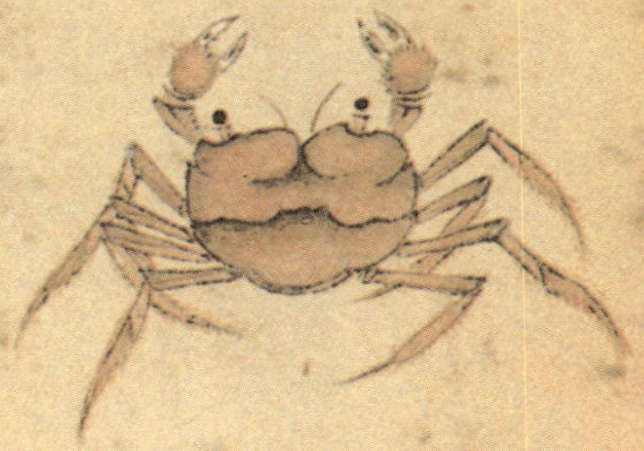

食之有毒獨螯獨目兩目相向者皆有大毒不可食有風疾人幷孕婦不可食藕蒜汁冬瓜汁紫蘇俱解蟹毒蠘蟹殼潤多黃其螯無毛最銳食之行風氣蝤蛑蟹圓而大性冷無毒解熱氣小兒痞氣蟛蜞蟹小毒食之令人吐痢與蟛[illegible]蟹同擁劍蟹一大螯待鬬一小螯供食餘者皆有毒不可食誤中者急以黑豆

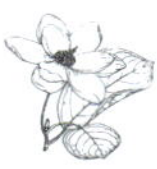

汁觧之其黃能化漆為水脚中髓幷殼中黃鼈為末內金瘡中能續斷筋爪主墮胎破宿血産後血悶酒及煑湯煎服良

鼈

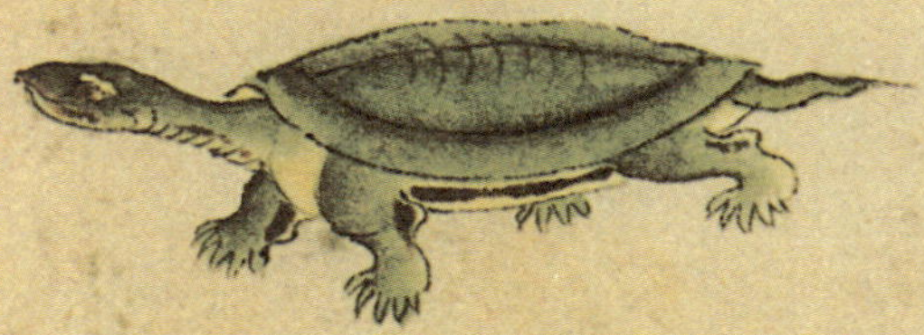

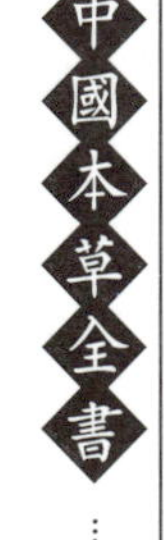
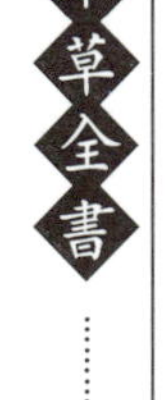

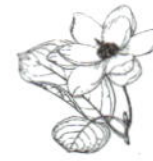

鱉味甘主補陰調中益氣去熱氣血熱濕痺腹中癥熱婦人帶下羸瘦然性冷久食損人姙娠不可食忌莧菜又頭足不縮獨目目陷腹下糸有卜字五字王字等形者俱有大毒不可食誤中者以黃芪吴藍煎湯解之甲味鹹平無毒主心腹癥瘕堅積寒熱去痞息肉陰蝕痔惡肉消瘡腫療溫瘧勞瘦骨熱小兒脇

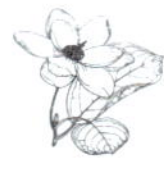

堅婦人漏下五色弱瘦墮胎頭燒灰主小兒諸疾脫肛血可塗之丈夫陰頭癰取甲一枚燒灰和雞卵白傅之産難食灰立出

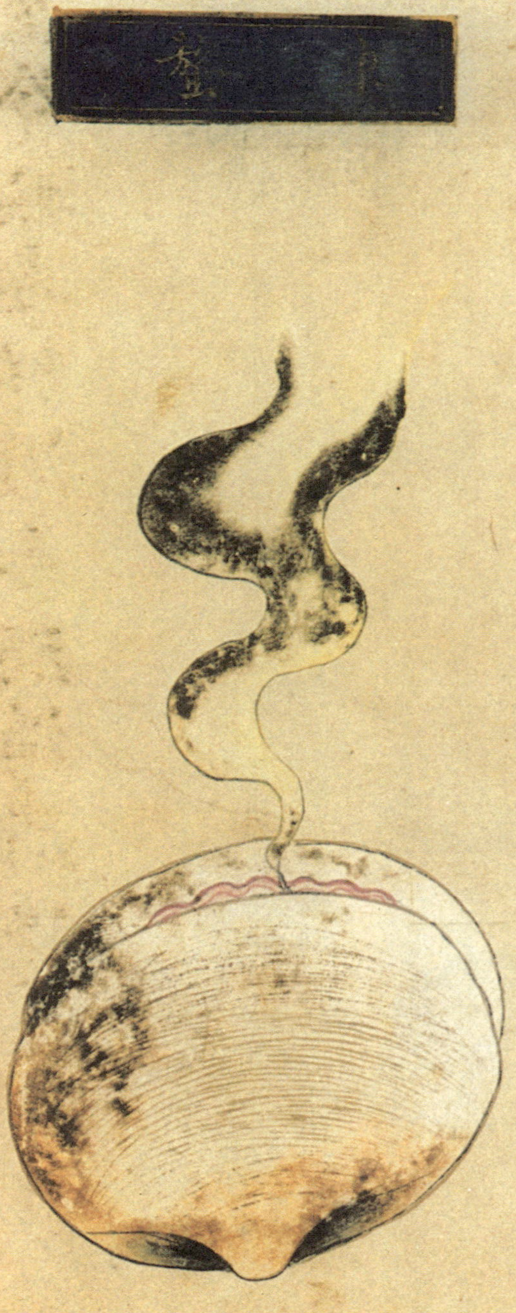

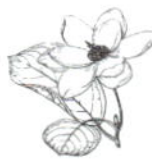

車螯冷無毒解酒毒酒渴消渴不可多食

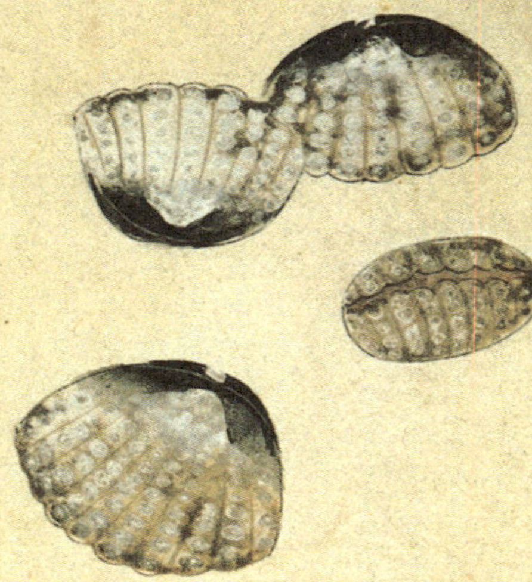

蚶味甘温無[illegible]主心腹冷氣腰脊冷風利五臟益血温中起陽消食健脾令人能食

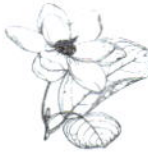

蟶甘温無毒補虚産後虚損主冷痢邪熱

煩悶疫後忌食

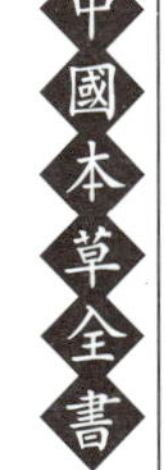

淡菜温無毒補五臟虛損勞理腰脚氣益陽事消食除腹中冷消痃癖潤毛髮產後血結冷痛崩中帶下漏下男子久痢並宜食之煮以五味更妙雖形壯不典甚益人

蛤蜊

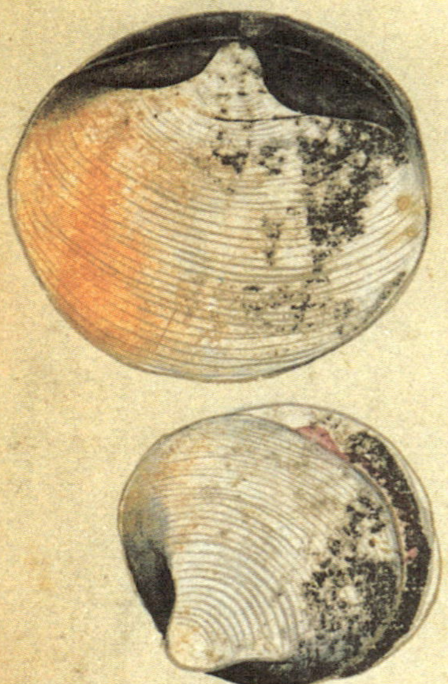

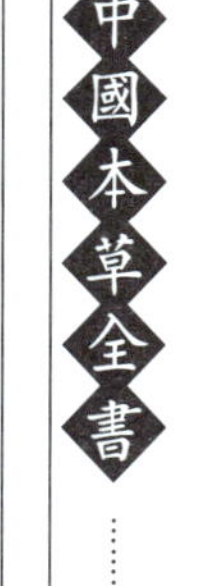

蛤蜊性冷無毒丹溪云濕中有火止消渴開胃觧酒毒主老癖能為寒熱者及婦人血塊煮食之此物雖冷然與丹石相反食之令腹結痛湯火傷殼燒灰油調搽神效

蜆

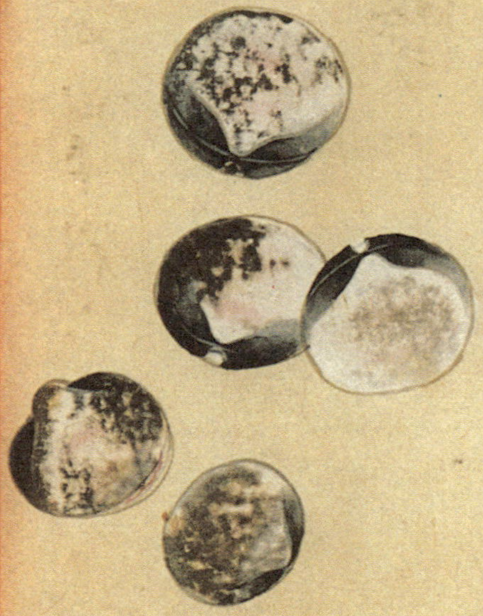

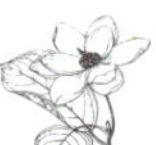

蜆冷無毒辟時氣開胃壓丹石去暴熱明目利水下脚氣濕毒鮮酒毒目黄多食發嗽幷冷氣消腎

鰕

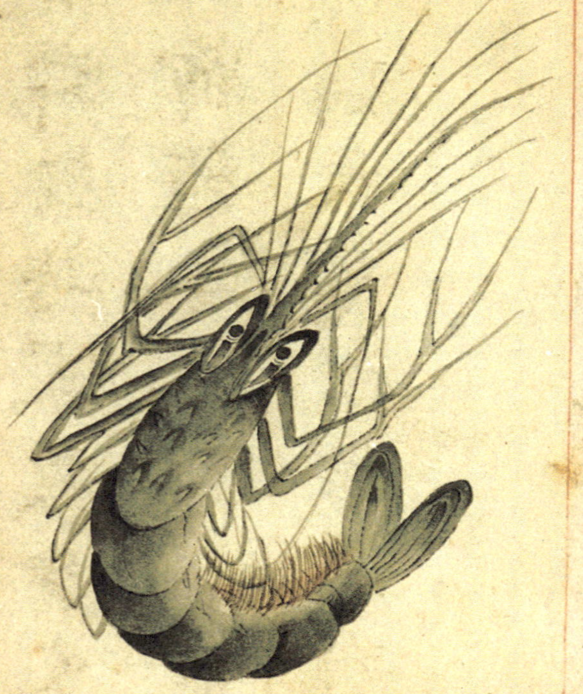

鰕平主五野雞病動風發疥小兒食之令

脚屈不能行生水田溝渠中小者有小毒海鰕長一尺作鮓毒人至死

石決明

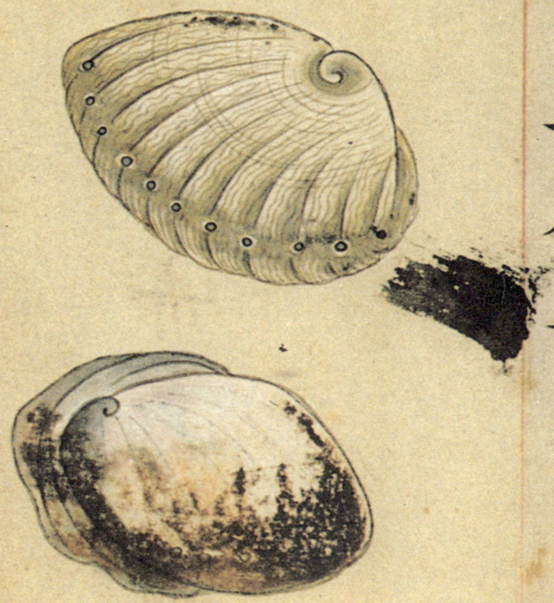

石决明味鹹平寒無毒主目醫痛青盲久服益精輕身

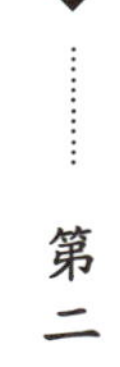

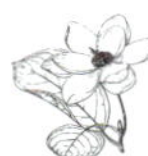

馬刀

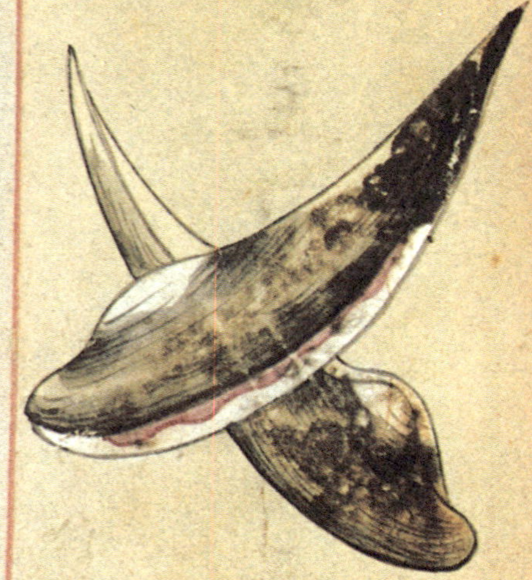

馬刀味辛微寒有毒主漏下赤白寒熱石淋殺禽獸賊鼠

田螺

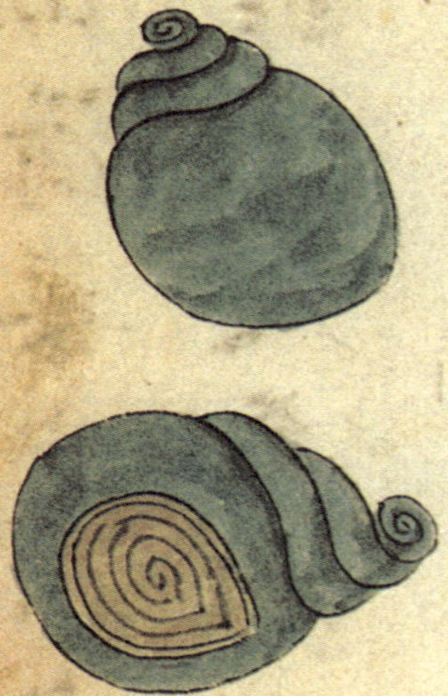

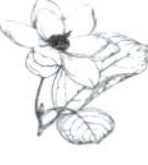

黄螺螄

海螺

田螺氣大寒主目熱赤痛取黄連末内其

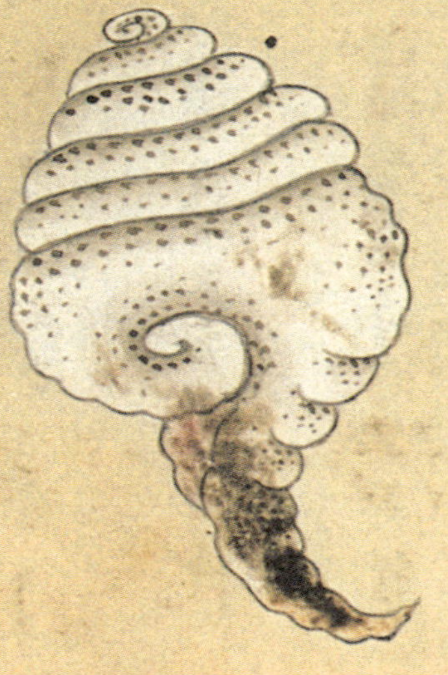

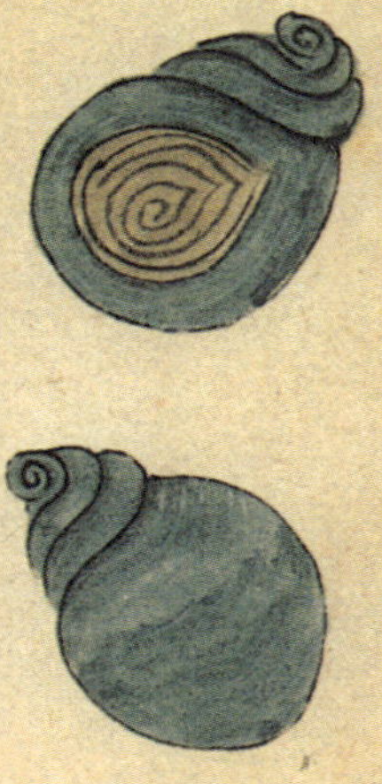

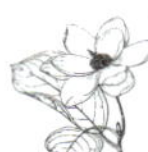

中汁出用以注目生浸取汁飲之治消渴又利大小便腹中結熱脚氣上衝脚手浮腫解酒過多喉舌生瘡碎其肉傅熱瘡爛殼燒末主反胃煑汁治急黃螺螄用海螺治目痛

牡蠣

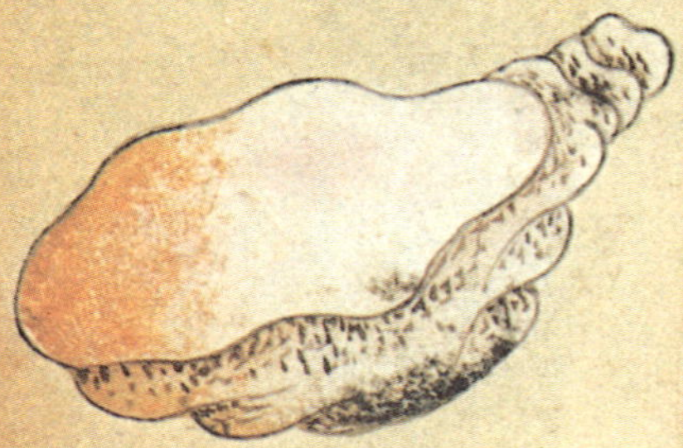

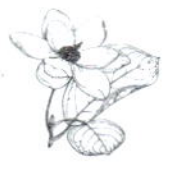

牡蠣味鹹氣平微寒無毒入足少陰經主傷寒寒熱溫瘧洒洒驚恚怒氣除拘緩瘰癧癰腫喉痺鼠瘻女子帶下赤白心脇氣結痛除老血軟積痞鹹能軟堅也澁大小腸止大小便療鬼交洩精久服強骨節殺邪鬼延年和杜仲服止盜汗和麻黃祖蛇床子乾薑爲粉去陰汗引以紫胡能去脇硬引以茶清能消結核

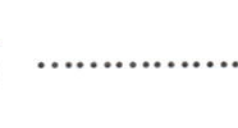
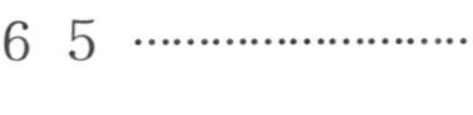

引以大黃能除胶腫地黃為之使能血精收澁止小便本督經藥也

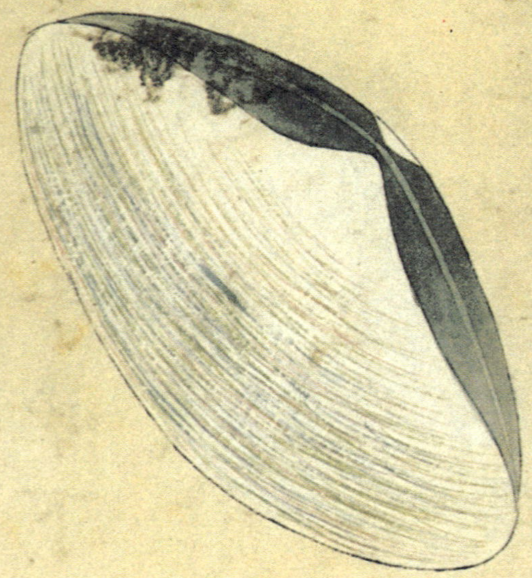

蚌

蚌性冷無毒主婦人虛勞下血幷痔瘻血崩帶下止消渴除煩熱壓丹石毒以黃

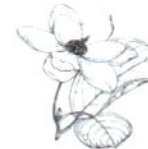

連末內之取汁點赤暗眼良爛䃾飲下

治反胃痰飲又蚌粉治瘡止痢醋調傅

癰腫

龜

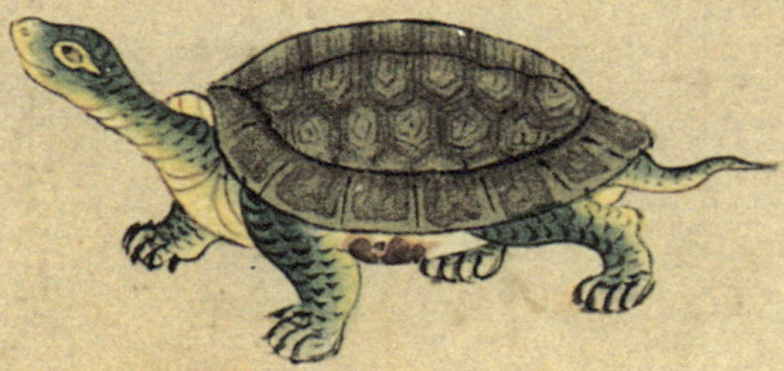

龜肉味鹹甘平一云酸溫食之令人身輕

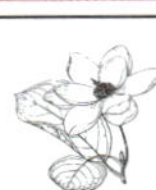

不饑益氣資智令人能食釀酒主風脚軟弱并脫肛溺主耳聾又療久嗽斷瘧甲止漏下赤白破癥瘕痎瘧五痔陰蝕酒癱癱緩四肢重弱小兒顖不合頭瘡難燥女子陰瘡心腹痛腰背酸疼骨中寒熱傷寒勞後或肌體寒熱欲死大有補陰之功力猛兼去瘀血續筋骨治勞倦盖龜乃陰中至陰之物禀北方之氣

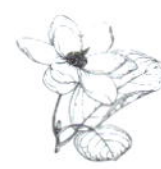

而生故能補陰血虧補心並痺

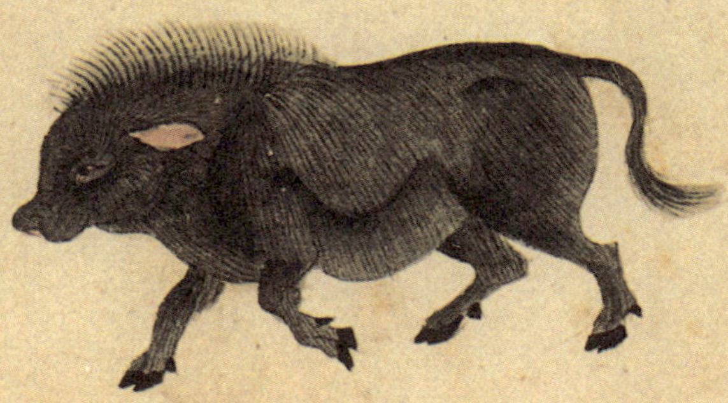

江豚味鹹無毒肉主飛尸蠱毒瘴瘧肪摩惡瘡與海豚同

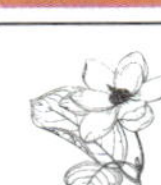

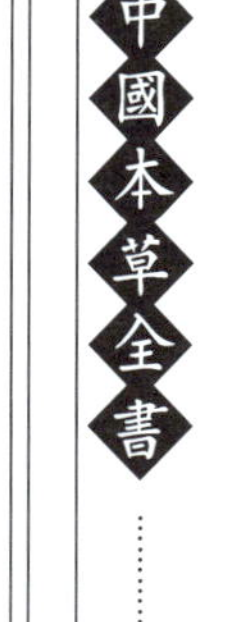

鼃

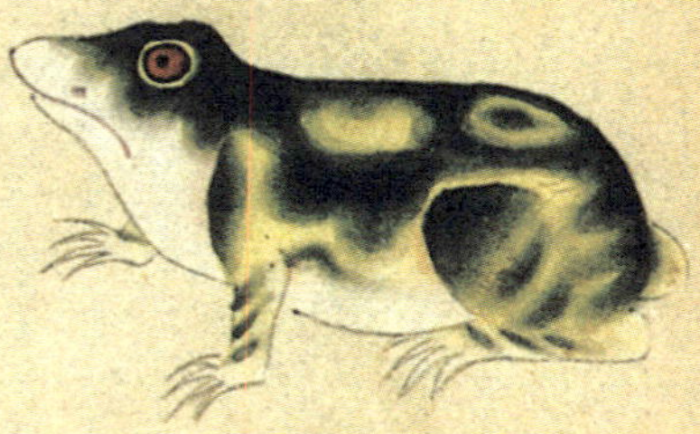

鼃味甘寒無毒主小兒赤氣肌瘡臍傷止痛氣不足取以五味醃炙酒食之良

蛤蚧

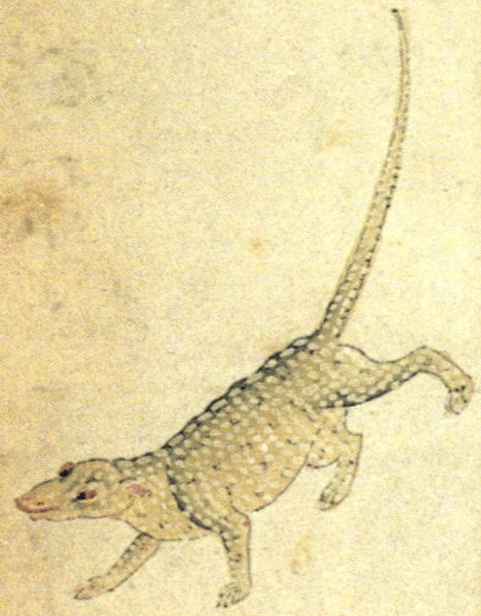

蛤蚧鹹平小毒主久肺勞傳尸殺鬼邪療嗽下淋通水道

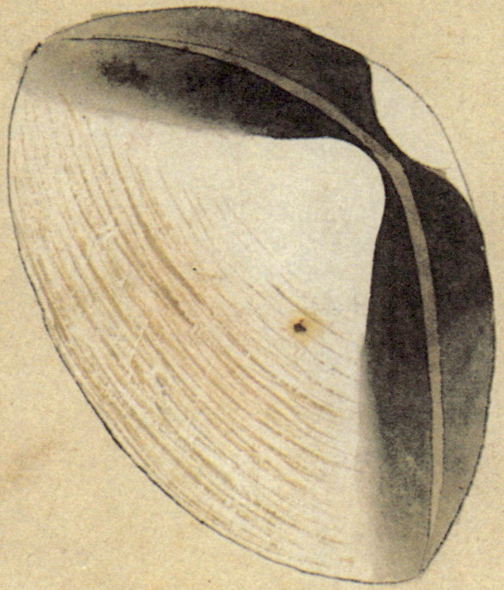

水母味鹹無毒主生氣婦人勞損血帶小兒風疾丹毒

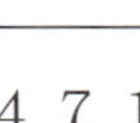
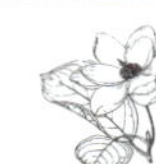

鮫鯉甲肉主五痔驚啼悲傷療蟻瘻

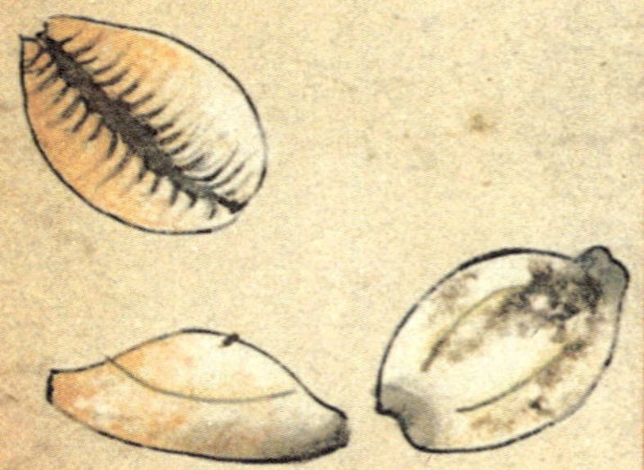

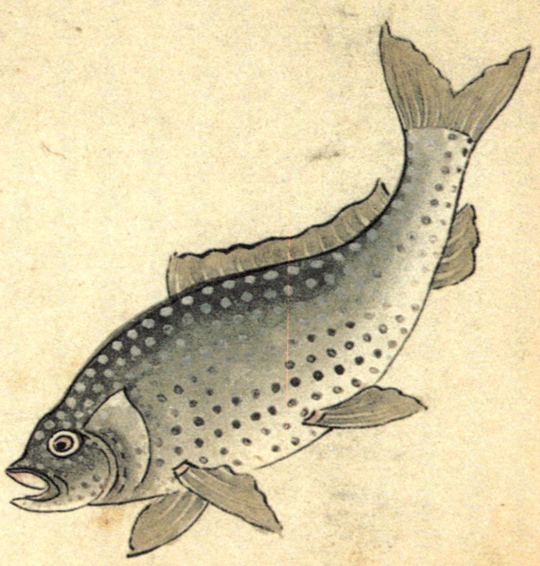

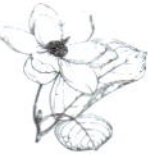

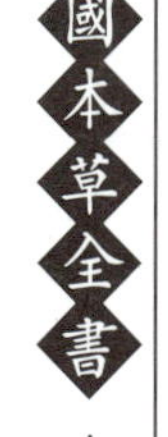

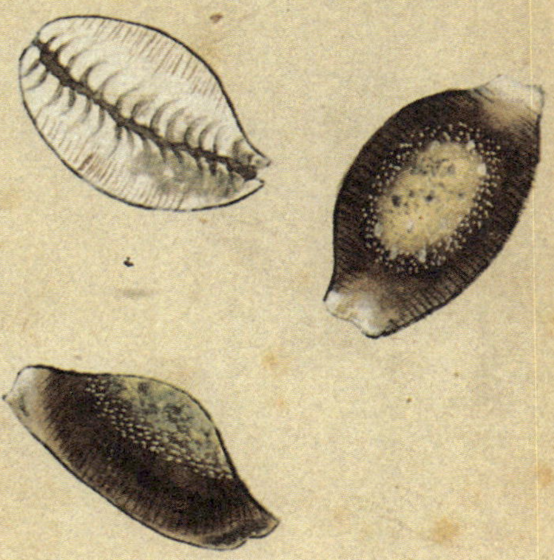

貝子鹹平有毒主目翳鬼疰蠱毒腹痛下血五癃利水道除寒熱溫疰解肌散結熱一種紫貝圓大明目去熱毒

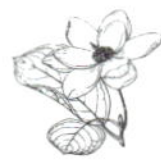

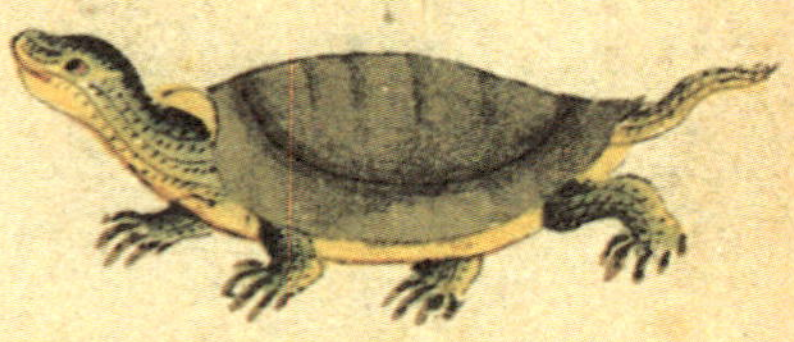

黿

黿肉補虛味似鼉肉主少氣吸吸足不立地甲俱入藥

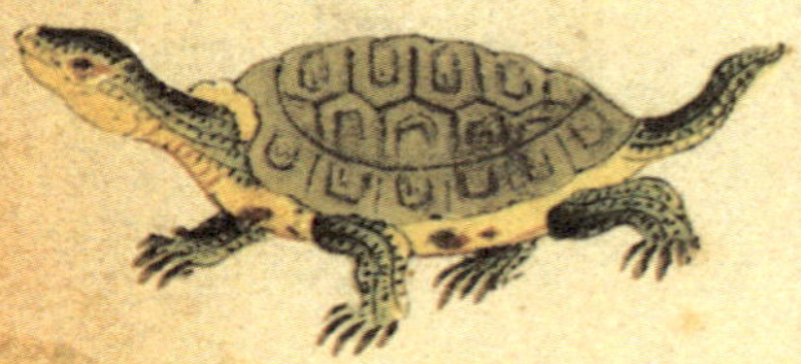

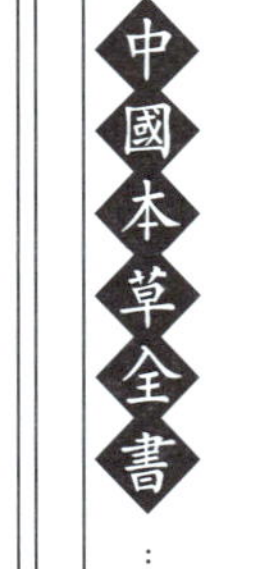

瑇瑁寒無毒主解百藥毒血可生飲

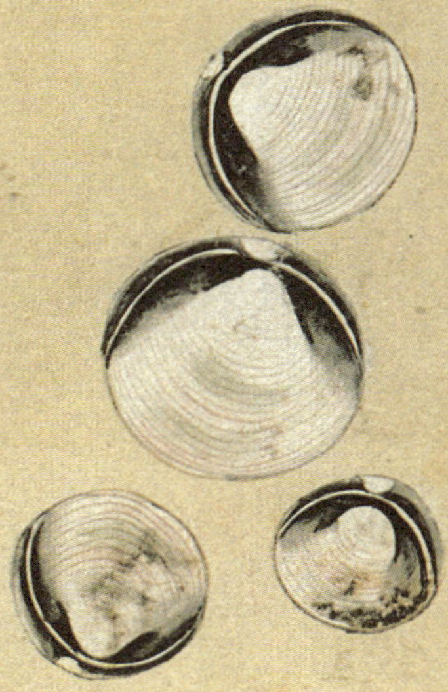

海蛤味苦鹹平無毒主欬逆上氣喘息煩滿胸膈寒熱療陰痿與文蛤魁蛤用稍同

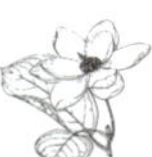

蝦蟆辛寒有毒主邪氣破癥堅血癰腫陰瘡服之不患熱病肪可合玉子科斗用胡桃肉皮和為泥染鬚髮不變

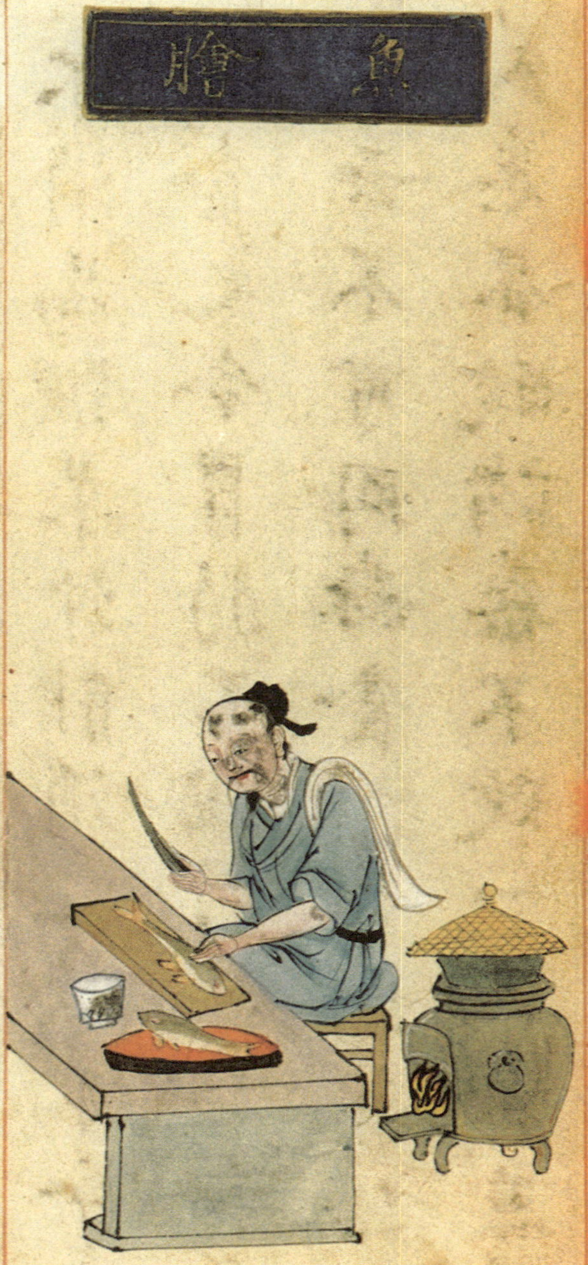

魚膾

魚膾乃諸魚所作之膾味甘温補去冷氣濕痺除喉中氣結心下酸水脹中伏梁冷痃結癖疝氣補腰脚起陽道鯽魚膾主腸澼水穀不調下痢小兒大人丹毒

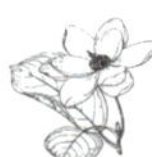

風痃鯉魚膾主冷氣塊結在心腹並宜蒜虀食之以蒜菜為羹謂之金羹玉膾開胃口利大小腸以蔓菁煑去腥凡物腦能消毒所以食膾必魚頭羹也近夜食不消馬鞭草汁能消之飲水令成蟲病起食之令胃弱不宜同乳酪食令霍亂又云不可同蒜食予昔寓蒼梧[illegible]婦人患吞酸諸藥不效一日食魚膾遂

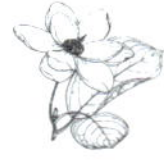

愈盖以辛辣有劫病之功也凡膾若魚本佳者膾亦佳

魚鮓

諸魚所作之鮓不益脾胃皆發瘡疥鯉魚鮓忌青豆赤豆鯖魚鮓忌胡荽羊肉

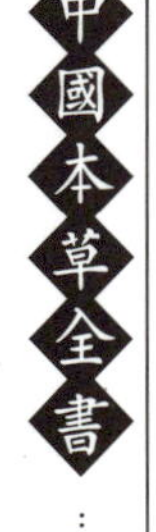

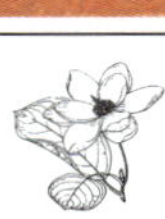

鮓中有鰕者蜜瓶盛者不可食

右諸魚有毒目有睫目能開合二目不同逆腮全腮無腮腦中白連珠連鱗白鬐腹下丹字形狀異常者並殺人海産皆發霍多食令吐痢凡中毒以生蘆根馬鞭草取汁大豆陳皮大黃煮汁並鮮之素問曰魚熱中丹溪曰魚在水無一息之停食之動火益

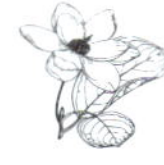

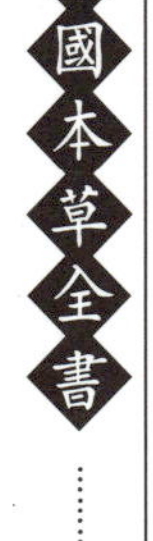

子曰舍魚而取熊掌良有以也食者節焉

味類

鹽

鹽味鹹氣寒無毒主殺鬼蠱邪疰毒氣下

部蠶瘡吐胸中痰癖止心腹卒痛堅齒止齒縫出血中蚯蚓毒化湯中洗沃之又用接藥入腎利小便明目止風淚多食傷肺喜欬又令人失色膚黑走血損筋病嗽及水者宜禁之一種戎鹽其用稍同

醬

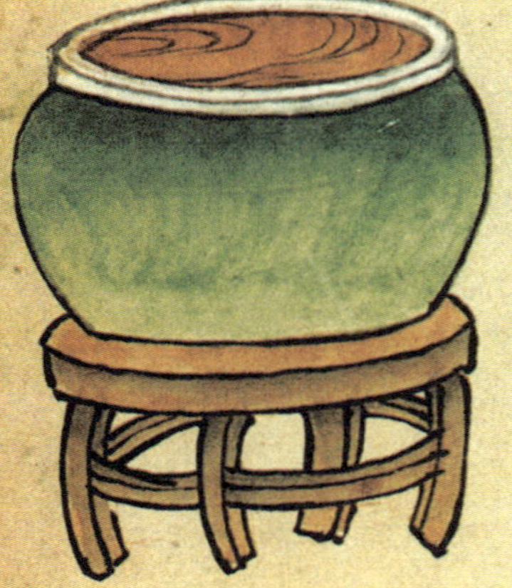

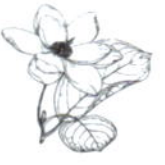

醬

味酸醎氣冷利除熱止煩滿殺百藥魚

肉菜蕈及湯火蛇蟲等毒純豆者佳豆

麪合作之純麪者俱不及麪醬亦無毒

但不能殺諸毒又有榆仁醬亦辛美利

大小便不宜多食蕪荑醬大美殺三蟲

雖少臭亦辛好多食落髮肉醬魚醬呼

為醢聖人不得即不食意欲以五味和五

臟此亦養生之一端也豈專務窮口

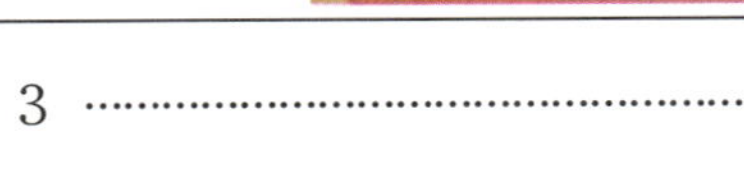

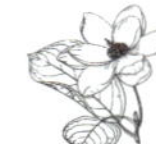

腹者扒

胡椒

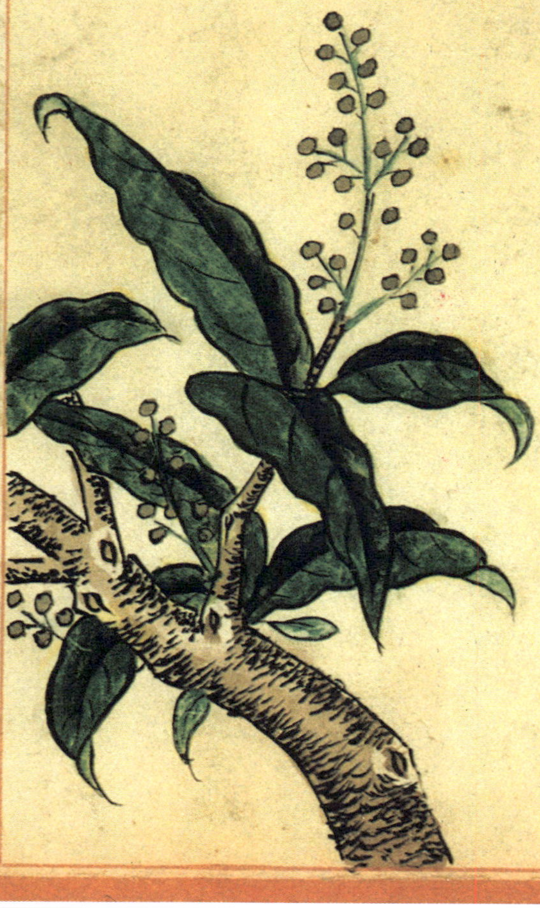

胡椒生南海諸國向陰者澄茄向陽者胡椒也味辛大温無毒下氣温中去寒痰消宿食霍亂氣逆心腹卒痛冷氣上衝

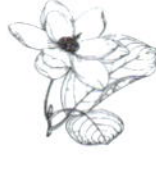

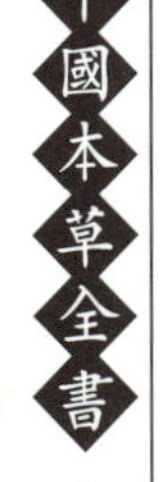

吞三七粒皆可愈　一切魚肉鼈蕈毒
不宜多服損肺

蜀椒

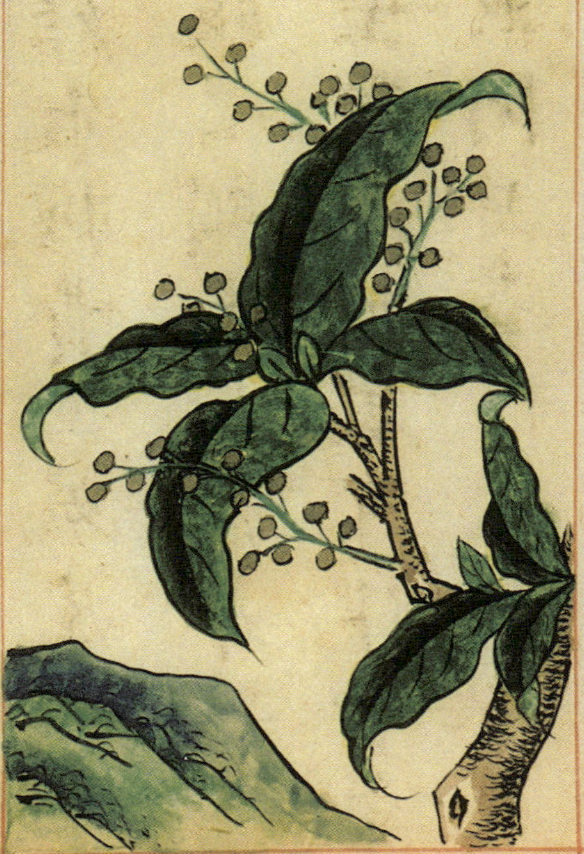

蜀椒一名巴椒一名蓎藙武都巴郡生山
谷間者佳八月採實陰乾大熱有毒除

六腑冷氣治傷寒温瘧大風汗不出心
腹留飲宿食腸澼下痢洩精女子乳
餘疾散風邪瘕結水腫黄疸鬼疰殺癆
蟲諸魚蟲毒久服之頭不白輕身延年
開腠理通血脉堅齒髮耐寒可作膏藥
暑多食令人乏氣閉口者能殺人椒目
味苦寒無毒主水腹脹滿利小便

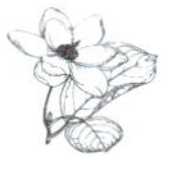

醋味酸温無毒消癰腫散水氣殺邪毒治[illegible]婦人産後血運及人口瘡酒醋為上以[illegible]有苦味俗呼為苦酒米醋次之皆可入[illegible]藥當取二三年者為良又有蜜醋糖醋

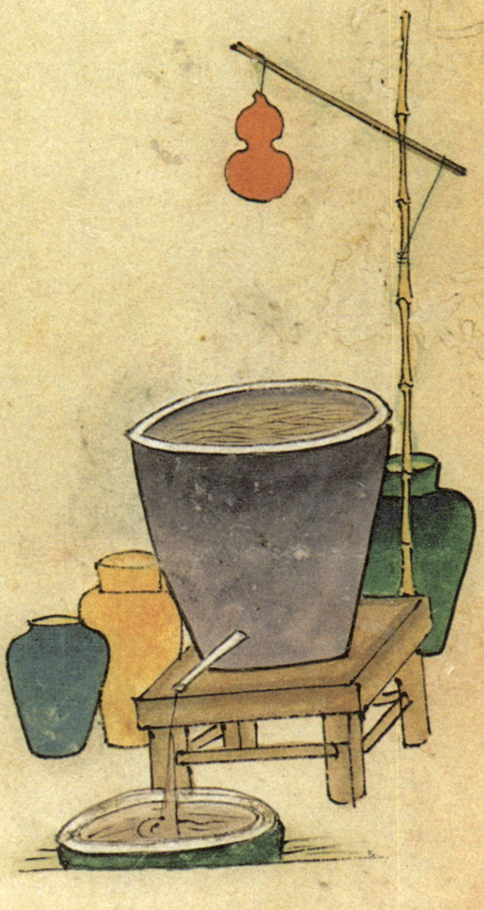

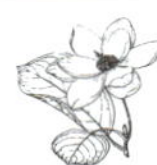

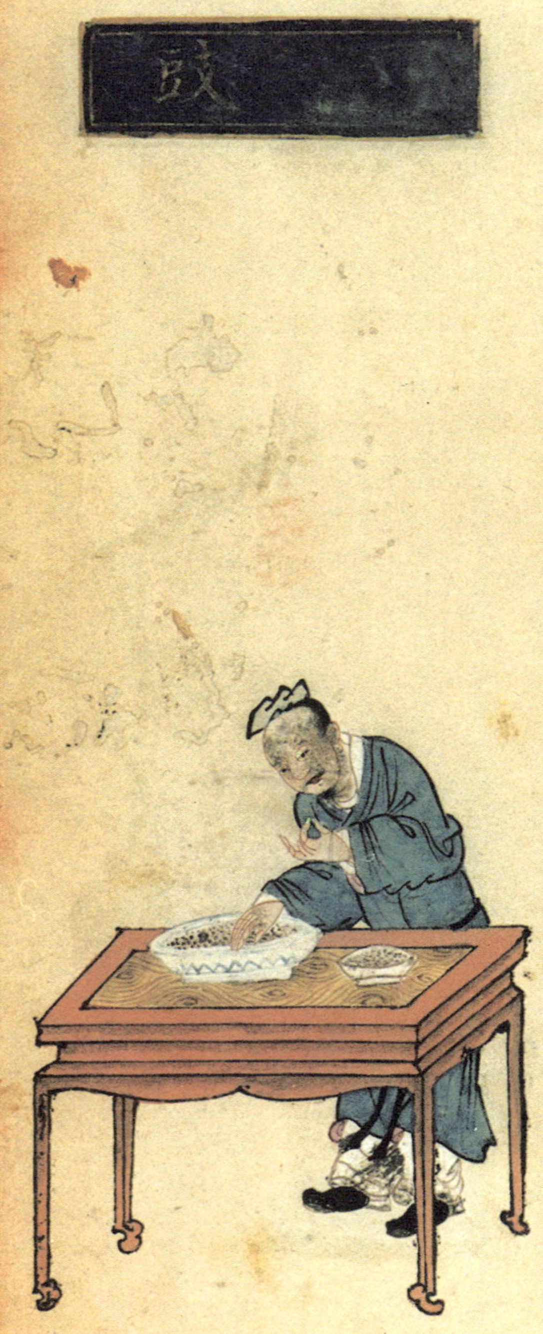

麥醋麫醋桃醋葡萄大棗蘡薁等雜果及糠糟諸物會意皆可為醋亦極酸烈止可噉之不可入藥大抵醋不可多食積久成病凡氣痛而食之愈是大禍也

豉

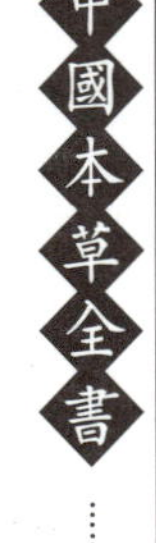

豆豉味苦寒無毒主傷寒頭痛瘴氣惡毒燥悶虛勞喘吸瘧疾骨蒸去心中懊憹發汗殺六畜毒及中毒藥蠱氣各處所造不一蒲州尤佳

蜜

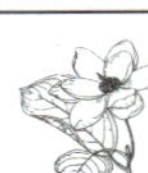

蜜味甘平無毒微温主心腹邪氣安五臟益氣補中止痛解毒除衆疾和百藥養脾氣明耳目除心腹煩飲食不下腸澼肌痛口瘡有出崖石上者樹木上者土中者入養者皆随地土人事所出不同諸家辯論未的要之當以花為主山野之中花色良毒甚雜蜂必採其糞穢方得成蜜其間必有制伏之妙不得而知故

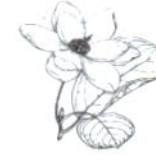

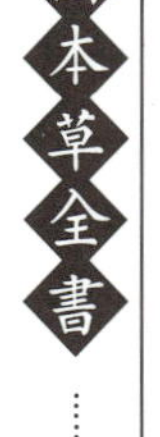

夏冬爲上秋次之春則易變而酸閩廣蜜極熱以其龍荔草果檳榔花類熱多雪霜亦少故也川蜜温西南之蜜則凉矣色白味甜汁濃而砂所以入藥忌葱萵苣丹溪云蜜喜入脾食多之害必生於脾東南地卑濕禀氣薄土生火宜也

芥辣

去惡血潤肺和脾胃魚骨鯁喉中及誤吞錢鐶脹之出中滿不宜用嘔吐家忌之仲景謂嘔家不可用健中湯以甘故也糯與粟米作者佳餘不堪用多食發脾風丹溪云大發濕中之熱

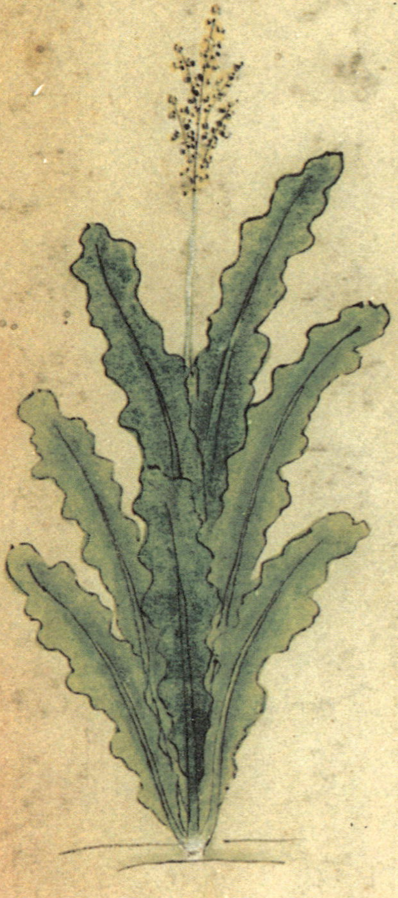

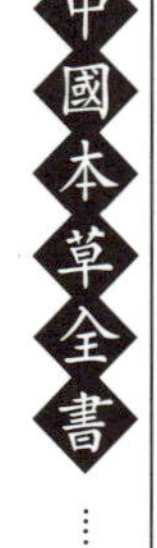

芥辣芥菜子研之作醬香辛通五臟歸鼻眼又可藏冬瓜

茴香

茴香味辛平無毒主破一切臭氣開胃下氣止嘔吐霍亂調中止痛主腳氣膀胱

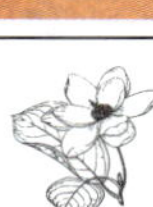

砂糖

砂糖味甘寒無毒性冷利主心肺大腸熱和中助脾殺蠱鮮酒毒多食損齒發疳心痛生蟲消肌小兒尤忌同鯽魚食成疳蟲同筍食筍不化成癥同葵菜食生

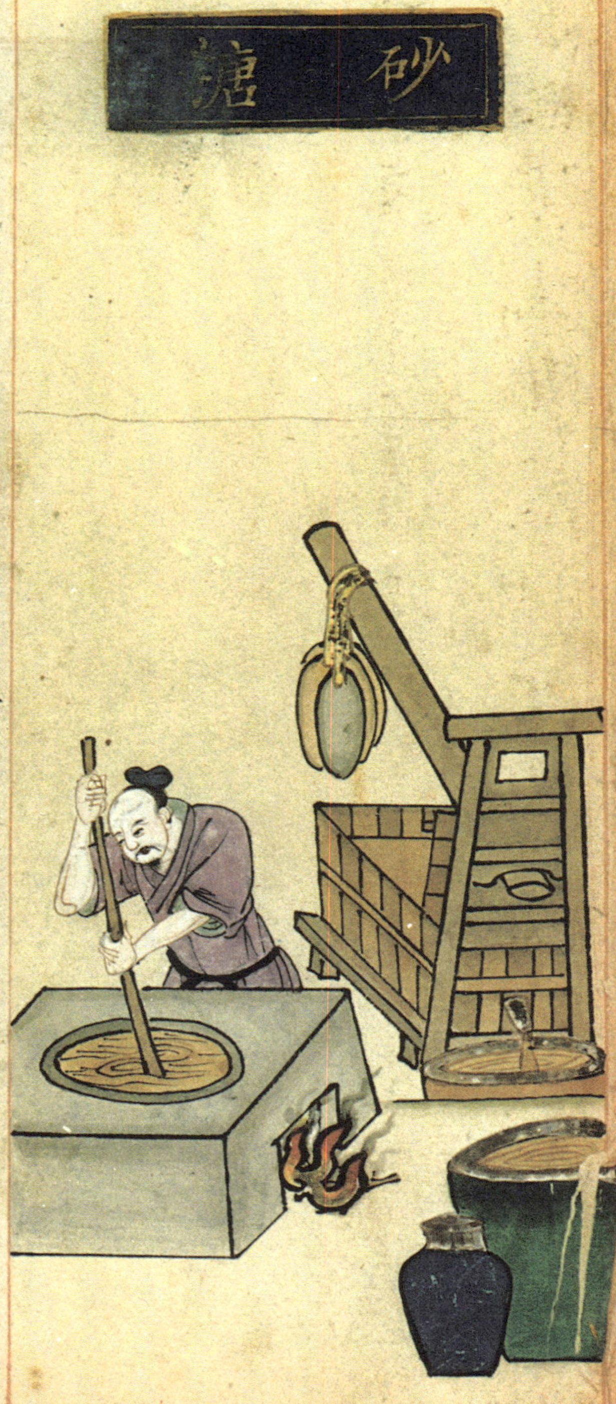

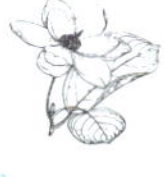

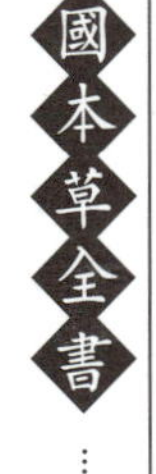

流澼丹溪云砂糖甘屬土生濕濕生胃中之火所以損齒也

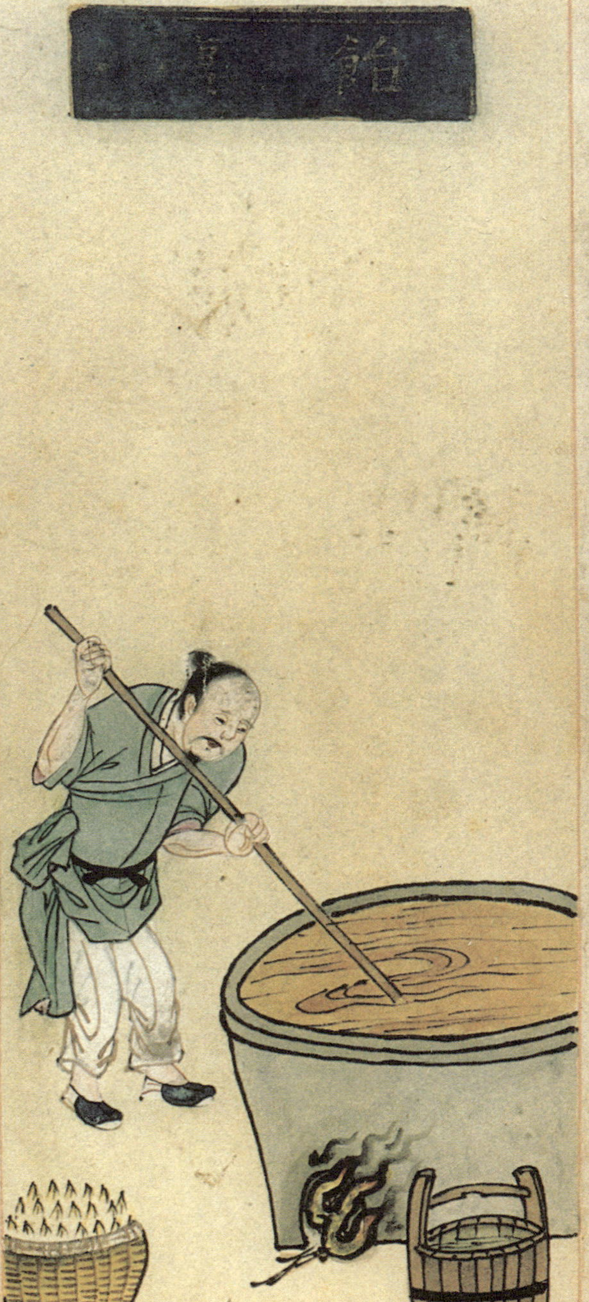

飴糖

飴糖味甘温無毒入足太陰經有紫色濕軟者有白色枯硬者主補虛乏止渴消

冷氣腫痛或連陰髀引入小腹不可忍

腎勞癩疝及惡毒腫痛

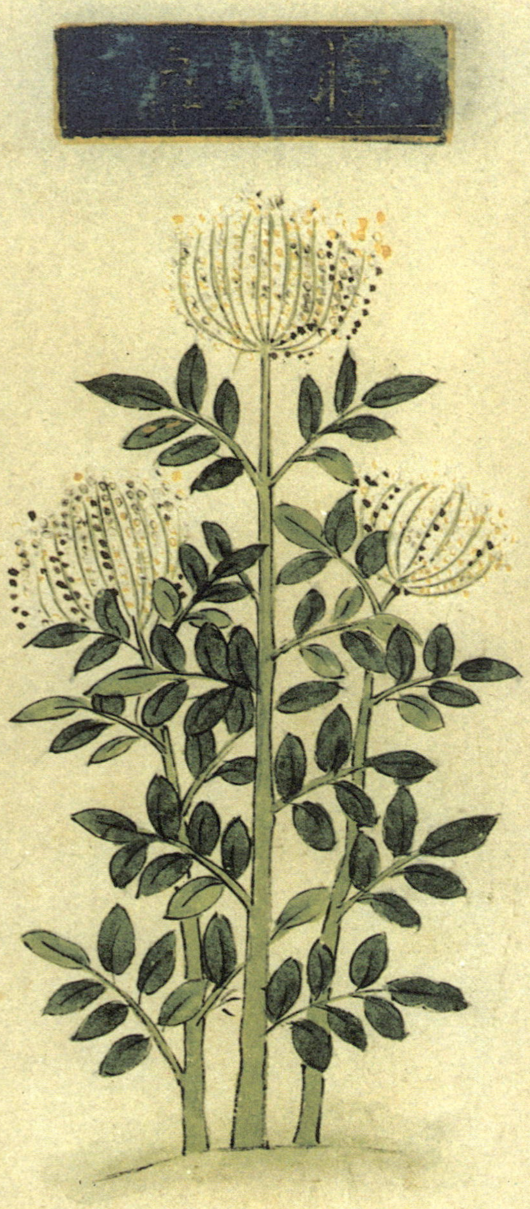

蒔蘿辛温殺魚肉毒健脾腹冷食不消霍

逆腎氣小兒脹

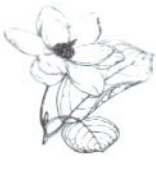

砂仁

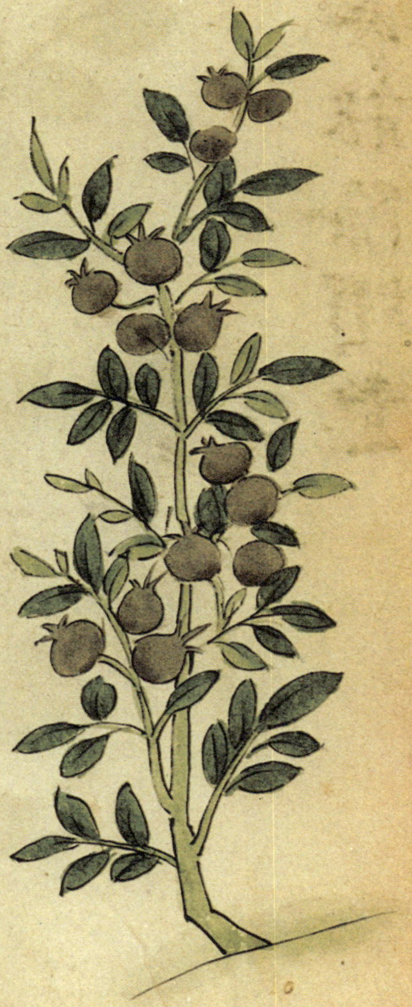

砂仁味辛温無毒主下氣消食脾胃氣結冷瀉腹痛

杏仁

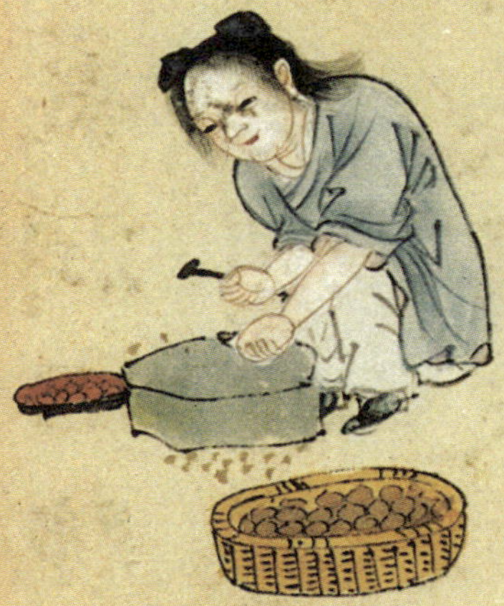

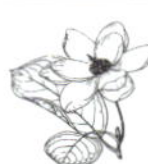

杏仁味甘苦有小毒主下氣潤心肺散風寒咳嗽消心下急痛散結潤燥通大腸秘雙仁半生熟者勿食忌粟米

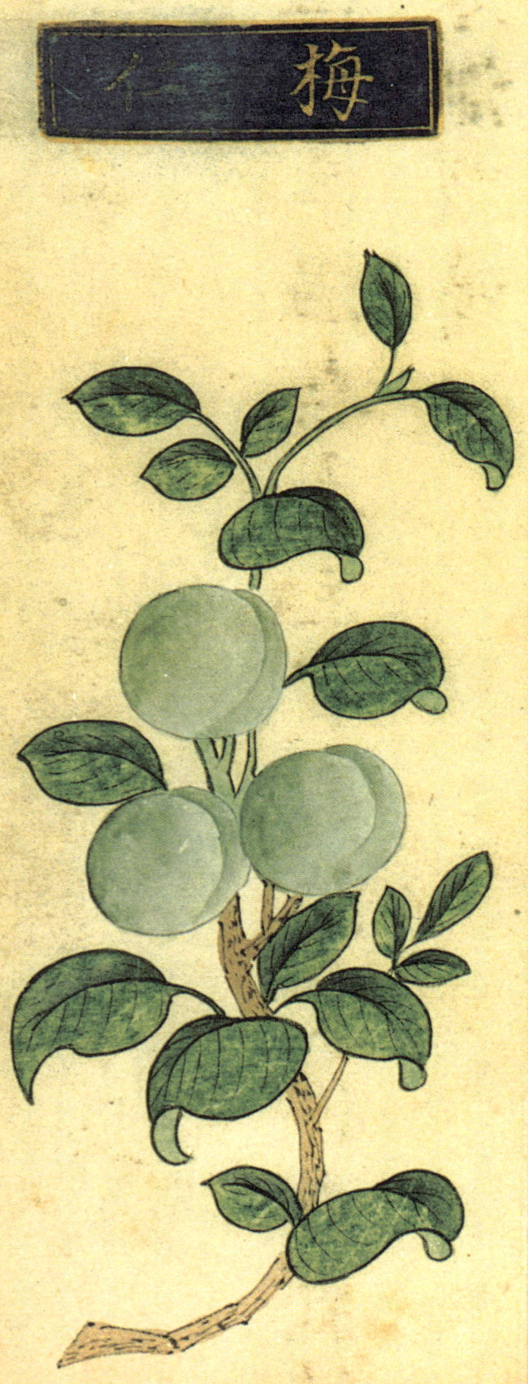

梅仁

梅仁味酸無毒能除煩熱

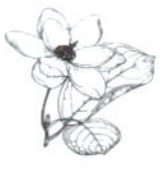

香油

香油冷無毒發冷疾滑骨髓發臟腑渴困
脾下三焦熱毒氣通大小腸殺五黃及

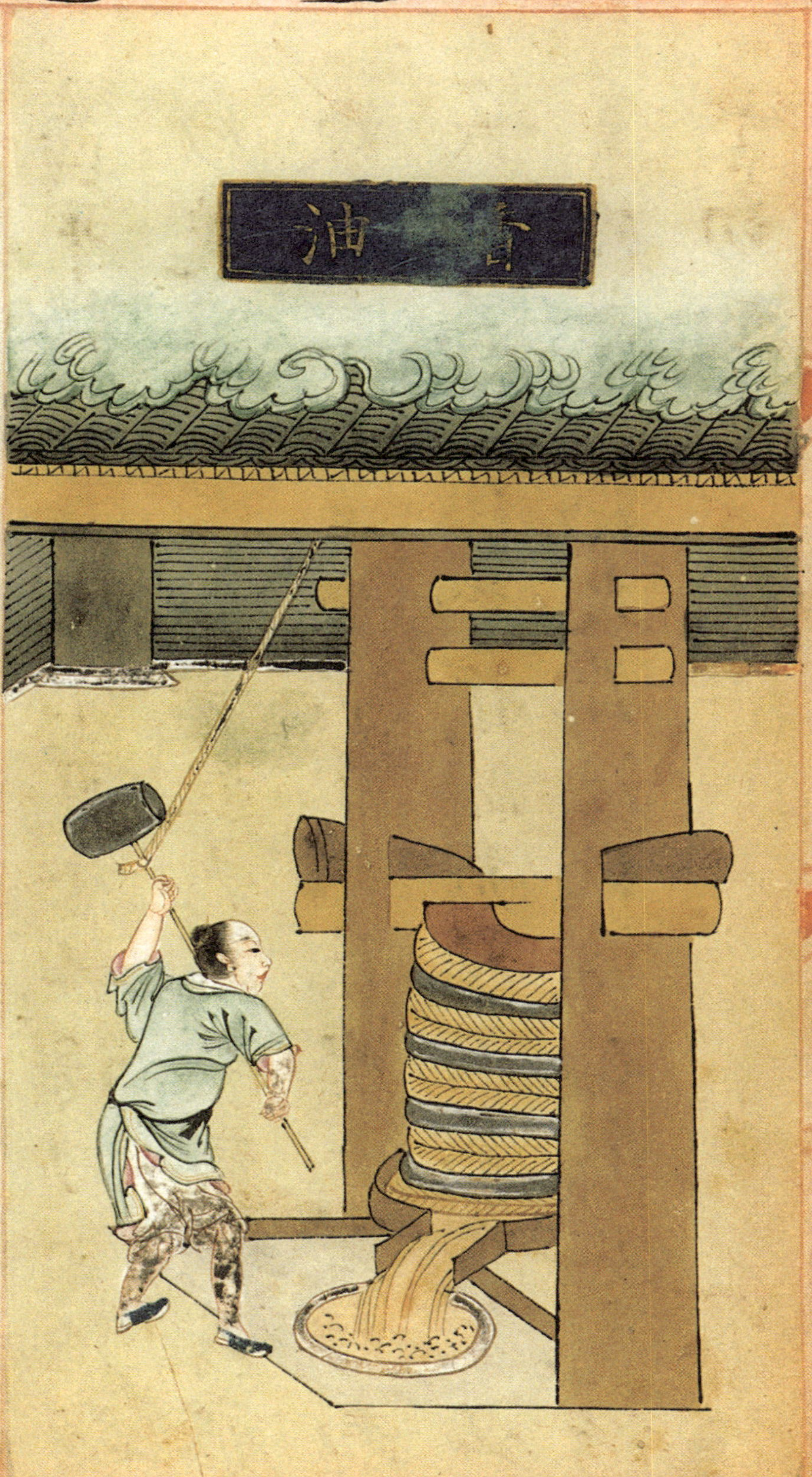

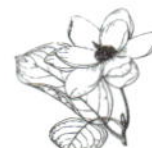

蛔心痛并一切蟲生則冷熱則熱治飲食物須逐日熬熬用之經宿則動氣有𪗋牙脾胃疾者不可食丹溪曰香油須炒芝麻取之人食之美不致病若又煎煉食之與火無異予以芝麻大寒炒而取油其性仍冷復經煎煉固熱矣未必至於無異於火丹溪救時之弊其憂深言切如此

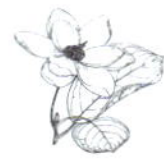

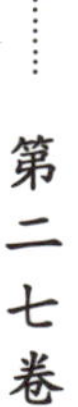
中國本草全書

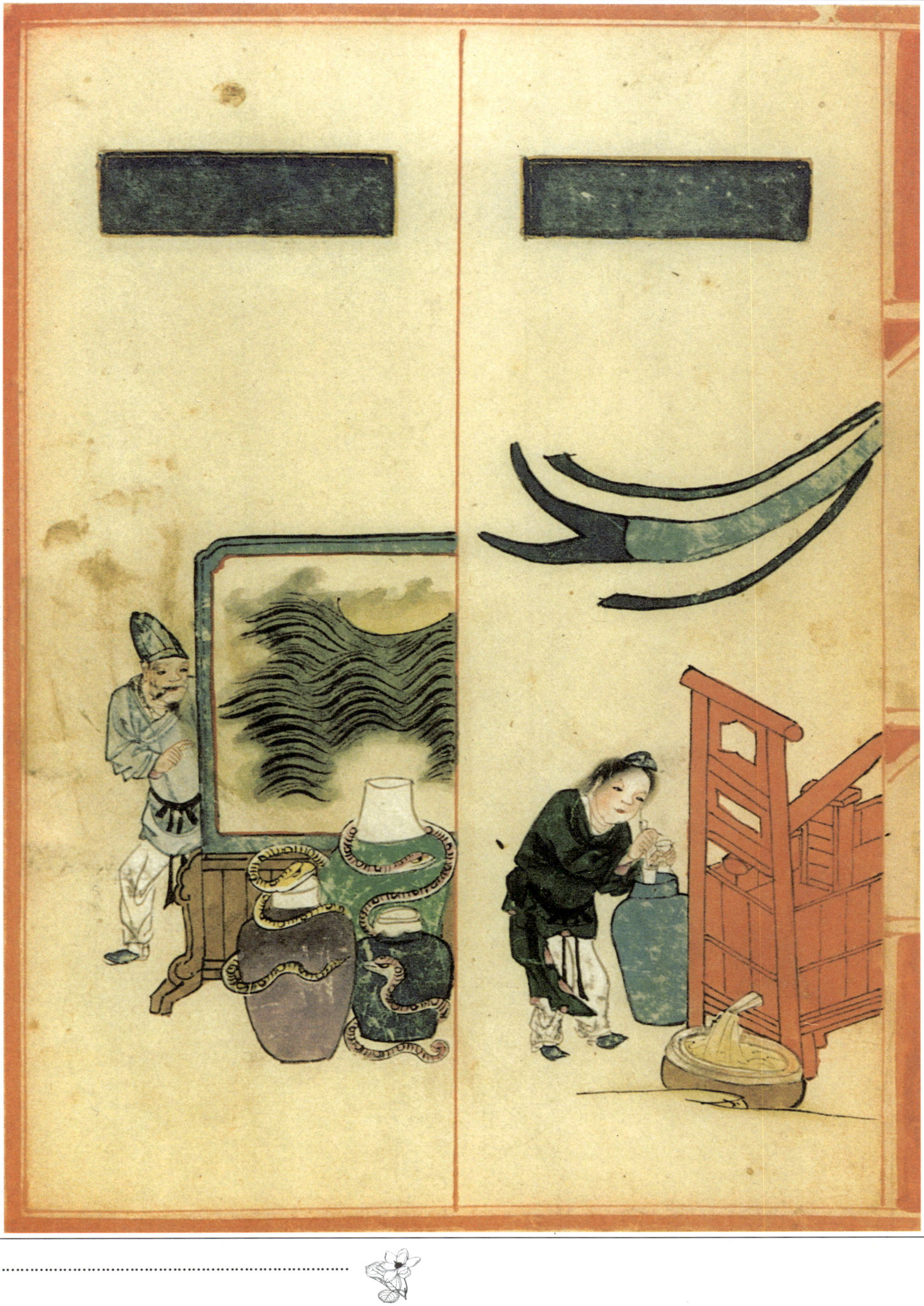

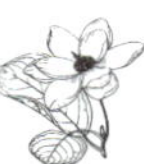

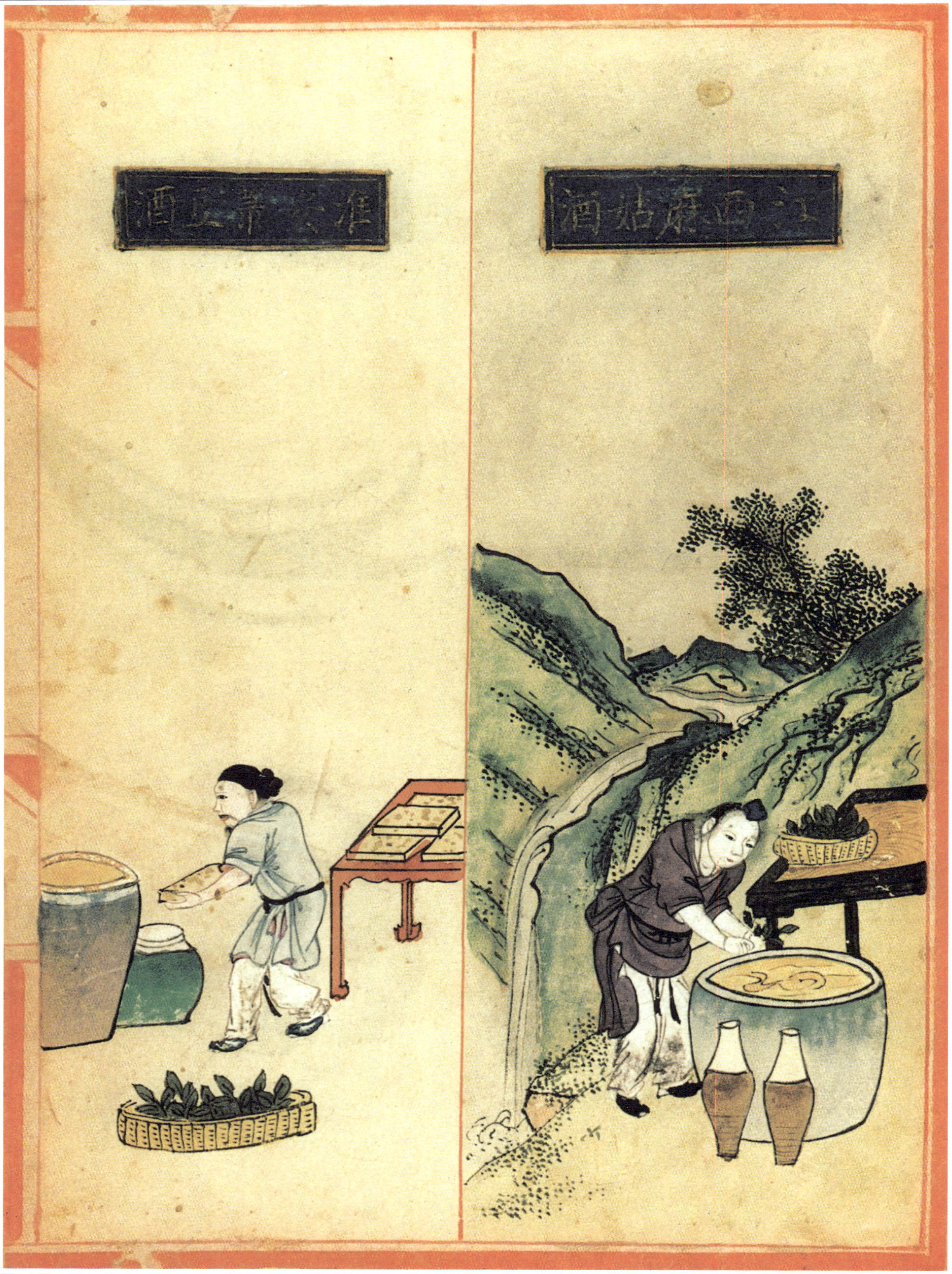

淮安綠豆酒

江西麻姑酒

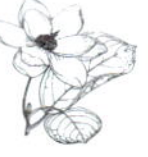

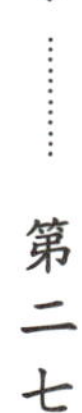

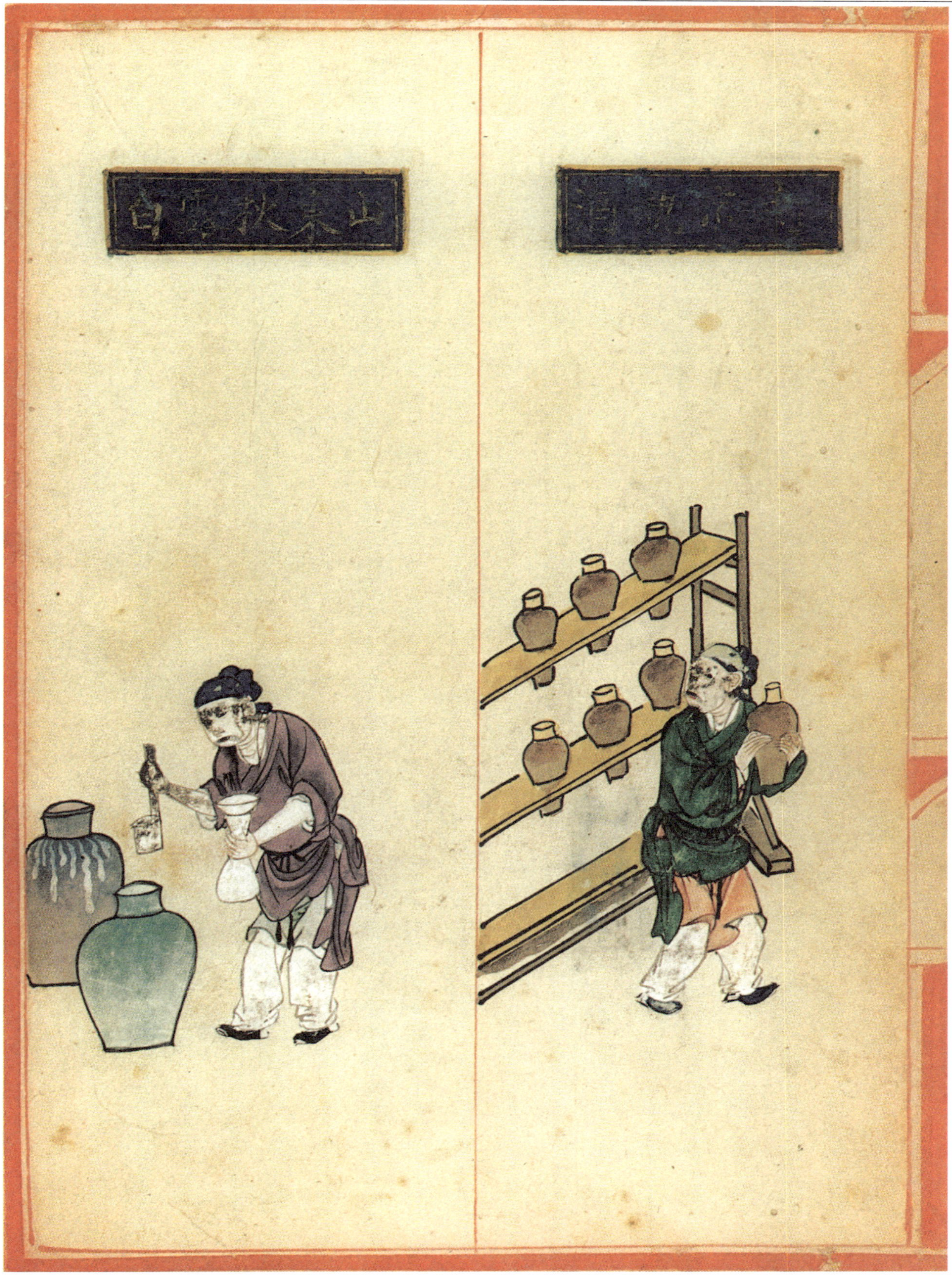

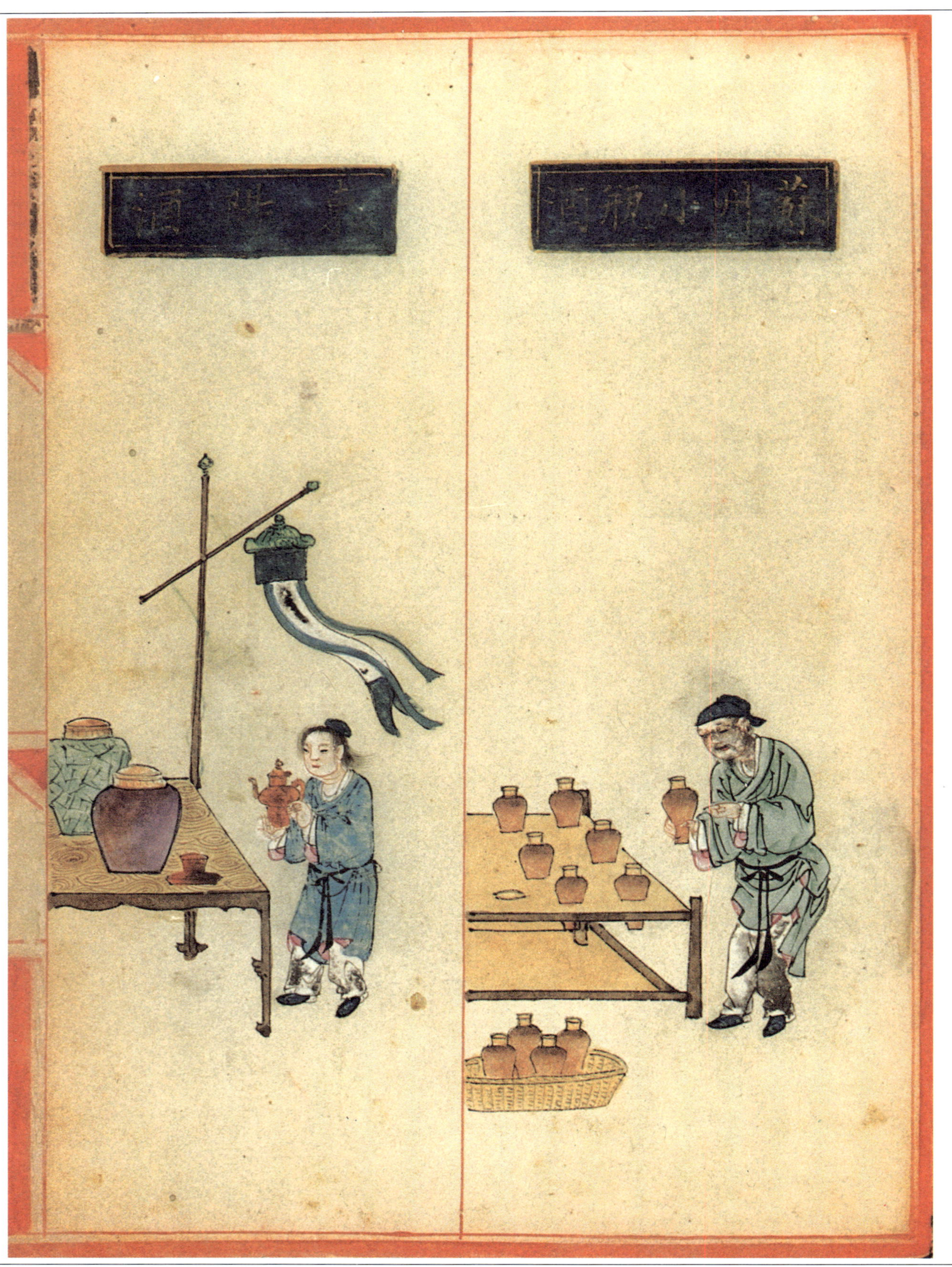
薊州小瓶酒

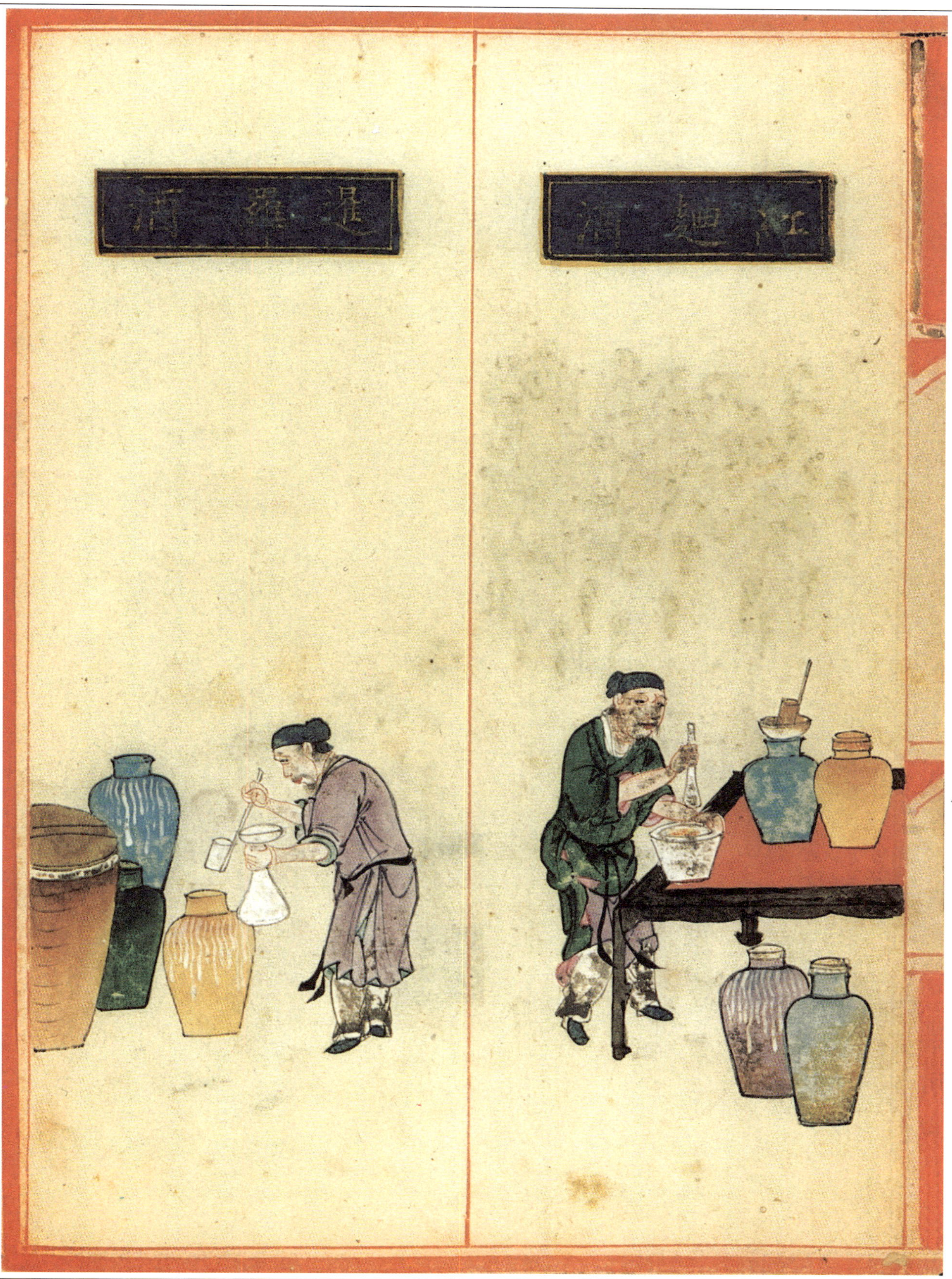

紅麯酒

暹羅酒

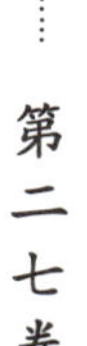

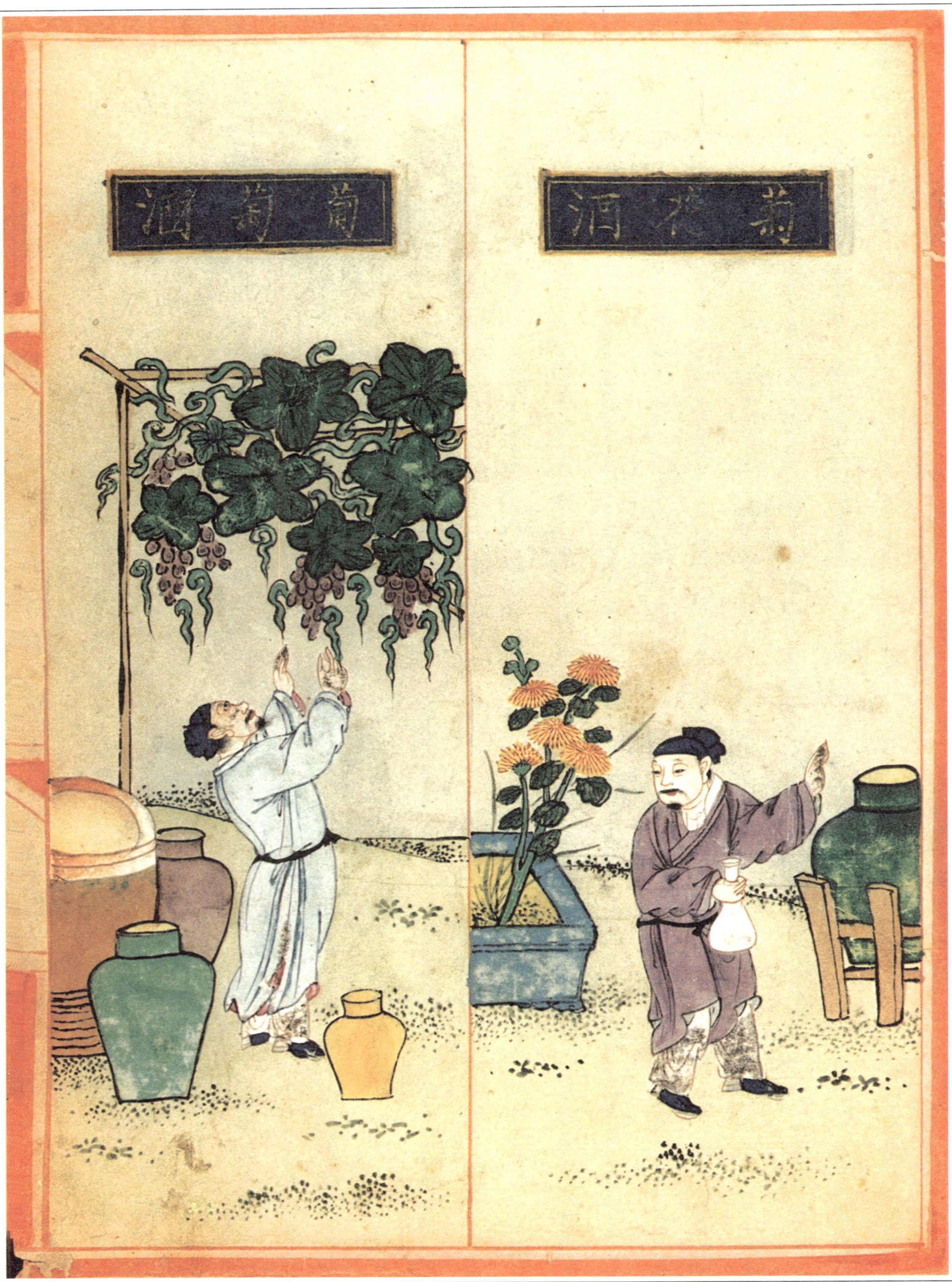

葡萄酒

菊花酒

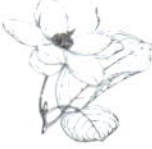

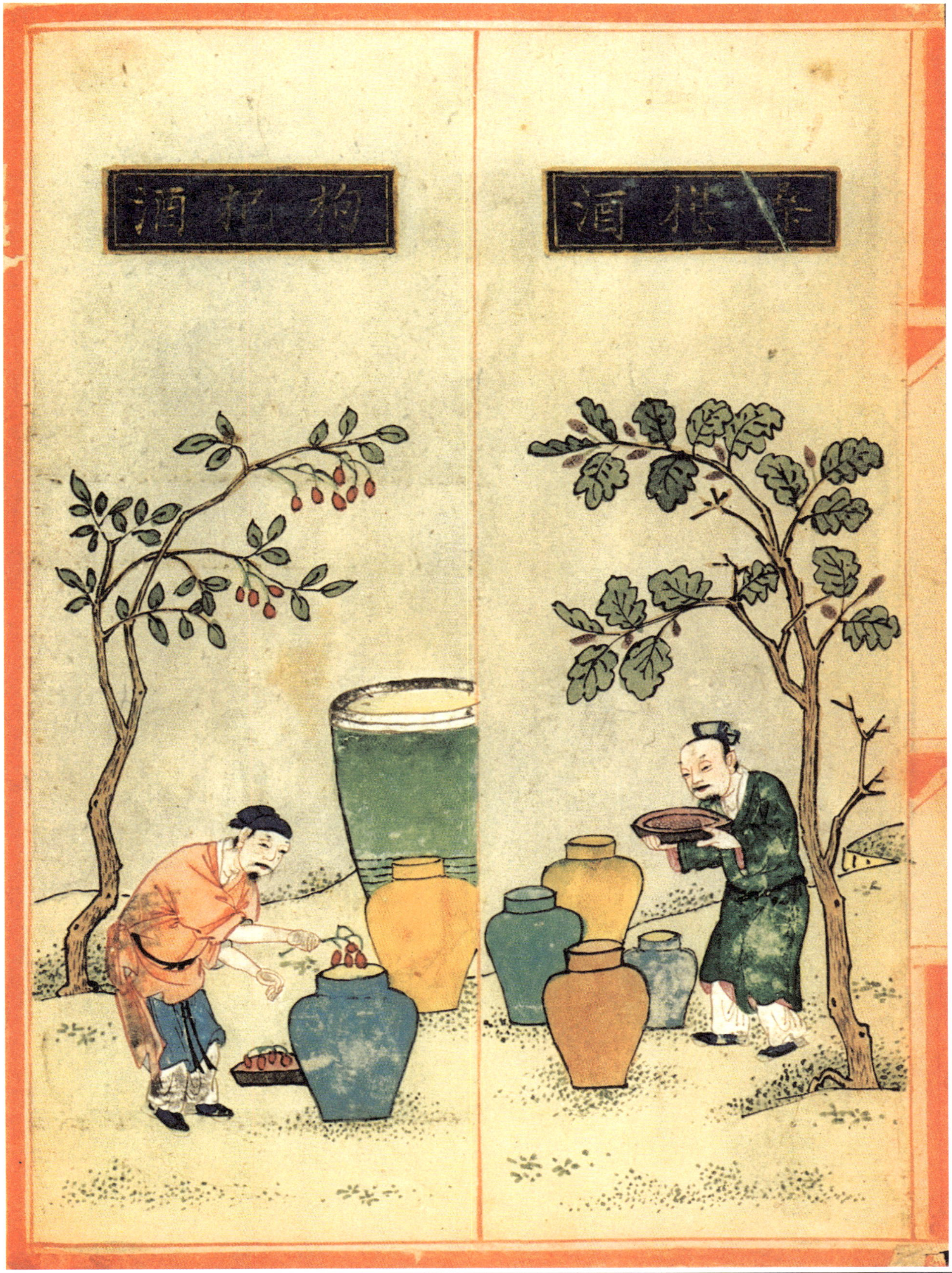

枸杞酒

桑椹酒

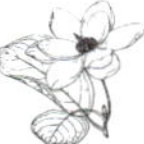

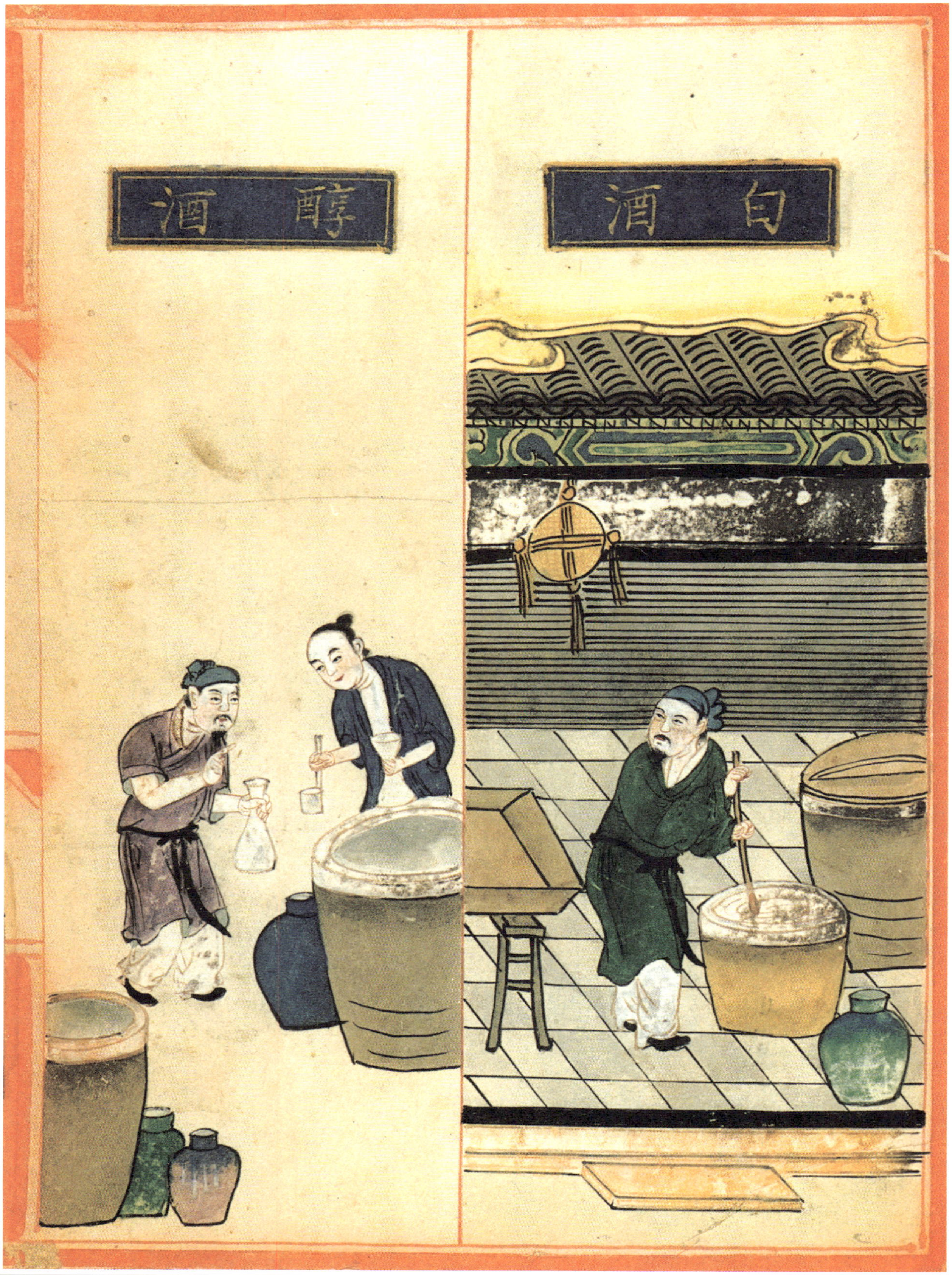

白酒

醇酒

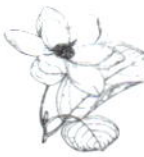

酒大熱有毒主行藥勢殺百邪惡毒氣行諸經而不止通血脉厚腸胃禦風寒霧氣養脾扶肝味辛者能散為導引可以通行一身之表至極高之分苦者能下甘者居中而緩以者利小便又速洩清水白麯白糯米不犯藥物無醶潔水冬月釀成此真正酒也少飲益人廣西蛇酒壜上有蛇數寸許言能去風其麯乃

山中採草所造良毒不能無慮江西麻姑酒以泉得名今真泉亦少其麯乃羣藥所造浙江等處亦造此酒不入水者味勝麻姑以其米好也然皆用百藥麯均不足尚淮安菉豆酒麯有菉豆乃解毒良物固佳但服藥飲之藥無力亦有灰不美南京瓶酒麯米無嫌以其水有酴亦着少灰味太甜多飲留中聚痰山

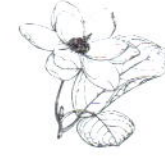

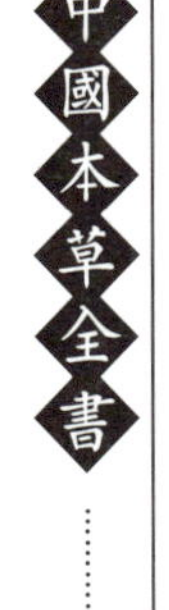

東秋露白色純味洌蘇州小瓶酒麯有蔥及川烏紅豆之類飲之頭痛口渴處州金盆露清水入少薑汁造麯以浮飯法造酒醇美可尚香色味俱劣於東陽以其水不及也東陽酒其水最佳稱之重於它水其酒自古擅名事林廣記所載釀法麯亦入藥今則絕無惟用麩麫蓼汁拌造假其辣辛之力蓼亦解毒亦

無甚碍俗人因其水好競造薄酒味雖少酸一種清香遠達入門就聞雖鄰邑所造俱不然也好事以清水和麩麪造麯米多水少造酒其味辛而不厲美好不甜色復金黄瑩徹天香風味奇絶飲醉並不頭痛口乾此皆水土之美故也

紅麯酒大熱有毒發脚氣腸風下血痔瘻哮喘欬嗽痰飲諸疾惟破血殺毒辟

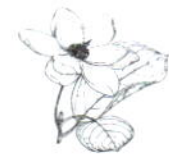

山嵐寒氣療打撲傷則尤妙也暹羅酒以燒酒復燒二次入珎貴異香每壜一箇用檀香十數斤燒煙薰之如漆然後入酒蠟封埋土二三年絕去燒氣取出用之有帶至舶上者能飲之人三四盃即醉價值比當數十倍有積病者飲一二盃即愈且殺蠱予親見二人飲此酒打下活蟲長二寸謂之鞋底魚蠱枸杞

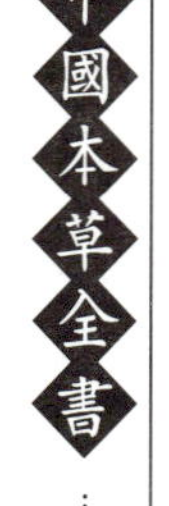

酒補虛損去勞熱長肌肉益顏色肥健人止肝虛且淚菊花酒清頭風明耳目去痿痺開胃健脾暖陰起陽消百病葡萄酒補氣調中然性熱北人宜南人多不宜也桑椹酒補五臟明耳目狗肉酒大補然性大熱若陰虛人及無冷病人飲之戒病豆淋酒以黑豆炒熟用熱酒淋之療男婦諸風產後一切惡疾酒不

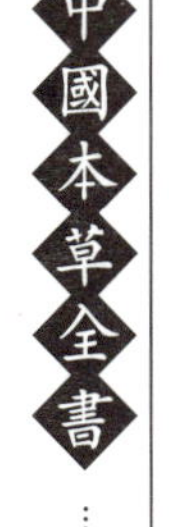

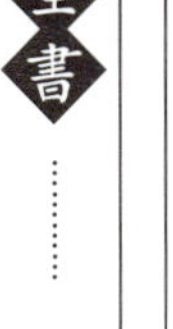

可與乳同食冷氣急白酒同牛肉食腹内生蟲丹溪云酒濕中發熱近於相火喜升大傷肺氣助火生痰變為諸病又云醇酒宜冷飲先得温中之寒以潤肺一盃也次得寒中之温以養胃二盃也冷酒不可多飲三盃愚謂人只知不飲早酒而不知夜飲更不宜睡而就枕熱擁傷心傷目夜氣收斂酒以發之傷其

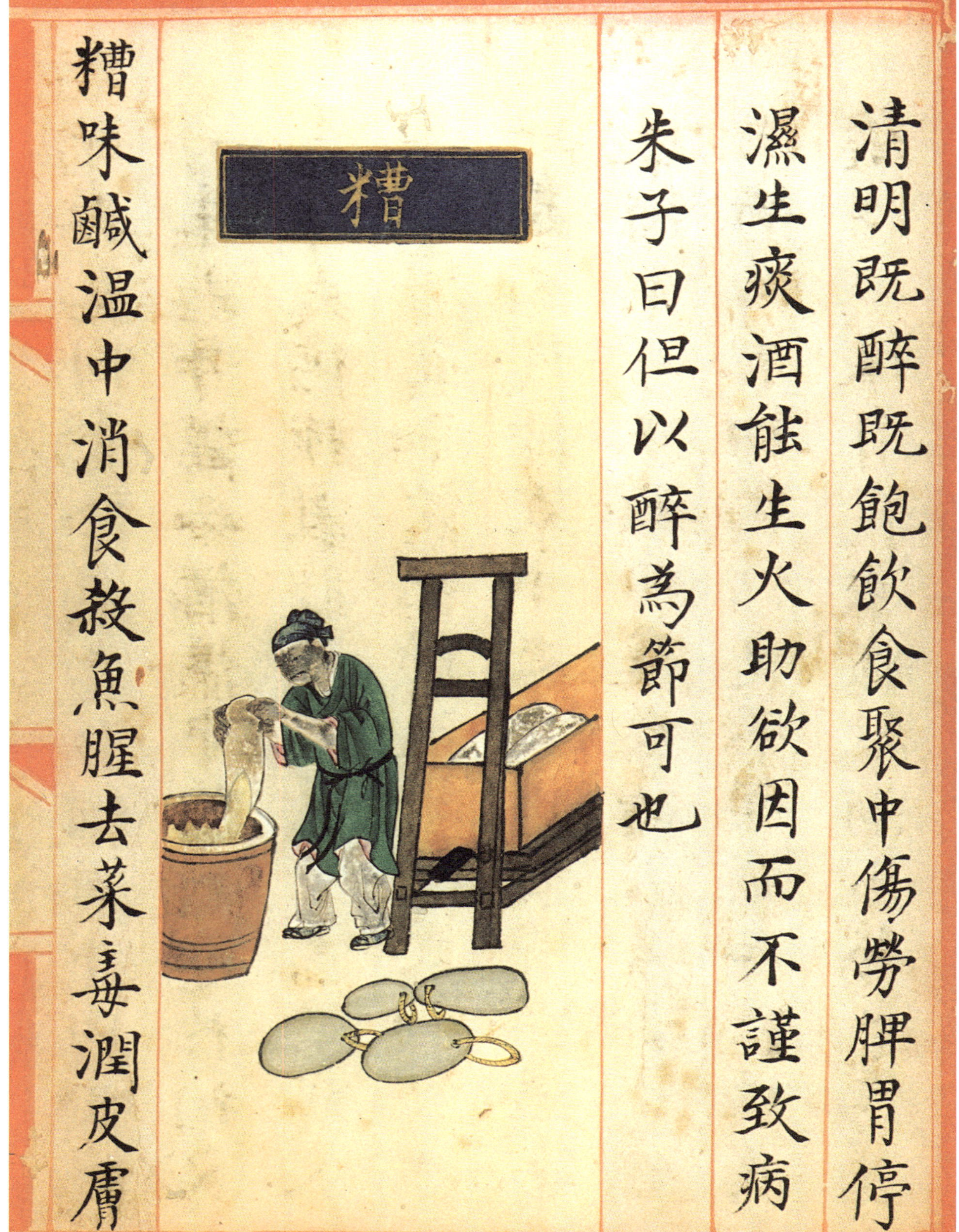

清明既醉既飽飲食聚中傷勞脾胃停濕生痰酒能生火助欲因而不謹致病朱子曰但以醉為節可也

糟

糟味鹹温中消食殺魚腥去菜毒潤皮膚

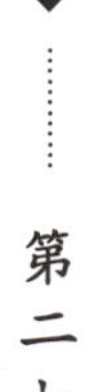

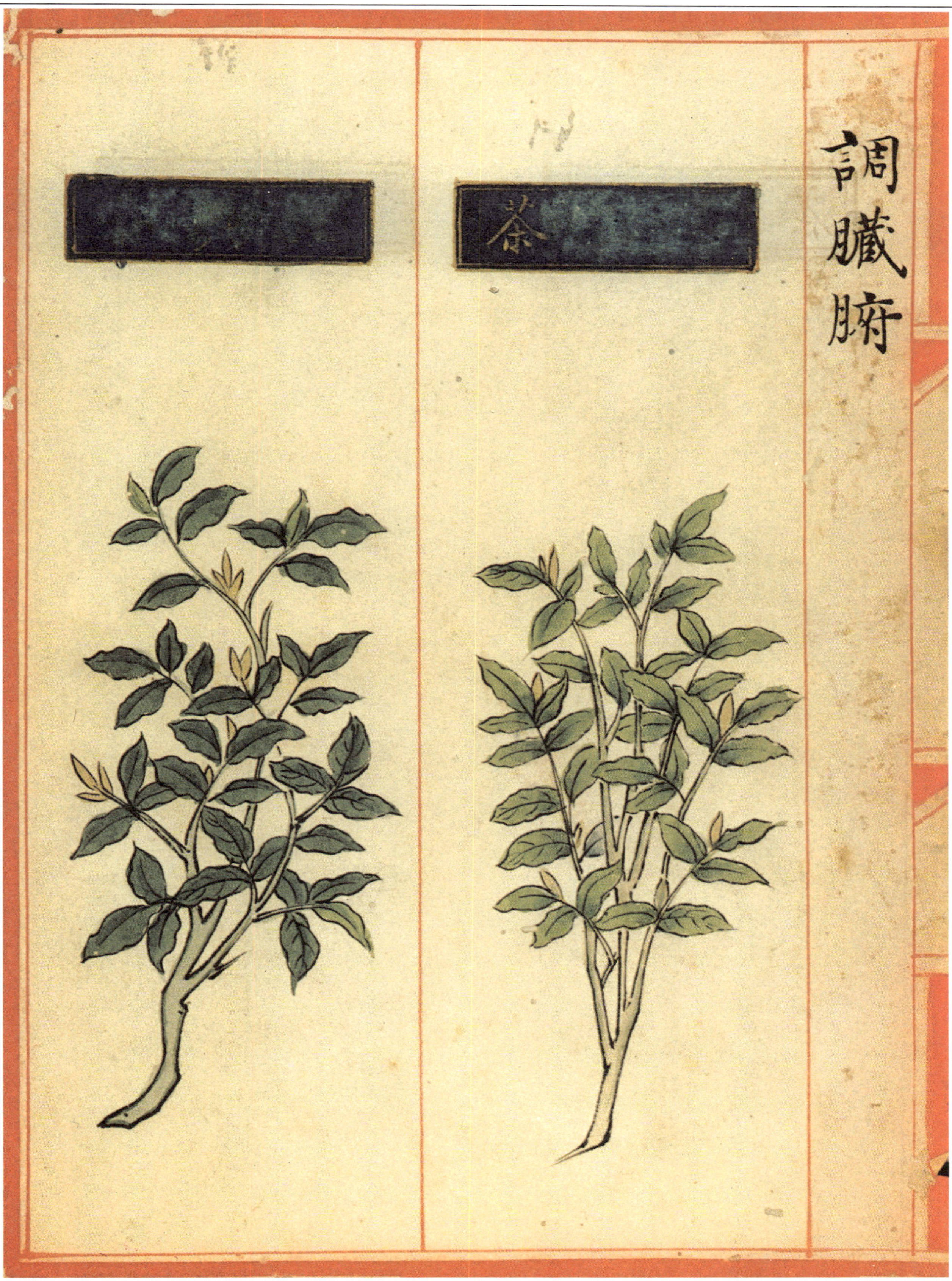

調臟腑

茶

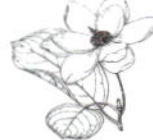

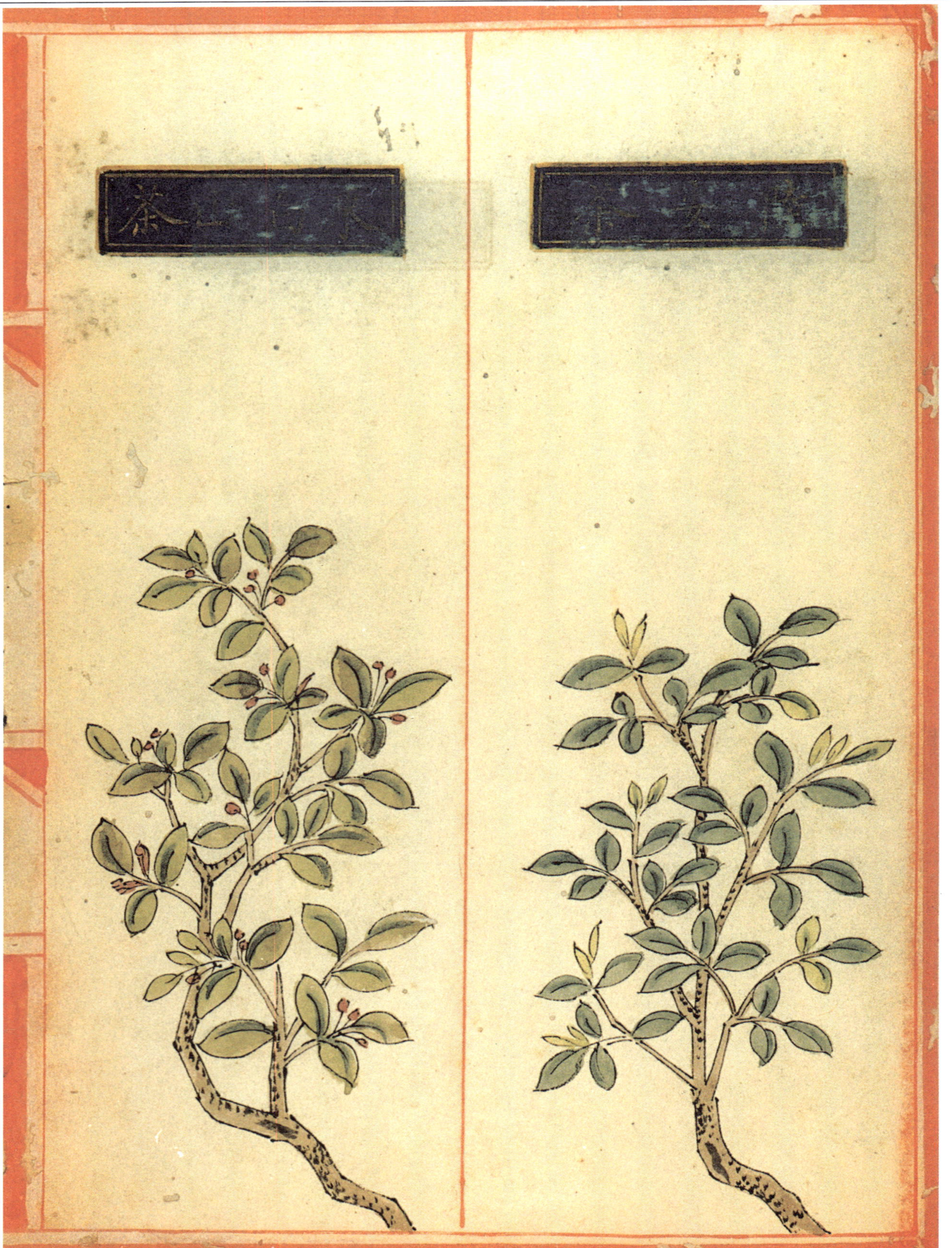

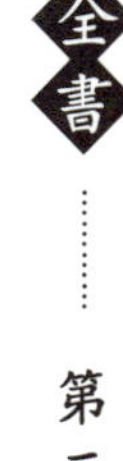

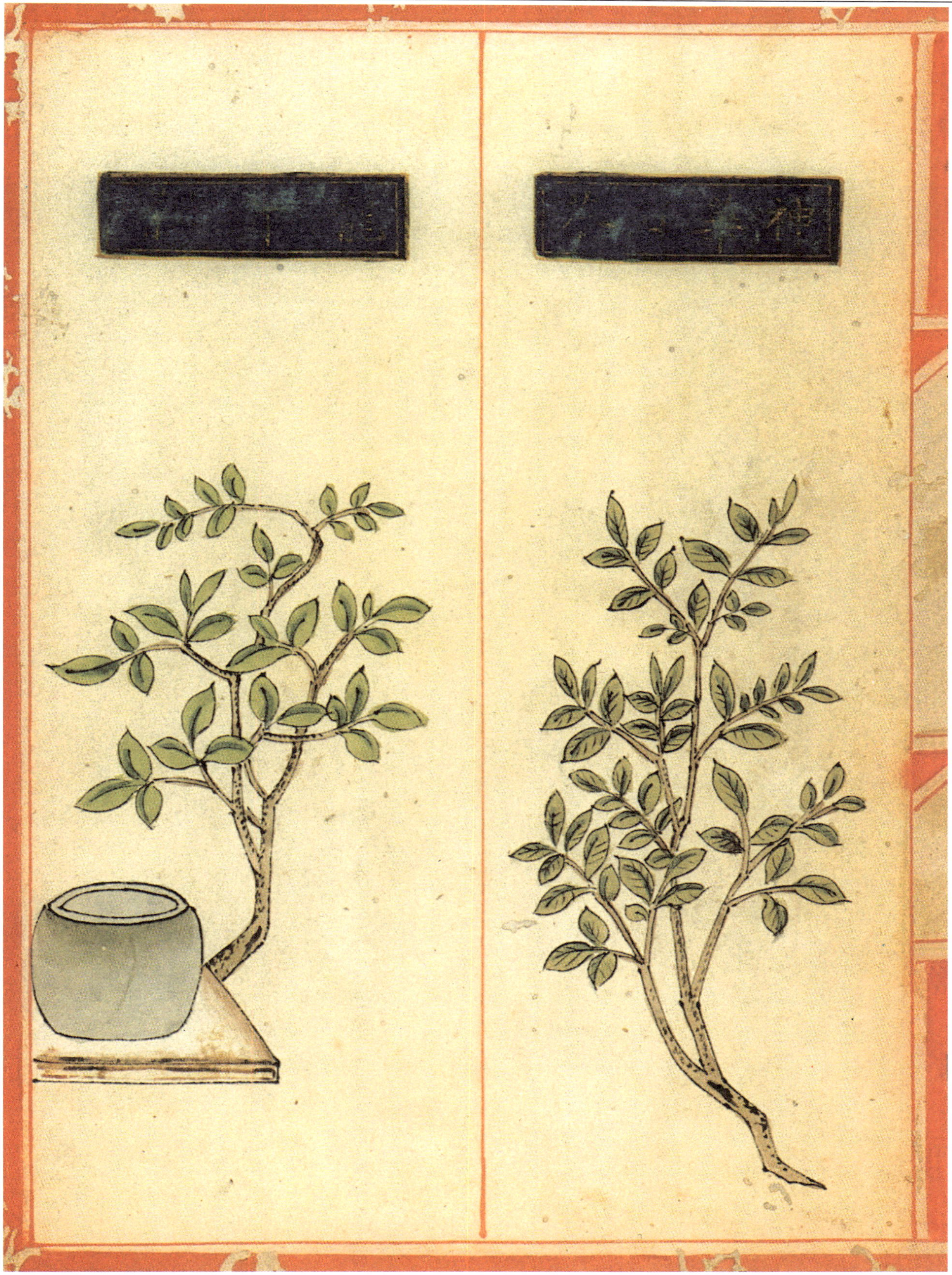

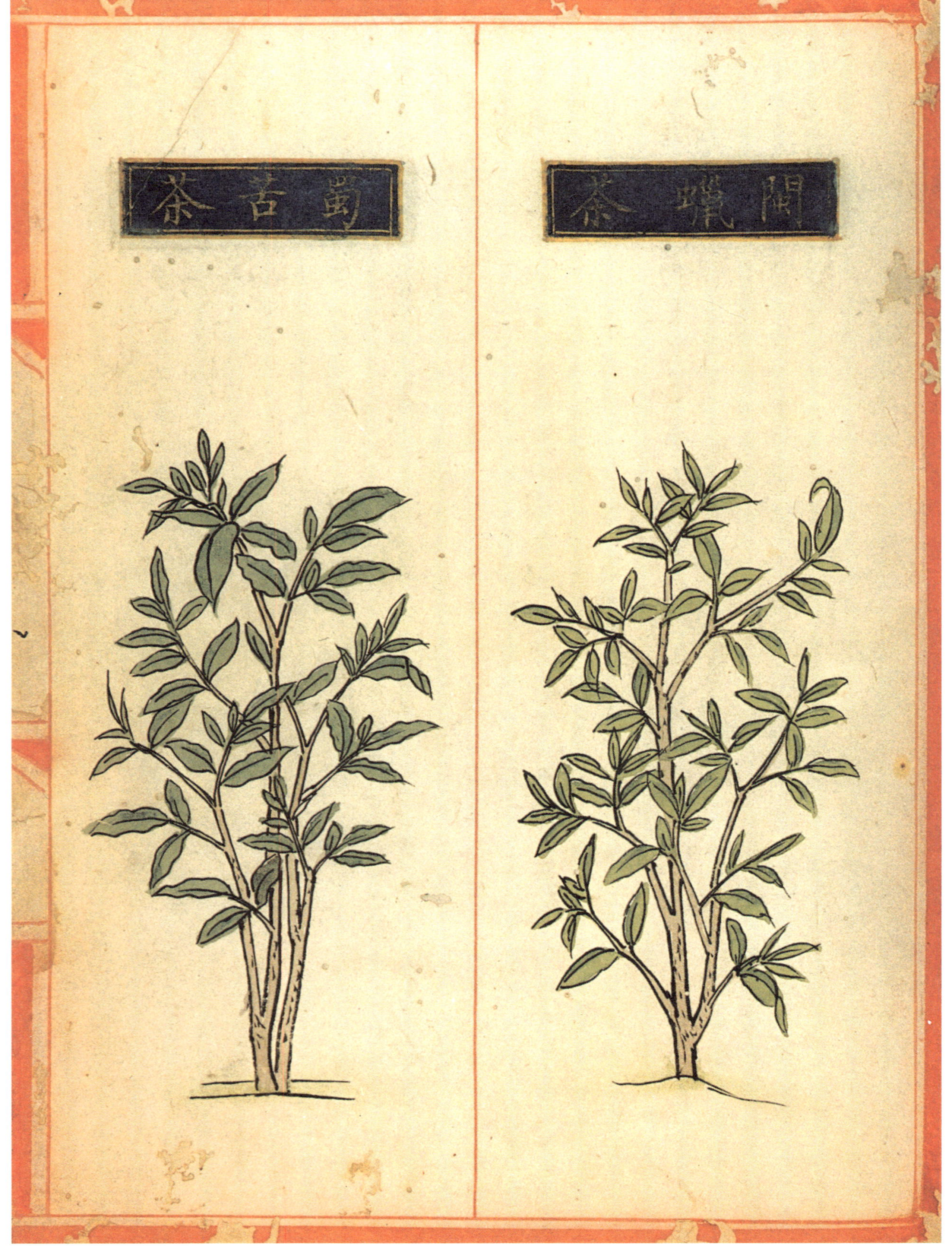
閩蠟茶
蜀苦茶

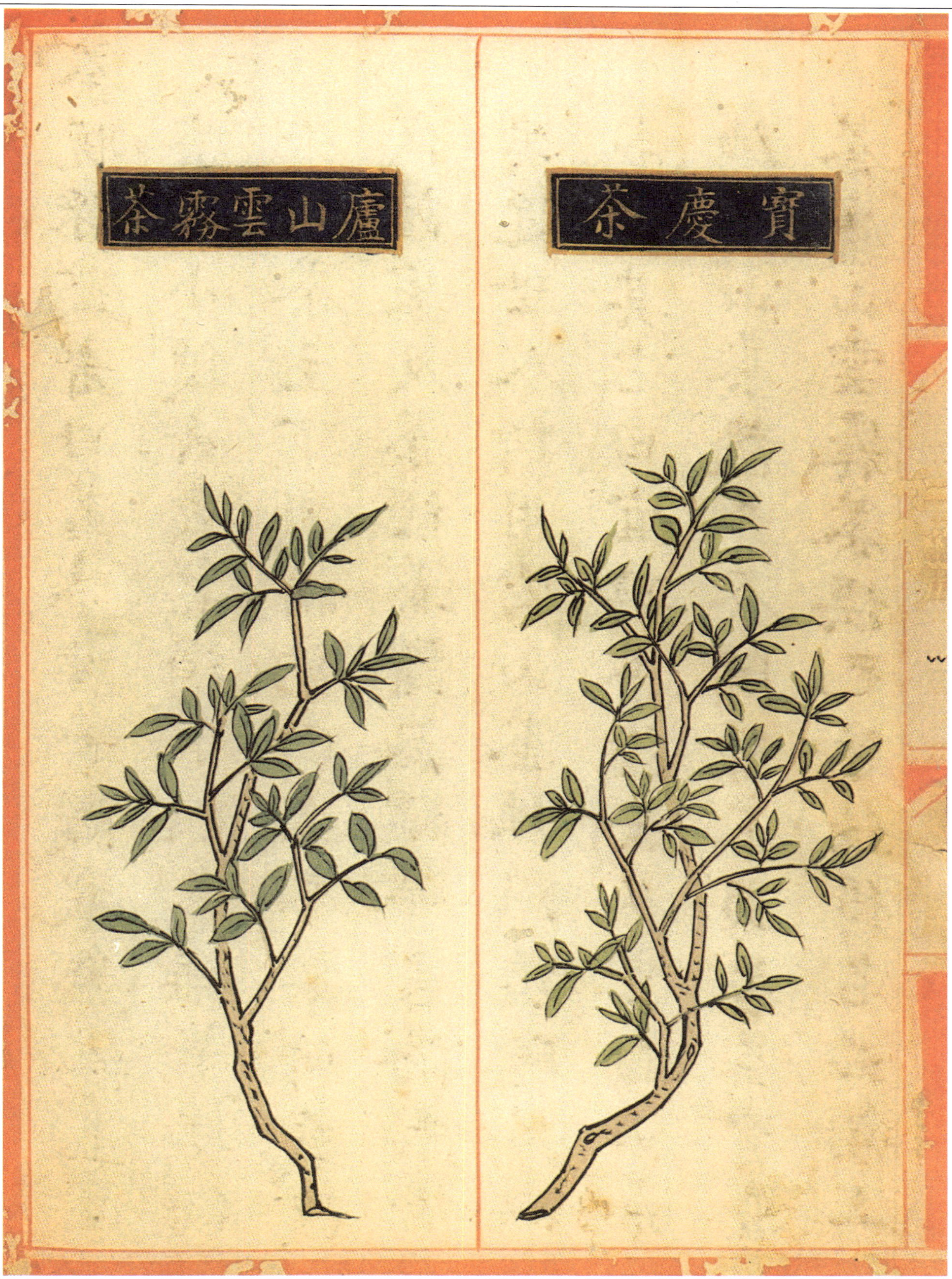

寶慶茶

廬山雲霧茶

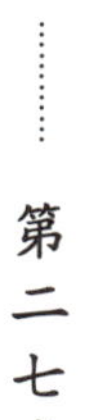

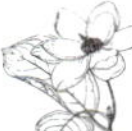

茶晚採麁者曰茗味甘苦微寒無毒主瘻
瘡利小便去痰熱渴令人少睡早採細
者曰茶主下氣消食已上本草所載後
代諸家及茶經茶譜茶錄等書論悉備
矣近世人所用蒙山茶性温治病因以
名顯其它曰宜興茶陸安茶東白山茶
神華山茶龍井茶閩蠟茶蜀苦茶寶慶
茶廬山雲霧茶俱已味佳得名品類土

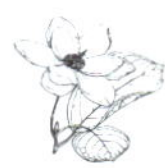

產各有所宜性味不能無少異大抵茶能清熱止渴下氣除痰醒睡消食解膩清頭目利小便熱飲宜人冷飲聚痰久去人脂令人瘦又常聞一人好食燒鴨日常不缺醫者謂其必生脾肺瘫疽後卒不病訪知此人每夜必啜凉茶一碗解之故也茶能解炙炒之毒於此可見矣

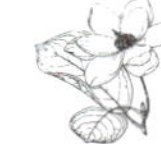

麴味甘温調中下氣開胃化水穀消宿食主霍亂心膈氣痰破癥結去冷氣治赤白痢治小兒腹堅大如盤落胎下鬼胎六畜脹者煑汁罐之愈人反悶滿胃効

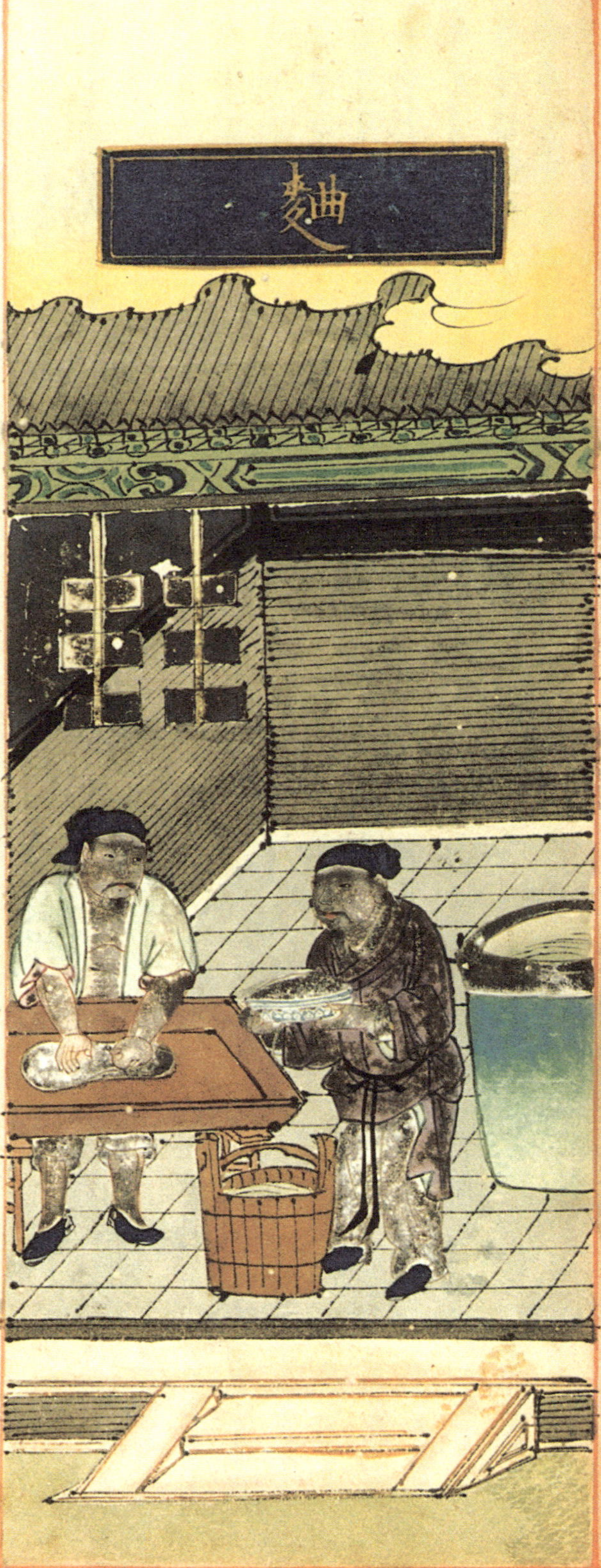

神於藥

酥

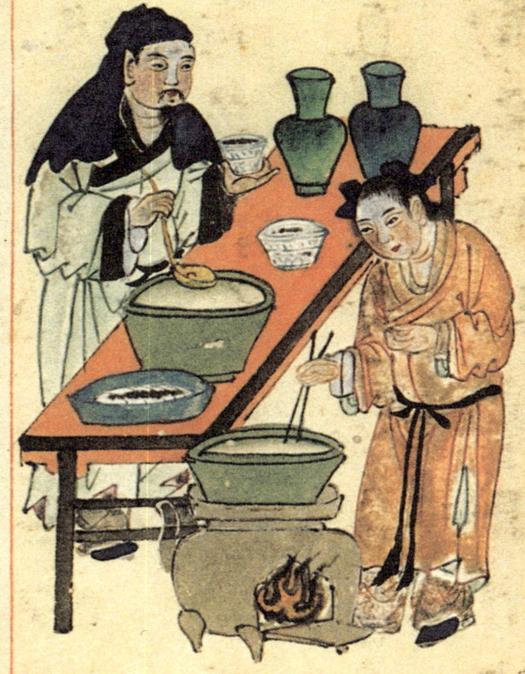

酥微寒甘肥補五臟利大腸主口瘡酪味甘酸寒無毒主熱毒止渴解散發痢除胸中虛熱身面上熱瘡肌瘡醍醐主風

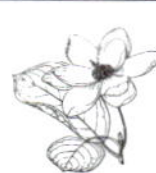

和脾氣通潤骨髓乳腐潤五臟利大小便益十二經脉微動氣四種皆一物所造牛乳羊乳馬乳或酪或合為之四種之中牛乳為上羊次之馬又次之而驢乳性冷不堪入品矣衆乳之功總不及人乳昔張蒼無齒置乳妻十數人每食盡飽後年八十餘尚為相視事耳目精神過於少年生子數人順養之妙也

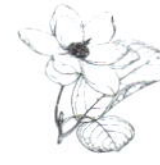

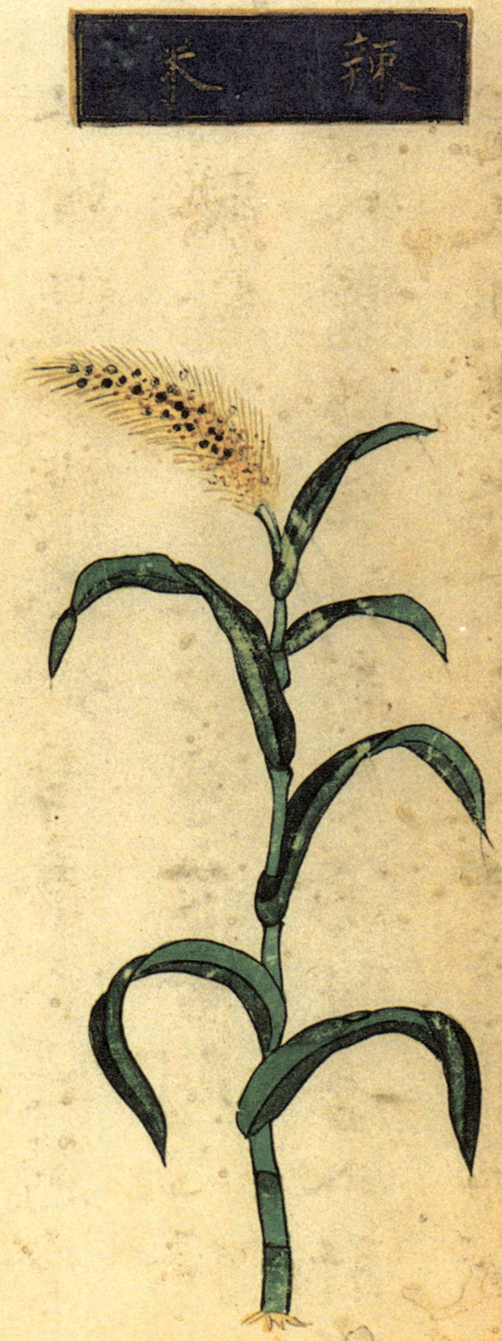

辣米味辛辣氣太熱有毒破氣燒脾發五痔癰瘍昏耳目致浮腫虛恚子榨油味甘溫又愈百病

右五味所以調和飲食日用不可無

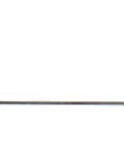
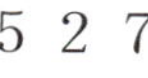

者素問曰陰之所生本在五味人之
五宮傷在五味蓋人之有生賴乳哺
水穀之養而陰始成乳哺水穀五味
具焉非陰之所生於五味乎五味益
五臟過則傷焉如甘喜入脾過食甘
則脾傷苦喜入心過食苦則心傷鹹
喜入腎過食鹹則腎傷酸喜入肝過
食酸則肝傷辛喜入肺過食辛則肺

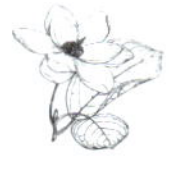

傷非五[illegible]之傷於五味乎況醬酢[illegible]味皆人為之尤能傷人故曰厚味發熱人若縱口腹之欲飲食無節未有不致病而夭其天年者矣故飯糗茹草不害虞舜惡酒菲食不害夏禹疏食菜羹不害孔子夫聖人尚如此況其下者乎所以然者又在於養心養心莫善於寡欲欲者飲食類也飲食

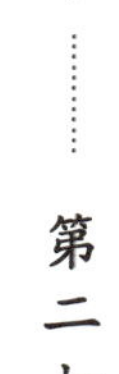

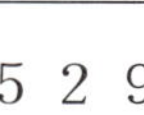

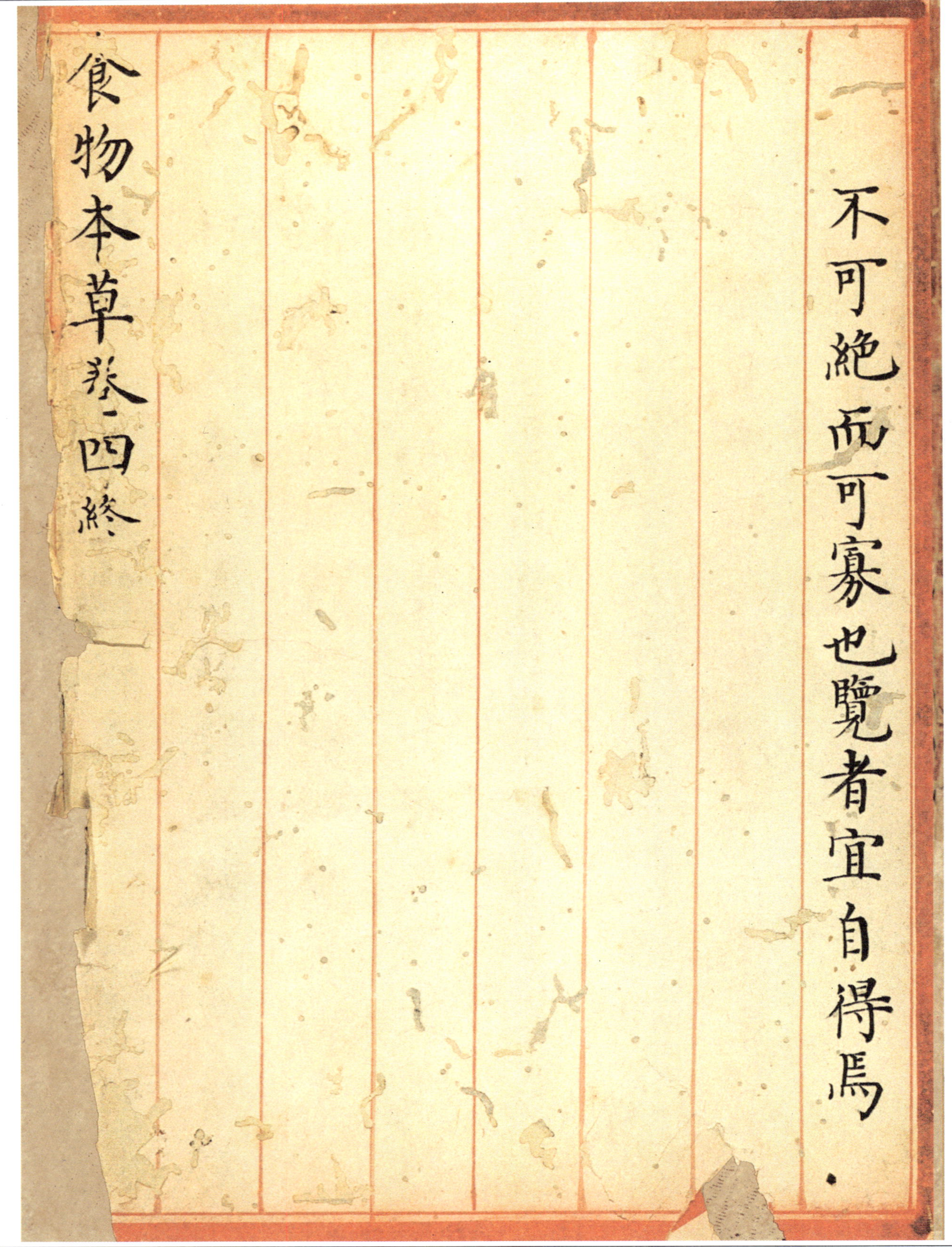
不可絶而可寡也覽者宜自得焉。

食物本草卷之四終